全国高等职业院校临床医学专业第二轮教材

妇产科学

第2版

（供临床医学、预防医学、口腔医学等专业用）

主　编　陈　霞　刘志宏

副主编　张清伟　左欣鹭　魏　伟

编　者（以姓氏笔画为序）

左欣鹭（承德护理职业学院）

兰晓明（山东省青岛卫生学校）

刘志宏（山东中医药高等专科学校）

江超珍（织金县人民医院）

李茜娴（贵州航天医院）

李硕熙（黑龙江中医药大学）

吴　寒（遵义医药高等专科学校）

张　争（湖北中医药高等专科学校）

张清伟（漯河市中心医院）

邵如月（重庆医药高等专科学校）

陈　静（毕节医学高等专科学校）

陈　霞（遵义医药高等专科学校）

胡玉玲（山东中医药高等专科学校）

魏　伟（菏泽医学专科学校）

中国健康传媒集团
中国医药科技出版社

内 容 提 要

本教材为“全国高等职业院校临床医学专业第二轮教材”之一，根据《高等职业学校专业教学标准》《职业教育专业目录（2021）》要求，强化课程思政，体现立德树人，以人才培养目标为依据，强化以岗位需求为导向，对接职业标准和岗位要求，突出基本知识、基本理论和基本技能，体现教材的思想性、科学性、先进性、启发性和实践性。全书共25章，包括女性生殖系统解剖和生理、正常妊娠与分娩、病理产科与妇科常见疾病、计划生育及妇女保健等内容。教材设“学习目标”“情境导入”“素质提升”“本章小结”“目标检测”等模块，有利于学生掌握基本知识点，培养学生分析问题和解决问题的能力，为人民培养有温度、有情怀，医德高尚、医术精湛的健康守护者。本教材为书网融合教材，依托“医药大学堂”在线学习平台搭建与教材配套的数字化资源，包括教学配套PPT课件、微课、音视频及题库系统等。

本教材主要供高职高专临床医学、预防医学、口腔医学专业教学使用，也可作为相关专业工作人员的参考用书。

图书在版编目（CIP）数据

妇产科学/陈霞，刘志宏主编．—2版．—北京：中国医药科技出版社，2022.12

全国高等职业院校临床医学专业第二轮教材

ISBN 978-7-5214-3535-1

Ⅰ.①妇…　Ⅱ.①陈…②刘…　Ⅲ.①妇产科学-高等职业教育-教材　Ⅳ.①R71

中国版本图书馆CIP数据核字（2022）第244367号

美术编辑　陈君杞
版式设计　友全图文

出版　**中国健康传媒集团**｜中国医药科技出版社
地址　北京市海淀区文慧园北路甲22号
邮编　100082
电话　发行：010-62227427　邮购：010-62236938
网址　www.cmstp.com
规格　889×1194mm $^{1}/_{16}$
印张　19 $^{3}/_{4}$
字数　585千字
初版　2018年8月第1版
版次　2022年12月第2版
印次　2022年12月第1次印刷
印刷　三河市万龙印装有限公司
经销　全国各地新华书店
书号　ISBN 978-7-5214-3535-1
定价　60.00元

出版说明

为贯彻落实《国家职业教育改革实施方案》《职业教育提质培优行动计划（2020—2023年）》《关于推动现代职业教育高质量发展的意见》等有关文件精神，不断推动职业教育教学改革，对标国家健康战略、对接医药市场需求、服务健康产业转型升级，支撑高质量现代职业教育体系发展的需要，中国医药科技出版社在教育部、国家药品监督管理局的领导下，在本套教材建设指导委员会主任委员厦门医学院王斌教授，以及长春医学高等专科学校、江苏医药职业学院、江苏护理职业学院、益阳医学高等专科学校、山东医学高等专科学校、遵义医学高等专科学校、长沙卫生职业学院、重庆医药高等专科学校、重庆三峡医药高等专科学校、漯河医学高等专科学校、辽宁医药职业学院、承德护理职业学院、楚雄医药高等专科学校等副主任委员单位的指导和顶层设计下，通过走访主要院校对2018年出版的"全国高职高专院校临床医学专业'十三五'规划教材"进行了广泛征求意见，有针对性地制定了第二版教材的出版方案，旨在赋予再版教材以下特点。

1. 强化课程思政，体现立德树人

坚决把立德树人贯穿、落实到教材建设全过程的各方面、各环节。教材编写应将价值塑造、知识传授和能力培养三者融为一体，在教材专业内容中渗透我国医疗卫生事业人才培养需要的有温度、有情怀的职业素养要求，着重体现加强救死扶伤的道术、心中有爱的仁术、知识扎实的学术、本领过硬的技术、方法科学的艺术的教育，为人民培养医德高尚、医术精湛的健康守护者。

2. 体现职教精神，突出必需够用

教材编写坚持现代职教改革方向，体现高职教育特点，根据《高等职业学校专业教学标准》《职业教育专业目录（2021）》要求，以人才培养目标为依据，以岗位需求为导向，进一步优化精简内容，落实必需够用原则，以培养满足岗位需求、教学需求和社会需求的高素质技能型人才准确定位教材。

3. 坚持工学结合，注重德技并修

本套教材融入行业人员参与编写，强化以岗位需求为导向的理实教学，注重理论知识与岗位需求相结合，对接职业标准和岗位要求。在教材正文适当插入临床案例，起到边读边想、边读边悟、边读边练，做到理论与临床相关岗位相结合，强化培养学生临床思维能力和操作能力。

4. 体现行业发展，更新教材内容

教材建设要根据行业发展要求调整结构、更新内容。构建教材内容应紧密结合当前临床实际要求，注重吸收临床新技术、新方法、新材料，体现教材的先进性。体现临床程序贯穿于教学的全过程，培养学生的整体临床意识；体现国家相关执业资格考试的有关新精神、新动向和新要求；满足以学生为中心而开展的各种教学方法的需要，充分发挥学生的主观能动性。

5. 建设立体教材，丰富教学资源

依托"医药大学堂"在线学习平台搭建与教材配套的数字化资源（数字教材、教学课件、图片、视频、动画及练习题等），丰富多样化、立体化教学资源，并提升教学手段，促进师生互动，满足教学管理需要，为提高教育教学水平和质量提供支撑。

本套教材凝聚了全国高等职业院校教育工作者的集体智慧，体现了凝心聚力、精益求精的工作作风，谨此向有关单位和个人致以衷心的感谢！

尽管所有参与者尽心竭力、字斟句酌，教材仍然有进一步提升的空间，敬请广大师生提出宝贵意见，以便不断修订完善！

数字化教材编委会

主　编　陈　霞　刘志宏

副主编　张清伟　左欣鹭　魏　伟

编　者　（以姓氏笔画为序）

左欣鹭（承德护理职业学院）
兰晓明（山东省青岛卫生学校）
刘志宏（山东中医药高等专科学校）
江超珍（织金县人民医院）
李茜娴（贵州航天医院）
李硕熙（黑龙江中医药大学）
吴　寒（遵义医药高等专科学校）
张　争（湖北中医药高等专科学校）
张清伟（漯河市中心医院）
邵如月（重庆医药高等专科学校）
陈　静（毕节医学高等专科学校）
陈　霞（遵义医药高等专科学校）
胡玉玲（山东中医药高等专科学校）
魏　伟（菏泽医学专科学校）

前言 PREFACE

妇产科学是临床医学专业必修的专业课程。本教材根据《高等职业学校专业教学标准》《职业教育专业目录（2021）》要求，强化课程思政，体现立德树人，以人才培养目标为依据，强化以岗位需求为导向，对接职业标准和岗位要求，将理论与临床实践有机结合，由多所高职院校一线教师编写而成，力求在知识、能力和素质教学目标方面更加适合培养基层医生的需要。

本版教材将内容介绍顺序进行了调整，在产科学中，按妊娠、分娩、产褥的顺序进行讲述，先讲述生理后讲述病理；在妇科学中，按妇科炎症、妇科肿瘤、生殖内分泌系统疾病等顺序进行讲述；并在上版基础上增加分娩镇痛等内容，对部分疾病诊断标准进行了更新。全书共 25 章，包括女性生殖系统解剖和生理、正常妊娠与分娩、病理产科与妇科常见疾病、计划生育及妇女保健等内容。本教材主要供高职高专临床医学、预防医学、口腔医学专业教学使用，也可作为相关专业工作人员的参考用书。

本教材设有“学习目标”“情境导入”“素质提升”“本章小结”“目标检测”等模块，有利于学生掌握基本知识点，培养学生分析问题和解决问题的能力。为了更好地引导学生学习，“学习目标”中除知识目标和能力目标外，还涵盖了素质目标；正文适当相关处插入“素质提升”，强化课程思政，为人民培养有温度、有情怀、医德高尚、医术精湛的健康守护者。本教材为书网融合教材，即纸质教材有机融合数字教材，教学配套数字化资源（PPT、微课、视频、思维导图等），题库系统，数字化教学服务（在线教学、在线作业、在线考试），使教材内容多样化和立体化，易教易学。

本教材由来自全国多所高等职业院校教学及临床一线的 14 位教师精心编写而成，是集体智慧的结晶。编写分工为：第一章和第二十章由遵义医药高等专科学校的陈霞负责；第二章和第八章由毕节医学高等专科学校的陈静负责；第三章和第四章由山东中医药高等专科学校的刘志宏负责；第五章和第二十三章由遵义医药高等专科学校的吴寒负责；第六章、第七章由菏泽医学专科学校的魏伟负责；第九章由贵州航天医院的李茜娴负责；第十章、第十三章及第十五章由湖北中医药高等专科学校的张争负责；第十一章和第二十四章由织金县人民医院的江超珍负责；第十二章和第十八章由承德护理职业学院的左欣鹭负责；第十四章由山东中医药高等专科学校的胡玉玲负责；第十六章和第十九章由黑龙江中医药大学的李硕熙负责；第十七章由漯河市中心医院的张清伟负责；第二十一章、第二十二章由山东省青岛卫生学校的兰晓明负责；第二十五章由重庆医药高等专科学校的邵如月负责。在此，对大家的辛勤劳动表示感谢！同时，本教材的编写工作得到了编者所在单位各级领导的大力支持及专家的协助，在此一并致谢！

本教材在编写过程中参阅了大量资料，但受编者学识所限，书中存在不足之处在所难免，请使用本教材者对本教材内容提出宝贵意见与建议，有待再版时予以更正。

编　者

2022 年 10 月

CONTENTS 目录

第一章　绪　论

妇产科学是临床医学的重要组成部分。妇产科学起初是外科学的一部分，随着医学学科的不断发展，分工日趋细致，妇产科学也随之演变为一门独立的学科。妇产科学与内科学、外科学及儿科学并驾齐驱，是临床医学专业医学生必修的四大必修专业课程和主干课程之一。

一、妇产科学的范畴

妇产科学（obstetrics and gynecology）是专门研究女性生殖系统生理、病理变化、生育调控及妇女保健的一门临床医学学科，包括产科学（obstetrics）和妇科学（gynecology）。

1. 产科学　是研究女性妊娠、分娩及产褥期全过程中孕产妇、胚胎及胎儿生理和病理现象，并对病理改变进行预防、诊断和处理的一门临床医学学科。它包括产科学基础、生理产科学、病理产科学和胎儿医学。围生医学（perinatology）是一门交叉学科，专门研究围生期胚胎、胎儿的生理和病理改变，早期新生儿和孕产妇疾病的预防、诊断与处理。

2. 妇科学　是研究女性在非妊娠期生殖系统的生理和病理变化，并对病理改变进行预防、诊断和处理的一门临床医学学科。它包括妇科学基础、女性生殖系统炎症、女性生殖系统肿瘤、妊娠滋养细胞疾病、子宫内膜异位和子宫腺肌病、女性生殖内分泌疾病、女性生殖器官损伤性疾病、不孕症与辅助生殖技术等。

我国的妇产科学还包括计划生育，主要研究女性生育调控，包括避孕、绝育及非意愿妊娠的预防和处理等。

二、我国妇产科学的发展史

在19世纪初西医传入中国前，中医学一直独立发展，为中华民族的繁衍生息做出了巨大贡献。春秋战国时代为中医妇科学的形成奠定了基础。《黄帝内经》是我国最早的医学典籍，它指出“女子胞”“子门”“血崩”“不孕”，记载了女性的解剖、月经病等。东汉末年张仲景所著的《金匮要略》是我国现存最早设有妇科专篇的医著，基本确立了妇科经、带、胎、产、杂病的辨证论治体系，被称为妇产科学之源头。唐代杰出医学家孙思邈著《备急千金要方》中设有“妇人方”三卷，列于全卷之首。中医最早的产科专著《经效产宝》成书于582年，宋代出现了产科医师和产科专著，杨子建的《十产论》详细叙述了各种难产及助产方法，书中所记载的转胎位术早于西方近半个世纪。

19世纪上叶，西医开始传入我国，西医教学也在我国各地相继出现，1929年杨崇瑞在北京创办了第一家西医助产学校和产院“北京国立第一助产学校和附属产院”，西医院的开设，推动了我国妇产科学的发展。但长期以来，我国的妇产科学和妇女保健事业一直处于落后状态。新中国成立后，随着基础学科的不断发展，妇产科学才开始迈入快速发展的新纪元。

近年来妇产科学取得了许多新进展，主要表现在以下几个方面。

1. 产科学理论体系的转变　从早年以母亲为中心的产科学理论体系转变为母子统一管理的理论体系。这一新理论体系使围生医学、新生儿学、胎儿学等分支学科迅速发展，大大提高了产科质量。通过对妊娠期高血压疾病等多种妊娠并发症和合并症的不断深入研究，催产、引产及剖宫产技术的不断改进，各种胎儿监测技术的应用普及，以及围产保健制度的建立，目前我国孕产妇死亡率及围产儿死亡率已达到世界中等以上发达国家水平。

2. 产前诊断技术不断提高 随着遗传学、分子生物学和影像学等学科的快速发展，产前筛查和产前诊断手段及方法日益增多，如无创 DNA 产前检测、羊水检查、绒毛细胞及胎儿血细胞培养等，不少遗传性疾病和先天缺陷可以在妊娠早、中期确诊，并针对具体情况采取终止妊娠或宫内治疗，减少了遗传性疾病及先天缺陷患儿的出生，从而提高人口质量和人群遗传素质。

3. 妇科学的发展 腹腔镜、宫腔镜等微创技术发展迅速，给妇科疾病带来了革命性的进展。对子宫内膜异位症等各种妇科疾病的基础与临床研究水平持续提升。女性内分泌学和妇科肿瘤学已发展成为妇产科学中的专门学科。我国在妇科恶性肿瘤的发病与进展机制方面不断深入研究，手术、化疗、放疗等治疗策略不断完善，使卵巢癌等妇科恶性肿瘤的生存率达世界先进水平。恶性程度极高的绒毛膜癌的化学药物治疗，已经取得近乎根治的效果。宋鸿钊所制定的妊娠滋养细胞肿瘤的临床分期在 20 世纪 60 年代被世界卫生组织（WHO）采纳，其基本框架仍被国际妇产科联盟（FIGO）沿用至今。

4. 辅助生殖技术发展迅速 辅助生殖技术是采用医疗辅助手段使不孕不育夫妇妊娠的技术，包括控制性超排卵、人工授精、体外受精 - 胚胎移植及其衍生技术等。张丽珠，被誉为“神州试管婴儿之母”，培育的中国第一例试管婴儿于 1988 年在北京医科大学第三医院诞生，标志着我国辅助生殖技术从此进入世界先进行列。庄广伦，“中国试管婴儿之父”，首次通过赠卵及人工周期帮助卵巢早衰患者获得妊娠分娩、首次运用单精子卵细胞质内注射技术成功治疗男性不育症以及首次应用植入前胚胎遗传学检测技术成功分娩健康试管婴儿。中国首例第二代、第三代试管婴儿在其帮助下，分别于 1996 年、1999 年在广州中山医科大学附属第一医院诞生。

5. 妇女保健学的建立 随着我国妇女保健三级网的建立健全，妇女保健已经取得显著成效。20 世纪 50 年代的大规模子宫脱垂、尿瘘防治，极大地提高了我国妇女的健康水平。2009 年开始乳腺癌和宫颈癌同时排查的“两癌筛查”是关爱女性健康的公益活动，有效地促进我国乳腺癌、宫颈癌早发现、早诊断、早治疗。我国积极参与世界卫生组织消除宫颈癌行动，通过明确疫苗接种、筛查和治疗等三级预防措施，推动全球实现消除宫颈癌的目标。互联网、大数据、云计算在医疗领域的应用，将把现有的疾病诊疗模式推向全过程健康管理模式。

6. 计划生育方面 计划生育有利于控制人口数量，提高人口素质，使人口增长与经济、资源和社会发展计划相适应，是富国强民的基础工程。1963 年我国第一批国产口服避孕药研制成功，距世界上第一个口服避孕药上市仅差 3 年。多项大规模前瞻性多中心临床试验推动了多种国产避孕药和宫内节育器的研究、开发及应用，使我国在这一领域长期居世界先进水平。

三、妇产科学的特点及学习要点

妇产科学虽然主要涉及女性生殖器官，但与整体密不可分。妇产科的许多疾病或病理情况与人体其他脏器或系统关系密切，互相影响。妇产科学主要包括产科学、妇科学，两者有共同的基础即女性生殖系统。许多产科疾病和妇科疾病互为因果，譬如产褥感染可引起输卵管炎症，而输卵管炎症也可引起输卵管妊娠等。

妇产科学既是临床医学，也是预防医学。本教材专门设有“妇女保健”一章，遗传咨询、产前筛查、胎儿健康监护、子宫颈癌筛查等均为预防医学内容，也是本教材的重要组成部分。许多疾病可以通过预防措施避免发生或减轻危害，因此疾病的预防措施也是本教材学习的重点之一。

妇产科涉及患者隐私，产科关系到母子的健康与安危，且急症较多，因此患者心理问题突出，医师在为患者诊治疾病的同时，一定要注意保护患者的隐私，重视患者的心理状态，及时做好心理健康指导。

妇产科是一门理论和实践并重的学科，正确认识妇产科学课程的特点，对全面掌握妇产科学理论与实践极为重要。妇产科学课程分为两个阶段，即理论学习阶段和临床实习阶段，这两个阶段都非常重要。一定要认真学习理论知识，积极参加临床医学实践，将理论和实践相结合，并在反复临床实践中培养正确的临床思维方式，逐渐初步掌握各种诊断方法和治疗措施，提高实际工作能力。

此外，还应深刻地认识到，必须牢固树立“以患者为中心”的服务理念，具备高尚的医德、良好的医风和高度的责任心、同情心，才能充分发挥已掌握的医疗技术，发扬救死扶伤的人道主义精神，全心全意为患者服务，才能逐步成为一名合格的医师。

（陈　霞）

第二章 女性生殖系统解剖

PPT

学习目标

1. 通过本章内容学习，应重点掌握女性内生殖器的解剖；女性骨盆的组成。熟悉女性骨盆的结构与形态特征。了解盆腔血管、淋巴及神经分布；骨盆底的解剖；女性外生殖器的解剖；女性生殖系统与邻近器官的关系。

2. 能牢记女性生殖系统解剖，并为临床实践打下基础。培养学生团结协作的精神和科学严谨的学习态度。

情境导入

情境描述 李女士，40岁，因患子宫肌瘤和右侧卵巢肿瘤，欲行子宫全切术及右附件切除术。

讨论 1. 术中需要切断哪几条韧带？

2. 术中应切断哪些血管？

3. 术中应注意避免损伤哪些邻近器官？

女性生殖系统包括内、外生殖器官及相关组织。由于骨盆的大小、形状直接影响分娩，故本节一并介绍。

第一节 外生殖器

女性外生殖器是指生殖器官的外露部分，又称外阴。位于两股内侧之间，前为耻骨联合，后为会阴，包括阴阜、大阴唇、小阴唇、阴蒂和阴道前庭（图2-1）。

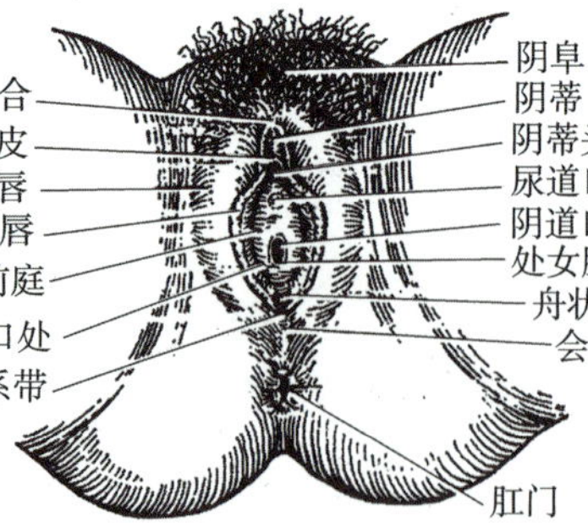

图2-1 女性外生殖器

一、阴阜

阴阜为耻骨联合前方隆起的脂肪垫。青春期发育时，其上的皮肤开始生长呈倒三角形分布的阴毛。阴毛的色泽和疏密因种族或个体有差异。

二、大阴唇

大阴唇为两股内侧一对纵行隆起的皮肤皱襞，起自阴阜，止于会阴。大阴唇外侧面为皮肤，青春期后有色素沉着和阴毛，内含有皮脂腺与汗腺；内侧面湿润似黏膜。皮下为疏松结缔组织和脂肪组织，含丰富的血管、神经和淋巴管，外伤后易形成血肿。未产妇女两侧大阴唇自然合拢，产后向两侧分开，绝经后大阴唇逐渐萎缩。

三、小阴唇

小阴唇系位于两侧大阴唇内侧的一对薄皮肤皱襞。表面湿润、淡褐色、无阴毛，富含神经末梢。两侧小阴唇前端融合，再分为前后两叶，前叶形成阴蒂包皮，后叶形成阴蒂系带。大、小阴唇后端会合，在正中线形成阴唇系带。

四、阴蒂

阴蒂位于两小阴唇顶端下方，与男性阴茎相似的海绵体样组织，具有勃起性。由前向后分为阴蒂头、阴蒂体和阴蒂脚三部分，阴蒂头富含神经末梢，对性刺激敏感。

五、阴道前庭

阴道前庭为两侧小阴唇之间的菱形区域，前为阴蒂，后为阴唇系带。阴道前庭区域内有以下结构。

1. 前庭球　又称球海绵体，位于前庭两侧，由具有勃起性的静脉丛组成。前端与阴蒂相接，后端膨大与同侧前庭大腺相邻。表面被球海绵体肌覆盖。

2. 前庭大腺　又称巴多林腺，位于大阴唇后部，被球海绵体肌所覆盖，左右各一，如黄豆大小。腺管细长（1～2cm），向内侧开口于阴道前庭后方小阴唇与处女膜之间的沟内。性兴奋时可分泌黏液，起润滑阴道的作用。正常情况下不能触及，当腺管口闭塞或感染时，可形成前庭大腺囊肿或脓肿，则能被触及并看到。

3. 尿道外口　位于阴蒂头后下方，略呈圆形，边缘折叠而合拢。后壁上有一对尿道旁腺，腺体开口小，细菌容易在此潜伏，引发感染。

4. 阴道口及处女膜　阴道口位于前庭后部。其周缘覆有一层较薄的黏膜皱襞，称为处女膜，内含有血管、神经末梢及结缔组织，中央有一处女膜孔，孔的形态和大小因人而异。处女膜可因性交或剧烈运动而破裂。因受阴道分娩影响，产后仅留处女膜痕。

第二节　内生殖器

女性内生殖器位于真骨盆内，包括阴道、子宫、输卵管和卵巢，后两者统称为子宫附件（图2－2）。

一、阴道

阴道是性交器官，也是月经血排出与胎儿娩出的通道。

1. 位置和形态　位于真骨盆下部中央，为上宽下窄的管道，前壁长7～9cm，与膀胱和尿道相邻；后壁长10～12cm，与直肠贴近。上端包绕子宫颈阴道部，下端开口于阴道前庭后部。阴道上端环绕子宫颈的部分称为阴道穹窿，按其位置分为前、后、左、右4个部分，其中后穹窿最深，与直肠子宫陷凹紧密相邻。后穹窿具有重要的临床意义，可经此处穿刺或引流。

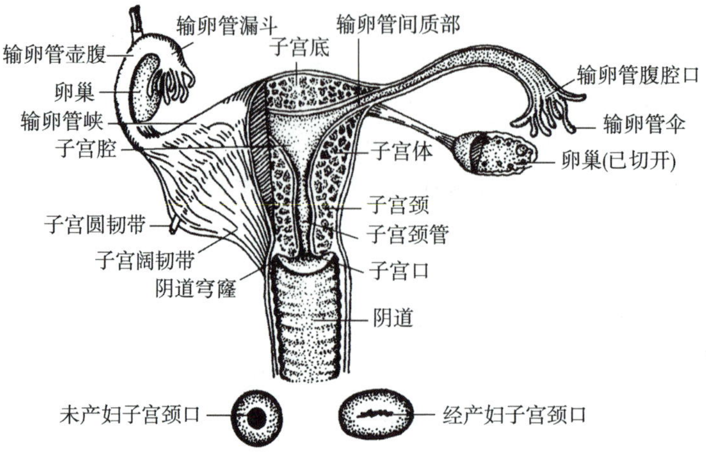

图 2-2　女性内生殖器

2. 组织结构　阴道壁自内向外由黏膜层、肌层和纤维组织膜构成。黏膜层由复层鳞状上皮覆盖，无腺体，淡红色，有很多横纹皱襞，因此具有较大的伸展性。上 1/3 处黏膜受性激素影响呈周期性变化。肌层含内环、外纵两层平滑肌，纤维组织膜与肌层紧密相贴。阴道壁富有静脉丛，损伤后易出血或形成血肿。

二、子宫

子宫是产生月经、孕育胚胎与胎儿的器官，也是精子到达输卵管的通道。

1. 位置与形态　子宫位于骨盆腔中央，前与膀胱、后与直肠相邻，下接阴道，两侧有输卵管和卵巢。子宫底位于骨盆入口平面以下，子宫颈外口位于坐骨棘水平稍上方。子宫呈前倾前屈位，似前后略扁的倒置梨形。成人非孕时子宫重 50～70g，长 7～8cm，宽 4～5cm，厚 2～3cm，子宫腔容量约 5ml。分为子宫体和子宫颈两部分。子宫体较宽，位于子宫上部，上端隆突部称为子宫底，其两侧为子宫角，与输卵管相通，子宫下端较窄呈圆柱状，称为子宫颈，习称宫颈。子宫体与子宫颈的比例因年龄而异，青春期前为 1∶2，生育期为 2∶1，绝经后为 1∶1。子宫体与子宫颈之间最狭窄的部分称为子宫峡部，非妊娠期长约 1cm，其上端因解剖上狭窄称为解剖学内口，下端因子宫内膜在此处转变为子宫颈黏膜而称为组织学内口。妊娠后子宫峡部逐渐伸展变长，妊娠末期可延长至 7～10cm，形成子宫下段，成为软产道的一部分，也是剖宫产术常用切口部位。

子宫腔呈上宽下窄的三角形，两侧通输卵管，尖端向下接子宫颈管。子宫颈内腔呈梭形称为子宫颈管，成年妇女长 2.5～3.0cm，下端称为子宫颈外口，通向阴道。子宫颈以阴道为界，分为上下两部，上部占子宫颈的 2/3，称为子宫颈阴道上部；下部占子宫颈的 1/3，伸入阴道内，称为子宫颈阴道部（图 2-3）。未产妇子宫颈外口呈圆形，经产妇因经阴道分娩时子宫颈发生横裂呈“一”字形（图 2-2）。

2. 组织结构　子宫体与子宫颈的组织结构不同。

（1）子宫体　由 3 层组织构成，由内向外分为子宫内膜层、子宫肌层和子宫浆膜层。

1）子宫内膜层　分为 3 层，致密层、海绵层和基底层。内膜层表面的 2/3 为致密层和海绵层，统称功能层，受卵巢性激素影响，发生周期性变化而脱落。靠近肌层的 1/3 为基底层，不受卵巢性激素影响，无周期性变化，能再生新的功能层。

2）子宫肌层　是子宫壁最厚的一层，非孕时厚约 0.8cm。由大量平滑肌组织、少量弹力纤维和胶原纤维构成，肌束排列为外纵、内环、中间交织成网状，其内含血管，子宫收缩时压迫血管，可有效地止血。

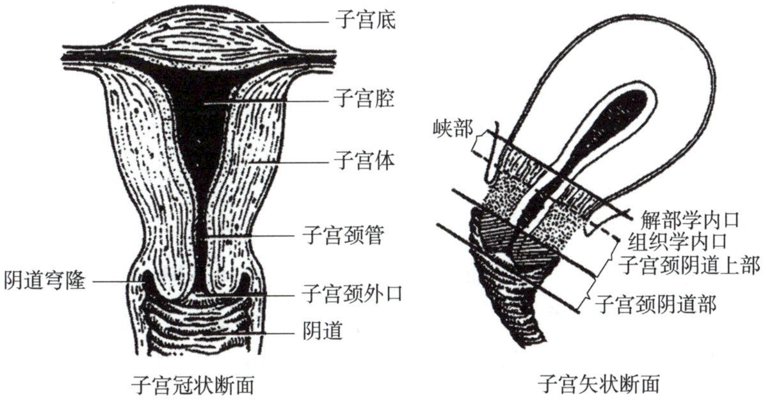

图2-3　子宫各部解剖

3）子宫浆膜层　为覆盖子宫底部及其前后壁的脏腹膜，与肌层紧贴。在子宫前壁近峡部处腹膜向前反折覆盖膀胱，形成膀胱子宫陷凹。在子宫后壁向下至子宫颈后方于阴道后穹窿向后反折覆盖直肠，形成直肠子宫陷凹，又称道格拉斯陷凹。

（2）子宫颈　主要由结缔组织构成，含少量弹力纤维、血管及平滑肌纤维。子宫颈管黏膜为单层高柱状上皮，内含许多腺体，分泌碱性黏液，形成黏液栓堵塞子宫颈管。子宫颈黏液受卵巢性激素影响，发生周期性变化。子宫颈阴道部被复层鳞状上皮覆盖，表面光滑。子宫颈外口鳞状上皮与柱状上皮交界处称为鳞-柱交接部，是子宫颈癌的好发部位。

3. 子宫韧带　共有4对（图2-4）。

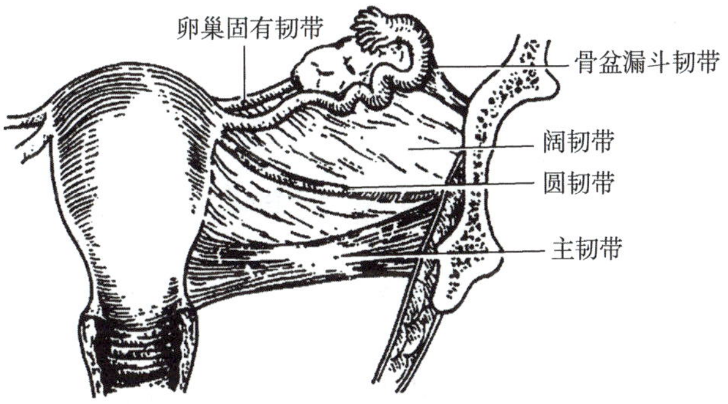

图2-4　子宫韧带

（1）圆韧带　呈圆索状，由平滑肌和结缔组织构成，长12～14cm。起自两侧子宫角前面、输卵管近端的稍下方，在阔韧带前叶的覆盖下向前外侧行走，达两侧骨盆侧壁，再经过腹股沟管止于大阴唇前端，其作用是使子宫保持前倾位置。

（2）阔韧带　为一对翼状双层腹膜皱襞，由覆盖子宫前后壁的腹膜自子宫侧缘延伸达骨盆壁而成。有前后两叶，其上缘内2/3包绕输卵管，外1/3包绕卵巢动静脉形成骨盆漏斗韧带，又称卵巢悬韧带。卵巢内侧与子宫角之间的阔韧带稍增厚，称为卵巢韧带或卵巢固有韧带。在输卵管以下，卵巢附着处以上的阔韧带称为输卵管系膜；卵巢与阔韧带后叶相连处称为卵巢系膜。子宫体两侧的阔韧带中有丰富的血管、神经、淋巴管及大量疏松结缔组织，称为宫旁组织。子宫动静脉和输尿管均从阔韧带基底部穿过。阔韧带的作用是维持子宫在正中位置。

（3）主韧带　又称子宫颈横韧带。位于阔韧带下部，横行于子宫颈两侧和骨盆侧壁之间，为一对坚韧的平滑肌和结缔组织纤维束。子宫动静脉及输尿管穿越主韧带。其作用是固定子宫颈，防止子宫下垂。

（4）宫骶韧带　起自子宫体和子宫颈交界处后面的上侧方，向两侧绕过直肠到达第2、3骶椎前面的筋膜。宫骶韧带短厚有力，将子宫颈向后向上牵引，间接使子宫保持前倾前屈位。

三、输卵管

输卵管是精子与卵子结合的场所，亦是运送受精卵的管道（图2-5）。

1. 位置与形态　输卵管为一对细长而弯曲的肌性管道，全长8~14cm，位于阔韧带上缘内，近端与子宫角相连，远端游离呈伞状，与卵巢相近。由内向外分为4部分。①间质部：为走行于子宫壁内的部分，长约1cm，管腔最狭窄；②峡部：在间质部外侧，管腔较狭窄，长2~3cm；③壶腹部：在峡部外侧，壁薄，管腔宽大而弯曲，长5~8cm，内含丰富皱襞，受精常发生于此；④伞部：为输卵管的末端，长1~1.5cm，开口于腹腔，管口处有许多指状突起，起到“拾卵”的作用。

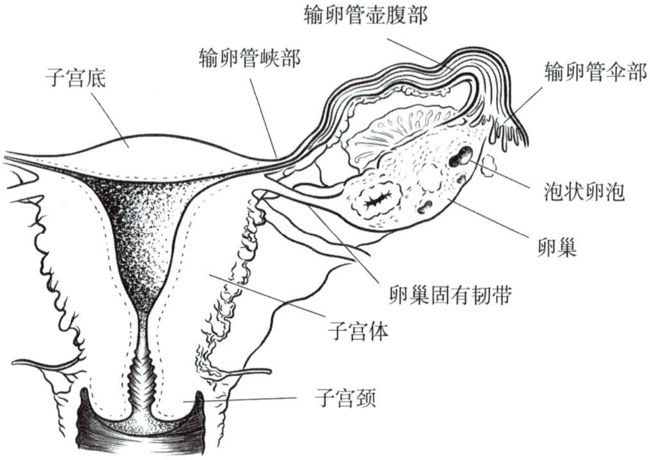

图2-5　输卵管解剖

2. 组织结构　输卵管由3层组织构成：外层为浆膜层，是腹膜的一部分；中层为内环、外纵两层平滑肌，肌肉收缩可协助拾卵、运送受精卵，并在一定程度上阻止月经血逆流和宫腔内的感染向腹腔扩散；内层为黏膜层，由单层高柱状上皮覆盖，其中的一部分为纤毛细胞，纤毛摆动可以协助运送受精卵。输卵管肌肉的收缩和黏膜上皮细胞的形态、分泌及纤毛摆动均受性激素影响而发生周期性变化。

四、卵巢

卵巢具有产生与排出卵子、分泌性激素的功能。

1. 位置与形态　卵巢为一对灰白色、扁椭圆形的性腺器官，位于输卵管的后下方，由内侧的卵巢固有韧带和外侧的骨盆漏斗韧带悬于子宫与骨盆壁之间，借卵巢系膜与阔韧带相连。卵巢的大小、形状随年龄大小而有差异。青春期前卵巢表面光滑；自青春期卵巢开始排卵后，表面逐渐凹凸不平；生育期妇女卵巢大小约为4cm×3cm×1cm，重5~6g；绝经后卵巢逐渐萎缩变硬变小。

2. 组织结构　卵巢表面无腹膜，由单层立方上皮覆盖，称为生发上皮。上皮的深面有一层致密纤维组织，称为卵巢白膜。再向内为卵巢实质，又分为外层的皮质和内层的髓质。皮质是卵巢的主要部分，内含数以万计的原始卵泡及致密结缔组织；髓质在中心，由疏松的结缔组织和丰富的血管、神经、淋巴管及少量平滑肌纤维构成。

素质提升

世界首个女性身体博物馆

英国佛罗伦斯·谢克特作为创始人历经两年的时间，四处奔走，终于在2019年在伦敦建成世界上首个女性身体博物馆，此博物馆旨在推广和教育认识女性的身体器官，了解女性的生理结构，消除谈及女性器官的耻辱感，关注女性健康。

第三节 邻近器官

女性生殖器官与尿道、膀胱、输尿管、直肠、阑尾相邻。它们相互毗邻，相互影响。

一、尿道

尿道为肌性管道，位于耻骨联合后面，阴道前面，开口于阴道前庭，长4~5cm。女性尿道短而直，且与阴道邻近，容易引起泌尿系统感染。

二、膀胱

膀胱为囊状肌性器官，成人膀胱容量为350~500ml。排空的膀胱位于耻骨联合和子宫之间。膀胱充盈时可突向骨盆腔甚至腹腔，影响妇科检查及手术视野暴露，故妇科检查及手术前必须排空膀胱。膀胱底部与子宫颈及阴道前壁相连，其间组织疏松，盆底肌肉及其筋膜受损时，膀胱与尿道可随子宫颈及阴道前壁一并脱出。

三、输尿管

输尿管是肾盂和膀胱之间的一对圆索状肌性管道，长约30cm，在腹膜后沿腰大肌下降（腰段），在骶髂关节处跨髂外动脉的前方进入骨盆腔（盆段），继续下行经阔韧带基底部向前内方走行，在距离子宫颈外侧2cm处从子宫动脉下方穿过，向前进入膀胱。妇科手术时应避免损伤输尿管。

四、直肠

直肠前为子宫及阴道，后为骶骨，上接乙状结肠，下接肛管，长10~14cm。直肠前壁与阴道后壁相贴。妇科手术及阴道分娩时要注意，以免损伤直肠和肛管。

五、阑尾

阑尾为连于盲肠内侧壁的盲端细管，常位于右髂窝内，但其位置、长度、粗细变异较大，有时下端可达右侧附件区位置，因此，妇女患阑尾炎时有可能累及右附件及子宫，需注意鉴别诊断。妊娠期增大的子宫将阑尾逐渐推向外上方，故妊娠合并急性阑尾炎时容易误诊。阑尾也是黏液性肿瘤最常见的原发部位，故卵巢黏液性癌行手术治疗时常规切除阑尾。

第四节 骨盆与骨盆底

女性骨盆是躯干和下肢之间的骨性连接，是支持躯干和保护盆腔脏器的重要器官，同时也是胎儿经阴道娩出的必经之路，其大小、形状直接影响分娩。

一、骨盆的组成

（一）骨盆的骨骼

骨盆由骶骨、尾骨及左右两块髋骨组成。每块髋骨又由髂骨、坐骨及耻骨融合而成；骶骨由 5～6 块骶椎融合而成，呈三角形，上缘明显向前突出，称为骶岬，是妇科腹腔镜手术的重要标志之一，也是产科骨盆内测量对角径的重要据点；尾骨由 4～5 块尾椎融合而成（图 2－6）。

（二）骨盆的关节

骨盆的关节包括耻骨联合、骶髂关节和骶尾关节。

1. 耻骨联合 在两耻骨之间由纤维软骨连接，妊娠期受女性激素的影响变松动，分娩过程中可轻度分离，以利于胎儿娩出。

2. 骶髂关节 在骨盆后方，由骶骨与两髂骨相接形成。

3. 骶尾关节 骶骨与尾骨相连形成，有一定的活动度，分娩时受胎头压迫，尾骨可向后移动，加大出口前后径。

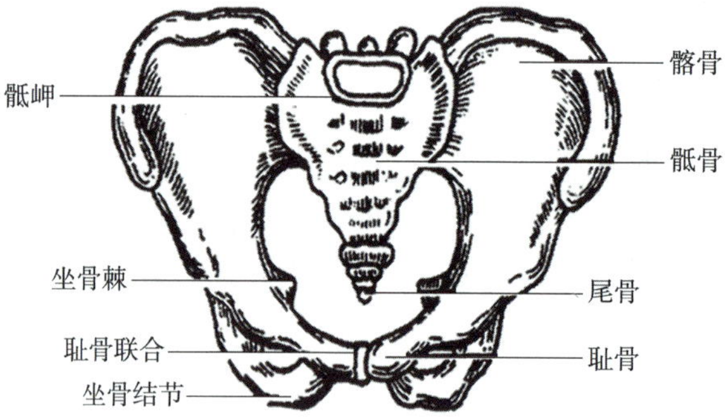

图 2－6 正常女性骨盆

（三）骨盆的韧带

骨盆中有两对重要的韧带（图 2－7）。

1. 骶结节韧带 连于骶骨、尾骨与坐骨结节之间。

2. 骶棘韧带 连于骶骨、尾骨与坐骨棘之间，骶棘韧带宽度即坐骨切迹宽度，是判断中骨盆是否狭窄的重要指标。妊娠期受性激素的影响，韧带松弛，有利于分娩。

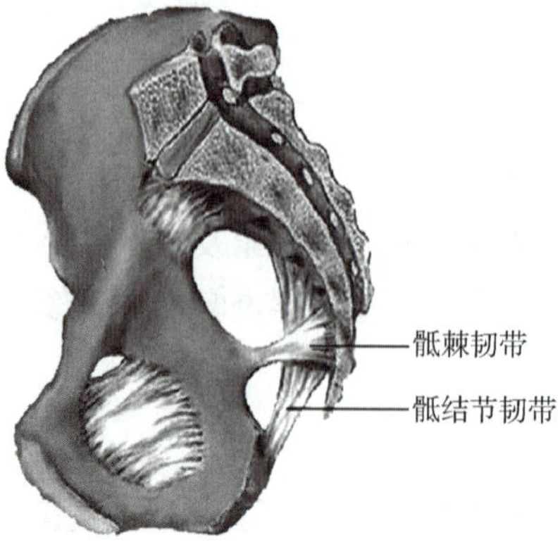

图 2－7 骨盆的韧带

二、骨盆的分界

以耻骨联合上缘、髂耻缘及骶岬上缘的连线为界，将骨盆分为假骨盆和真骨盆两部分。

1. 假骨盆　又称大骨盆，位于骨盆分界线以上，假骨盆与分娩无直接关系，但其某些径线的长短与真骨盆的大小有关，临床上测量这些径线，可作为了解真骨盆的参考。

2. 真骨盆　又称小骨盆，指骨盆分界线以下的部分，也称骨产道，是胎儿娩出的通道。真骨盆有上、下两口，上口为骨盆入口，下口为骨盆出口，上下口之间为骨盆腔。骨盆腔前浅后深，前壁为耻骨联合和耻骨支，后壁为骶骨和尾骨，两侧为坐骨、坐骨棘和骶棘韧带。

三、骨盆的类型

根据骨盆的形状分为4种类型（图2－8）。

1. 女型　骨盆入口呈横椭圆形，入口横径较前后径稍长。最常见，为女性正常骨盆。

2. 扁平型　骨盆入口呈扁椭圆形，入口横径大于前后径。较常见。

3. 类人猿型　骨盆入口呈长椭圆形，入口前后径大于横径。

4. 男型　骨盆入口呈三角形，坐骨棘突出，骶骨较直而前倾，骨盆腔呈漏斗型。少见。

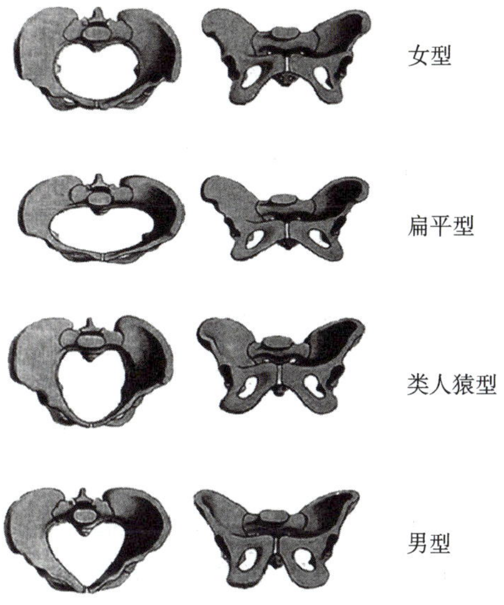

图2－8　骨盆4种类型

四、骨盆的平面及其径线

真骨盆大小及形状与分娩密切相关。为了便于理解，将骨盆腔分为3个假想平面。

（一）骨盆入口平面

骨盆入口平面指骨盆腔的上口，呈横椭圆形。其前方为耻骨联合上缘，两侧为髂耻缘，后方为骶岬上缘。有4条径线（图2－9）。

1. 入口前后径　也称真结合径。耻骨联合上缘中点至骶岬上缘正中间的距离，正常值平均约为11cm，其长短与胎先露衔接关系密切。

2. 入口横径　左右髂耻缘间的最大距离，正常值平均约为13cm。

3. 入口斜径　左右各一。左斜径为左骶髂关节至右髂耻隆突间的距离；右斜径为右骶髂关节至左髂耻隆突间的距离，正常值平均约为12.75cm。

（二）中骨盆平面

中骨盆平面是骨盆腔最狭窄的部分，为骨盆最小平面，呈纵椭圆形。其前方为耻骨联合下缘，两侧为坐骨棘，后方为骶骨下端。有两条径线（图2－9）。

1. 中骨盆前后径　耻骨联合下缘中点通过两坐骨棘连线中点至骶骨下端间的距离，正常值平均约为11.5cm。

2. 中骨盆横径　也称坐骨棘间径。指两侧坐骨棘间的距离，正常值平均约为10cm。是产程中了解胎先露下降的重要标志，其长短与胎先露内旋转关系密切。

（三）骨盆出口平面

骨盆出口平面即骨盆腔的下口，由两个在不同平面的三角形组成。其共同的底边是坐骨结节间径。前三角平面顶端为耻骨联合下缘，两侧为左右耻骨降支；后三角平面顶端为骶尾关节，两侧为左右骶结节韧带。有4条径线（图2－9）。

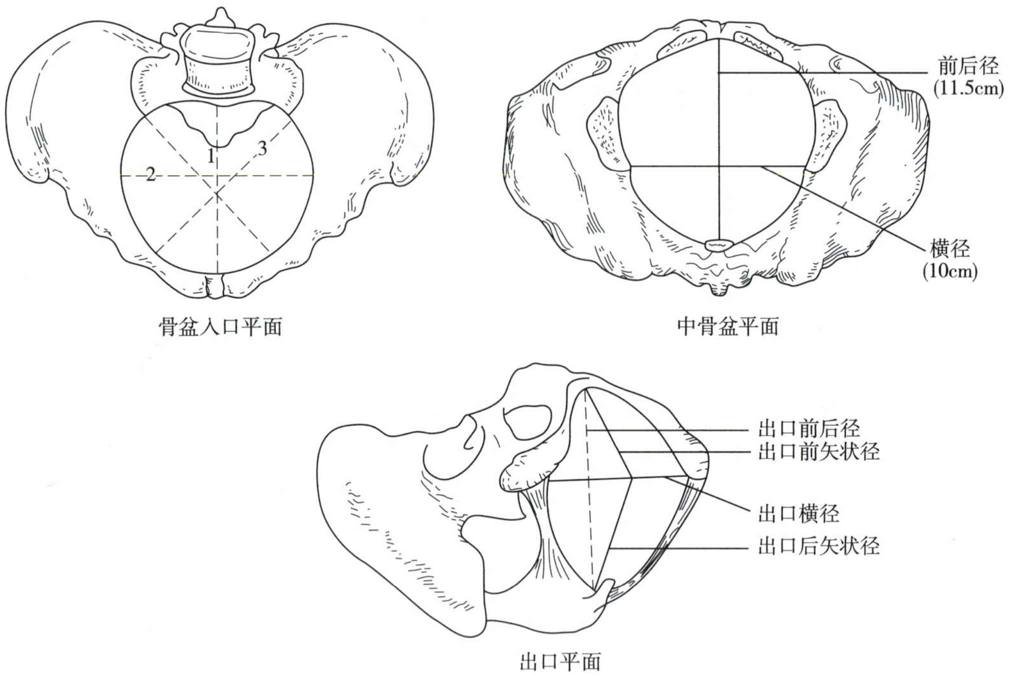

图2－9　骨盆三个平面各径线

1. 出口前后径　耻骨联合下缘至骶尾关节间的距离，正常值平均约为11.5cm。

2. 出口横径　也称坐骨结节间径。两坐骨结节内侧缘间的距离，正常值平均约为9cm，其长短与分娩关系密切。

3. 出口前矢状径　耻骨联合下缘至坐骨结节间径中点间的距离，正常值平均约为6cm。

4. 出口后矢状径　骶尾关节至坐骨结节间径中点间的距离，正常值平均约为8.5cm。

若出口横径稍短，但出口后矢状径与出口横径之和大于15cm，则正常大小的足月胎头可以通过后三角区经阴道娩出。

五、骨盆轴及骨盆倾斜度

1. 骨盆轴　是连接骨盆各假想平面中点的曲线。此轴上段向下向后，中段向下，下段向下向前（图2－10）。分娩时，胎儿沿此轴娩出，故又称产轴。

2. 骨盆倾斜度　指妇女站立时，骨盆入口平面与地平面所形成的角度，一般为60°（图2－11）。若此角度过大，则影响胎头衔接及娩出。

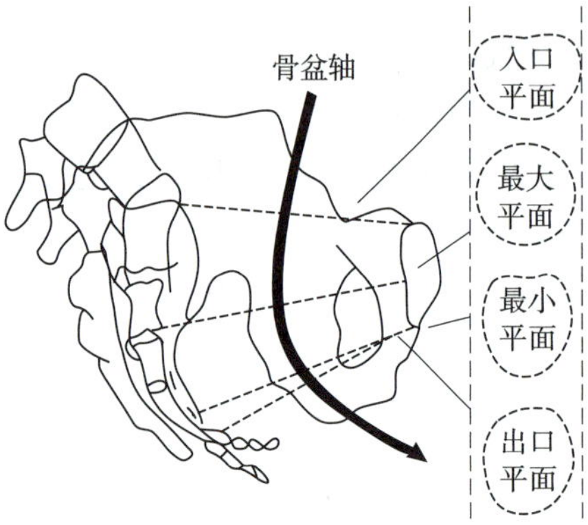

图2－10　骨盆轴

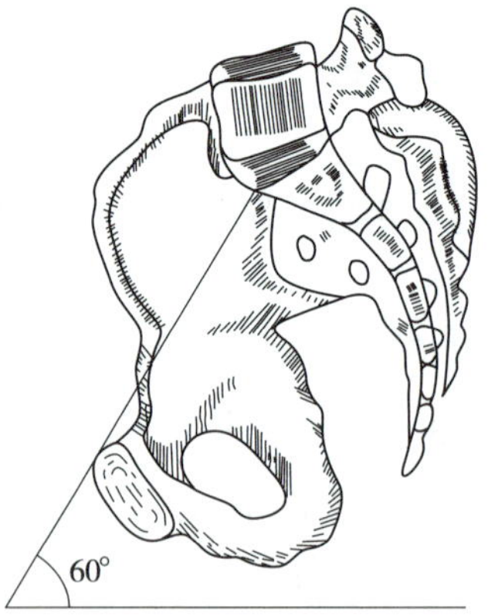

图2－11　骨盆倾斜度

六、骨盆底

骨盆底由多层肌肉和筋膜组成，为封闭骨盆出口、承托盆腔脏器并保持其正常位置的重要结构。骨盆底前方为耻骨联合和耻骨弓，后方为尾骨尖，两侧为耻骨降支、坐骨升支及坐骨结节。两侧坐骨结节前缘的连线将骨盆底分为前后两个三角区：前三角区为尿生殖三角，有尿道和阴道通过；后三角区为肛门三角，有肛管通过。骨盆底结构自外向内分3层（图2－12）。

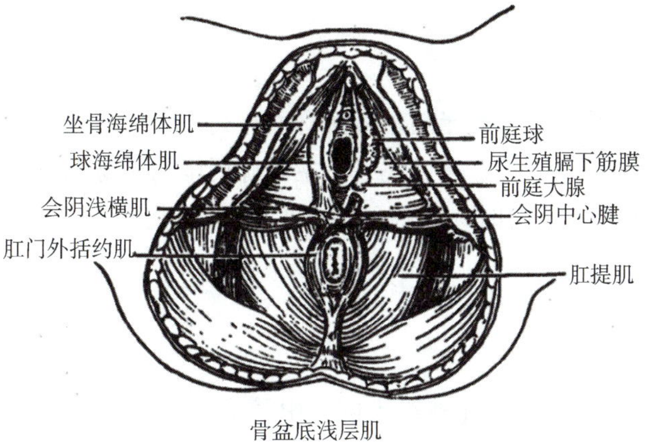

图2－12　骨盆底

1. 外层　由会阴浅筋膜及其深面的球海绵体肌、坐骨海绵体肌、会阴浅横肌3对肌肉及肛门外括约肌组成。此层肌肉的肌腱汇合于阴道外口与肛门之间形成会阴中心腱。

2. 中层　即泌尿生殖膈。由上、下两层坚韧的筋膜及会阴深横肌和尿道括约肌组成，又称为三角韧带，其中有尿道和阴道穿过。

3. 内层　内层为盆膈，为骨盆底最坚韧的一层，由肛提肌及其内、外面两层筋膜所组成，有尿道、阴道及直肠穿过。每侧肛提肌自前内向后外由耻尾肌、髂尾肌及坐尾肌组成。起重要的支持作用。因肌纤维在阴道和直肠周围交织，故而有加强肛门和阴道括约肌的作用。

4. 会阴　广义的会阴是指封闭骨盆出口的所有软组织。狭义的会阴是指阴道口与肛门之间的软组织，厚3～4cm，又称会阴体，由内向外逐渐变窄呈楔状，包括皮肤、皮下组织、筋膜、部分肛提肌及会阴中心腱。会阴伸展性很大，妊娠后期会阴组织变软利于分娩，分娩时要注意保护会阴，避免会阴裂伤。

第五节　血管、淋巴及神经

一、血管

女性生殖器的血管与淋巴管相伴行，各器官间静脉及淋巴管以丛、网状相吻合。

（一）动脉

女性内外生殖器官的血液供应主要来自卵巢动脉、子宫动脉、阴道动脉及阴部内动脉。

1. 卵巢动脉　自腹主动脉分出，在腹膜后沿腰大肌前行，跨过输尿管及髂总动脉下段，经骨盆漏斗韧带向内横行，穿过卵巢系膜进入卵巢。

2. 子宫动脉 为髂内动脉前干的分支，在腹膜后沿骨盆侧壁向下向前行，经阔韧带基底部，相当于子宫颈内口水平约2cm处，横跨输尿管到达子宫颈侧缘。

3. 阴道动脉 为髂内动脉前干分支，分布于阴道中下段前后壁、膀胱顶及膀胱颈。

4. 阴部内动脉 为髂内动脉前干终支，其分支主要有痔下动脉、会阴动脉、阴唇动脉及阴蒂动脉。

（二）静脉

盆腔静脉与同名动脉伴行，但数目比其动脉多，并在相应器官及其周围形成静脉丛，且互相吻合，故盆腔静脉感染后容易蔓延。

二、淋巴

女性盆腔具有丰富的淋巴系统，一般伴随相应血管而排列。分为盆腔淋巴和外生殖器淋巴两组。淋巴回流首先进入髂动脉周围的各淋巴管，然后注入腹主动脉周围的腰淋巴管，最后汇入第二腰椎前方的乳糜池。当生殖器官发生感染或肿瘤时，往往沿各部回流的淋巴管扩散或转移，导致相应的淋巴结肿大。

三、神经

1. 外生殖器的神经支配 主要由阴部神经支配，由第Ⅱ、Ⅲ、Ⅳ骶神经分支组成，与阴部内动脉伴行。

2. 内生殖器的神经支配 主要由交感神经与副交感神经支配。子宫平滑肌有自主节律活动，完全切除其神经后仍能有节律地收缩，故临床上可见低位截瘫孕妇仍能自然分娩。

目标检测

答案解析

一、选择题

1. 保持子宫前倾位置的主要韧带是（ ）

A. 圆韧带　B. 阔韧带　C. 卵巢固有韧带
D. 主韧带　E. 骨盆漏斗韧带

2. 阴道动脉来自下列哪条动脉（ ）

A. 子宫动脉　B. 肾动脉　C. 腹主动脉
D. 髂外动脉　E. 髂内动脉

3. 女性内生殖器的邻近器官不包括（ ）

A. 尿道　B. 膀胱　C. 输尿管
D. 结肠　E. 直肠

4. 组成女性骨盆的骨骼有（ ）

A. 骶骨、髂骨、坐骨　B. 骶骨、尾骨、髋骨　C. 骶骨、耻骨、坐骨
D. 骶骨、尾骨、耻骨　E. 骶骨、髋骨、髂骨

5. 支配女性外生殖器的神经主要为（ ）

A. 外阴神经　B. 阴部神经　C. 会阴神经
D. 阴蒂背神经　E. 痔下神经

二、思考题

1. 简述子宫的位置、功能及组织学结构。
2. 简述女性骨盆三个平面的形状及各径线的正常值。

（陈　静）

书网融合……

本章小结　　微课　　题库

第三章　女性生殖系统生理

PPT

学习目标

1. 通过本章内容学习，重点掌握卵巢的功能及周期性变化，性激素的生理作用。熟悉子宫内膜的周期性变化，月经及其临床表现，月经周期的调节。了解女性一生各阶段的生理特点。

2. 学会运用女性生殖系统生理知识计算排卵期、分析月经周期；结合女性生理特点进行健康教育。让女性认识洁身自爱、自尊自强的重要性，树立正确的婚恋观、性爱观、人生观。

情境导入

情境描述　李某，女，48 岁，因月经紊乱 1 年，停经 2 月余就诊。患者既往月经规律，28～35 天一次。近一年月经紊乱，周期 20～40 天，末次月经 2 个多月前。偶有潮热，心情烦躁，来诊。妇科检查无明显异常。B 超提示子宫大小正常，内膜 0.3cm，双侧附件区未见异常。

讨论　1. 患者目前处于女性哪一个生理阶段？

2. 怎样判断她是否有排卵？

第一节　女性一生各阶段的生理特点

女性从胎儿形成到衰老是一个渐进的生理过程。根据女性一生的年龄和生理特点，大致可以分为 7 个阶段，但各阶段并无截然界限。

1. 胎儿期　受精卵是由父系和母系来源的 23 对（46 条）染色体组成的新个体，其中性染色体 X 与 Y 决定着胎儿的性别，XX 合子发育为女性，XY 合子发育为男性。

2. 新生儿期　出生后 4 周内为新生儿期。女性胎儿在母体内受到胎盘及母体卵巢产生的女性激素影响，子宫、卵巢有一定程度的发育，出生时外阴较丰满，乳房略隆起或有少量泌乳。出生后血中女性激素水平因脱离母体环境迅速下降，可出现少量阴道流血。这些均属生理现象，可在数日内自然消退。

3. 儿童期　出生 4 周到 12 岁左右为儿童期。8 岁以前为儿童期早期，身体发育较快，生殖器官仍为幼稚型。约 8 岁以后为儿童后期，皮下脂肪在胸、髋、肩部及耻骨前面堆积，子宫、输卵管及卵巢逐渐向骨盆腔内下降，卵巢内的卵泡有一定程度的发育并分泌少量雌激素，乳房和生殖器官开始发育，逐渐出现女性特征，向青春期过渡。

4. 青春期　从月经初潮到生殖器官逐渐发育成熟的时期。世界卫生组织（WHO）规定青春期为 10～19 岁。这一时期除体格显著发育外，在促性腺激素的作用下，第一性征即生殖器官也迅速发育。表现为：阴阜隆起，大、小阴唇增大着色，阴道变长变宽、黏膜增厚出现皱襞，子宫增大，子宫体颈比例逐渐接近 2∶1，输卵管变粗，卵巢增大、卵泡发育并分泌雌激素。当雌激素达到一定水平且有明显波动时引起子宫内膜脱落，即月经来潮，月经初潮是青春期的重要标志。此时卵巢功能尚不完善，故月经常不规律。经 5～7 年建立规律的周期性排卵后，月经才逐渐正常。此期女性第二性征发育，如音调变高、乳房丰满、出现阴毛和腋毛、骨盆变宽大、皮下脂肪增厚等，出现女性特有体态。

青春期女孩情绪和智力发生明显变化，出现性意识，容易激动，想象力和判断力明显增强。

5. 性成熟期 又称生育期，一般自18岁左右开始，历时约30年。此期是卵巢生殖功能和内分泌功能最旺盛的时期，此阶段卵巢功能成熟，有规律的周期性排卵并分泌性激素，生殖器官和乳房也发生周期性变化。

6. 绝经过渡期 指从开始出现绝经趋势直至最后一次月经的时期。可始于40岁，历时短则1～2年，长则10～20年。此期卵巢功能逐渐衰退，卵泡不能成熟及排卵，因而常出现月经紊乱。月经永久性停止，称为绝经。我国妇女平均绝经年龄为49.5岁，80%发生在44～54岁。卵巢功能开始衰退到绝经后1年的时期称为围绝经期。围绝经期由于雌激素水平降低，可出现血管舒缩障碍和神经精神症状，如潮热、出汗、情绪不稳定、烦躁不安、失眠、抑郁等，称为围绝经期综合征。

7. 绝经后期 指绝经后的生命时期。妇女60岁以后，机体逐渐老化进入老年期。此期卵巢功能完全衰竭，雌激素水平低落，生殖器官进一步萎缩老化，易发生骨质疏松、骨折、老年性阴道炎。

第二节 月经及其临床表现

1. 月经 指伴随卵巢周期性变化而出现的子宫内膜周期性脱落及出血。规律月经的出现是生殖功能成熟的标志之一。月经第一次来潮称为月经初潮。初潮年龄多在13～14岁，也可能早至11岁或迟至16岁。月经初潮早晚主要受遗传因素控制，营养、体重也起重要作用。近年来初潮年龄有提前趋势。

2. 月经血的特征 月经血呈暗红色，主要成分为血液、子宫内膜碎片、宫颈黏液及脱落的阴道上皮细胞。月经血中含有前列腺素及来自子宫内膜的大量纤溶酶。由于纤溶酶对纤维蛋白的溶解作用，故月经血不凝固，但出血多或速度快时可出现血凝块。

3. 正常月经的临床表现 出血的第1日为月经周期的开始，相邻两次月经第1日间隔的时间为一个月经周期。一般为21～35日，平均28日。每次月经持续的时间称为经期，一般为2～8日，平均4～6日。一次月经的总失血量为经量，正常为20～60ml，超过80ml为月经过多。月经期多数妇女无特殊症状，有些妇女出现下腹部及腰骶部下坠不适或子宫收缩痛、腹泻等胃肠功能紊乱症状，少数妇女可出现头痛及轻度神经系统不稳定症状。

第三节 卵巢功能及其周期性变化

一、卵巢的功能

卵巢为女性的性腺，具有两大主要功能：①生殖功能，即产生卵子并排卵；②内分泌功能，即分泌女性激素。

二、卵巢的周期性变化

女性从青春期开始至绝经前，卵巢在形态及功能上发生周期性变化，称为卵巢周期。

1. 卵泡的发育 新生儿出生时卵巢大约有200万个始基卵泡，儿童期多数卵泡退化，至青春期只剩下约30万个。进入青春期后，卵泡在促性腺激素作用下开始发育成熟。通常每月只有一个优势卵泡成熟，并排出卵子，其余卵泡发育至一定程度就自然退化，称卵泡闭锁。女性一生中一般只有400～500个卵泡发育成熟并排卵。成熟卵泡的结构包括卵泡外膜、卵泡内膜、颗粒细胞、卵泡腔、卵丘（卵细胞深藏其中）、放射冠、透明带（图3-1）。

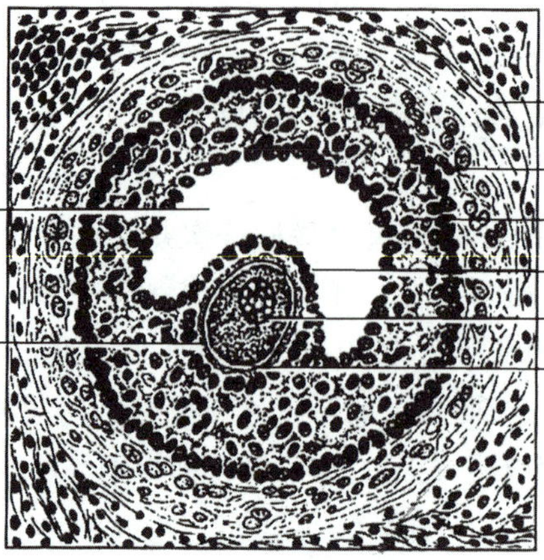

图 3－1　成熟卵泡示意图

2. 排卵　卵细胞和它周围的卵丘颗粒细胞一起被排出的过程称为排卵。排卵多发生在下次月经来潮前 14 日左右。被排出的卵细胞也称卵子，卵子可由两侧卵巢轮流排出，也可由一侧卵巢连续排出。

3. 黄体的形成与退化　排卵后卵泡液流出，卵泡壁塌陷，卵泡壁的颗粒细胞和卵泡内膜细胞向内侵入，周围由卵泡外膜包围，共同形成黄体。排卵后 7～8 日，黄体的体积和功能达高峰，直径为 1～2cm，外观呈黄色。若排出的卵子受精，黄体发育成妊娠黄体，至妊娠 3 个月末才退化；若卵子未受精，黄体在排卵后 9～10 日开始退化，黄体逐渐纤维化外观色白，称为白体。从排卵日到月经来潮为黄体期，一般为 14 日。黄体功能衰退后月经来潮，卵巢中又有新的卵泡发育，开始新的周期。

素质提升

肖碧莲教授简介

肖碧莲（1923 年 10 月—2020 年 6 月），中国工程院院士。1978 年率先在国内建立了放射免疫测定技术的标准化方法和质量控制指标，她的生殖内分泌研究室被世界卫生组织确定为中国的放免质量控制中心。肖碧莲团队对女性生殖生理基线数据进行了测定和分析，建立了中国妇女五种生殖激素的生理常数，总结出激素变化的规律和高峰平均值。肖碧莲曾将我国口服避孕药的剂量降至国际最低值，亿万育龄妇女因此受益。

三、卵巢的内分泌功能

卵巢主要分泌雌激素、孕激素和少量雄激素，均属甾体激素。

（一）卵巢性激素分泌的周期性变化

1. 雌激素　排卵前雌激素的主要来源是卵泡膜细胞，排卵后雌激素的主要来源是黄体细胞。卵泡开始发育时，卵泡膜细胞分泌雌激素的量很少；随着卵泡的发育，至月经周期的第 7 日，分泌量迅速增加，于排卵前形成第一高峰；排卵后暂时下降，排卵后 1～2 日，黄体逐步发育，开始分泌雌激素，使循环中的雌激素又逐渐上升，排卵后 7～8 日黄体成熟时，形成雌激素的第二高峰，但第二高峰较平坦，峰值较第一高峰低。此后黄体萎缩雌激素水平迅速下降，在月经期达最低水平。

2. 孕激素　孕激素的主要来源是黄体细胞。卵泡期卵泡不分泌孕酮，排卵前成熟卵泡的颗粒细胞开始分泌少量孕酮，排卵后黄体合成并分泌孕酮，排卵后 7～8 日黄体成熟时分泌量达最高峰，随着黄体的退化分泌量逐渐下降，至月经来潮时回落到排卵前水平。孕激素在一个月经周期中仅有一个高峰。

3. 雄激素　女性体内的雄激素大部分来源于肾上腺，小部分来自卵巢。排卵前雄激素增多，促进非优势卵泡闭锁，提高性欲。

此外，卵巢还分泌一些多肽激素、细胞因子和生长因子。多肽激素包括抑制素、激活素和卵泡抑制素，共同调节促性腺激素的合成与分泌。细胞因子和生长因子也参与卵泡生长发育的调节。

（二）卵巢性激素的生理作用

1. 雌激素的生理作用

（1）子宫　促进子宫平滑肌增生和肥大，使肌层增厚；增进血运，促进和维持子宫发育；增加子宫平滑肌对缩宫素的敏感性；使子宫内膜发生增生期的变化；使子宫颈口松弛、扩张，子宫颈黏液分泌量增加，质变稀薄，易成拉丝状。

（2）输卵管　促进输卵管发育，增强输卵管平滑肌节律性收缩的振幅。

（3）卵巢　协同卵泡刺激素（FSH）促进卵泡发育。

（4）外阴、阴道　使阴唇发育、丰满、色素加深；使阴道上皮细胞增生和角化，黏膜增厚，并增加阴道上皮细胞内糖原含量，使阴道维持弱酸环境。

（5）第二性征　使乳腺管增生，乳头、乳晕着色，促进其他第二性征发育。

（6）下丘脑、垂体　通过对下丘脑和垂体的正负反馈调节，控制促性腺激素的分泌。

（7）代谢作用　促进水钠潴留；促进肝脏高密度脂蛋白合成，抑制低密度脂蛋白合成，降低血中胆固醇水平；维持和促进骨基质代谢。

2. 孕激素的生理作用

（1）子宫　使子宫平滑肌松弛，降低妊娠子宫对缩宫素的敏感性，抑制子宫收缩，有利于孕卵着床和胎儿生长发育；使增生期子宫内膜转化为分泌期，为受精卵着床做准备；使子宫颈口闭合，子宫颈黏液分泌减少，质变黏稠，拉丝度降低。

（2）输卵管　抑制输卵管平滑肌节律性收缩的振幅。

（3）阴道上皮　加快阴道上皮细胞脱落。

（4）乳房　促进乳腺腺泡发育。

（5）下丘脑、垂体　对下丘脑、垂体有负反馈作用，抑制垂体促性腺激素的分泌。

（6）调节体温　兴奋下丘脑的体温调节中枢，使基础体温在排卵后升高 0.3～0.5℃。临床上可以此作为判定排卵日期的一个重要指标。

（7）代谢作用　促进水钠的排泄。

3. 雌孕激素的协同与拮抗作用　孕激素在雌激素作用的基础上，使生殖器官和乳房进一步发育，为妊娠做准备，二者相互协同；雌激素促进子宫内膜增生及修复，孕激素限制内膜增生，使增生内膜转化为分泌期，二者相互拮抗。在子宫收缩、输卵管蠕动等方面也表现为拮抗。

4. 雄激素的生理作用

（1）对女性生殖系统的影响　促进女性外生殖器发育，促进阴毛、腋毛生长。雄激素过多会对雌激素产生拮抗作用，长期使用雄激素可出现男性化表现。雄激素还与性欲有关。

（2）对生长发育和代谢的影响　促进蛋白质合成，促进肌肉生长，刺激骨髓中红细胞增生。在性成熟期前，促进长骨骨基质生长和钙的保留；性成熟后可导致骨骺闭合，使生长停止。

第四节　子宫内膜及其他生殖器官的周期性变化

一、子宫内膜的周期性变化

子宫内膜分为功能层和基底层。功能层受卵巢性激素的影响发生周期性增殖、分泌和脱落的变化。基底层不受卵巢激素周期性变化的影响，不发生脱落，在月经后再生和修复子宫内膜创面，重新形成功能层。以28日月经周期为例，按子宫内膜的组织学变化将月经周期分为以下3个阶段。

1. 增殖期　月经周期第5～14日，相当于卵巢的卵泡期。受雌激素影响，子宫内膜增厚、腺体增多，间质从致密变疏松，组织水肿明显，间质内螺旋小动脉增生，管腔增大呈弯曲状。该期子宫内膜从0.5mm增生到3～5mm。

2. 分泌期　月经周期第15～28日，相当于黄体期。受雌激素和孕激素的影响，子宫内膜继续增厚，血管进一步卷曲呈螺旋状，子宫腺体增大呈分泌状态，细胞内糖原排入腺腔，腺腔内含有大量黏液，间质疏松水肿，子宫内膜厚达10mm。此期子宫内膜厚且柔软，含有丰富的营养物质，适合受精卵着床和发育。

3. 月经期　月经周期第1～4日。黄体进一步萎缩，雌、孕激素撤退，腺体缩小，子宫内膜间质水肿消失，螺旋小动脉痉挛性收缩，以致子宫内膜缺血坏死，内膜功能层崩解脱落，与血液相混排出，即月经来潮。

二、阴道黏膜的周期性变化

排卵前，阴道上皮在雌激素的影响下，底层细胞增生，逐渐演变为中层和表层细胞，使阴道上皮增厚；表层细胞出现角化，角化程度在排卵期最明显。细胞内富含糖原，糖原经寄生在阴道内的乳酸杆菌分解成乳酸，使阴道内保持弱酸环境，防止致病菌侵袭。排卵后，在孕激素的作用下，表层细胞脱落。临床上可借助阴道脱落细胞的变化了解体内雌激素水平和有无排卵。

三、宫颈黏液的周期性变化

排卵前，随着雌激素水平逐渐升高，宫颈黏液的分泌量逐渐增加，至排卵期前黏液变稀薄、透明，似蛋清样，有较强延展性，拉丝度可达10cm以上，涂片检查可见羊齿植物叶状结晶，到排卵期最为清晰、典型。排卵后受孕激素影响，宫颈黏液分泌减少，质地黏稠而浑浊，拉丝易断裂，羊齿植物叶状结晶逐渐减少、模糊，至月经周期第22日左右完全消失，由排列成行的椭圆体取代。通过宫颈黏液检查可了解卵巢功能变化。

四、输卵管的周期性变化

在雌激素的影响下，输卵管黏膜上皮纤毛细胞生长，体积增大，输卵管肌层节律性收缩频率和振幅加强，为拾取卵子及运送受精卵做准备。排卵后，孕激素抑制输卵管黏膜上皮纤毛细胞的生长和肌层收缩的振幅，与雌激素协同作用，保证受精卵在输卵管内向宫腔方向正常运行。

第五节　月经周期的调节

月经周期的调节是个复杂的过程，是通过下丘脑、垂体及卵巢所分泌的激素的作用来实现的。下丘脑、垂体与卵巢之间相互调节、相互影响，形成一个完整而协调的神经内分泌系统，称为下丘脑－垂体－卵巢轴（hypothalamic－pituitary－ovarian axis，HPO）（图3－2）。除下丘脑、垂体和卵巢激素之间的相互调节外，抑制素－激活素－卵泡抑制素系统也参与对月经周期的调节。HPO轴的神经内分泌活动受大脑高级中枢影响，其他内分泌腺与月经也有关系。

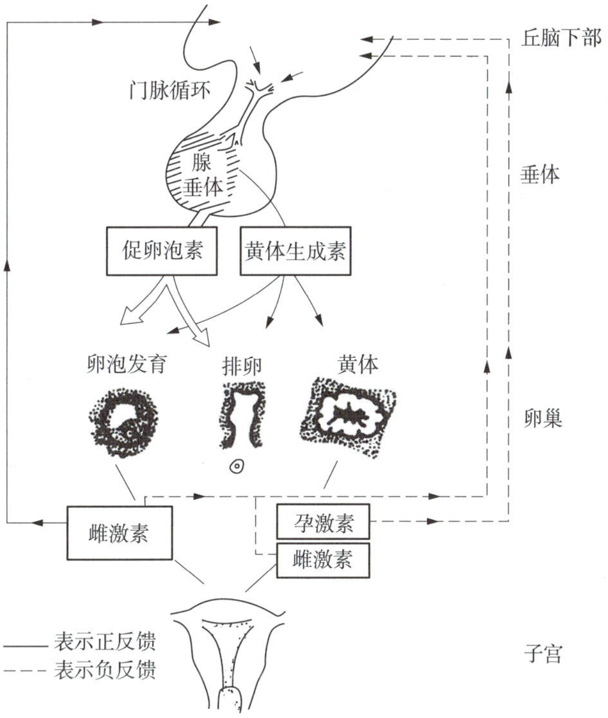

图3－2　下丘脑－垂体－卵巢轴之间的关系

1. 下丘脑促性腺激素释放激素　包括促卵泡激素释放激素（FSH－RH）和黄体生成素释放激素（LH－RH）。下丘脑弓状核神经细胞分泌促性腺激素释放激素（GnRH），通过垂体门脉系统输送到腺垂体，调节垂体促性腺激素的合成和分泌。GnRH呈脉冲式分泌，又受垂体促性腺激素和卵巢性激素的反馈调节。

2. 垂体促性腺激素　在GnRH作用下，腺垂体分泌卵泡刺激素（FSH）和黄体生成素（LH），两者可直接作用于卵巢。FSH的作用是促使卵泡生长发育及成熟，并协同LH使卵泡合成及分泌雌激素、抑制素等。LH在排卵前的高峰能刺激成熟卵泡排卵；排卵后维持黄体功能，促进孕激素、雌激素、抑制素的合成与分泌。

3. 卵巢性激素的反馈作用

（1）雌激素　卵泡早期，一定水平的雌激素负反馈作用于下丘脑，抑制GnRH释放，并降低垂体对GnRH的反应性；排卵前，大量雌激素发挥正反馈作用，刺激LH分泌高峰；黄体期，协同孕激素发挥对下丘脑的负反馈作用。

（2）孕激素　排卵前，低水平的孕激素可增加雌激素对促性腺激素的正反馈作用；黄体期，高水平的孕激素对促性腺激素的分泌产生负反馈作用。

4. 月经周期的调节机制　在上次月经周期的黄体萎缩后，雌、孕激素降至最低水平，对下丘脑和垂体的抑制作用解除，下丘脑又开始分泌GnRH。GnRH作用于垂体，使垂体FSH分泌增加。FSH促进卵泡发育，卵泡发育过程中分泌雌激素，雌激素使子宫内膜发生增生期变化。随着雌激素逐渐增多，其对下丘脑的负反馈作用增强，抑制下丘脑GnRH分泌，垂体FSH分泌减少。卵泡发育接近成熟时，分泌的雌激素达到第一个高峰值，当雌激素达到阈值（≥200pg/ml）并持续 48 小时，此时雌激素对下丘脑和垂体产生正反馈作用，使 FSH 和 LH 分泌达高峰，二者协同作用，促使成熟卵泡排卵。排卵后 FSH 和 LH 急剧下降，在少量 FSH 和 LH 的作用下，黄体形成并逐渐发育成熟。黄体分泌雌孕激素，使子宫内膜继续增生并发生分泌期改变。排卵后第 7～8 日黄体成熟，孕激素达到高峰，雌激素达到又一高峰。大量孕激素和雌激素的共同负反馈作用，又使垂体 FSH 和 LH 分泌减少，黄体开始萎缩，雌、孕激素分泌减少，子宫内膜失去性激素的支持，萎缩、坏死、脱落、出血，月经来潮。雌、孕激素降至最低水平，对下丘脑和垂体的抑制作用解除，FSH 分泌又开始增加，又一批卵泡开始发育，下一个月经周期重新开始，如此周而复始（图 3－3）。

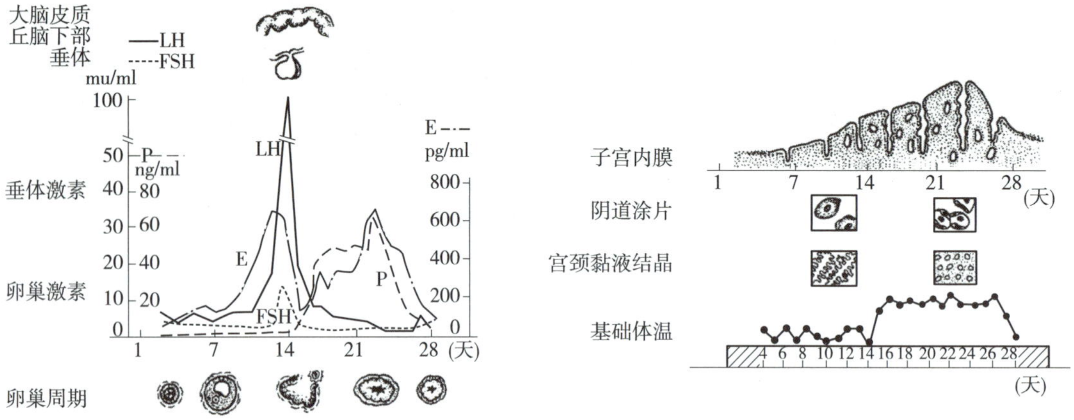

图 3－3　性激素变化与卵巢及子宫内膜周期性变化的关系

答案解析

目标检测

一、选择题

1. 关于雌、孕激素的周期变化，正确的是（　）

   A. 雌激素在周期中有一个高峰

   B. 雌激素在排卵后 7～8 日开始下降

   C. 雌、孕激素出现高峰的时间完全吻合

   D. 孕激素在周期中有两个高峰

   E. 月经期雌、孕激素水平最低

2. 若卵子未受精，黄体开始萎缩的时间在排卵后（　）

   A. 5～6 天　　B. 7～8 天　　C. 9～10 天

   D. 11～12 天　　E. 13～14 天

3. 正常月经来潮是由于体内（　）

   A. 雌激素突破性出血　　B. 雌激素撤退性出血　　C. 雌、孕激素撤退性出血

   D. 雌、孕激素突破性出血　　E. 孕激素突破性出血

4. 刘某，女，52 岁。月经紊乱 2 年，现停经 60 日。基础体温单相，宫颈黏液呈典型羊齿植物叶状结晶。相应的子宫内膜表现应是（　）

   A. 增殖期图像　　B. 分泌期早期图像　　C. 分泌期中期图像

D. 分泌期晚期图像　　E. 萎缩型图像

5. 患者，女，29 岁。结婚 3 年未孕。月经周期 33 天，经期 5 天，经量约 50ml。经期轻度腰骶部疼痛。该患者预测排卵日期应在月经周期的（　）

A. 第 14 日　　B. 第 19 日　　C. 第 21 日

D. 第 25 日　　E. 第 29 日

二、思考题

1. 简述卵巢的功能及其周期性变化。
2. 雌、孕激素的生理作用有哪些？

（刘志宏）

书网融合……

本章小结　　微课　　题库

第四章　妊娠生理

PPT

学习目标

1. 通过本章内容学习，应重点掌握胎儿各附属物的功能、妊娠期母体变化特点。熟悉胎儿附属物的形成、胎儿发育特点。了解受精卵的形成、发育、输送、着床的过程。

2. 学会与孕妇及其家属进行有效的沟通，运用妊娠期母体的变化及胎儿发育的特点，开展健康教育及孕期指导；具备对妊娠期胎儿发育及母体变化特点的辨析能力。具有关爱生命、珍惜生命、尊重生命的人文素养。

妊娠是胚胎和胎儿在母体内发育成长的过程。妊娠从卵子受精开始，以胎儿及其附属物自母体内排出为终止。妊娠是非常复杂、变化极为协调的生理过程。

第一节　受精及受精卵的发育、输送与着床

获能的精子与次级卵母细胞在输卵管相遇，结合后形成受精卵的过程称为受精。是已获能的精子穿过次级卵母细胞的透明带，将卵原核与精原核的染色体融合在一起的过程。受精发生在排卵后 12 小时内，整个受精时间大约需要 24 小时。

受精后 30 小时，受精卵开始有丝分裂，在输卵管蠕动和输卵管上皮纤毛推动下向宫腔移动。受精后 50 小时，受精卵为 8 细胞阶段。受精后 72 小时，受精卵为 16 个细胞组成的实心细胞团，称为桑椹胚，随后早期囊胚形成。受精后第 4 天早期囊胚进入宫腔，并在宫腔内游离 1～2 日。受精后第 5～6 日，早期囊胚的透明带消失，分裂发育成晚期囊胚。受精卵的着床要经过定位、黏附和侵入 3 个阶段。在受精后 6～7 日，晚期囊胚逐渐埋入子宫内膜并被内膜覆盖的过程称受精卵着床。着床必须具备的条件有：①透明带必须消失；②囊胚细胞滋养细胞分化出合体滋养细胞；③囊胚和子宫内膜发育同步且功能协调；④孕妇体内必须有足够数量的孕酮。子宫有一个极短的窗口期，窗口期内子宫内膜有雌孕激素支持，具有容受性，允许受精卵着床。

素质提升

乔杰教授简介

乔杰，中国工程院院士。作为辅助生殖领域的引领者，一直深耕生殖医学临床与基础研究，取得了一系列重大成果，揭开了一个又一个人类胚胎发育的“黑匣子”。乔杰领导团队不断揭示创新生育力保存综合体系并从遗传学、表观遗传学角度对人类早期胚胎发育机制进行了深入研究。开发新的胚胎基因诊断技术，为改善女性生育力、防治遗传性出生缺陷做出重要贡献。

第二节　胚胎及胎儿发育特征

一、胚胎、胎儿发育特征

孕周从末次月经第1天开始计算，以4周为一孕龄单位，描述胚胎、胎儿的发育特征。妊娠10周（受精后8周）内称为胚胎，妊娠11周（受精第9周）起称为胎儿。

4周末：可辨认胚盘与体蒂。

8周末：胚胎初具人形。能分辨出眼、耳、口、鼻、四肢，各器官正在分化发育，心脏已形成。

12周末：胎儿身长约9cm，外生殖器已发育，四肢可活动，肠管已有蠕动。

16周末：胎儿身长约16cm，体重约110g。出现呼吸运动。从外生殖器可确认胎儿性别。部分经产妇已自觉有胎动。

20周末：胎儿身长约25cm，体重约320g。全身有胎脂及毳毛。出现吞咽、排尿功能。用听诊器在孕妇腹壁可听到胎心音。

24周末：胎儿身长约30cm，体重约630g。各脏器已发育，皮下脂肪开始沉积，但皮肤仍皱缩。出生后可有呼吸，但生存率极低。

28周末：胎儿身长约35cm，体重约1000g。皮下脂肪少，呈粉红色。眼睛半张开。四肢运动好。出生后可存活，但易患特发性呼吸窘迫综合征。

32周末：胎儿身长约40cm，体重约1700g。皮肤深红，仍呈皱缩状。面部毳毛已脱落，出生后注意护理能存活。

36周末：胎儿身长约45cm，体重约2500g。皮下脂肪较多，面部皱褶消失。指（趾）甲已达指（趾）端。出生后能啼哭及吸吮，基本能存活。

40周末：胎儿身长约50cm，体重约3400g。胎儿发育成熟，体形丰满。男婴睾丸已降至阴囊内，女婴大小阴唇发育良好。出生后哭声响亮，吸吮力强，能很好存活。

胎儿身长的增长速度具有一定的规律性，临床通常将新生儿身长作为判断胎儿月份的依据。妊娠前20周（指前5个妊娠月）胎儿身长（cm）=妊娠月份的平方。如妊娠3个月，胎儿身长（cm）$=3^2=$ 9cm。妊娠后20周（指后5个妊娠月），胎儿身长（cm）=妊娠月数×5。如妊娠6个月胎儿身长（cm）$=6\times5=30$cm。

二、足月胎头

1. 胎头颅骨　由两块顶骨、额骨、颞骨及一块枕骨构成。

颅骨间的缝隙构成颅缝：矢状缝（顶骨间）、冠状缝（两额骨与顶骨间）、人字缝（顶骨与枕骨间）、颞缝（颞骨与顶骨间）、额缝（额骨间）。

两颅缝交界空隙较大处构成囟门：前囟门又称大囟门，由额缝、冠状缝、矢状缝会合而成的菱形区域。后囟门又称小囟门，由矢状缝、人字缝会合而成三角形区域（图4-1）。

2. 胎头径线

（1）双顶径　即最大横径，两顶骨隆突间的距离。足月平均值9.3cm。

（2）枕额径　即前后径，鼻根上方至枕骨隆突间的距离。足月平均值11.3cm。

（3）枕下前囟径　又称小斜径，前囟中央至枕骨隆突下方的距离。足月平均值9.5cm。

（4）枕颏径　又称大斜径，颏骨下缘中央至后囟顶部间的距离。足月平均值13.3cm。

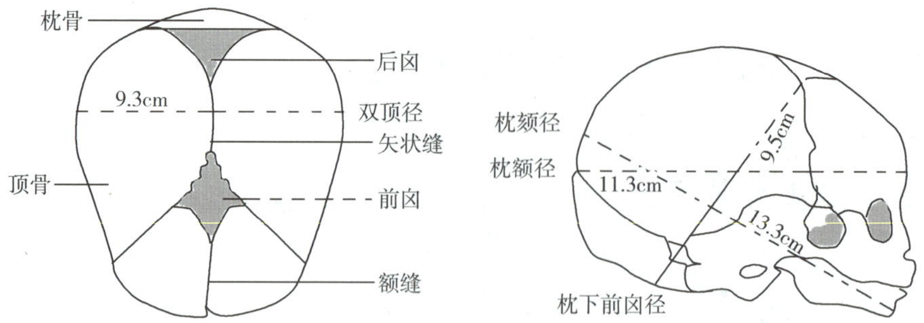

图 4-1　胎儿颅骨及径线图

第三节　胎儿附属物的形成与功能

胎儿的附属物是指胎儿以外的组织，包括胎盘、胎膜、脐带和羊水。

一、胎盘

（一）胎盘的结构

胎盘由胎儿部分的羊膜和叶状绒毛膜以及母体部分的底蜕膜共同构成。

1. 羊膜　是附着在胎盘胎儿面的半透明薄膜，具有一定弹性。其表面光滑，无血管、神经及淋巴。

2. 叶状绒毛膜　为胎盘的主要结构。晚期囊胚着床后，着床部位的滋养层迅速分裂增殖，内层为细胞滋养细胞，是分裂生长的细胞；外层为合体滋养细胞，由细胞滋养细胞分化而来，是执行功能的细胞。在滋养层内面有一层细胞称胚外中胚层，与滋养层共同组成绒毛膜。与底蜕膜紧密接触的绒毛因营养丰富发育良好，称为叶状绒毛膜。叶状绒毛形成历经 3 个阶段，即一级绒毛、二级绒毛、三级绒毛。

底蜕膜的螺旋小动脉与螺旋小静脉均开口于绒毛间隙。绒毛间隙充满母血，螺旋小动脉将含氧丰富的新鲜母血注入绒毛间隙，胎儿将含氧量低、代谢废物浓度高的血液经脐动脉流至绒毛毛细血管，与绒毛间隙中的母血进行物质交换后，脐静脉将含氧量高、营养物质丰富的血液带回胎儿体内，交换后的母血经螺旋小静脉回流到血液循环。可见母儿间物质交换均在绒毛间隙处的母血进行，整个交换过程母体血与胎儿血不直接相通，而是隔着绒毛毛细血管壁、绒毛间质及绒毛滋养细胞层，构成母胎界面，有胎盘屏障的作用（图 4-2）。

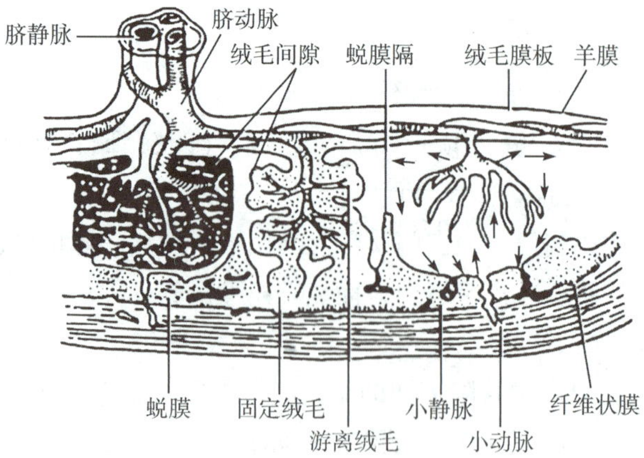

图 4-2　胎儿-胎盘循环模式图

3. 底蜕膜 构成胎盘的母体部分。固定绒毛的滋养层细胞与底蜕膜共同形成绒毛间隙的底，称蜕膜板。从此板向绒毛膜方向伸出一些蜕膜间隔，将胎盘母体面分成肉眼可见的20个左右母体叶。

（二）胎盘的功能

1. 物质交换功能 包括气体交换、营养物质供应和排除胎儿代谢产物。

（1）气体交换 母儿间 O_2 和 CO_2 通过胎盘以简单扩散方式进行交换，相当于胎儿出生后呼吸系统的功能。如孕妇合并心功能不全、贫血、肺功能不良、子痫前期等，母血 PO_2 降低，均可引起胎儿窘迫。

（2）营养物质供应 葡萄糖是胎儿热能的主要来源，均来自母体，以易化扩散方式通过胎盘。氨基酸、钙、磷、铁和碘，以主动运输方式通过胎盘。游离脂肪酸、电解质及维生素多数以简单扩散方式通过胎盘。

（3）排泄胎儿代谢产物 胎儿的代谢产物如肌酐、肌酸、尿素、尿酸等，可经过胎盘输送入母血，再由母体排出体外，相当于胎儿出生后肾的功能。

2. 防御功能 即胎盘的屏障作用。胎盘能阻止母血中某些有害物质进入胎儿血中，起一定保护作用，但很有限。各种病毒及分子量小的对胎儿有害的药物，都可通过胎盘致胎儿畸形甚至死亡；细菌、弓形虫、衣原体、支原体、梅毒螺旋体虽然不能直接通过胎盘屏障，但可在胎盘部位形成病灶，通过破坏的绒毛结构进入胎体，再感染胚胎或胎儿。母血中免疫抗体如IgG可通过胎盘，使胎儿在生后短时间内获得被动免疫力。

3. 合成功能 胎盘主要合成激素和酶。合成的激素有蛋白激素和甾体激素两大类。蛋白激素有人绒毛膜促性腺激素、人胎盘生乳素等；甾体激素有雌激素、孕激素等。合成的酶有缩宫素酶、耐热性碱性磷酸酶等。

（1）人绒毛膜促性腺激素（hCG） 由合体滋养细胞分泌的一种糖蛋白激素。约在受精后第6日滋养细胞开始分泌微量hCG，受精后10日可自母体血清中检测出，是诊断早孕的敏感指标。着床后10周血清hCG浓度达最高峰，持续10日迅速下降，至妊娠中晚期仅为峰值的10%，持续至分娩。分娩后若无胎盘残留，可在产后2周内消失。

hCG主要功能：使月经黄体增大成为妊娠黄体，增加甾体激素的分泌以维持妊娠；促甲状腺活性；抑制淋巴细胞的免疫性，保护滋养层不受母体的免疫攻击。

（2）人胎盘生乳素（hPL） 一种单链多肽激素，由合体滋养细胞分泌，其分泌量随妊娠进展持续增加。最早在妊娠5～6周用放免法可自母血中测出，妊娠39～40周达高峰并维持至分娩，产后迅速下降，约在产后7小时即测不出。

hPL的主要功能：①促进乳腺腺泡发育，为产后泌乳做好准备；②有胰岛素生成作用，促使母血胰岛素值增高，增加蛋白质合成；③通过脂解作用提高游离脂肪酸、甘油的浓度，可抑制对葡萄糖的摄取，将多余的葡萄糖运送给胎儿；④抑制母体对胎儿的排斥作用。hPL是通过母体促进胎儿发育的“代谢调节因子”。

（3）雌激素 妊娠早期主要由卵巢妊娠黄体产生，妊娠10周后由胎盘产生。雌激素参与妊娠期母体各系统的生理变化，维持妊娠。

（4）孕激素 妊娠早期由卵巢妊娠黄体产生，自妊娠8～10周胎盘合体滋养细胞开始产生孕激素。母血中孕激素值随妊娠进展逐渐增高。孕激素在雌激素协同作用下，对子宫内膜、肌层、乳腺的生理变化起重要作用。

（5）其他 胎盘还合成缩宫素酶、耐热性碱性磷酸酶、细胞因子与生长因子等。

4. 免疫功能 胚胎或胎儿是同种半异体移植物，正常妊娠母体能耐受、不排斥胎儿，其机制可能与早期胚胎组织无抗原性、母胎界面免疫耐受、妊娠期母体免疫力低下有关。

二、胎膜

胎膜由绒毛膜和羊膜组成。胎膜外层为平滑绒毛膜，妊娠晚期与羊膜紧密相贴，可与羊膜分开。胎膜内层为羊膜，与覆盖胎盘、脐带的羊膜层相连。胎膜的重要作用是维持羊膜腔的完整性，对胎儿起保护作用。胎膜含有大量花生四烯酸（前列腺素的前身物质）的磷脂，在分娩发动上可起一定作用。

三、脐带

胎儿借助脐带悬浮于羊水中，脐带是连接胎儿与胎盘的条索状组织。足月妊娠的胎儿脐带长30～100cm，平均约55cm，直径0.8～2.0cm。脐带表面有羊膜覆盖，呈灰白色。脐带有一条脐静脉和两条脐动脉。血管周围为含水量丰富的胶样胚胎结缔组织，称华通胶，可保护脐血管。脐带是母胎间物质交换重要通道，脐带受压可导致血流受阻，使胎儿缺氧，严重时危及胎儿生命。

四、羊水

充满在羊膜腔内的液体称羊水。

1. 羊水的来源及吸收 妊娠早期羊水的来源主要是从母体血清经胎膜进入羊膜腔的透析液，妊娠中期以后羊水的重要来源是胎儿尿液，妊娠晚期胎肺也参与了羊水的生成。羊水不断被胎膜吸收和胎儿吞咽。

2. 母体、胎儿、羊水三者间的液体平衡 羊水在羊膜腔内不断进行液体交换，使羊水量保持相对恒定。通过胎盘母儿间进行液体交换，每小时约3600ml。母体与羊水间进行交换主要通过胎膜，每小时约400ml。羊水与胎儿间主要通过胎儿的消化道、呼吸道、泌尿道及角化前皮肤进行交换。

3. 羊水的量、性状及成分 妊娠期羊水量逐渐增多，妊娠38周时约1000ml，此后羊水量逐渐减少，妊娠40周时约800ml。过期妊娠时羊水量明显减少，最少可至300ml以下。

妊娠早期时羊水为无色澄清液体。妊娠足月时羊水略显混浊、不透明，可见有小片状悬浮物（胎脂、胎儿脱落上皮细胞、毳毛、毛发、少量白细胞、白蛋白、尿酸盐等）。妊娠足月时羊水比重为1.007～1.025，pH为7.20，呈中性或弱碱性。羊水中含大量激素和酶。

4. 羊水的功能

（1）保护母体 妊娠期减轻因胎动所致的不适感；临产后，前羊水囊对子宫颈口、阴道起到扩张的作用；破膜后羊水起到冲洗阴道的作用，可减少感染机会。

（2）保护胎儿 适量的羊水可使胎儿不受挤压，防止胎体的粘连或畸形，避免子宫壁或胎儿对脐带直接压迫而导致的胎儿窘迫；保持羊膜腔内恒温；有利于胎儿体液平衡；临产宫缩时，羊水直接受宫缩压力能使压力均匀分布，避免胎儿局部受压而引起胎儿窘迫。胎儿吞咽或吸入羊水可促进胎儿消化道和肺的发育，羊水过少可引起胎儿肺发育不全。

第四节 妊娠期母体变化

为了适应胚胎、胎儿生长发育的需要，母体各系统在胎盘产生的激素和神经内分泌的影响下，会发生一系列适应性解剖与生理上的变化。

一、生殖系统的变化

1. 子宫

（1）子宫大小 随着孕周增加，宫体逐渐增大变软。妊娠足月时重量增加约20倍，可达1100g；

体积可达35cm×25cm×22cm；容积增加约1000倍，可达5000ml。子宫的增大主要是来自肌细胞体积肥大、延长，少数来自肌细胞数目增多。妊娠早期子宫呈球形或椭圆形且不对称，尤其以受精卵着床部位的子宫壁突出较为明显。妊娠12周后，增大的子宫超出盆腔，耻骨联合上方可触及。因乙状结肠占据盆腔左侧，故妊娠晚期子宫轻度右旋。

子宫各部位的增长速度不一，宫底部在妊娠后期增长最快。自妊娠12～14周起，子宫会出现稀发、不对称、不规律的无痛性收缩，强度及频率可随着妊娠进展增加，持续时间不足30秒，宫缩时宫内压力5～25mmHg，不伴宫颈管扩张，这种生理性无痛性宫缩称为Braxton Hicks收缩。

（2）子宫峡部　位于宫体与宫颈之间，是最狭窄的部位。非孕时长约1cm，妊娠后子宫峡部变软。妊娠12周后，逐渐拉长变薄成为宫腔的一部分，临产时伸长至7～10cm，变成软产道的一部分，称为子宫下段。子宫下段在产科手术学中是重要的解剖学标志。

（3）子宫颈　妊娠早期在激素的作用下宫颈黏膜充血水肿，肥大变软，着色呈紫蓝色。妊娠期宫颈管黏液增多，黏液栓可阻断病原微生物侵入宫腔，有效防止感染。宫颈主要由胶原丰富的结缔组织构成，妊娠期可使宫颈关闭至足月，分娩期可使宫颈扩张，产褥期可使宫颈迅速复旧。

（4）子宫内膜　受精卵着床后，在雌孕激素的作用下，子宫内膜迅速蜕膜化。按与囊胚的关系，可将蜕膜分为底蜕膜、包蜕膜、真蜕膜。

2. 卵巢　卵泡的发育与排卵在妊娠期均停止。妊娠6～7周前妊娠黄体产生大量的雌孕激素可维持妊娠，胎盘10周后取代黄体的功能，黄体开始萎缩。

3. 输卵管　妊娠期输卵管伸展拉长，血管增多，肌层不增厚。黏膜有时呈蜕膜样变。

4. 阴道　阴道黏膜妊娠期变软，充血水肿呈紫蓝色。横行皱襞增多，伸展性增加。阴道脱落细胞增加，分泌物增多常呈白色糊状。阴道上皮细胞含糖原增多，乳酸含量增加，阴道pH降低，有利于防止感染。

5. 外阴　妊娠期外阴皮肤增厚，大小阴唇色素沉着，结缔组织变松软，使伸展性增加，便于胎儿的娩出。盆腔及下腔静脉因增大的子宫压迫，血液回流受阻，可引起部分孕妇外阴或下肢静脉曲张，多在产后自行消失。

二、乳房的变化

乳房从妊娠早期开始增大、充血，乳头易勃起、增大变黑，乳晕着色，皮脂腺肥大，形成散在的结节状小隆起，称蒙氏结节（Montgomery′s tubercles）。

妊娠期大量雌激素促进乳腺腺管发育，大量孕激素促进乳腺腺泡发育。其中垂体催乳激素、胎盘生乳素以及胰岛素、皮质醇、甲状腺激素也都参与乳腺发育。妊娠期间大量雌孕激素抑制乳汁生成，故无乳汁分泌。妊娠末期，尤其在接近分娩期时挤压乳房，可有少量淡黄色、稀薄液体溢出，称为初乳。产后随着胎盘娩出，雌孕激素迅速下降，乳汁开始分泌。

三、循环系统的变化

1. 心脏　妊娠后期增大的子宫使膈肌上升，心脏向左、上、前移位，心脏大血管轻度扭曲。多数孕妇在心尖区可闻及柔和吹风样收缩期杂音，于产后消失，心电图出现电轴左偏。妊娠末期心脏容量约增加10%，心率增加10～15次。

2. 心排血量　心排血量增加对维持胎儿生长发育极为重要。自妊娠10周起心排血量开始增加，妊娠32～34周达高峰，临产后的第二产程期间心排血量增加显著。

3. 血压　妊娠早期及中期偏低，妊娠晚期轻度升高。一般收缩压无变化，舒张压轻度下降，脉压稍增大。妊娠晚期孕妇若长时间仰卧，增大的子宫压迫下腔静脉，使血液回流受阻，回心血量减少，心排血量随之减少，使血压下降，称仰卧位低血压综合征。

四、血液系统的改变

1. 血容量 自妊娠6~8周起血容量开始增加，妊娠32~34周达高峰，增加40%~45%，平均约增加1450ml，维持至分娩。血浆增加多于红细胞增加，出现血液稀释。

2. 血液成分

（1）红细胞 骨髓在妊娠期不断产生红细胞，网织红细胞可轻度增多。由于血液稀释红细胞计数约为3.6×10^{12}/L，血细胞比容降至0.31~0.34，血红蛋白值约为110g/L。

（2）白细胞 妊娠期白细胞轻度增多，主要为中性粒细胞增多。

（3）凝血因子及血小板 妊娠期血液处于高凝状态。凝血因子Ⅱ、Ⅴ、Ⅶ、Ⅷ、Ⅸ、Ⅹ增加，血小板计数轻度减少但功能增强，有利于防止产后出血。

（4）血浆蛋白 由于血液稀释，血浆蛋白至妊娠中期为60~65g/L，主要是白蛋白减少，持续至分娩。

五、消化系统的变化

妊娠期胃肠平滑肌张力降低，贲门括约肌松弛，肠蠕动减弱，易出现上腹部饱满感或便秘。大量雌激素可致牙龈肥厚，常引起充血、水肿，甚至出血。

六、呼吸系统的变化

妊娠期间以胸式呼吸为主。到妊娠中期，孕妇耗氧量增加，有过度通气现象。上呼吸道黏膜因受雌激素的影响，出现水肿充血，使局部抵抗力减低，易导致感染。

七、泌尿系统的变化

妊娠期肾小球滤过率增加，肾小管对葡萄糖再吸收能力不能对应增加，约15%的孕妇饭后可出现生理性糖尿。妊娠中期受孕激素影响，肾盂及输尿管扩张、增粗、蠕动减弱、尿流缓慢，加之妊娠期子宫右旋，右侧输尿管受压，致孕妇易患肾盂积水或急性肾盂肾炎，多见于右侧。妊娠早期增大的子宫压迫膀胱，可出现尿频，子宫长出盆腔后症状缓解；妊娠晚期胎头入盆后膀胱受压，膀胱、尿道压力增加，部分孕妇可出现尿频及尿失禁。

八、内分泌系统的变化

妊娠期腺垂体增生肥大明显。促性腺激素受抑制，卵巢无排卵，催乳素分泌增加。甲状腺激素不能通过胎盘交换，故母体与胎儿各自调节自身的甲状腺功能。

九、皮肤的变化

孕妇乳头、乳晕、腹白线、外阴等处出现色素沉着，产后逐渐消退。色素沉着于颧颊部并累及眶周、前额、上唇和鼻部，边缘较明显，呈蝶状褐色斑，称为妊娠黄褐斑，产后自行消退。逐渐增大的子宫，使皮肤的弹力纤维断裂，出现紫色或淡红色妊娠纹，见于初产妇；旧妊娠纹呈银白色，见于经产妇。

十、新陈代谢的变化

1. 基础代谢率　妊娠早期稍下降，自妊娠中期开始逐渐增高，到妊娠晚期可增高15%～20%。

2. 体重　妊娠13周前体重无明显变化，自妊娠13周起体重平均每周增加350g，整个孕期平均增加约12.5kg，包括胎儿、胎盘、羊水、子宫，以及乳房、血液、组织间液及脂肪沉积等。

3. 碳水化合物代谢　妊娠期胰腺分泌胰岛素增多，胎盘产生的胰岛素酶、激素等拮抗胰岛素使其分泌相对不足。孕妇空腹血糖值稍低，餐后高血糖、高胰岛素血症，均有利于对胎儿葡萄糖的供给，但易导致妊娠期糖尿病的发生。

4. 脂肪的代谢　妊娠期能量消耗过多时，易动用脂肪，发生酮血症。

5. 蛋白质代谢　孕妇对蛋白质需求增加，呈正氮平衡状态。如蛋白质储备不足，孕妇易出现水肿。

6. 矿物质代谢　胎儿生长发育需要大量钙、磷、铁，妊娠中晚期必要时可补充钙剂，妊娠晚期对铁的需求量增加，有指征时可额外补充铁剂，以满足母胎所需。

十一、骨骼、关节及韧带的变化

胎盘分泌的松弛素使韧带、关节松弛，可引起部分孕妇腰骶部及肢体不适。

目标检测

答案解析

一、选择题

1. 妊娠期循环血容量在什么时期达到高峰（　）

A. 妊娠6周　　B. 妊娠28周　　C. 妊娠32～34周
D. 妊娠足月　　E. 妊娠37周

2. 受精多少周内称为胚胎（　）

A. 6周　　B. 9周　　C. 10周
D. 11周　　E. 8周

3. hCG在妊娠期什么时候开始分泌（　）

A. 停经36天　　B. 卵子受精后　　C. 停经45天
D. 受精10周　　E. 受精后6天

4. 钱某，30岁，初产妇，妊娠32周。血液检测不符合正常妊娠生理特点的是（　）

A. 白细胞计数增加，主要是中性粒细胞增加
B. 血红蛋白及红细胞计数下降
C. 血小板轻度下降
D. 血细胞比容增加
E. 血浆蛋白较非孕时减少

5. 郑某，30岁，初产妇，在正常妊娠33周时检查尿常规，提示可见数个白细胞。就诊时孕妇述近一周尿频加剧，伴疼痛。下列引起此症状原因中错误的是（　）

A. 受孕激素的影响
B. 输尿管扩张、增粗、蠕动减慢
C. 增大的子宫

D. 孕晚期子宫右旋

E. 以左侧肾盂肾炎较多见

二、思考题

1. 胎儿附属物包括哪些？
2. 妊娠后子宫变化最大，子宫各部位发生了哪些变化？
3. 简述胎盘的功能有哪些？

（刘志宏）

书网融合……

本章小结　　微课　　题库

第五章　妊娠诊断

PPT

学习目标

1. 通过本章内容学习，应重点掌握早、中、晚期妊娠的诊断、胎方位的定义及分类。熟悉胎产式、胎先露定义及分类。

2. 学会早、中、晚期妊娠的诊断，具备准确判断胎产式、胎先露、胎方位的能力。具有关心孕妇、保护个人隐私、良好的医患沟通能力，学法懂法，遵守国家法律法规，严禁非医疗需要进行性别鉴定。

情境导入

情境描述　李某，女，25岁，已婚，因月经推迟15天就诊。患者既往月经规律，本月推迟15天仍未来潮，近几天自觉食欲不振，头晕、乏力，清晨感恶心，未呕吐。查体：发育正常，营养中等，精神状态欠佳。妇科检查：外阴发育正常，子宫前位，饱满，质地软，无压痛，双侧附件区未扪及异常。辅助检查：性激素测定提示 hCG 15222U/L，孕酮 26.7nmol/L，妇科B超提示早孕，双侧附件区未见异常。

讨论　1. 该女性的初步诊断是什么？

2. 如何指导孕期健康教育？

第一节　早期妊娠的诊断

妊娠期从末次月经的第一天开始计算，临床上将妊娠全过程共40周分为三个时期：妊娠13周末以前称早期妊娠，第14～27周末称中期妊娠，第28周及以后称晚期妊娠。

早期妊娠也称为早孕，是胚胎形成、胎儿器官分化的重要时期，因此早期妊娠的诊断主要是确定妊娠、胎数、孕龄，排除异位妊娠等病理情况。

一、症状

1. 停经　育龄期有性生活的女性，平时月经周期规则，一旦停经，应考虑妊娠，超过10日以上，应高度怀疑妊娠。哺乳期女性月经虽未复潮，但仍有可能妊娠。停经是妊娠最早最重要的症状。

2. 早孕反应　约一半孕妇于停经6周左右出现晨起恶心、呕吐、乏力、嗜睡、流涎、畏寒、食欲不振、喜食酸物等症状，称早孕反应。部分孕妇有情绪的改变。与早孕期孕妇体内的hCG水平不稳定有关。多于妊娠12周后逐渐消失。

3. 尿频　妊娠早期增大的前倾子宫在盆腔内压迫膀胱所致。妊娠12周后，当子宫增大超出盆腔不再压迫膀胱时，尿频症状自然消失。

4. 乳房变化　自觉乳房发胀、疼痛，偶有麻刺感。检查乳房体积逐渐增大，静脉显露，乳头增大，乳头乳晕着色加深。

二、体征

1. 乳房变化 由于乳腺腺泡及乳腺小叶的增生发育，乳房逐渐增大，乳头乳晕着色加深。皮脂腺增生，乳晕周围出现深褐色结节，称为蒙氏结节。哺乳期女性妊娠后乳汁明显减少。

2. 妇科检查 妊娠期外阴充血，皮肤增厚，大小阴唇色素沉着，结缔组织变松软使伸展性增加。阴道壁及宫颈充血，呈紫蓝色。停经6～8周行妇科检查，双合诊触及子宫峡部极软，感觉宫颈与宫体之间似不相连，称黑加征，是早期妊娠的典型体征。宫体逐渐增大变软，停经8周时子宫约为非孕时2倍，停经12周时子宫约为非孕时3倍，宫底超出盆腔，可在耻骨联合上方触及。

三、辅助检查

（一）超声检查

1. B型超声 是诊断早孕快速、准确的方法。可以明确宫内妊娠，排除异位妊娠、滋养细胞疾病、盆腔肿块等。停经5周左右，在宫腔内见到圆形或类圆形的妊娠囊。妊娠6周左右妊娠囊内探及胚芽和原始心管搏动，可确诊为早期妊娠、活胎。阴道B型超声较腹部B型超声可提前1周做出早孕的诊断。妊娠11～13^{+6}周测量胎儿头臀长度（crown－rump length，CRL）能较准确地估计孕周，用于校正预产期。同时检测胎儿颈项透明层（nuchal translucency，NT）厚度和胎儿鼻骨（nosal bone）等，是早孕期染色体疾病筛查的指标。妊娠9～13^{+6}周超声检查可以排除严重的胎儿畸形，如无脑儿。

2. 超声多普勒法 孕7周左右在增大的子宫区内听到有节律、单一高调的胎心音，可确诊为早期妊娠且为活胎。

（二）妊娠试验

1. 尿妊娠试验 临床上多采用早早孕诊断试纸法检测受检者尿液，若为阳性，表明受检者尿中含hCG，结合临床可诊断为妊娠。但要确定是否为宫内妊娠，尚需超声检查。

2. 血hCG水平 测定受检者血中的人绒毛膜促性腺激素（hCG）的含量，可协助诊断早期妊娠。

特别要注意的是在一些病理情况下，也可表现为尿妊娠试验阳性或血hCG含量增高，比如异位妊娠、葡萄胎、绒癌、肝硬化、肠癌等。

（三）黄体酮试验

临床上对月经逾期未来潮怀疑妊娠的女性，每日肌内注射黄体酮20mg，连用3日，停药后2～7日月经来潮，可以排除妊娠。若停药后超过7日月经仍未来潮，则早孕的可能性大。

（四）宫颈黏液检查

宫颈黏液量少质稠，涂片干燥后镜检见到排列成行的椭圆体结晶，可见于黄体期，也可见于妊娠期。若动态观察，持续见到椭圆体，提示妊娠。

（五）基础体温测定

基础体温双相型的育龄期有性生活的女性，高温相持续18日不下降，早孕的可能性大。若高温相持续超过3周，则早孕的可能性更大。

四、诊断

根据病史、症状、体征及辅助检查结果，可做出早期妊娠的诊断。确诊早孕需行B型超声检查，明确胎数，胚胎位置，排除异位妊娠，了解胚胎发育情况，判断孕周。对临床表现不典型者，更应注意与卵巢囊肿、子宫肌瘤等相鉴别。

第二节 中、晚期妊娠的诊断

中、晚期妊娠是胎儿生长和各器官发育成熟的重要时期，此期的诊断主要是判断胎儿生长发育情况、宫内状况和发现胎儿畸形。

一、病史与症状

有早期妊娠的经过，孕妇感到腹部逐渐增大，在妊娠18至20周自觉胎动并随时间进展逐渐增强。

二、体征

（一）子宫增大

随着妊娠进展，子宫逐渐增大，通过腹部检查触及增大的子宫、手测子宫底高度或尺测耻上子宫长度可估计胎儿大小及孕周（表5－1）。子宫底高度因孕妇的脐耻间距离、胎儿发育情况、羊水量、单胎、多胎等有差异。不同孕周的子宫底增长速度不同，妊娠20～24周时增长速度较快，正常情况下，子宫高度在妊娠36周时最高，妊娠足月时因胎先露入盆略有下降。

表5－1 不同孕周的宫底高度和子宫长度

妊娠周数	手测宫底高度	尺测耻骨联合上子宫长度（cm）
12周末	耻骨联合上2～3横指	
16周末	脐耻之间	
20周末	脐下1指	18（15.3～21.4）
24周末	脐上1指	24（22.0～25.1）
28周末	脐上3指	26（22.4～29.0）
32周末	脐与剑突之间	29（25.3～32.0）
36周末	剑突下2横指	32（29.8～34.5）
40周末	脐与剑突之间或略高	33（30.0～35.3）

（二）胎动

胎儿在子宫内的躯体活动。孕妇在妊娠20周左右可自觉胎动，胎动随着妊娠的进展逐渐增强，32～34周达到高峰，妊娠38周后逐渐减少。妊娠28周后，正常胎动次数≥10次/2小时。

（三）胎心音

妊娠18～20周用听诊器经孕妇腹壁能听到胎心音。胎心音似钟表“滴答”声，速度较快，每分钟110～160次。头先露时胎心在脐下，臀先露时胎心在脐上，肩先露时胎心在脐周。胎心音应与子宫杂音、腹主动脉音及脐带杂音相鉴别。子宫杂音和腹主动脉音速率均与孕妇脉搏一致，子宫杂音为血液流过大的子宫血管时所出现的吹风样低音响，腹主动脉音则为“咚、咚、咚”的强音响；脐带杂音是胎儿脐带血液循环受到某种原因影响、血流受阻时引起的声音，速率与胎心音一致，像吹风样低音响。

（四）胎体

妊娠20周以后，经腹壁可触到子宫内的胎体，于妊娠24周以后，触诊可区分胎头、胎背、胎臀和胎儿肢体。胎头圆而硬，有浮球感；胎背宽而平坦；胎臀宽而软，形状略不规则；胎儿肢体小且有不规则活动。

三、辅助检查

（一）超声检查

1. B 型超声 不仅能显示胎儿数目、胎产式、胎先露、胎方位、有无胎心搏动以及羊水量、脐带情况和胎盘位置，还能测量胎头双顶径、头围等多条径线，了解胎儿的发育情况。在妊娠 20～24 周，进行胎儿系统检查，筛查胎儿结构畸形。

2. 彩色多普勒超声 检测子宫动脉、脐动脉和胎儿动脉的血流速度和波形。妊娠中期子宫动脉血流舒张期早期切迹用于评估子痫前期的风险，妊娠晚期的脐动脉搏动指数和阻力指数可评估胎盘血流，胎儿大脑中动脉的收缩期峰值流速可判断胎儿贫血的程度。

（二）胎儿心电图

通常于妊娠 12 周以后即能显示较规律的图形，于妊娠 20 周后的成功率更高，对诊断胎心音异常有一定价值。

第三节　胎产式、胎先露、胎方位

妊娠 28 周以前，胎儿小，羊水相对较多，胎儿在子宫内活动范围较大，因此胎儿位置不固定。妊娠 32 周及以后，胎儿生长迅速，羊水相对较少，胎儿与子宫壁贴近，胎儿的姿势和位置相对固定，胎儿位置的诊断需要根据腹部四步触诊、阴道或肛门检查、超声检查等综合判断。

一、胎姿势

指胎儿在子宫内的姿势。正常胎姿势为胎头俯屈，颏骨贴近胸壁，脊柱略前弯，四肢屈曲交叉于胸腹前，其体积及体表面积均明显缩小，整个胎体成为头端小、臀端大的椭圆形，从而适应妊娠晚期宫腔椭圆形的形状。

二、胎产式

指胎体纵轴与母体纵轴的关系（图 5－1）。胎体纵轴与母体纵轴平行者，称为纵产式，占足月妊娠分娩总数的 99.75%；胎体纵轴与母体纵轴垂直者，称为横产式，仅占足月分娩总数的 0.25%；胎体纵轴与母体纵轴交叉者，称为斜产式，是暂时的，在分娩过程中多转为纵产式，偶尔转成横产式。

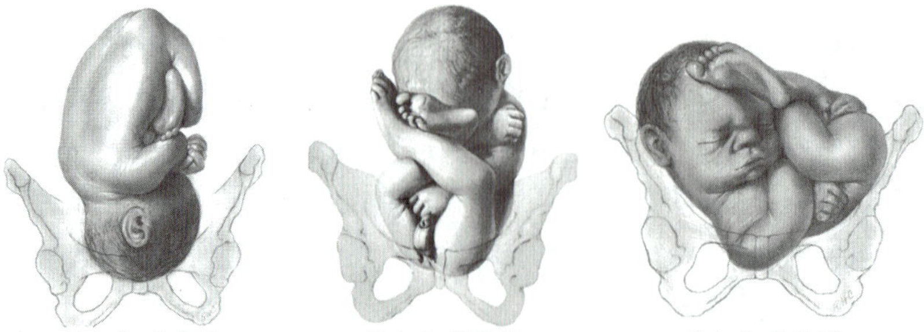

图 5－1　胎产式

三、胎先露

胎体最先进入骨盆入口的胎儿部分称胎先露。纵产式有头先露及臀先露，横产式为肩先露。头先露因胎头屈伸程度不同又分为枕先露、前囟先露、额先露及面先露（图5-2）。臀先露分为单臀先露、完全臀先露、不完全臀先露（图5-3），不完全臀先露可以分为单足先露、双足先露等。横产式时最先进入骨盆的是胎儿肩部，为肩先露。偶见胎儿头先露或臀先露与胎手或胎足同时入盆，称为复合先露（图5-4）。

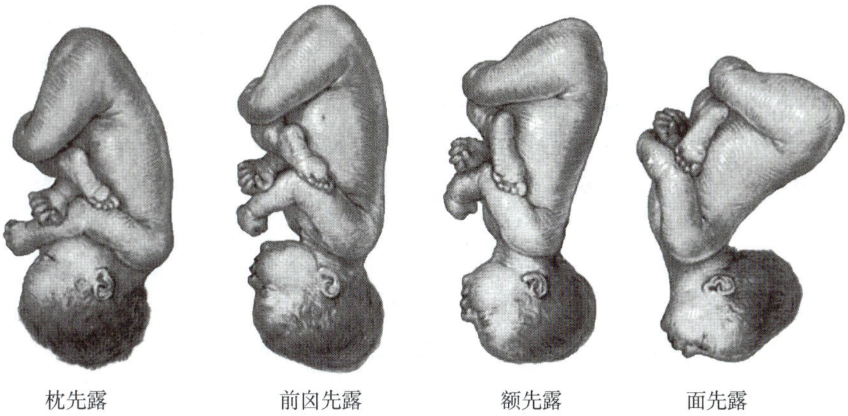

图5-2 头先露种类

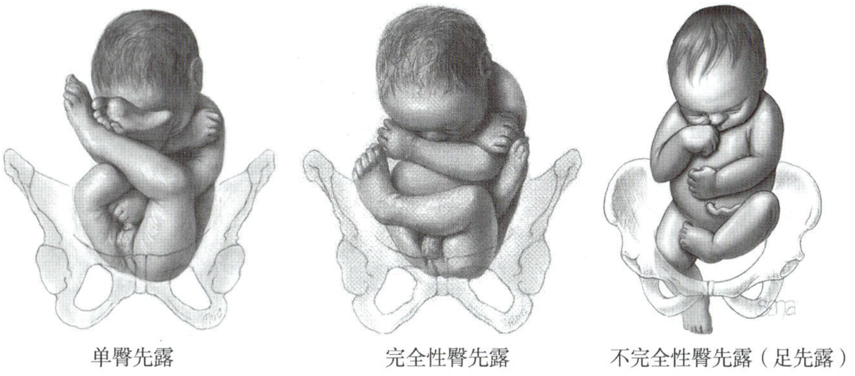

图5-3 臀先露种类

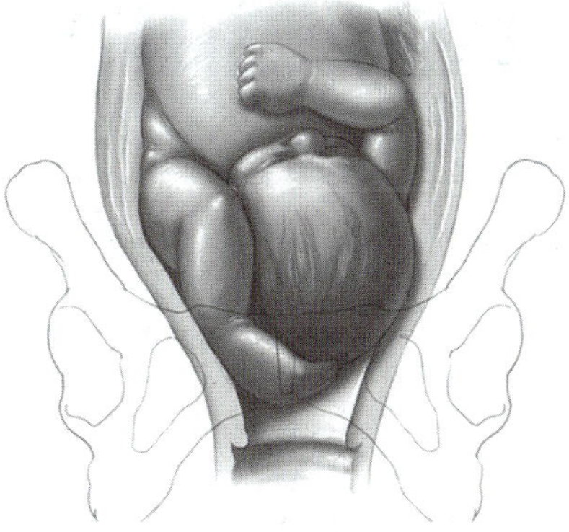

图5-4 复合先露

四、胎方位

指胎儿先露部的指示点与母体骨盆的关系。枕先露以枕骨（O）、面先露以颏骨（M）、臀先露以骶骨（S）、肩先露以肩胛骨（Sc）为指示点。每个指示点与母体骨盆入口左（L）、右（R）、前（A）、后（P）、横（T）的不同位置构成不同胎位。头先露、臀先露各有6种胎方位，肩先露有4种胎方位。如枕先露时，胎头枕骨位于母体骨盆的左前方，应为枕左前位，余类推（图5－5）。

- 胎产式
  - 纵产式 99.75%
    - 头先露 95.75%～97.75%
      - 枕先露 95.55%～97.55%
        - 枕左前（LOA）、枕左横（LOT）、枕左后（LOP）
        - 枕右前（ROA）、枕右横（ROT）、枕右后（ROP）
      - 面先露 0.2%
        - 颏左前（LMA）、颏左横（LMT）、颏左后（LMP）
        - 颏右前（RMA）、颏右横（RMT）、颏右后（RMP）
    - 臀先露 2%～4%
      - 骶左前（LSA）、骶左横（LST）、骶左后（LSP）
      - 骶右前（RSA）、骶右横（RST）、骶右后（RSP）
  - 横产式 0.25% —— 肩先露
    - 肩左前（LScA）、肩左后（LScP）
    - 肩右前（RScA）、肩右后（RScP）

图5－5　胎产式、胎先露和胎方位的关系及种类

素质提升

王新房教授生平事迹

王新房（1934年9月—2021年11月），男，中国超声心动图研究系统工程的先驱者，被国际心血管超声协会（ISCU）授予“超声之父”。王教授1958年毕业于武汉中南同济医学院（现名华中科技大学同济医学院），留校在武汉医学院附属第一医院（现名华中科技大学同济医学院附属协和医院）内科工作，1961年和王加恩等人一起创立协和医院超声科。20世纪60年代，国内外医生只能靠听、摸来了解胎儿在母体中的情况，王新房率先用超声监测胎儿心搏。1963年在国际率先发现胎心超声反射，并发表国内外有关胎儿超声心动图检查的最早文献，同年研制了我国第一台超声心动图仪。

目标检测

答案解析

一、选择题

1. 妊娠周数与手测宫底高度相符的是（　）
   A. 12周末，脐耻之间　　B. 20周末，脐上1横指
   C. 28周末，脐与剑突之间　　D. 36周末，脐与剑突之间
   E. 40周末，剑突下2横指
2. 足月临产孕妇，阴道检查示，大囟位于1点半的位置，其胎位是（　）
   A. LOA　　B. ROA　　C. LOP
   D. ROP　　E. LSA

3. 早期诊断双胎妊娠最可靠的依据是（ ）

A. B 型超声检查　　B. 多普勒胎儿仪检查　　C. β－hCG

D. 尿 Ea 值　　E. L/S 比值

4. 胎先露的指示点，以下不恰当的是（ ）

A. 肩先露——肩胛骨　　B. 臀先露——骶骨　　C. 枕先露——枕骨

D. 面先露——鼻骨　　E. 额先露——额部

5. 关于胎姿势的描述，错误的是（ ）

A. 胎姿势指胎体纵轴与母体纵轴的关系

B. 胎头俯屈

C. 颏部贴近胸壁，脊柱略前弯

D. 四肢屈曲交叉于胸腹前

E. 整个胎体成为头端小、臀端大的椭圆形

二、思考题

1. 简述早期妊娠的诊断。

2. 初孕妇，25 岁，孕 1 产 0，末次月经不详，产科检查：宫高 32cm，腹围 94cm，宫底在剑突下 2 横指，胎头未入盆，胎心位于脐下左下方，请判断该孕妇的可能孕周及胎方位。

3. 李某，初孕妇，孕 36 周，经产科检查，发现子宫底部触到圆而硬的胎头，在耻骨联合上方触到较软而宽不规则的胎臀，胎背位于母体腹部右前方。胎心音于脐上右侧听到。请说出孕妇的胎方位以及诊断依据。

（吴　寒）

书网融合……

本章小结　　微课　　题库

第六章　孕前检查、孕期监护及保健

PPT

学习目标

1. 通过本章内容学习，应重点掌握孕前检查的内容；产前检查的内容、产前检查的时间及内容安排；推算预产期的方法；产科腹部检查的步骤；骨盆外测量各径线名称、测量方法及正常值。熟悉孕前检查的注意事项；骨盆内测量各径线的名称、测量方法及正常值。高危儿的评判标准；胎儿宫内状况的监测；孕期营养指导。了解孕前检查、产前检查、产前筛查的意义；孕期指导及常见症状的处理。

2. 学会产前检查的基本技能，能正确进行产前检查。具有关心孕妇、良好的医患沟通能力，培养学生良好的职业道德及爱伤观念。开展孕期健康指导，及时跟进优生优育的前沿科技，为提高人口素质服务。

第一节　孕前检查

孕前检查是指夫妻为实现优生，保证生育出健康的婴儿，在准备怀孕之前双方到医院进行的一系列身体检查。孕前检查主要是针对遗传及生殖系统所做的检查，不同于常规的体检。孕前检查的最佳时间是怀孕前 3 ~6 个月。具体检查内容如下。

一、夫妇双方共同检查内容

1. 一般检查　身高、体重、心率、血压的测定，心肺听诊、甲状腺、肝脾触诊、四肢脊柱检查等，内、外科、耳鼻喉、骨科、眼科、口腔等检查。

2. 实验室检查　优生四项、甲状腺功能检测、性激素水平测定，血常规、肝肾功能、乙型肝炎血清学五项检测，血脂、血糖、血型、地中海贫血筛查、梅毒螺旋体筛查、艾滋病抗体，尿沉渣分析。

3. 心电及影像学检查　肝、胆、胰、双肾、膀胱等部位及心电图等检查。

二、女性孕前检查内容

1. 影像学检查　高频乳腺彩超、子宫及双侧附件 B 型超声。

2. 妇科检查　妇科常规、白带常规 + BV（细菌性阴道病）、子宫颈液基细胞学、沙眼衣原体及支原体等检查。

3. 特殊检查　患有心脏病、糖尿病、高血压病、过度肥胖者还要进行相关的特殊检查，针对有死胎死产史、畸胎史、复发性流产史或早产史等不良孕产史者，诊断明确后，应于下次妊娠时行胚胎植入前遗传学筛查/诊断。

三、男性孕前检查内容

1. 实验室检查　精液常规及精子形态分析。

2. 影像学检查 前列腺B型超声。

3. 特殊检查 染色体检查。

4. 询问病史 如儿时是否患有腮腺炎，是否有睾丸疼痛肿胀、隐睾、睾丸外伤及手术、斜疝、鞘膜积液、尿道流脓等病史。

第二节 产前检查

产前检查是针对妊娠期妇女开展的一系列专项检查。通过该项检查对孕妇妊娠各时期身体的变化、胎儿在宫内的生长发育情况及子宫内环境等进行监测，评估孕妇及胎儿的安危，及早发现胎儿发育异常，预防合并症或并发症。规范及系统的产前检查是降低孕产妇及围生儿死亡率的关键，亦是减少出生缺陷的重要措施，是临床中选择恰当的分娩时机、分娩方式及保障母儿安全的重要依据。

一、产前检查的时机及安排

选择恰当的时机、合理安排系统的产前检查是提高孕期保健质量的关键。世界卫生组织（2016年）针对发展中国家无合并症的孕妇，提出以下建议：至少在妊娠<12周，20周，26周，30周，34周，36周，38周及40周进行8次产前检查。我国《孕前和孕期保健指南（2018年）》推荐在妊娠6～13^{+6}周，14～19^{+6}周，20～24周，25～28周，29～32周，33～36周，37～41周（每周1次）进行产前检查（表6－1）。高危妊娠者，应酌情增加检查次数。

表6－1 产前检查的安排及内容

检查次数	保健及常规检查	备查项目	健康教育与指导
第一次检查（6～13^{+6}周）	1. 协助检查者建立孕期保健手册 2. 确定妊娠周数、推算预产期 3. 评估妊娠期的高危因素 4. 血压、体重指数及胎儿心率 5. 早期妊娠B型超声检查（明确子宫内妊娠及妊娠周数） 6. 血常规、尿常规、血型（ABO＋Rh）、空腹血糖、肝肾功能、乙型肝炎病毒表面抗原、梅毒及HIV筛查、心电图等	1. 丙型肝炎病毒筛查 2. 地中海贫血及甲状腺功能筛查 3. 子宫颈细胞学检查（妊娠前1年未检查者） 4. 子宫颈分泌物检测沙眼衣原体、淋球菌及细菌性阴道病的检测 5. 于妊娠10～13^{+6}周进行胎儿染色体非整倍体异常的早孕期母体血清学筛查（PAPP－A和游离β－hCG） 6. 妊娠11～13^{+6}周行B型超声测量胎儿NT厚度检查 7. 妊娠10～13^{+6}周行绒毛活检 8. Rh阴性者行抗D滴度检测	1. 营养及生活方式的指导 2. 避免接触有害有毒物质及宠物 3. 慎用药物及接种疫苗 4. 保持心理健康，改变不良生活方式；避免高强度、高噪声环境及家庭暴力 5. 妊娠期继续补充叶酸(0.4～0.8)mg/d至3个月，有条件者也可服用含叶酸的复合维生素
第二次检查（14～19^{+6}周）	1. 分析首次产前检查的结果 2. 测量血压、体重、子宫底高度、腹围及胎儿心率 3. 妊娠中期非整倍体母体血清学筛查（15～21周）	1. 无创产前检测（NIPT）（12～22^{+6}周） 2. 中期妊娠非整倍体母体血清学筛查（15～20周） 3. 羊膜腔穿刺检查胎儿染色体（16～22^{+6}周）	1. 妊娠中期胎儿非整倍体筛查的意义 2. 若检测血红蛋白<105g/L，则每天补充60～100mg元素铁 3. 开始每天补充600mg钙剂
第三次检查（20～24周）	1. 血压、体重、子宫底高度、腹围及胎儿心率 2. 胎儿系统B型超声筛查（18～24周） 3. 血、尿常规	早产高危者可行子宫颈评估（B型超声测量子宫颈长度）	1. 胎儿系统B型超声筛查的意义 2. 早产的认识和预防 3. 营养及生活方式的指导

续表

检查次数	保健及常规检查	备查项目	健康教育与指导
第四次检查 （25～28 周）	1. 血压、体重、子宫底高度、腹围及胎儿心率 2. 75g 口服糖耐量试验 3. 血常规、尿常规	1. Rh 阴性者行抗 D 滴度复查 2. 早产高危者行子宫颈阴道分物 fFN（胎儿纤维连接蛋白）检测	1. 妊娠期糖尿病筛查的意义 2. 早产的认识和预防 3. 营养和生活方式的指导
第五次检查 （29～32 周）	1. 血压、体重、子宫底高度、腹围、胎儿心率及胎位 2. 产科 B 型超声检查 3. 血、尿常规	无	1. 进行分娩方式指导 2. 指导孕妇自测胎动 3. 进行母乳喂养指导 4. 进行新生儿护理指导
第六次检查 （33～36 周）	1. 血压、体重、子宫底高度、腹围、胎儿心率及胎位 2. 血、尿常规	1. β 溶血性链球菌筛查（35～37 周） 2. 肝功能、血清胆汁酸检测（32～34 周，疑为 ICP 孕妇） 3. NST 检查（常规 34 周始，高危者 32 周始） 4. 高危者行心电图复查	1. 进行分娩前生活方式的指导 2. 进行分娩相关的知识指导 3. 新生儿疾病筛查 4. 进行抑郁症的预防
第七至十一次检查 37～41 周 （每周 1 次）	1. 血压、体重、子宫底高度、腹围、胎儿心率、胎位及子宫颈检查（Bishop 评分） 2. 血、尿常规 3. NST 检查（每周 1 次）	1. 行产科 B 型超声检查 2. 评估分娩方式	1. 新生儿免疫接种 2. 产褥期指导 3. 进行胎儿宫内情况的监护 4. >41 周未分娩者，入院并引产

二、产前检查的内容

详细询问孕妇的既往史、月经史、孕产史、家族史及本次妊娠过程等，并进行全身的体格检查、产科检查，完善相关辅助检查，并进行健康教育指导。

（一）病史

1. 年龄 年龄过小，<18 岁易发难产；35 岁以上妊娠的高龄孕妇，易合并产力异常、妊娠期高血压疾病等。

2. 职业 接触汞、铅、苯及有机磷农药等物质的孕妇，会增加其母儿不良结局的风险，建议妇女在计划妊娠时或妊娠后调换工作。

3. 本次妊娠过程 了解本次妊娠早期有无早孕反应、发热、病毒感染及用药史；自觉胎动的时间及胎动的变化情况；有无阴道流血、心悸、气短、头痛、视物模糊、水肿等症状；饮食营养、运动（劳动）、睡眠及大小便等情况。

4. 推算预产期（expected date of confinement，EDC） 平素月经规律的妇女按末次月经（LMP）第 1 日算起，月份减 3 或加 9，日期加 7。若孕妇的末次月经为农历，应先换算成公历，然后再推算预产期。实际分娩的日期与推算的预产期可能会相差 1～2 周。针对平素月经不规律或记不清末次月经日期者，应使用 B 型超声检查来协助推算。妊娠早期 B 型超声检测出的胎儿头臀长（CRL）为推算孕周最准确的指标，故而如依据末次月经推算的孕周与妊娠早期 B 型超声检查评估的孕周时间相差超过 5 日时，可根据妊娠早期的 B 型超声结果来校正预产期。

5. 月经史及孕产史 询问初潮年龄，了解月经的颜色、周期、经量、经期、有无痛经史、有无血块等。了解孕妇的孕次，经产妇应询问其有无流产史、难产史、产后出血史、死胎死产史、分娩方式、及新生儿情况等。询问孕妇末次流产、妊娠或分娩的时间及转归。

6. 既往病史及手术史　了解有无肝肾疾病、结核、心脏病、高血压、糖尿病、血液病、结核病等，并询问发病时间及治疗情况；了解有无药物、食物过敏史，有无疫区接触史；了解有无外伤史、输血史及手术史。

7. 家族史　了解家族中有无精神病史，有无高血压、糖尿病、结核病、妊娠合并症、多胎妊娠及其他与遗传有关的疾病等。有遗传疾病家族史者，可行染色体核型分析检查，以降低遗传病儿的出生率。

8. 配偶健康状况　询问其有无遗传性疾病及健康状况等。

（二）全身体格检查

观察孕妇精神状态、营养及发育（有无贫血貌）、步态，若下肢畸形、步态不正、跛行，常伴有骨盆歪斜；测量身高，身材矮小者（身高低于 145cm），常伴有骨盆狭窄；测血压，正常血压不应超过 140/90mmHg；测量体重，计算体重指数（BMI），BMI = 体重（kg）/［身高(m)］^{2}，评估营养状况，妊娠晚期孕妇每周体重增加不超过 0.5kg，若超过应考虑有隐性水肿；检查心、肺功能有无异常；检查乳房发育情况及有无乳头凹陷；注意脊柱及下肢有无畸形；观察有无水肿，妊娠晚期若孕妇出现双下肢水肿，休息后能消退，则属于正常情况；常规行妇科检查了解生殖道发育及有无畸形。

（三）产科检查

产科检查包括腹部检查、骨盆测量及阴道检查等。

1. 腹部检查　孕妇排空膀胱后仰卧于检查床上，头部稍垫高，暴露腹部，双腿屈曲稍分开，使腹肌放松。检查者立于孕妇的右侧。

（1）视诊　注意观察腹部的形状、大小、有无妊娠纹、水肿及手术瘢痕等。若中晚期妊娠者发现腹部大小及子宫底小于停经月份则应考虑是否存在羊水过少、胎儿生长受限、妊娠周数推算有误等情况；若中晚期妊娠者发现腹部大小及子宫底大于停经月份则应考虑是否存在多胎妊娠、巨大胎儿、羊水过多等情况；尖腹（常见于初产妇）或悬垂腹（常见于经产妇），可能存在骨盆狭窄；腹部宫底位置较低且横径较宽者，则疑为横位。

（2）触诊　中晚期妊娠者应先用软尺测量宫底高度及腹围，再行四步触诊法检查。宫底高度即自耻骨联合上缘至子宫底的距离，腹围即自脐部起止绕腹一周的数值。

行四步触诊法检查的目的是检查孕妇子宫的大小、胎产式、胎先露、胎方位及胎儿先露部是否衔接（图 6－1），行前三步检查时，检查者应面向孕妇的头端，行第四步检查时应面向孕妇的足端，具体操作要点如下。

1）第一步　首先，检查者双手置于子宫的底部，手测子宫底的高度，估计胎儿的大小与妊娠周期是否相符；然后双手指腹相对，交替轻推，判断子宫底部的胎儿部分，若为硬而圆且有浮球感则为胎头，若宽而柔软且形态不规则，则为胎臀。

2）第二步　检查者双手分别置于腹部两侧，一手固定，一手轻轻进行深按，两手交替进行，触及平坦且饱满的部分为胎背；若触及高低不平且可变形者则为胎儿的肢体，有时可以感觉到胎儿的肢体在活动。

3）第三步　检查者右手拇指与其余四指分开，置于耻骨联合上方握住胎儿先露部，进一步查清是胎头还是胎臀，左右推动以确定是否已衔接；若胎儿先露部仍可左右移动，则表示尚未衔接入盆；若不能被推动，则表示已衔接。

4）第四步　检查者双手分别置于胎儿先露部的两侧，朝骨盆入口方向向下深按，进一步核实胎儿先露部及其衔接的程度。

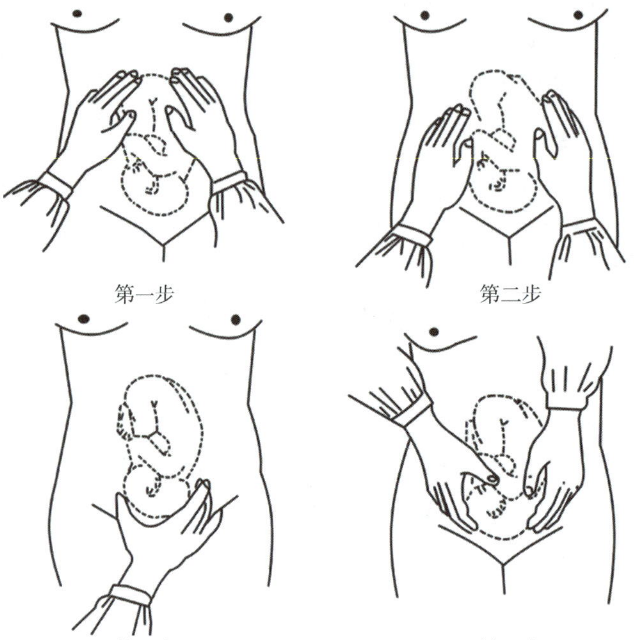

图 6－1　腹部四步触诊法

（3）听诊　胎心音在靠近胎背上方的孕妇腹壁处听得最清楚，24 周之前胎心音可在脐下方闻及，24 周之后，枕先露时胎心可在脐右（左）下方闻及，臀先露时胎心可在脐右（左）上方闻及，肩先露时胎心在靠近脐部下方听得最清楚（图 6－2）。

2. 骨盆测量　骨盆的形态及大小是影响胎儿能否顺利经阴道分娩的重要因素，故而在行产前检查时应重视骨盆的测量。骨盆测量包括外测量及内测量两种。

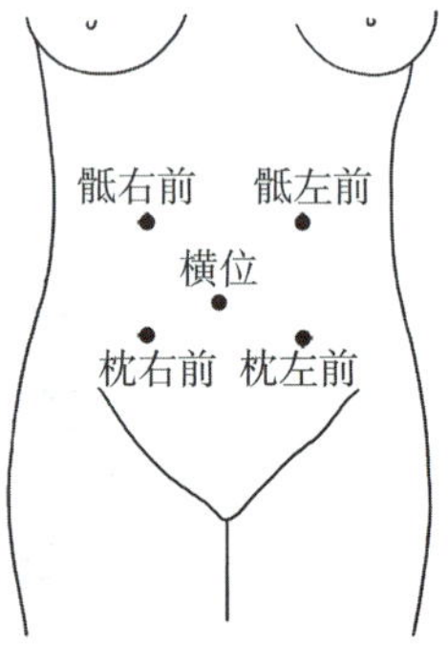

图 6－2　胎心听诊位置

（1）骨盆内测量（internal pelvimetry）　对疑有骨盆异常者可行骨盆内测量，选择在妊娠 24～36 周进行测量为宜，因过早进行阴道较紧，近预产期则易引起感染。

1）对角径（diagonal conjugate，DC）　指自耻骨联合下缘至骶岬前缘中点的距离。正常值为 12.5～13cm，此数值减去 1.5～2.0cm 为骨盆入口前后径的长度，又称真结合径（conjugate vera）。操作方法如下：检查者将一手的中、示指伸入阴道，使中指尖触及骶岬上缘中点，示指上缘紧贴耻骨联合下缘，用另一手示指标记此接触点，抽出阴道内的手指后，测量自中指尖至标记的接触点的距离，该数值即为对角径（图 6－3）。

2）坐骨棘间径（interspinous diameter）　指测量的两坐骨棘间距离的数值，正常值约为 10cm。操作方法如下：将一手中、示指放入阴道内，分别触及两侧坐骨棘，估计两者间的距离（图 6－4）。

3）坐骨切迹宽度（sciatic notch width，SNW）　即代表中骨盆的后矢状径，其宽度为自坐骨棘至骶骨下部间的距离，即骶棘韧带的宽度（图 6－5）。操作方法如下：将阴道内的示指置于韧带上移动，若能容纳 3 横指（5.5～6cm）为正常，否则属中骨盆狭窄。

4）出口后矢状径（posterior sagittal diameter of outlet）　指测量自坐骨结节间径中点至骶骨尖端的数值。操作方法如下：检查者戴手套，将右手示指朝向骶骨方向伸入孕妇肛门，拇指置于孕妇体外的骶尾部，两指共同找到骶骨的尖端，将骨盆出口测量器一端放至坐骨结节间径的中点，另一端放至骶骨尖端处，测量器指针标识的数字即为出口后矢状径值，正常值为 8～9cm。

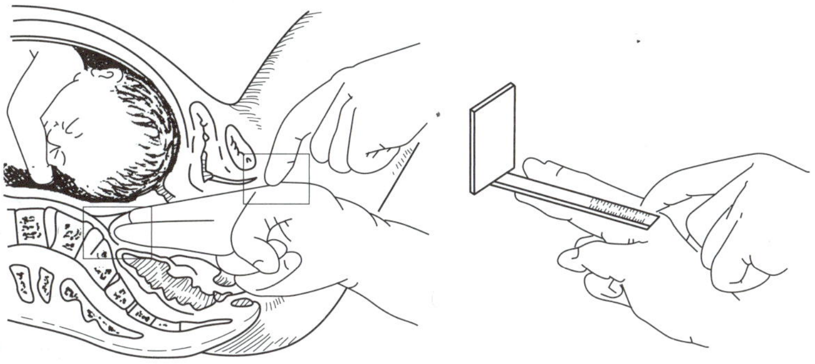

图 6－3　测量对角径

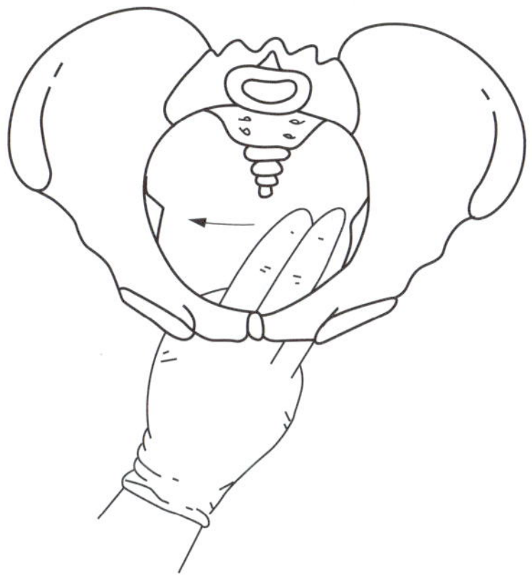

图 6－4　测量坐骨棘间径

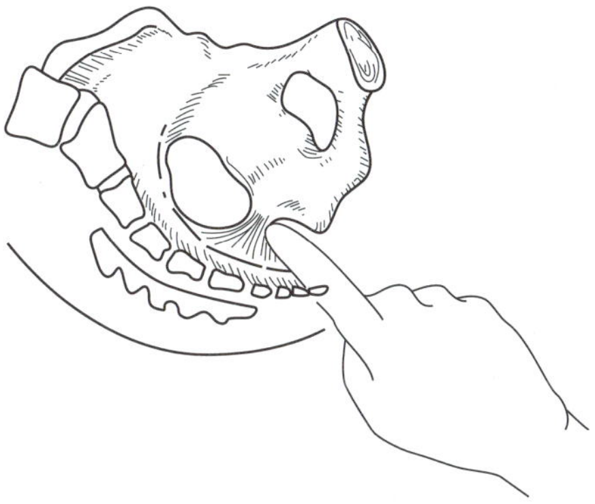

图 6－5　测量坐骨切迹宽度

（2）骨盆外测量（external pelvimetry）　可间接的判断骨盆形状及大小。用骨盆测量器可以测量以下径线：髂棘间径（IS）、髂嵴间径（IC）、骶耻外径（EC）、出口横径（TO）或称坐骨结节间径（IT），具体的测量方法如下。

1）髂棘间径（interspinal diameter IS）　正常值为 23～26cm，操作方法如下：孕妇取伸腿仰卧位，测量两侧髂前上棘外缘间的距离（图 6－6）。

2）髂嵴间径（intercristal diameter IC）　正常值为 25～28cm，操作方法如下：孕妇取伸腿仰卧位，测量两侧髂嵴外缘间最宽的距离（图 6－7）。

3）骶耻外径（external conjugate EC）　正常值为 18～20cm，操作方法如下：孕妇取左侧卧位，左腿屈曲，右腿伸直，测量第 5 腰椎棘突下至耻骨联合上缘中点的距离（图 6－8）。

髂棘间径（IS）、髂嵴间径（IC）及骶耻外（EC）因不能预测产时头盆不称（已有充分的证据表明），故而不做常规的测量，但其测量方法是产科医务人员应掌握的一项基本技能，仍需了解。如疑为骨盆出口狭窄时，可行坐骨结节间径及耻骨弓角度的测量。

4）坐骨结节间径（intertuberal diameter IT）　又称出口横径（transverse outlet TO），正常值为 8.5～9.5cm。操作方法如下：孕妇取仰卧位，双腿屈曲，两手紧抱双膝。测量者面向孕妇的会阴部，双手触清坐骨结节处，测量两坐骨结节内侧缘的距离（图 6－9）。坐骨结节间径值与出口后矢状径值之和 ＞15cm 时，表示无明显骨盆出口狭窄。

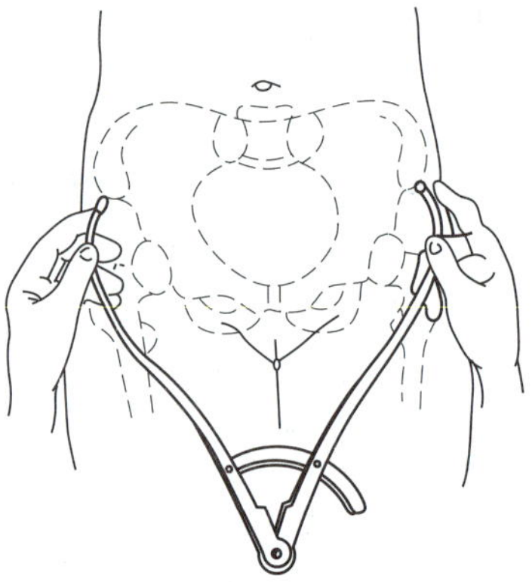

图 6－6　测量髂棘间径

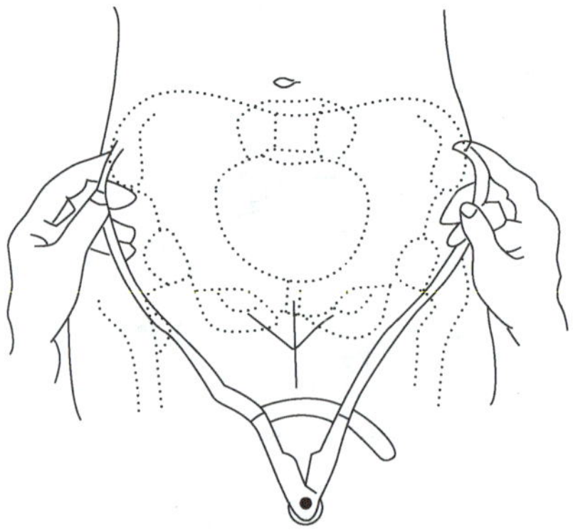

图 6－7　测量髂嵴间径

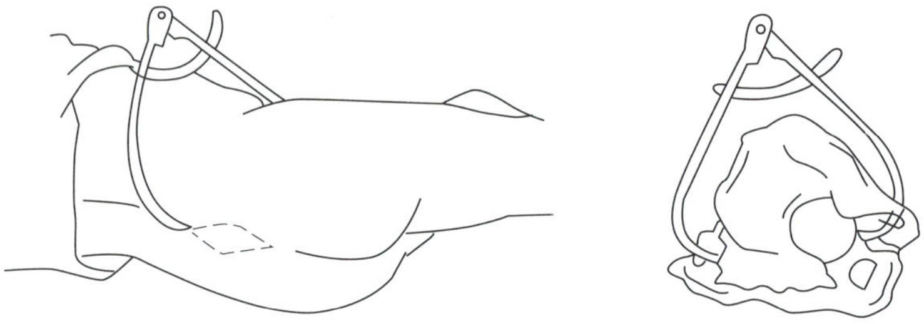

图 6－8　测量骶耻外径

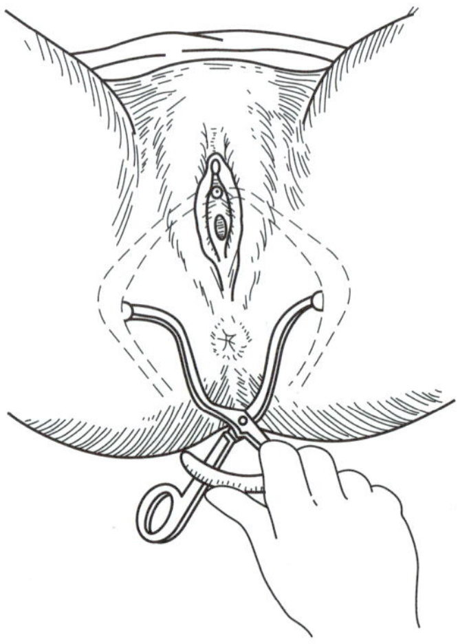

图 6－9　测量坐骨结节间径

5）耻骨弓角度（angle of pubic arch）　正常值为 90°，＜80°为异常。操作方法如下：用左右手拇指指尖斜着对拢，放置在耻骨联合下缘，左右两拇指平放在耻骨降支上，测量两拇指间角度，为耻骨弓角度（图 6－10）。此角度反映骨盆出口横径的宽度。

（3）阴道检查　妊娠期，特别是有阴道流血及阴道分泌物异常等情况发生时可行阴道检查。分娩前行阴道检查可协助确定骨盆的大小、子宫颈容受度、子宫颈口开大程度及进行子宫颈 Bishop 评分。

（4）辅助检查及健康教育指导　每次行产前检查时均应对孕妇进行相应的辅助检查及健康教育指导，具体内容参照目前我国《孕前和孕期保健指南（2018 年）》制定（表 6－1）。

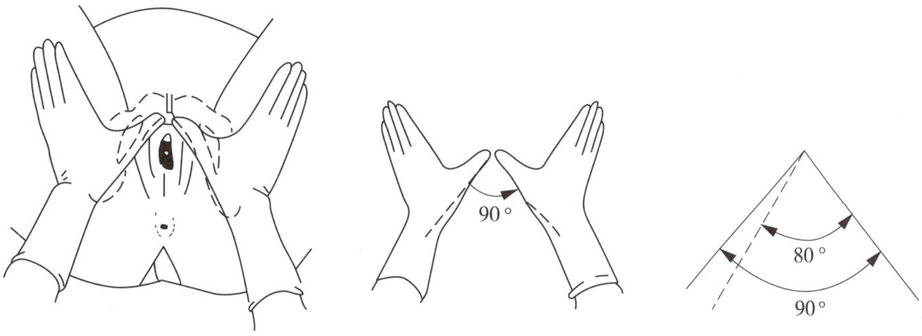

图 6－10　测量耻骨弓角度

第三节　胎儿健康监护

胎儿健康监护包括高危儿的评判标准、产前筛查、胎儿宫内状况的监护以及监测胎肺成熟度等四方面。

一、高危儿的评判标准

若符合以下几种情况可评判为高危儿：小于或大于孕龄儿；孕龄不足 37 周或超过 41^{+6}周；胎儿出生体重低于 2500g；新生儿出生后 1 分钟内 Apgar 评分≤3 分；高危妊娠产妇分娩的新生儿；新生儿其兄姐有严重的新生儿病史或新生儿期死亡等情况发生者；手术产儿；合并产时感染。

二、产前筛查

遗传筛查（genetic screening）指对成人、胎儿和新生儿遗传性疾病的筛查，该部分主要介绍对胎儿的筛查，又称产前筛查。

产前筛查（prenatal screening）是指针对一般低风险孕妇，通过可行的方法，进行一系列的检查，发现子代具有患遗传性疾病高风险的可疑人群。产前筛查试验并非确诊试验，筛查结果如为阳性仅表示患病的风险升高，而非诊断该疾病；同理，筛查结果为阴性仅提示为低风险，而非排除该疾病。故而切不可因筛查结果为阳性而选择终止妊娠，仍需进一步行确诊试验。同时，进行产前筛查和诊断时应遵循知情同意的原则。目前广泛应用的产前筛查包括非整倍体染色体异常、神经管畸形及胎儿结构畸形筛查三种，即通过 B 型超声测量胎儿颈透明层厚度（NT）、进行系统的胎儿 B 型超声检查及孕妇血清学检查（唐氏综合征筛查、无创产前检测技术）等。

三、胎儿宫内状况的监护

（一）监测胎动

妊娠中、晚期孕妇应注意胎动的变化，胎动可以通过孕妇自测或 B 型超声监测，自测胎动可由孕妇在家中自行完成，是有效监测胎动最简便、经济的方法，自测胎动时可采用左侧卧位或坐位。妊娠 28 周后若胎动计数＜10 次/2 小时或减少 50% 则提示胎儿有缺氧的可能，应及时就诊。

（二）胎心率

通过听诊可以发现胎心率的异常变化，若胎心率长时间持续＞160 次/分或宫缩后胎心率减慢不能很快恢复正常，均提示有胎儿宫内窘迫可能。

（三）胎儿电子监护

胎儿电子监护（EFM）指通过连续观察并记录胎心率的动态变化，来估计胎儿在宫内的安危情况。是发现胎儿宫内窘迫、评判胎盘功能的首选方法，产科不可或缺的辅助检查方法。EFM 可以自妊娠 34 周进行，高危妊娠孕妇可酌情提前。胎儿电子监护有两种功能：进行胎心率的监测及预测胎儿宫内的储备能力。

1. 胎心率监测

（1）胎心率基线　指行胎心监测的时间超过 2 分钟，而小于 10 分钟，去除胎心显著变异、加速或减速等部分而留存的图形，该图形可以不连续。正常的胎心率基线在 110～160 次/分波动，若胎心率＞160 次/分，持续时间达到或超过 10 分钟，提示胎心过速；胎心率＜110 次/分，持续时间达到或超过 10 分钟，则提示胎心过缓。胎心率基线变异又称基线摆动，为每分钟胎心率自波峰至波谷的振幅改变，包括胎心率的变异振幅及变异频率。变异振幅为胎心率的波动范围，一般为 6～25 次/分；变异频率为 1 分钟内胎心率周期性波动的次数，正常≥6 次。临床的监测过程中存在胎心基线变异的情况，说明胎儿有储备能力，为胎儿健康最主要的标志。若基线变异＜5 次/分，则表示胎儿储备能力丧失。胎心率基线摆动减少或消失最常见于胎儿慢性缺氧及酸中毒；胎心率基线摆动活跃可见于急性缺氧早期或脐带因素（图 6－11）。胎心率基线若呈平滑状类似正弦波样摆动，且频率固定为每分钟 3～5 次，持续≥20 分钟，则称之为正弦波形，监测半小时，图像中显示 10 分钟内有 5 次或 5 次以下子宫收缩则为正常子宫收缩；若监测半小时，图像中显示 10 分钟内有 5 次以上子宫收缩则为宫缩过频，应注意有（无）伴随胎心率变化，并记录。

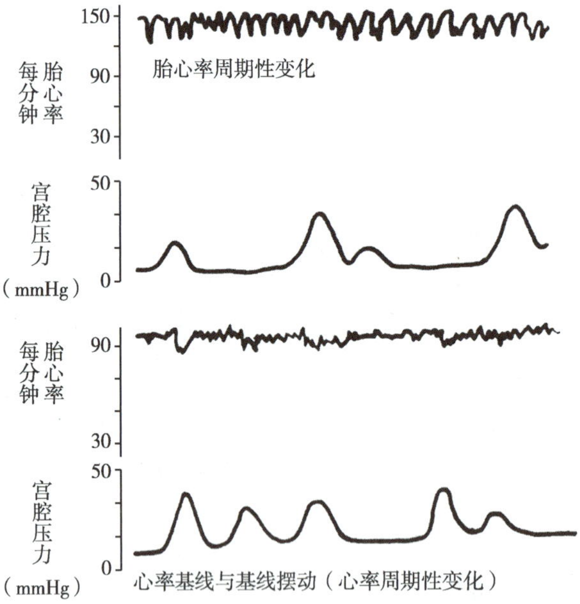

图 6－11　胎心率基线及摆动

（2）周期性胎心率变化　指胎心率与宫缩的关系，是评估宫缩后胎心改变及判断胎儿在宫内安危的重要指标。临床中可分为三种类型。

1）无变化　是指子宫收缩后胎心率基线无波动，保持在原水平。临床意义：胎盘功能良好，胎儿有足够的储备能力。

2）加速　即基线胎心率突然出现大幅度波动，显著上升，自开始至波峰＜30 秒。自胎心率加速到恢复至基线胎心率的时间即为加速时间。若加速时间在 2～10 分钟称为延长加速，超过 10 分钟则考虑为胎心率基线变化。加速评判标准如下。

①妊娠不足 32 周胎心加速标准（+）：胎心加速≥10 次/分，持续时间超过 10 秒，但≤2 分钟。

②妊娠达到或超过 32 周胎心加速标准：胎心加速≥15 次/分，持续时间超过 15 秒，但≤2 分钟。

3）减速　即胎心率周期性的下降。根据其与子宫收缩的关系可分为 6 种。

①早期减速：即伴随着子宫收缩出现的减速，常呈现对称性，缓慢地下降至最低点，然后再恢复至基线水平。特点如下：减速的最低点常与子宫收缩的峰值同时出现，自减速始至胎心率最低点所需的时间≥30 秒；减速的起始点、最低值、恢复与子宫收缩的起始、峰值、结束同步（图 6－12）。

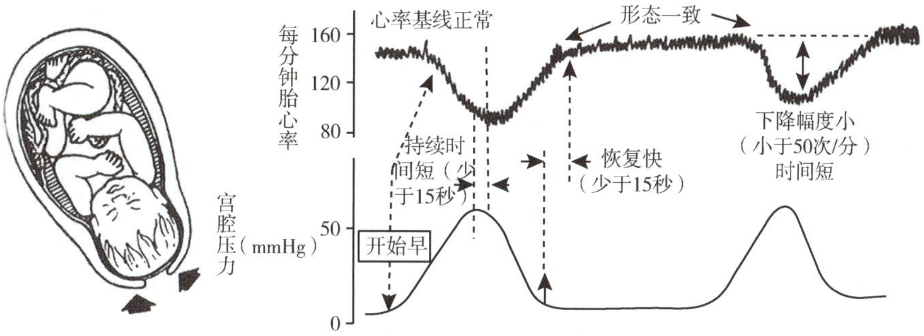

图 6－12　早期减速

②变异减速：即突然发生的显著的胎心率急速下降。自开始出现减速至胎心率最低点所需的时间不足 30 秒，持续时间≥15 秒，但不足 2 分钟，胎心率下降的频率为≥15 次/分。当变异减速伴随子宫收缩时，减速的起始、胎心率变化的范围、持续的时间与和子宫收缩之间无固定规律可循（图 6－13）。特点如下：典型的变异减速表现为先出现一初始加速的肩峰，随后紧接一快速的减速，而后快速恢复至正常基线，并伴有一继发性加速（双肩峰）。

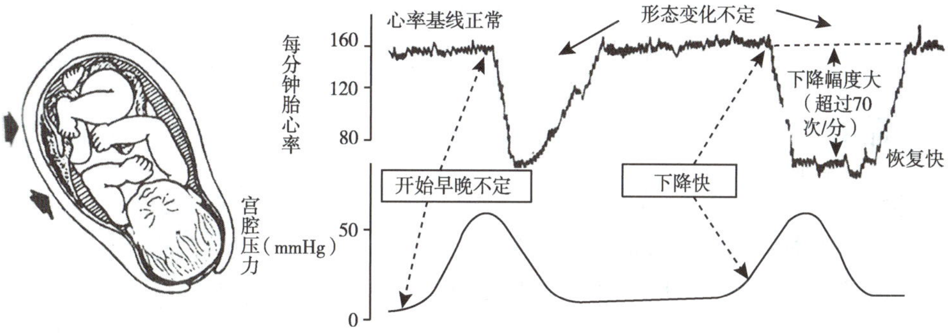

图 6－13　变异减速

③晚期减速：指伴随着子宫收缩出现的减速，常呈现对称性，缓慢地下降至最低点，然后再恢复至基线水平。自减速的起始点至胎心率最低点所需的时间≥30 秒，减速的最低点通常晚于子宫收缩的峰值。特点如下：EFM 图形中胎心率减速的起始点、最低点和恢复点分别延后于子宫收缩的起始、峰值和结束（图 6－14）。

④延长减速：指胎心率的下降明显的低于胎心率基线水平。其减速程度≥15 次/分，持续时间≥2 分钟，但＜10 分钟。若胎心减速≥10 分钟则考虑为胎心率基线变化。

⑤间歇性减速：指在 20 分钟的监测时间内，半数以下的子宫收缩伴发减速。

⑥反复性减速：指在 20 分钟的监测时间内，半数及以上的子宫收缩均伴发减速。

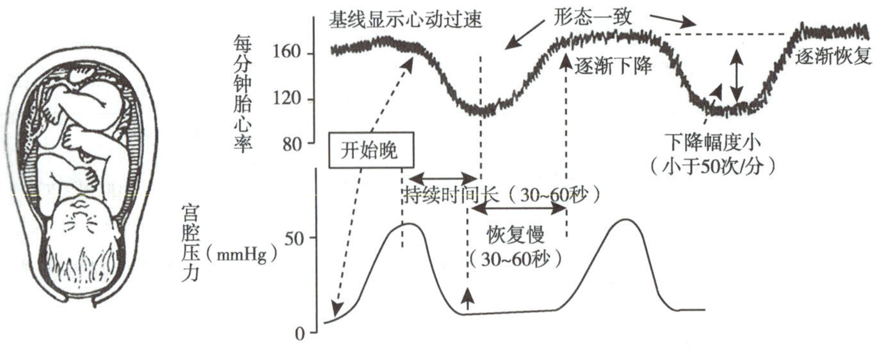

图 6－14　晚期减速

2. 预测胎儿宫内储备能力

（1）无应激试验（none－stress test，NST）　指通过监测胎动时胎心率的变化来了解胎儿的储备能力的试验，其观察时间为 20～40 分钟。若试验结果显示每 20 分钟内有 2 次及以上胎动，胎动时胎心率加速＞15 次/分，持续 15 秒以上属于正常情况，称之为反应型，表示胎儿的储备能力良好；若结果显示监测时间内无胎动加速或胎心率加速＜15 次/分，持续时间低于 15 秒，称之为无反应型，则提示胎儿的储备能力差，应及时寻找原因并进行处理。为进一步了解胎儿情况，可继续行缩宫素激惹试验。若监测过程中无胎动，则胎儿可能处于睡眠状态，可给予刺激（轻推胎体），待胎儿醒来后再进行试验。

（2）缩宫素激惹试验（oxytocin challenge test，OCT）　该实验可用于产前监护及引产时胎盘功能的评价。实验原理为使用缩宫素诱导子宫收缩，并用电子胎心监护仪记录胎儿心率的变化。OCT 结果的判读主要基于是否出现变异减速和晚期减速：无重度变异减速或晚期减速者为阴性；出现无法解释的监护图形、子宫收缩过频（＞5 次/10 分）、子宫收缩伴有胎心减速且时间＞90 秒、间断出现重度变异减速或晚期减速者均为可疑；≥50% 的宫缩伴随晚期减速者为阳性。

（3）羊膜镜检查　用羊膜镜透过胎膜观察羊水颜色，以判断胎儿安危。正常羊水为透明状，呈淡青色或乳白色。若羊水呈黄色、黄绿色、深绿色等则提示胎儿可能存在宫内窘迫。

四、监测胎儿成熟度

1. B 型超声测量　胎儿双顶径，若双顶径＞8.5cm，则提示胎儿肺部发育已成熟。

2. 羊水卵磷脂/鞘磷脂（L/S）比值测定　若 L/S≥2，提示胎儿肺部发育已成熟。

3. 磷脂酰甘油（phosphatidyl glycerol，PG）检测　PG 检测结果为阳性，则胎儿肺部发育已成熟。

第四节　孕期指导及常见症状的处理

一、孕期指导

（一）营养指导

妊娠期应指导孕妇制定合理的饮食计划：妊娠早期宜少食多餐，摄取清淡、易消化、富含蛋白质、叶酸、多种维生素的饮食，以补充足够的蛋白质（每天摄入量＞40～50g）、水分及 Ca、K、Zn、Fe 等微量元素；妊娠中晚期则应适当增加奶制品、海产品、禽、蛋、瘦肉及富含维生素、铁剂的食物。在保障营养需求的同时，要谨防营养过剩，故而孕检时应注意关注孕妇的体重变化，其体重增量每周应维持在 0.5kg 左右，整个妊娠期体重增量应控制在 10 ~ 12kg 为宜。

素质提升

“叶酸之母”严仁英教授

严仁英，女，于 1935 年考入协和医学院，毕业后在协和医院妇产科工作。严仁英教授提出，女性在妊娠前后每日增补叶酸 0.4mg（1 片斯利安叶酸）以预防神经管畸形。1996 年，原卫生部采纳了此研究成果，全国 80% 准备生育的妇女服用后，其神经管畸形的发生率下降了 50%；1998 年，原国家计生委员会将 0.4mg 小剂量叶酸增补剂（即斯利安叶酸片）列为备孕妇女的指定用药。

（二）健康指导

1. 保持良好卫生习惯 妊娠期妇女汗腺及皮脂腺分泌异常旺盛，应勤洗澡、更衣，妊娠最后 3 个月不宜进行盆浴，以免造成感染。进餐后、睡觉前应选用软毛牙刷刷牙，保持口腔的清洁。

2. 注意妊娠期着装 妊娠期应穿着棉质、柔软、宽大舒适的服装及轻便舒适的平跟鞋，不宜着紧身、低腰的服装，以免影响血液循环，增加胚胎及胎儿在子宫内生长发育受限或发育异常的概率。

3. 保障充足的休息及睡眠 妊娠期宜远离嘈杂高噪音环境，避免从事重体力及高强度的工作，每日保证 10 小时左右的睡眠（包括午休 1 ~ 2 小时），妊娠中晚期采取左侧卧位。

4. 改善生活方式 禁酒、戒烟；避免接触放射线、高温、苯、农药等不利胎儿生长发育或有毒有害的物质。

5. 计数胎动 妊娠中晚期，指导孕妇学会计数胎动，正常情况下胎动每小时应≥3 次，12 小时胎动总数应≥30 次。

6. 异常症状的判断 如出现阴道流血、不规则阴道流液、腹痛、胸闷、心悸、头痛、视物模糊、发热、胎动异常（过频或减慢）等症状，应立即去医院就诊。

（三）心理指导

对有心理疾病隐患的孕妇，应及时给予鼓励及安慰，并进行心理疏通及辅导，必要时可提供放松技术的训练，使其解除精神压力，保持心理健康，以降低产前及产后抑郁的发生概率。

二、孕期常见症状的处理

1. 消化系统症状 妊娠早期宜少食多餐，忌食油腻，如妊娠反应较重，可给予维生素 B_6 口服 10 ~ 20mg/次，每日 3 次，如反应重、进食差被诊断为妊娠剧吐，则需按照该病进行规范治疗。妊娠期出现胃灼热时，餐后可适当活动，但应避免弯腰或平躺，严重者可给予抑酸剂（氢氧化铝）口服；消化不良者，可给予以下药物口服，对症处理：维生素 B_1 20mg、干酵母（3 片）及胃蛋白酶（0.3g），饭时与稀盐酸 1ml 同服，每日 3 次。

2. 便秘 妊娠期孕妇应养成定时排便习惯，同时每日增加水分及膳食纤维的摄入，每日多进易消化的、富含纤维素的新鲜蔬菜及水果，并进行适当的运动，以预防和缓解便秘的症状。若效果不佳可使用双糖类渗透性药物果糖给予通便治疗，禁用峻泻剂（硫酸镁），不应灌肠，以免导致流产或早产。禁止使用蓖麻油。

3. 痔疮 妊娠后由于便秘或受到逐渐增大的子宫的压迫，使痔静脉回流受阻，引起直肠静脉压力升高，导致痔疮的发生，或使原有的痔疮复发或加重。痔疮发生后应多摄入水果、蔬菜，少食辛辣食物，必要时可服用缓泻剂纠正，分娩后痔疮常会减轻或消失。

4. 贫血 妊娠中晚期孕妇除适当增加瘦肉、动物肝脏、蛋黄等含铁丰富的食物外，还应适时补充铁剂。非贫血孕妇若血清铁蛋白<30μg/L，应每天补充元素铁60mg预防贫血；若发生贫血，则应查明原因并对症处理。针对诊断明确的缺铁性贫血的孕妇，应每天补充100～200mg的元素铁进行治疗，同时给予维生素C促进铁的吸收。

5. 下肢肌肉痉挛 妊娠晚期多见，常发于小腿腓肠肌，可能是孕期缺钙的表现，常于夜间发作，多能迅速缓解。除饮食中增加Ca、维生素D的摄入外，还应每天补充600～1500mg的钙剂，避免腿部疲劳、受凉，预防肌肉痉挛。若痉挛发作，则应背屈下肢，进行按摩、局部热敷，直至痉挛消失。

6. 下肢水肿 孕妇在妊娠晚期常出现脚踝部及双下肢膝关节以下轻度水肿，休息后可消退，属于正常现象。若双下肢出现明显的凹陷性水肿或休息后水肿不能缓解，则应考虑是否存在妊娠期高血压疾病、妊娠合并肾脏疾病等情况，并及时诊治。

7. 下肢及外阴静脉曲张 静脉曲张者妊娠晚期应避免长时间站立，可穿弹力袜或者下肢绑弹力绷带，睡眠时可适当垫高下肢以利于静脉回流。外阴静脉曲张者，夜晚可垫枕于臀下休息，分娩时则应防止外阴部静脉曲张破裂的发生。

8. 腰背痛 妊娠期孕妇常感轻微腰背痛，尤其有腰痛病史及多产者更明显，为妇女孕期的常见问题。建议腰背部垫枕头休息，可缓解疼痛，严重时须卧床休息、局部热敷或服镇痛药。腰背痛明显者，应及时查找病因，对因治疗。

9. 仰卧位低血压 妊娠晚期，增大的子宫压迫到下腔静脉，使得回心血量及心排血量减少，若孕妇长时间处于仰卧位，则会出现低血压。而孕妇改为左侧卧位后，血压即可迅速恢复正常。故而孕妇应避免长时间采取仰卧位休息。

10. 外阴阴道假丝酵母菌病 30%的孕妇阴道分泌物中可培养出假丝酵母菌，孕妇可伴随如外阴瘙痒、阴道分泌物增多等症状，治疗该病时建议小疗程局部使用抗真菌药物，禁止口服唑类抗真菌药物。

目标检测

答案解析

一、选择题

1. 下列哪项不属于孕前检查的内容（ ）
   A. 高频乳腺彩超、子宫及双侧附件B型超声
   B. 精液常规及精子形态分析
   C. 优生四项、甲状腺功能检测
   D. 脑电图检查
   E. 子宫颈液基细胞学检查
2. 李某，26岁，G_2P_0，平素月经规律，末次月经是2021年6月15日，预产期应是（ ）
   A. 2022年2月1日　B. 2022年2月11日　C. 2022年3月22日
   D. 2022年3月21日　E. 2022年1月30日
3. 下列哪项不属于目前广泛应用的产前筛查的内容（ ）
   A. 胎儿结构畸形筛查
   B. 非整倍体染色体异常
   C. 预测胎儿宫内储备能力

D. 超声遗传学标志物筛查神经管畸形
E. 以上均不对

4. 32 岁孕妇，39 周，平时胎动正常，此次行 NST 检查，20 分钟内无胎动，最可能的原因是（　）
A. 胎儿缺氧　　B. 胎儿处于睡眠周期　　C. 胎儿窘迫
D. 腹壁太厚　　E. 羊水过少

5. 下列哪项不属于电子胎心监护中减速的常见类型（　）
A. 变异减速　　B. 延长减速　　C. 早期减速
D. 中期减速　　E. 晚期减速

二、思考题

1. 简述高危儿的评判标准。
2. 试述孕期的常见症状。

（魏　伟）

书网融合……

本章小结　　微课　　题库

第七章　正常分娩

PPT

学习目标

1. 通过本章内容学习，应重点掌握分娩、早产、足月产等概念；决定分娩的因素；临产及产程分期；分娩镇痛的基本原则。熟悉先兆临产；枕先露的分娩机制；各产程的临床经过及处理。了解新生儿的评分及脐动脉血气 pH 测定的意义；分娩镇痛的种类。

2. 学会使用胎心监护仪，能正确观察产程；能指导和帮助产妇顺利度过正常分娩，能与患者及其家属进行良好沟通，开展分娩相关知识的健康教育。具有关心患者、良好的医患沟通能力，激发学生为医学事业勇于奉献的精神，并培养学生具有良好的职业道德。

情境导入

情境描述　王某，女，27 岁，G_1P_0，平素月经规律，停经 40^{+1}周，今因出现少量血性分泌物 1 天，阵发性下腹痛 4 小时，来医院就诊。下腹痛持续的时间约为 30 秒，间歇 5～6 分钟。产前进行了系统的检查，结果均正常。

讨论　1. 本例的初步诊断是什么？

2. 应该做哪些检查和处理？

分娩（labor，delivery）即指妊娠满 28 周及以后，胎儿及其附属物自临产始至从母体内全部娩出的过程。自妊娠满 28 周至 36^{+6}周期间的分娩称早产（premature labor），妊娠满 37 周至 41^{+6}周期间的分娩称足月产（term labor），自妊娠满 42 周及之后的分娩称过期产（postterm labor）。

第一节　影响分娩的因素

影响分娩的因素包括产力、产道、胎儿以及社会心理因素。若各因素均正常且相互适应，则胎儿可顺利经阴道自然娩出，该过程称之为正常分娩。

一、产力

产力即将胎儿及其附属物自母体子宫内逼出的力量，包括子宫收缩力、腹肌、膈肌收缩力及肛提肌收缩力。

（一）子宫收缩力

子宫收缩力简称宫缩，是临产后的主要产力，贯穿整个分娩过程。临产后的子宫收缩能使子宫颈管消失、子宫颈口扩张、胎儿先露部下降、胎儿及其附属物娩出。临产后正常的子宫收缩具有以下特点。

1. 节律性　子宫节律性的收缩是临产的重要标志。正常子宫收缩是子宫体部不随意、有规律的阵发性的收缩，并伴有疼痛。每次子宫收缩总是由弱渐强（进行期），维持一段时间（极期），再由强转弱（退行期），直至完全消失，进入间歇期（图 7－1）。临产后，起初宫缩持续的时间约 30 秒，间歇期为 5～6 分钟。随着产程的进展，子宫收缩持续的时间逐渐延长，强度逐渐增加，间歇期逐渐缩短。子宫口开全（10cm）后，子宫收缩持续的时间可长达60秒，间歇期为1～2分钟。子宫收缩时，由于子宫肌壁血管受到挤压，致使胎盘组织血液循环暂受阻，故而子宫血流量减少。至宫缩间歇期，子宫肌壁血管压力缓解，血流量又恢复。因此子宫有节律的收缩有利于胎儿血流的灌注。

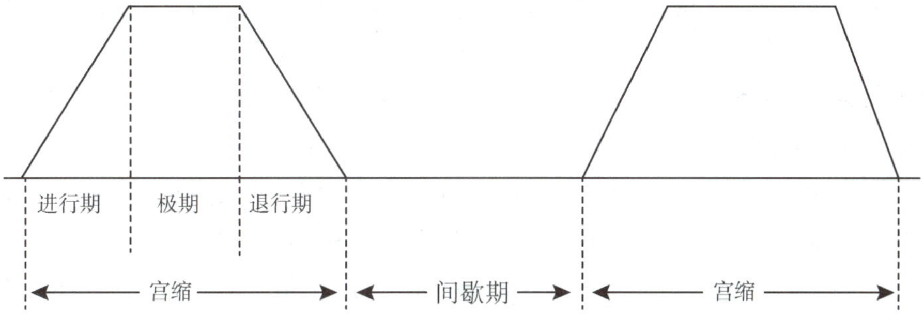

图7－1　临产后正常宫缩节律性示意图

2. 对称性和极性　正常的子宫收缩起自两侧子宫角部，先以微波的形式对称、协调地向子宫底中线集中，然后向子宫下段扩散，约15秒即可均匀地传递至整个子宫，此特征称之为子宫收缩的对称性。子宫收缩力以子宫底部最强、最持久，在向下传导的过程中逐渐减弱，该特点称为子宫收缩力的极性。子宫底部收缩力的强度约为子宫下段收缩力的两倍。

3. 缩复作用　子宫收缩时子宫体部肌纤维缩短、变宽，间歇期肌纤维虽松弛变长，却不能完全恢复至原来的长度，经过反复的收缩后，子宫体部的肌纤维变得越来越短，这种现象称为缩复作用。临产后在子宫的缩复作用下，子宫底部的肌壁呈进行性增厚，子宫腔渐变小，子宫下段逐渐被拉长、变薄，子宫颈管逐渐消失，子宫口逐渐扩张，并迫使胎儿先露部下降。

（二）腹肌及膈肌收缩力

腹肌及膈肌收缩力亦称腹压，为第二产程娩出胎儿的重要辅助力量。子宫颈口开全后，每次子宫收缩时，盆底组织及直肠会受到前羊水囊或胎先露部的压迫，引发反射性地排便动作，表现为产妇主动向下屏气用力，腹肌及膈肌强而有力地收缩，促使腹压增加，协助子宫收缩，迫使胎儿及胎盘娩出。腹压在第二产程，特别是在第二产程末期配以子宫收缩运用最有效。若在子宫口未开全前使用腹压，可造成子宫颈水肿及产妇疲乏，导致产程延长而引发难产。

（三）肛提肌收缩力

子宫颈口开全后，胎儿先露部压迫盆底组织，引起肛提肌反射性收缩，该力量可协助胎儿先露部在骨盆腔中完成内旋转、仰伸及胎儿娩出。胎儿娩出后，肛提肌收缩力还可协助胎盘娩出。

二、产道

产道是胎儿自母体娩出的通道，分为骨产道及软产道两部分。

（一）骨产道

骨产道即指真骨盆，为产道的重要组成部分。骨产道的形态及大小均与分娩关系密切（详见第二章第四节骨盆与骨盆底）。分娩时胎儿只有适应骨盆的各个假想平面的形态特点，才能顺利经阴道娩出，反之则会阻碍产程的进展而导致难产。

（二）软产道

软产道是由子宫下段、子宫颈、阴道及骨盆底软组织所组成的弯曲管道。

1. 子宫下段的形成　由非孕期约1cm的子宫峡部形成，其上端为子宫颈管的解剖学内口，下端为子宫颈管的组织学内口。子宫峡部于妊娠12周后逐渐伸展成为子宫腔的一部分，至妊娠末期逐渐形成子宫的下段。临产发动后伴随着规律的子宫收缩，子宫下段进一步伸展至7~10cm，肌壁变得菲薄，成为软产道的一部分。由于缩复作用，子宫上段的肌壁越来越厚，子宫下段的肌壁被牵拉得越来越薄，因子宫上下段的肌壁厚薄不同，故在子宫体部及子宫下段之间形成了环状隆起，称为生理性缩复环，该环自腹部不能见到。

2. 子宫颈管消失及子宫颈口扩张 临产前子宫颈管长2~3cm，初产妇较经产妇略长，临产后由于受到规律的子宫收缩的牵拉、胎儿先露部及前羊水囊的压迫扩张作用，使得子宫颈内口向上、向外扩张，子宫颈管形成漏斗状，随后子宫颈管逐渐缩短、消失。初产妇子宫颈管先消失，继而子宫颈口扩张（图7-2）；而经产妇通常是子宫颈管消失伴随着子宫颈口扩张同时进行。临产前，初产妇子宫颈外口仅容一指尖，而经产妇可容一指。临产后，胎儿先露部衔接后，前羊水在子宫收缩时不能回流，子宫下段的胎膜与该处的蜕膜发生分离，而后向子宫颈管突出形成前羊水囊，协助子宫颈口扩张。胎膜多在子宫颈口近开全时自然破裂。破膜后，胎先露部直接压迫子宫颈，扩张子宫颈口的作用更明显。伴随产程的不断进展，当子宫颈口开全（10cm）时，妊娠足月胎头可通过。

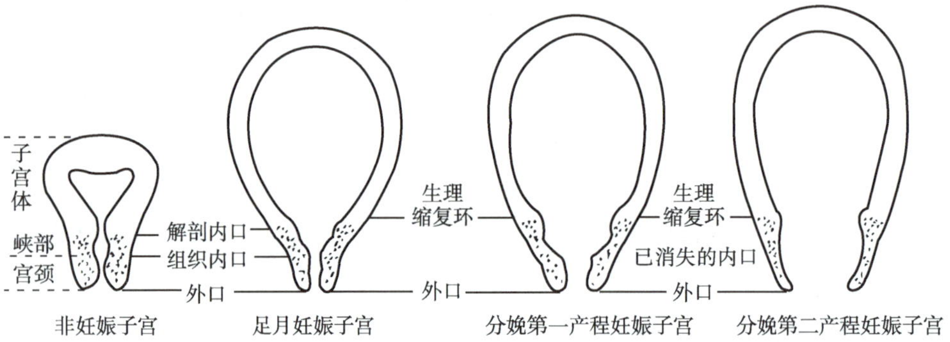

图7-2 子宫下段形成及子宫颈的变化

3. 骨盆底、阴道及会阴的变化 临产后阴道上部受到前羊水囊及胎儿先露部的压迫而撑开，随着产程的进展胎膜自然破裂，而后胎儿先露部直接压迫骨盆底，使得软产道形成一个向上向前弯曲的通道，前壁短而后壁长，阴道外口朝向前上方，阴道壁黏膜皱襞展平使阴道扩张加宽，而肛提肌向下向两侧扩展，肌纤维拉长，会阴体由5cm厚变成2~4mm，以利于胎儿通过。正常情况下阴道及会阴体伸展性好，一般不会影响分娩。但若会阴体承受压力较大或会阴保护不当则可造成裂伤。

三、胎儿

胎儿是影响及决定能否正常分娩的重要因素之一，胎儿方面包括其大小、发育有无畸形及胎位等。胎儿的体重、发育有无畸形及胎位可通过B型超声的测定、测量子宫底的高度及四步触诊法等检查来评估。

（一）胎儿大小

胎头的颅骨由顶骨、额骨、颞骨各两块及枕骨一块所组成。颅骨间的缝隙称颅缝。颅缝及囟门均有软组织覆盖，因此胎头骨板间有一定的活动余地及可塑性。在分娩过程中，胎头经受产道的挤压时，颅缝可发生轻度的重叠使头颅变形，以缩小头颅的体积，利于胎头的娩出。临床工作中扪清各囟门及矢状缝与骨盆的关系可辅助胎位的诊断。

（二）胎位

产道是一条纵形的弯曲管道，故而胎产式为纵产式（头先露或臀先露）时，胎体的纵轴与骨盆轴相一致，易于自产道通过。头先露中枕前位为正常胎位，多能顺利经阴道自然娩出，但持续性枕横（后）位、颏后位、高直位及前不均倾位等胎位则易发生头位难产；臀位则可能会因后出头困难而引起难产的发生；横位足月的活胎不能自产道通过。

（三）胎儿畸形

当胎儿发育异常合并畸形时，如联体儿、脊柱裂及脑积水等，由于胎头或胎体过大，常不能顺利通过产道而引发难产。

四、社会心理因素

分娩虽然是一个正常的生理过程，但对产妇而言却是一种持久而强烈的应激源。分娩应激既会引起生理上的应激，也会引发一系列特征性的心理情绪反应，常见的有焦虑、恐惧及抑郁等。社会心理因素对分娩过程影响很大，在分娩过程中，产妇的社会心理因素能够影响机体内部的平衡、适应力及健康状况。应激状态下的产妇，心理承受能力明显下降，缺乏自信，降低或丧失了对分娩的自控力，其分娩的紧张及对疼痛的恐惧可引起子宫颈口扩张缓慢、胎儿先露部下降受阻及子宫收缩乏力等，从而导致产程延长、胎儿宫内窘迫、产后出血等。因此，在分娩的过程中产科医师及助产士应尽量消除产妇的焦虑、紧张及恐惧的心理，指导产妇学会运用呼吸以及躯体放松的技巧，协助分娩顺利完成。

第二节　枕先露的分娩机制

分娩机制即指胎儿先露部为适应骨盆各平面的不同形态，被动地进行一系列适应性的转动，以其最小径线通过产道的全过程。临床上以枕左前位最常见，故以枕左前位的分娩机制为例来说明。整个分娩机制包括衔接、下降、俯屈、内旋转、胎头仰伸、复位及外旋转及胎肩、胎儿娩出。

一、衔接

胎头双顶径进入骨盆入口平面，胎头颅骨的最低点接近或者达到坐骨棘水平，称衔接（图 7－3）。胎头以半俯屈的状态进入骨盆入口，以枕额径衔接，因枕额径大于骨盆入口前后径，枕左前位时，胎头的矢状缝位于骨盆入口右斜径上，胎头枕骨位于骨盆的左前方。初产妇可在预产期前 1～2 周内衔接，经产妇多在分娩发动后方衔接。若胎头已衔接则表明头盆相称，若初产妇临产后胎头仍未衔接，则应警惕头盆不称的可能。

二、下降

胎头沿骨盆轴前进的动作称之为下降。下降贯穿于分娩整个过程，并与其他动作同时进行。下降呈间歇性，当子宫收缩时胎头下降，间歇时胎头又稍退缩。促使胎头下降的因素有：子宫收缩时子宫底直接压迫胎臀；子宫收缩时压力可通过羊水经胎轴传导至胎头；胎体伸直伸长；腹肌收缩使得腹压增加。临床中把胎头下降的程度作为判断产程进展的重要标志之一。

三、俯屈

当胎头以枕额径进入骨盆腔后，继续下降至骨盆底时，处于半俯屈状态的胎头遇到肛提肌的阻力，进一步俯屈，使胎儿下颏更加贴近胸部，使胎头衔接时的枕额径转为枕下前囟径（图 7－4），以最小的径线适应产道，有利于胎头继续下降。

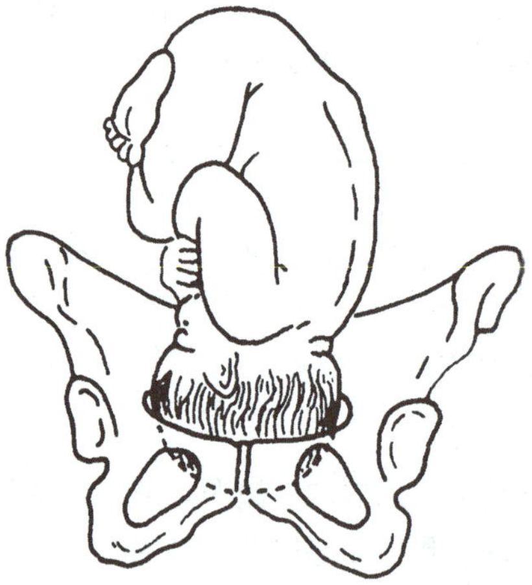

图 7－3　胎头衔接

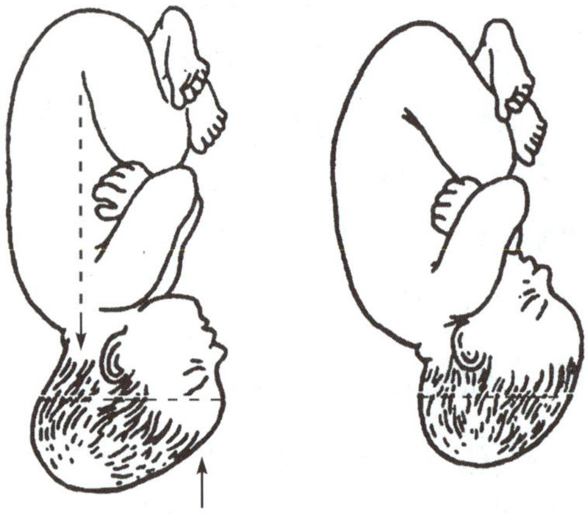

图 7－4　胎头俯屈

四、内旋转

胎头下降至骨盆底时遇到阻力，为适应骨盆的纵轴，胎头枕部向母体中线方向旋转 45°，后囟转至耻骨联合下方，使胎头的矢状缝与中骨盆、骨盆出口前后径相一致，该动作称之为内旋转（图 7－5）。内旋转于第一产程末完成。枕先露时胎头的枕部最低，遇骨盆底肛提肌阻力后肛提肌收缩，将胎头枕部推向部位宽、阻力小的骨盆前方。

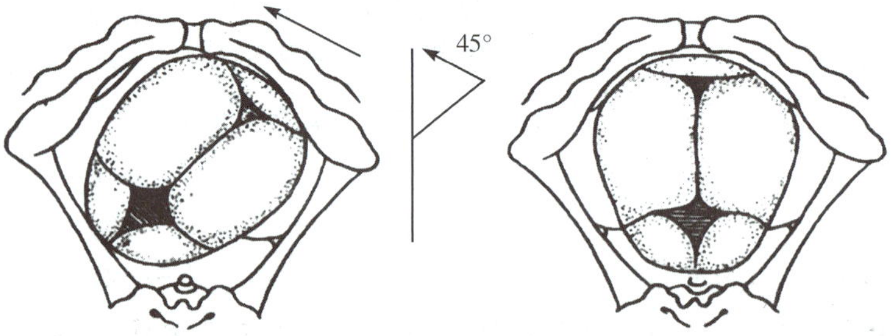

图 7－5　胎头内旋转

五、胎头仰伸

胎头完成内旋转后，俯屈的胎头下降，到达阴道外口。子宫收缩力及腹压迫使胎头下降，而肛提肌的收缩推动胎头向前，此二者的合力使胎头沿骨盆轴的下段向下向前转动，直至胎头枕骨下部达耻骨联合下缘，以耻骨弓为支点，胎头逐渐仰伸，相继以顶、额、鼻、口、颏娩出（图 7－6）。胎头仰伸时，胎儿的双肩径位于骨盆入口的左斜径。

六、复位及外旋转

胎头娩出后，枕部向母体左外方向旋转 45°以使胎头与胎肩恢复至正常的解剖关系，此动作称复位。胎肩此时位于骨盆的左斜径上，在盆腔内继续下降，前肩向前朝母体中线旋转 45°，胎儿的双肩径转至与骨盆出口前后径相一致的方向，胎儿枕部需在外继续朝向母体左侧外旋转 45°，以保持胎头与胎肩之间的垂直关系，该动作称外旋转（图 7－7）。

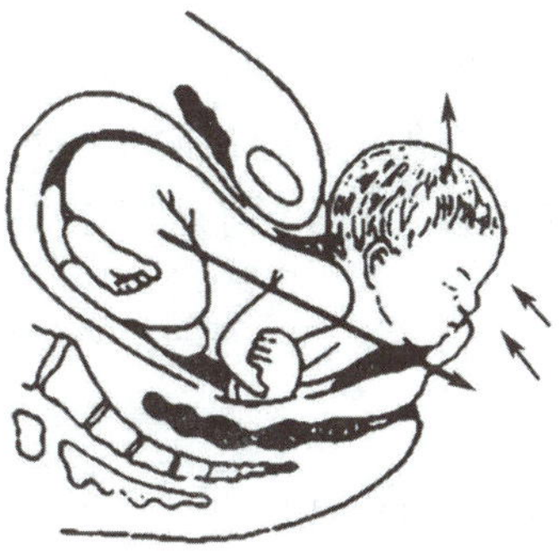

图7-6 胎头仰伸

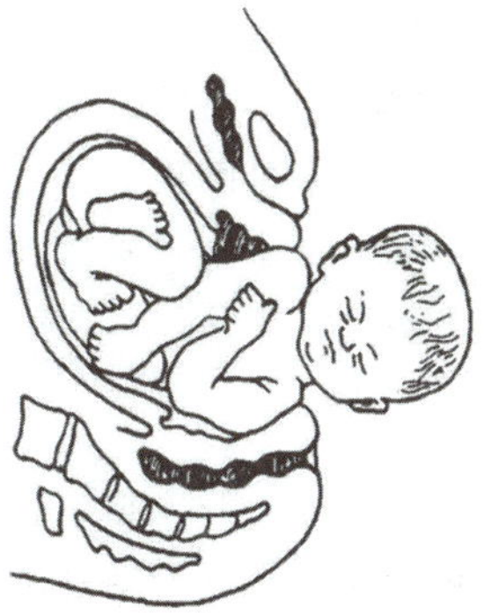

图7-7 胎头外旋转

七、胎肩、胎儿娩出

胎儿完成外旋转后，胎儿的前肩自耻骨弓下先娩出，继而后肩自会阴体前缘娩出，然后胎体及下肢娩出，完成分娩的全过程（图7-8）。

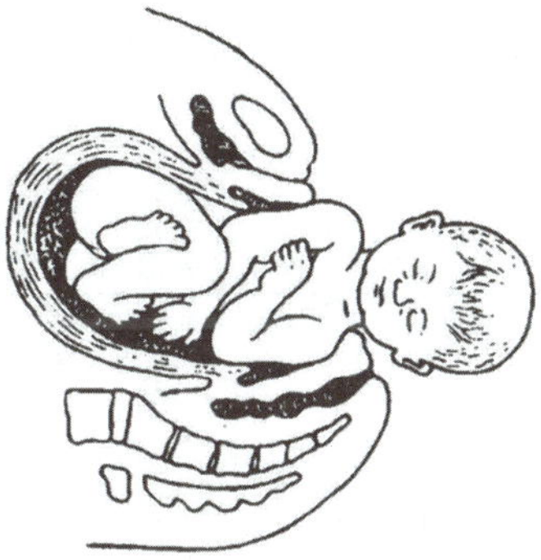

前肩娩出

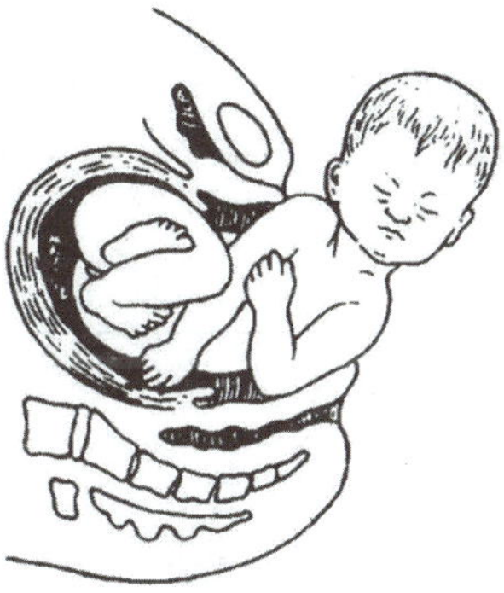

后肩娩出

图7-8 胎肩娩出

第三节 先兆临产、临产诊断与产程

一、先兆临产

分娩开始前出现的一些预示临产即将开始的症状，称先兆临产（threatened labor）。

（一）假临产

临产前1~2周出现的不规则的子宫收缩，即假临产（false labor）。假临产的特点为：子宫收缩常于夜间出现而清晨消失，宫缩持续的时间短（<30秒）且不规则，强度不增强，间歇时间长；子宫颈不随子宫收缩而缩短，不伴有子宫颈口的扩张；子宫收缩给予强镇静药物可抑制。

（二）胎儿下降感（lightening）

由于胎儿先露部入盆衔接，使子宫底下降，孕妇多感上腹部较前舒适，进食量较前增多，呼吸较轻松，但因胎先露部进入盆腔压迫到膀胱，常伴尿频症状。

（三）见红

因子宫颈内口处的胎膜与子宫壁分离，毛细血管破裂而有少量流血，血液与子宫颈管内的黏液栓混合后自阴道排出，称为见红，是即将分娩的可靠征兆。大多孕妇在临产前 24～48 小时内见红（show）。若阴道流血量较多，≥平素月经量，则排除病理性产前出血（常见于前置胎盘或胎盘早剥），及时查明原因并处理。

二、临产诊断

临产发动的标志是有规律且逐渐增强的子宫收缩，持续 30 秒或以上，间歇 5～6 分钟，并伴随子宫颈管消失、子宫口扩张及胎先露部下降等，给予镇静剂不能抑制临产。临产后应行阴道检查了解子宫颈成熟度，以估计试产成功率。目前临床多采用 Bishop 评分法判断子宫颈成熟度（表 7－1），该评分法满分为 13 分，≥10 分均成功，7～9 分成功率为 80%，4～6 分成功率为 50%，≤3 分均失败。

表 7－1　Bishop 子宫颈成熟度评分表

指标	分数			
	0	1	2	3
子宫颈口开大（cm）	0	1～2	3～4	≥5
子宫颈管消退（%）（未消退为 2～3cm）	0～30	40～50	60～70	80～100
先露位置（坐骨棘水平＝0）	－3	－2	－1～0	＋1～＋2
子宫颈硬度	硬	中	软	
子宫颈口位置	朝后	居中	朝前	

三、总产程与产程分期

分娩的全过程是指自规律子宫收缩至胎儿、胎盘全部娩出，亦称总产程。临床上分为 3 个产程。

（一）第一产程

第一产程（first stage of labor）亦称子宫颈扩张期，即指自规律子宫收缩始至子宫颈口开全。第一产程又可分为潜伏期及活跃期两个阶段：潜伏期为子宫颈口扩张的缓慢阶段，初产妇≤20 小时，经产妇≤14 小时；活跃期为子宫颈口扩张的加速阶段，大多产妇在子宫颈口开至 4～5cm 进入活跃期，最迟至子宫颈口开大 6cm 才进入活跃期，直至子宫颈口开全（10cm），此阶段子宫颈口扩张的速度应≥0.5cm/h。

（二）第二产程

第二产程（second stage of labor）亦称胎儿娩出期，即指自子宫颈口开全至胎儿娩出。未实施硬膜外麻醉者，初产妇≤3 小时，经产妇≤2 小时；实施硬膜外麻醉镇痛者，在此基础上可延长 1 小时，即初产妇≤4 小时，经产妇≤3 小时。临床中不应盲目等待产程超过上述标准方才进行评估，自初产妇第二产程＞1 小时便应关注产程的进展，超过 2 小时则必须由高年资经验丰富者对母胎情况进行全面评估后，决定下一步处理方案。

（三）第三产程

第三产程（third stage of labor）亦称胎盘娩出期，即指自胎儿娩出至胎盘娩出。一般约需 5～15 分钟，不超过 30 分钟。

第四节　分娩的临床经过及处理

一、第一产程的临床经过及处理

（一）临床经过

1. 规律子宫收缩　产程开始时，子宫收缩持续时间较短（约30秒）且弱，间歇期较长（5~6分钟）。随着产程的进展，子宫收缩持续时间渐长（50~60秒），强度渐增加，间歇期渐短（2~3分钟）。当子宫颈口接近开全时，子宫收缩持续时间可长达1分钟或以上，间歇期仅1~2分钟。

2. 子宫颈口扩张　通过阴道检查或肛查，可以确定子宫颈口扩张的程度。当子宫收缩渐频且不断增强时，子宫的收缩及缩复作用促使子宫颈管逐渐缩短直至展平，子宫口逐渐扩张。潜伏期阶段子宫颈口扩张较缓慢，进入活跃期后子宫颈口扩张速度加快，直至子宫颈口开全，子宫颈口边缘消失，子宫下段及阴道形成弯曲的圆筒状通道。

3. 胎先露部下降　胎先露部下降程度是决定是否能够顺利经阴道分娩的重要指标。伴随子宫收缩及子宫颈口的扩张，胎先露部逐渐下降，待子宫颈口开大4~6cm时胎儿先露部下降速度增快，直至达阴道外口。

4. 胎膜破裂　简称破膜。子宫收缩时，子宫羊膜腔内压力升高，胎儿先露部下降，将羊水阻断为前、后两部分，在胎儿先露部前方的羊水量较少，约100ml，称为前羊水，形成的前羊水囊称胎胞，它有助于扩张子宫颈口。子宫收缩逐渐增强，羊膜腔内压力逐渐升高，直至胎膜自然破裂，前羊水流出。破膜多发生在子宫颈口近开全时。

（二）观察产程及处理

1. 一般处理

（1）精神安慰　产妇的精神状态会影响子宫收缩及产程的进展。尤其是初产妇，容易产生紧张、焦虑和急躁的情绪，从而影响进食及休息。医护人员应安慰产妇并耐心讲解关于分娩的知识，让其明白分娩是正常的生理过程，从而增强产妇对自然分娩的信心。若产妇分娩时精神过度紧张，则应在子宫收缩时指导产妇进行深呼吸，或以双手轻揉下腹部来缓解。

（2）活动与休息　临产后，若子宫收缩不强，胎头已衔接，胎膜未破裂者，可于室内适当活动，而胎膜已破、胎头未衔接者，则应取足高头低位，抬高臀部卧床休息，以免发生脐带脱垂。对因精神紧张子宫收缩过频者，可给予少量镇静剂，以利于分娩的顺利进行。

（3）排尿与排便　临产发动后，为避免膀胱过度充盈影响子宫收缩及胎头下降，应鼓励产妇每2~4小时排尿1次。必要时可行导尿术。临床中不主张使用灌肠等方法过早干预产程的进展。因胎头压迫所致的排尿困难者，应警惕头盆不称的情况。

（4）饮食　因分娩时消耗体力较大，应鼓励产妇在子宫收缩间歇期少食多餐，进食高热量、高蛋白、易消化的食物，摄入足够的水分，以保证充沛的精力和体力。

（5）生命体征　第一产程期间，每4~6小时测量体温、呼吸、脉搏、血压1次，若有异常，则应增加检查的次数并予以相应的处理。

2. 观察产程及处理

（1）子宫收缩　产程中必须注意观察子宫收缩的强度、频率及每次子宫收缩的持续时间、间歇时间以及子宫放松的情况，并及时记录。具体监测方法如下。

1）腹部触诊 检查者将一手置于产妇腹壁，子宫收缩时可触及子宫体隆起变硬，间歇期则触及子宫体松弛变软。该法是临床中最简单最重要的监测方法。

2）胎儿电子监护仪 临床中常选择胎儿电子监护仪进行宫外监测，即用仪器描记子宫收缩的曲线。具体操作方法如下：将仪器的宫腔压力探头置于子宫体近子宫底部，以腹带固定，连续监测40分钟，如遇特殊情况可延长监测时间或重复进行监测。曲线图中可显示子宫收缩的起始、高峰、结束及相对强度。若10分钟内有3～5次子宫收缩即为有效产力；若10分钟内超过5次子宫收缩则为子宫收缩过频。

（2）胎心率 胎心率的变化可反映胎儿在子宫内的情况。故而胎心率是产程中重要的监测指标。潜伏期应每隔1～2小时听胎心1次，活跃期应每隔30分钟听胎心1次，听胎心应在子宫收缩间歇期透过产妇的腹壁进行听诊，每次听诊时间应达到1分钟，并做记录。高危妊娠或疑为胎儿受累、羊水异常者建议使用电子胎心监护仪进行连续监测，以评估胎心率、胎心基线变异及与子宫收缩之间的关系，评估胎儿在子宫内的情况。

（3）子宫颈口扩张及胎儿先露部下降 通过经阴道检查可了解以下情况：子宫颈口扩张情况、胎儿先露部下降程度、骨盆情况、胎方位、胎儿俯屈程度以及是否存在脐带脱垂或先露，并进行Bishop子宫颈成熟度评分。并根据产妇的产次、子宫收缩的强度、产程进展情况增减检查次数。若遇产妇不自主的过早运用腹压，或胎心有异常等情况时，也应行阴道检查。胎头于活跃期阶段平均每小时下降0.86cm，下降速度明显较前加快。胎儿先露部下降程度是决定能否经阴道分娩的重要指标。临床中评估胎头下降情况有两种方法。

1）腹部触诊 在真假骨盆界（入口平面）上方可触及剩余胎头部分，用国际五分法表示，以做初步判断：若双手掌在胎头两侧呈外展并且手腕可彼此碰触，则为剩余1/5；若双手掌在胎头两侧呈外展，则为剩余2/5；若双手掌在胎头两侧平行，则为剩余3/5；若双手掌指尖在胎头两侧可汇聚但不能彼此碰触，则为剩余4/5；双手掌放置于胎头两侧，若触及骨盆入口平面时，双手指尖能在胎头下方碰触彼此，则为剩余5/5。

2）判断胎儿颅骨最低点与坐骨棘平面的关系 临床上以坐骨棘水平（S）作为判断胎先露下降的标志。若行阴道检查，胎头颅骨最低点平坐骨棘水平时，用“S^0”表示，在坐骨棘水平连线以上1cm时用“S^{-1}”表示，在坐骨棘水平连线以下1cm时用“S^{+1}”表示，依此类推（图7-9）。

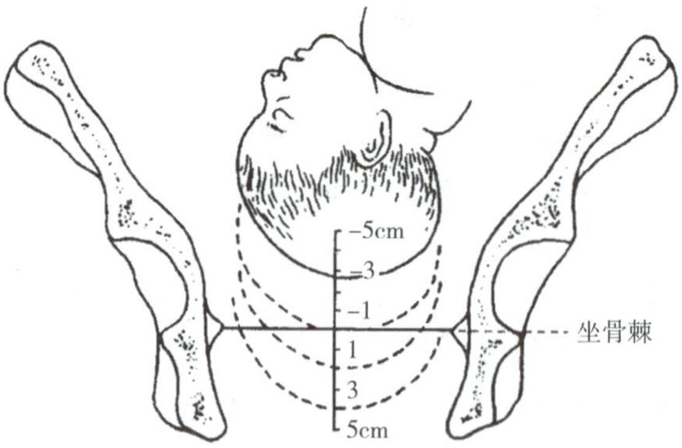

图7-9 判断胎头下降的程度

（4）观察破膜及羊水 胎膜破裂后，应立即监测胎心变化，观察羊水的性状、颜色及流出量，并详细记录胎心率、破膜时间及羊水的情况。胎头先露时若羊水呈黄绿色混有胎粪、胎心异常者，应警惕胎儿窘迫及排除脐带脱垂的可能。破膜后应行体温监测，每2小时1次，以警惕绒毛膜羊膜炎的发生，必要时加用抗生素。已破膜胎头未入盆者应取臀高头低位，预防脐带脱垂。胎膜破裂超过12小时未分娩者，应给予抗生素预防感染。

二、第二产程的临床经过及处理

第二产程应在适宜的时机选择恰当的处理方法，既不能因试产不充分而轻易改变分娩方式，也不能因评估不充分而盲目的延长第二产程。

（一）临床经过

子宫颈口近开全或开全后，胎膜多自然破裂。若胎膜仍未破，则可影响胎头下降，应于子宫收缩间歇期行人工破膜。待胎头下降至压迫盆底组织时，产妇多会引发排便感，并不自主地向下屏气用力，肛门括约肌松弛，会阴体膨隆、变薄。胎头于子宫收缩时露出阴道外口，于间歇期又回缩入阴道内，称胎头拨露（head visible on vulval gapping）；当胎头双顶径超出骨盆出口，宫缩间歇期胎头也不再回缩，此时称为胎头着冠（crowning of head）。伴随产程继续进展，胎头娩出，继而胎头复位及外旋转，然后前肩和后肩相继娩出，随后胎体娩出，后羊水随之涌出。经产妇第二产程需时较短，有时仅需几次子宫收缩胎头即可娩出。

（二）产程观察及处理

1. 密切监测胎心 第二产程子宫收缩更加频繁且强烈，胎盘血液循环受到影响，应勤听胎心，密切监测胎儿有无急性缺氧情况。一般于宫缩间歇期每5分钟听取胎心音1次，有条件者建议持续进行胎儿电子监护仪监测。若胎心异常，则应立即行阴道检查，根据产程进展情况，尽快结束分娩。

2. 密切监测子宫收缩 第二产程子宫收缩持续时间可达60秒，间隔时间仅1～2分钟。应密切监测子宫收缩的强度、持续时间、间歇时间及胎心率的情况，必要时可给予缩宫素加强宫缩，如有胎心异常、强直性子宫收缩及病理性缩复环等情况时应立即采取措施，必要时尽快终止妊娠。

3. 阴道检查 有异常情况发生时或为评估胎方位、羊水的性状、胎头下降、胎头产瘤及胎头变形等情况，应每隔1小时进行1次阴道检查。评估胎头的下降情况应先行腹部触诊，然后行阴道检查，以排除头盆不称的情况。

4. 指导产妇用力 产妇有向下屏气用力的感觉后正确指导产妇运用腹压，具体方法如下：鼓励产妇两手紧握产床把手，双足蹬于产床之上，于子宫收缩时先深吸气而后屏气，随后如排便般向下用长力以增加腹压。宫缩间歇期放松全身肌肉、自由呼吸。下次子宫收缩时，再次重复相同的屏气动作。

（三）接产

1. 接产准备 初产妇子宫颈口开全、经产妇子宫颈口开大6cm以上且子宫收缩规律有力时，将产妇送至产床作分娩准备，提前预热新生儿辐射台。产妇仰卧于产床上，两腿略屈曲分开暴露外阴部，臀下铺消毒巾，遵循从上到下，从内到外的顺序进行消毒：大阴唇→小阴唇→阴阜→大腿内上1/3→会阴及肛门周围（图7－10）。接生人员遵循无菌操作的原则常规刷手、消毒后戴无菌手套，然后穿手术衣，助手协助打开产包，铺好消毒巾，准备接生。

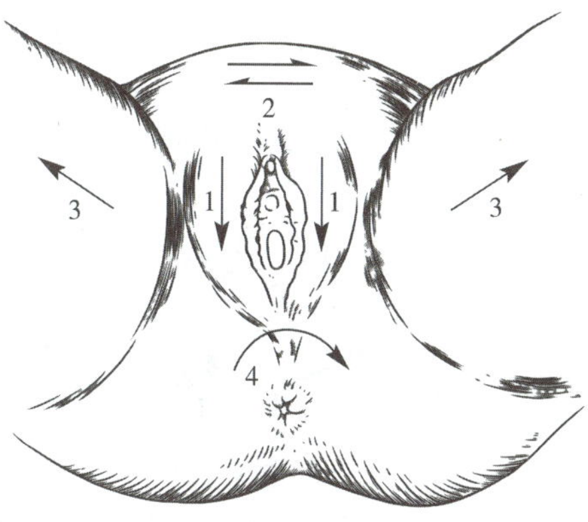

图7－10 外阴消毒的顺序

2. 接产要领 和产妇充分沟通后，取得其配合。接生者在分娩过程中协助胎头俯屈，控制胎头娩出的速度，规范保护会阴，使胎头以枕下前囟径（最小径线）缓慢自阴道外口娩出，以降低会阴体发生严重撕裂的风险。

3. 接产步骤 接产者应在接产前进行初步评估，如有耻骨弓过低、胎儿过大、有急产史、炎症、会阴水肿、过紧等情况者，均应警惕会阴撕裂的发生，接产时个体化指导产妇用力。具体步骤如下：接产者立于产妇正面，子宫收缩且产妇有排便感时，指导产妇正确运用腹压。胎头着冠时，指导产妇正确用力和呼气的时间及方式，并用手辅助，掌控好胎头娩出的速度，同时左手轻轻下压胎头枕部，协助其俯屈，使胎头双顶径缓慢娩出，切忌娩出过急而撕裂会阴。至胎头枕部自耻骨弓下露出，嘱产妇在宫缩间歇期稍向下屏气，左手协助胎头仰伸，使胎头缓慢娩出，及时清理口鼻黏液。胎头娩出后，应等待子宫收缩使胎头自然完成外旋转及复位，胎肩旋转至骨盆出口前后径后，方可娩出胎肩。再次子宫收缩时接生者右肘支于产床上，右手拇指与其余四指分开，利用手掌大鱼际肌顶住会阴部保护会阴，左手沿胎儿颈部向下牵拉胎头，使前肩自耻骨弓下顺势娩出，继而上托胎颈，使后肩自会阴前缘缓慢娩出（图7－11）。若胎头娩出时，发现脐带绕颈一周且较松，则可用手将脐带顺肩推下或沿胎头滑下，若绕颈两周以上或脐带绕颈较紧则可用两把止血钳将其夹住，自中间剪断脐带，注意切勿伤及皮肤，待松解脐带后，再协助胎肩娩出（图7－12）。待双肩娩出后，保护会阴的右手方可放松，双手共同协助胎体娩出。待胎儿娩出后将器皿置于产妇臀下计量产后失血量。

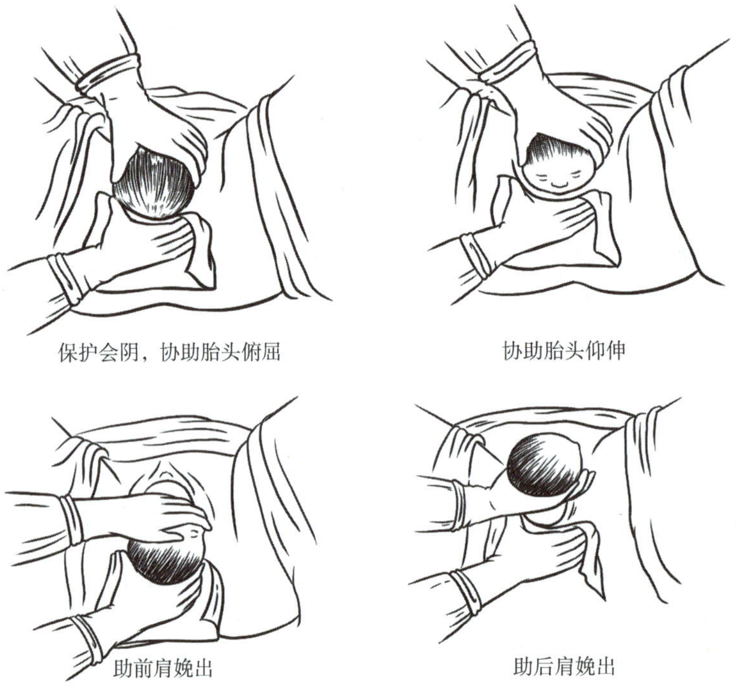

保护会阴，协助胎头俯屈　　协助胎头仰伸

助前肩娩出　　助后肩娩出

图7－11　接产步骤

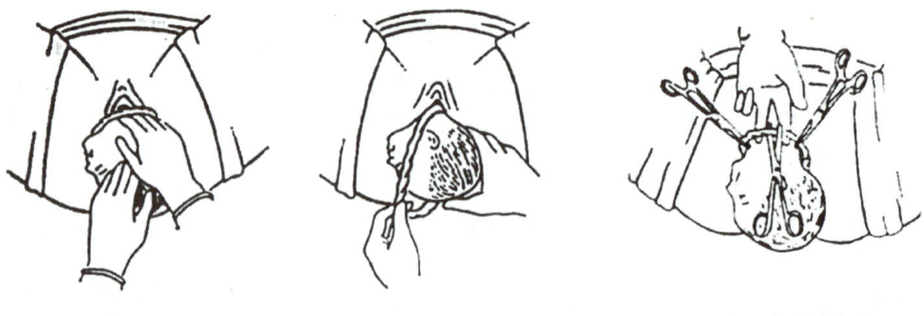

将脐带顺肩部推上　　把脐带从头上退下　　用两把血管钳夹住从，中间剪段

图7－12　脐带绕颈的处理

4. 限制性会阴切开 当出现下列情况，如母儿有病理情况急需结束分娩者、估计分娩时会阴撕裂不可避免者、胎儿过大或会阴过紧时，方可考虑行会阴切开术，对初产妇不应常规行会阴切开术。胎头负压吸引器或产钳助产时，应根据母胎情况及手术者的经验决定是否行会阴切开。于胎头着冠时切开，可以减少出血，或选择在决定行手术助产时切开为宜。会阴切开缝合术（episiotomy and suture）：阴部神经麻醉联合局部扇形浸润麻醉生效后，常采用以下两种术式。

（1）会阴后－侧切开术（postero－lateral episiotomy） 多为左侧，术者以左手示、中指伸入阴道与先露之间，撑起会阴体，置入侧切剪一叶，待子宫收缩高峰时会阴体膨隆，自会阴后联合中线向左侧45°方向一次切开会阴。如会阴高度膨隆，则略向上呈60°～70°切开，娩出胎儿后可自然恢复至45°。切口一般为4～5cm，注意切忌角度过小，误伤直肠；同时皮肤与黏膜切开等长。切开后应用纱布压迫止血，必要时钳夹结扎止血。

（2）会阴正中切开术（median episiotomy） 术者沿会阴后联合中点向肛门方向垂直切开，长2.5～3cm，注意避免损伤肛门括约肌。此种术式具有损伤小、出血少、术后疼痛、水肿轻、瘢痕小等优点，但若会阴体短、产钳术或臀位牵引术、胎儿偏大、操作者接生技术不熟练时不宜选用，以免切口向下延伸造成会阴Ⅲ度裂伤。纱布压迫切口止血，待胎儿胎盘娩出后按照解剖结构缝合切口，注意确切止血。

5. 晚断脐与新生儿处理 晚断脐可增加新生儿50～80ml血液，为其提供必要的血液容量，有利于新生儿建立呼吸功能，增加铁的储备以及预防新生儿贫血。故而待胎儿娩出后，立即评估新生儿的状态，无窒息者置于腹部（不高于胎盘位置处）或母体双腿之间，用温毛巾或其他物品进行保暖，不钳夹及切断脐带，直至脐带搏动消失（3～5分钟），或于胎盘娩出后再断脐。然后将新生儿置于母体胸部进行早接触、早吸吮。如果出现胎儿窒息的情况，应保留脐带不要剪断，将新生儿置于母体双腿之间进行复苏急救。

素质提升

万婴之母——林巧稚教授

林巧稚（1901—1983年），为我国著名医学家。她在胎儿宫内呼吸、女性盆腔疾病、妇科肿瘤、新生儿溶血症等方面做出了巨大贡献，是中国妇产科学的主要开拓者、奠基人之一。她是北京协和医院第一位中国籍妇产科主任及首届中国科学院唯一的女学部委员、院士，虽然一生没有生育，却亲自接生了5万多名婴儿，被尊称为“万婴之母”“生命天使”“中国医学圣母”。

三、第三产程的临床经过及处理

（一）临床经过

胎儿娩出后，子宫底下降至平脐处，子宫收缩暂时停止数几分钟后再次出现。子宫腔在缩复作用下容积明显缩小，而胎盘不能相应缩小，导致子宫壁与胎盘发生错位、剥离，剥离面出血后在胎盘与子宫壁之间形成血肿。伴随血肿的增大，局部压力随之增加，胎盘剥离面逐渐增大，直至胎盘完全自子宫壁剥离而娩出体外。

1. 胎盘剥离征象如下 ①子宫体收缩变硬呈球形，胎盘剥离后下降至子宫下段，下段被动扩张，子宫体呈狭长形被推向上方，子宫底升高至脐上；②阴道外口露出的脐带自行延长；③阴道出现少量流血；④手掌尺侧面置于产妇耻骨联合上方处，轻压子宫下段，子宫体上升而外露的脐带不再随之回缩。胎盘剥离后从阴道娩出体外。

2. 胎盘剥离及排出方式有以下两种 ①胎儿面娩出式，即胎盘胎儿面先娩出，临床较多见。指胎盘自中央开始剥离，而后剥离面向周围扩大，其特点是胎盘先排出，随后见少量阴道流血；②母体面娩出式，即胎盘母体面先娩出，临床较少见。指胎盘自边缘处开始剥离，血液自剥离面流出，其特点是先有较多阴道流血，而后胎盘再娩出。

（二）观察及处理

1. 新生儿处理

（1）清理呼吸道　胎儿娩出后应立即清除其口鼻内的羊水及黏液，以免发生吸入性肺炎。若呼吸道内黏液及羊水吸净后而仍无哭声，可用手轻轻拍打新生儿足底，促其啼哭，新生儿大声啼哭则表示呼吸道已通畅。

（2）新生儿阿普加评分（Apgar score）及脐动脉血气 pH 测定的意义　新生儿 Apgar 评分法可准确判断新生儿有无窒息及窒息程度，它是以新生儿出生 1 分钟内的心率、呼吸、肌张力、喉反射及皮肤颜色 5 项体征作为依据，每项为 0 ~2 分，满分为 10 分（五项指标得分相加的结果）（表 7 –2）。1 分钟 Apgar 评分反映在子宫内的情况，是出生当时的情况，5 分钟评分则反映复苏的效果，与新生儿近期及远期的预后关系密切。阿普加评分以呼吸为基础，皮肤颜色最灵敏，心率是最后消失的指标。而脐动脉血气分析则代表新生儿在产程中血气变化的结局，提示其有无酸中毒、缺氧及严重程度，可反映窒息的病理生理本质，比 Apgar 评分更具特异性、更客观。我国新生儿窒息标准如下：①脐动脉血气 pH 小于 7.15；②1 分钟或 5 分钟阿普加评分≤7 分，仍然未建立有效呼吸；③排除其他引起低 Apgar 评分的病理因素；④产前存在可能会导致窒息的高危因素。以上前 3 条为必要条件，第 4 条仅作为参考指标。

表 7 –2　新生儿 Apgar 评分法

体征	0 分	1 分	2 分
心率	0	<100 次/分	≥100 次/分
呼吸	0	浅慢，不规则	好，哭声响亮
肌张力	松弛	四肢稍屈曲	四肢屈曲，活动好
喉反射	无反射	有些动作	恶心，咳嗽
皮肤颜色	全身苍白	身体红，四肢青紫	全身粉红

（3）脐带处理　观察新生儿脐带搏动的情况，据观察足月新生儿的血氧饱和度在产后 10 分钟才可达到 85% ~95%，故而在此过渡过程中，不应给新生儿结扎脐带，晚断脐有利于维持新生儿生命体征的稳定平衡。待脐带搏动消失后，再行无菌断脐（该操作可于新生儿完成吸吮后进行）。目前常用的脐带处理方法为脐带夹法：即在距脐轮 0.2 ~0.5cm 处放置一次性脐带夹，然后在距脐带夹上 0.2cm 处平行切断脐带，消毒脐带残端及夹下脐带周围皮肤，无需无菌纱布覆盖及绷带包扎，暴露残端即可，24 ~48 小时后待脐带残端干枯时取下脐带夹。此外，结扎脐带的其他方法还有线扎法、气门芯法及血管钳法等。

（4）其他处理　新生儿出生后应放置于预热好的辐射台上，用纱布擦干，保暖。进行新生儿体格检查，称体重，将母亲拇指印及新生儿足底印留存于新生儿记录单上，新生儿的手腕带及包被应标明其母亲姓名、新生儿性别、出生时间及体重。

2. 协助胎盘娩出　正确处理胎盘娩出可降低产后出血。故应正确判断胎盘剥离的征象，切忌过早牵拉脐带或用手按揉下压子宫。具体操作方法如下：当确认胎盘已完全剥离后，于子宫收缩时以一手握住子宫底（拇指置于子宫的前壁，其余 4 指置于子宫后壁并按压），同时另外一手牵拉脐带，当胎盘娩出至阴道外口时，双手捧住胎盘，向一个方向旋转同时缓慢向外牵拉，协助胎盘、胎膜完整娩出（图 7 –13）。如果在胎膜娩出过程中有部分断裂，可用血管钳夹住断裂胎膜的上端，再继续朝原方向旋转，直至胎膜完全娩出。胎盘胎膜娩出后，继续按摩子宫底，刺激子宫收缩减少出血。若子宫收缩不佳，应给予子宫收缩剂，预防产后出血。

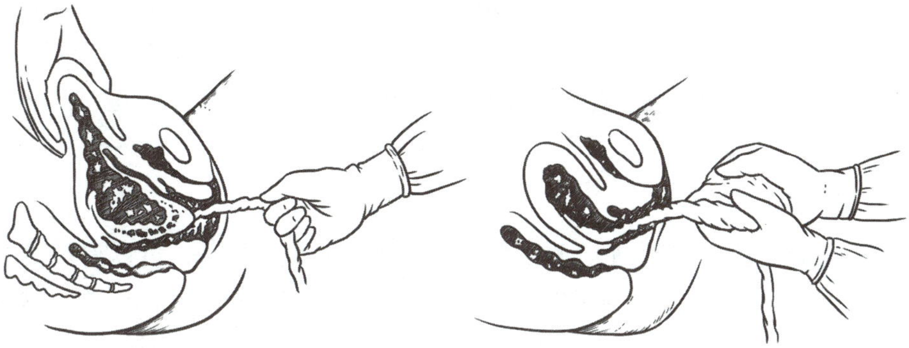

图 7－13　协助胎盘娩出

3. 检查胎盘胎膜　将胎盘平铺于检查台上，检查胎盘母体面，注意有无小叶缺损，测量胎盘的直径与厚度；然后将脐带提起，检查胎膜是否完整，继而检查胎盘胎儿面边缘有无血管断裂，以便及时发现是否存在副胎盘。若有副胎盘或部分胎盘、胎膜残留，应在严格的无菌操作下徒手伸入子宫腔取出残留组织；如确认有小部分胎膜残留，但产后阴道流血不多，亦可于产后使用宫缩剂，待其自然排出。以上情况需在分娩记录单上详细记录，以便于产后观察。

4. 检查软产道　胎盘娩出后应仔细检查软产道有无裂伤，即检查会阴、小阴唇内侧、尿道口周围、阴道及子宫颈有无裂伤，如有裂伤应立即缝合。

5. 预防产后出血　正常分娩出血量一般不超过 300ml，注意观察、测量阴道出血量。对有子宫收缩乏力诱因（如羊水过多、双胎、滞产、多产等）或有产后出血史者，当胎儿双肩娩出后应立即给予缩宫素 10U 肌内注射以加强子宫收缩，降低产后出血的概率。若胎盘未剥离，而阴道流血多时，则应徒手剥离胎盘。

6. 产后观察　约 80% 的产后出血发生在产后 2 小时，因此被视为产后出血的高危期，俗称第四产程。该阶段应在分娩室内留观，注意观察产后的子宫收缩、会阴及阴道有无血肿及流血、子宫底的高度、膀胱是否充盈等，以及产妇的一般情况、面色、结膜、甲床色泽等，注意监测血压、脉搏及阴道流血量情况，如有异常，应及时处理。产后 2 小时内如无异常，则将产妇及新生儿送返病房。

第五节　分娩镇痛

分娩时的疼痛可影响经阴道分娩的进展，有效缓解疼痛可促进阴道分娩，也是分娩镇痛的目的，此外分娩镇痛还可减少产妇因疼痛、过度换气而引起的不良影响，可能有利于增加子宫的血流。产妇自临产至第二产程均可进行分娩镇痛。

一、分娩镇痛的基本原则

安全、对胎儿及产妇不良作用小；给药方法简便、药物作用可靠、起效快；对产程影响小；有创镇痛由麻醉医师实施并进行全程监护。

二、分娩镇痛的种类

（一）非药物镇痛

临床中发现，焦虑、恐惧、疲惫、周围环境及缺乏自信等均能降低产妇的痛阈，故而提倡产前对产妇进行宣教，告知分娩是其必经的自然生理历程，给予其足够的心理支持，获得其主动的配合。WHO 提倡的非药物性镇痛方法如下：提供舒适温馨的分娩环境；产时播放音乐，分散及转移产妇的注意力，增加产妇对不适的耐受力；家属陪伴；导乐；按摩及深呼吸；在宫缩间歇期有意识的放松身体；热敷、温水浴、水下分娩；以产妇舒适、缓解疼痛为准的自由体位分娩等。此方法可单独或与药物镇痛法联合应用。

（二）全身阿片类药物麻醉

临床常用阿片类药物包括：芬太尼、哌替啶、纳布啡、瑞芬太尼等。可以通过患者自控性镇痛（patient - controlled analgesia，PCA），也可以通过肌内注射或静脉注射间断给予。阿片类药物主要的作用是镇静，服药者可以产生欣快感，但镇痛效果有限，并且有可能导致产妇胃肠道排空延长、恶心、呼吸抑制、胎儿心率变异减少、新生儿呼吸抑制等。

（三）椎管内麻醉镇痛

椎管内麻醉镇痛的作用机制如下：通过局麻药作用达到身体特定区域的感觉阻滞目的。方法包括腰麻、腰 - 硬联合麻醉或硬膜外麻醉。其优点为：镇痛平面固定，较少引起运动阻滞，可以长时间保持镇痛效果，易于掌握用药剂量。但若麻醉平面过高则可导致严重的呼吸抑制。其他并发症还包括局麻药毒性反应、低血压、过敏反应、神经损伤、麻醉后头痛、第二产程延长、产时发热等。故而麻醉医师除了掌握麻醉技术外还应熟悉并发症的紧急处理。

实施硬膜外麻醉时应注意，第二产程初产妇最长不应超过 4 小时，经产妇不应超过 3 小时。

目标检测

答案解析

一、选择题

1. 影响分娩的因素不包括（ ）

A. 产力　B. 产道　C. 胎儿

D. 胎盘　E. 母体社会心理因素

2. 关于枕先露分娩机制的顺序下面描述正确的是（ ）

A. 衔接、俯屈、下降、内旋转、胎头仰伸、复位及外旋转及胎肩、胎儿娩出

B. 衔接、下降、俯屈、胎头仰伸、内旋转、复位及外旋转及胎肩、胎儿娩出

C. 衔接、俯屈、内旋转、下降、胎头仰伸、复位及外旋转及胎肩、胎儿娩出

D. 下降、俯屈、衔接、内旋转、胎头仰伸、复位及外旋转及胎肩、胎儿娩出

E. 衔接、下降、俯屈、内旋转、胎头仰伸、复位及外旋转及胎肩、胎儿娩出

3. 下列不属于第一产程的临床经过的是（ ）

A. 规律子宫收缩　B. 胎膜破裂　C. 胎头拨露

D. 胎先露部下降　E. 子宫颈口扩张

4. 产妇李某，临产 10 小时，肛查：宫口已开全，先露为头，棘下 4cm。此时产力组成是（ ）

A. 子宫收缩力 + 腹肌收缩力

B. 子宫收缩力 + 腹肌收缩力 + 膈肌收缩力 + 肛提肌收缩力

C. 子宫收缩力 + 膈肌收缩力

D. 子宫收缩力

E. 子宫收缩力 + 腹肌收缩力 + 膈肌收缩力

5. 出生 1 分钟的新生儿，心率 94 次/分，无呼吸，四肢稍屈，无喉反射，口唇青紫，全身苍白。Apgar 评分为（ ）

A. 5 分　　B. 4 分　　C. 3 分

D. 2 分　　E. 1 分

二、思考题

1. 试述产程的分期。
2. 简述分娩镇痛时应遵循的基本原则。

（魏　伟）

书网融合……

本章小结　　微课　　题库

第八章 异常分娩

PPT

学习目标

1. 通过本章学习，应重点掌握子宫收缩乏力的原因、临床特点和诊断、处理与预防；狭窄骨盆的分类、诊断、对母儿的影响及处理；臀先露的分类、诊断及处理原则。熟悉子宫收缩乏力对母儿的影响；子宫收缩过强的分类、诊断及处理；持续性枕后（横）位、肩先露的诊断及处理原则。了解软产道异常的分类。

2. 在产程观察过程中，能及时发现难产倾向，有正确处理难产的能力；具备细致严谨的工作作风及对病患的仁爱之心，学会珍爱生命、感恩父母。

异常分娩又称难产，其影响因素包括产力、产道、胎儿及社会心理因素，这些因素任何一个或一个以上发生异常及各因素之间不能相互适应，而使分娩进展受阻称异常分娩。顺产和难产在一定条件下可以相互转化。顺产处理不当可造成难产，给母儿造成严重的危害；难产处理得当，也可转为顺产，使母儿转危为安。

第一节 产力异常

情境导入

情境描述 初产妇，28 岁，孕 40 周临产。规律宫缩 18 小时。检查：宫高 32cm，腹围 86cm，胎位 LOA，宫口开大 6cm，宫缩渐弱，20～30 秒/6～7 分钟，4 小时后复查，宫口仍开大 6cm，S^{-1}，骨盆外测量正常，胎心率 140 次/分，节律整齐。产妇一般情况好。

讨论 1. 该案例初步诊断是什么？主要诊断依据是什么？

2. 首选的处理措施是什么？

子宫收缩力是临产后贯穿于分娩全过程的主要动力，此处主要叙述子宫收缩力。产力异常主要是指子宫收缩力异常，即在分娩过程中，任何原因引发子宫收缩的节律性、对称性及极性不正常或强度、频率有改变。子宫收缩力异常临床分为子宫收缩乏力（简称宫缩乏力）和子宫收缩过强（简称宫缩过强）两类，每类又分为协调性和不协调性两种，临床上以协调性宫缩乏力多见（图 8－1）。

- 子宫收缩力异常
  - 子宫收缩乏力
    - 协调性（低张）
      - 原发性
      - 继发性
    - 不协调性（高张性）
  - 子宫收缩过强
    - 协调性
      - 急产（无阻力时）
      - 病理缩复环（有阻力时）
    - 不协调性
      - 强直性子宫收缩（全部子宫收缩）
      - 子宫痉挛性狭窄环（局部子宫收缩）

图 8－1 子宫收缩力异常的分类

一、子宫收缩乏力

（一）原因

1. 头盆不称或胎位异常 由于胎先露下降受阻，不能紧贴子宫下段及子宫颈内口，因而不能引起反射性子宫收缩，导致宫缩乏力，多属继发性。

2. 子宫肌源性因素 子宫壁过度膨胀使肌纤维过度伸展（如多胎妊娠、巨大胎儿、羊水过多等）、多次妊娠分娩使子宫肌纤维变性、子宫畸形（如双角子宫等）、子宫发育不良、子宫肌瘤等，均可引起宫缩乏力。

3. 精神因素 产妇因对分娩恐惧而导致精神过度紧张，使大脑皮质功能紊乱而影响子宫收缩。尤其是高龄初产妇，对分娩产生强烈的恐惧。

4. 内分泌失调 临产后产妇体内雌激素、缩宫素、前列腺素合成或释放不足，孕激素下降缓慢，可使子宫肌的敏感性降低，收缩力减弱。

5. 药物影响 临产后过多应用镇静剂、镇痛剂及麻醉药如苯巴比妥、硫酸镁、吗啡、哌替啶等，可抑制宫缩。

6. 其他 营养不良、贫血、进食少、过度疲劳、膀胱充盈、体力消耗大及水、电解质紊乱，均可导致原发性宫缩乏力。

（二）临床表现和诊断

1. 协调性宫缩乏力 又称低张性宫缩乏力。特点是宫缩具有正常的节律性、对称性和极性，仅收缩力弱，持续时间短，间歇期长，宫缩 <2 次/10 分钟。当宫缩高峰时，宫体隆起不明显，手指按压宫底部肌壁不坚硬且有凹陷。

临床上分为原发性宫缩乏力和继发性宫缩乏力。协调性宫缩乏力多为继发性，常见于中骨盆及骨盆出口平面狭窄、胎头位置异常等，对胎儿影响不大。

2. 不协调性宫缩乏力 又称高张性宫缩乏力。特点是宫缩失去正常的节律性、对称性和极性，宫缩兴奋点来自子宫的一处或多处，甚至极性倒置，节律不协调，宫缩时子宫底部弱而下段强。宫缩间歇期子宫壁不完全松弛，子宫肌纤维处于持续性紧张状态，子宫壁张力较正常高，常见于头盆不称和胎位异常。产妇自觉下腹部持续疼痛、拒按，烦躁不安，甚至出现脱水、电解质紊乱，肠胀气，尿潴留；可因胎盘循环障碍，出现胎儿宫内窘迫。产科检查：下腹部有压痛，胎位触不清，胎心异常甚至消失，宫口扩张缓慢或停滞、胎先露下降延缓或停滞，故此种宫缩为无效宫缩。此种宫缩多为原发性宫缩乏力。

3. 产程异常 宫缩乏力可使产程延长或停滞导致产程曲线异常。有以下几种表现。

（1）潜伏期延长 从临产规律宫缩开始至活跃期起点（4～6cm）称为潜伏期。初产妇 >20 小时，经产妇 >14 小时称为潜伏期延长。

（2）活跃期异常 包括活跃期延长和活跃期停滞。

1）活跃期延长 从活跃期起点（4～6cm）至子宫颈口开全称为活跃期。活跃期子宫颈口扩张速度 <0.5cm/h 称为活跃期延长。

2）活跃期停滞 当破膜且子宫颈口扩张≥6cm 后，若宫缩正常，子宫颈口停止扩张≥4 小时；若宫缩欠佳，子宫颈口停止扩张≥6 小时称为活跃期停滞。

（3）第二产程异常 包括胎头下降延缓、胎头下降停滞和第二产程延长。

1）胎头下降延缓 第二产程胎头下降速度初产妇 <1cm/h，经产妇 <2cm/h，称为胎头下降延缓。

2）胎头下降停滞 第二产程胎头停留在原处不下降 >1 小时，称为胎头下降停滞。

3）第二产程延长 初产妇 >3 小时，经产妇 >2 小时（硬膜外麻醉镇痛分娩时，初产妇 >4 小时，

经产妇 >3 小时），产程无进展，称为第二产程延长。

（三）对母儿的影响

1. 对产程的影响 宫缩乏力使产程进展缓慢或停滞。原发性宫缩乏力导致潜伏期延长，继发性宫缩乏力根据发生时限不同，分别导致第一、二产程延长或停滞。

2. 对产妇的影响 产程延长产妇休息差、精神与体力消耗；呻吟和过度换气、进食减少，可出现精神疲乏、乏力、尿潴留及肠胀气。甚至引起脱水、低钾血症或酸中毒，最终影响子宫收缩，剖宫产率增加。第二产程延长可因产道受压过久，发生产后尿潴留，受压组织长期缺血，从而发生水肿、坏死，软产道受损，形成生殖道瘘。产后易发生产后出血及产褥感染。

3. 对胎儿的影响 不协调性宫缩乏力因子宫壁持续处于紧张状态，胎盘循环受影响，易发生胎儿窘迫，甚至胎死宫内；产程延长使胎头及脐带受压时间过久，手术助产概率增加，易发生新生儿窒息、产伤、颅内出血及新生儿吸入性肺炎等。

（四）处理

1. 协调性宫缩乏力 首先查找原因，若发现头盆不称或胎位异常，估计不能经阴道分娩者应及时行剖宫产术；无头盆不称或胎位异常，无胎儿窘迫，估计能经阴道分娩者，应采取措施加强宫缩。

（1）第一产程

1）一般处理 消除紧张情绪，鼓励进食，指导其休息、饮食及大小便，及时补充膳食营养及水分，必要时可静脉补充营养及水分，不能自行排尿者必要时可行导尿术，同时针刺合谷、三阴交、太冲等穴位。对潜伏期出现的宫缩乏力，可给予哌替啶 100mg 或吗啡 10mg 肌内注射，经过休息全身情况改善后，宫缩多可恢复正常。

2）加强宫缩 若经以上处理无效，可用以下措施。

①人工破膜：宫口扩张≥3cm、无头盆不称、胎头已衔接而产程延缓者可采用。破膜后，胎头紧贴子宫下段及宫颈内口，反射性引起子宫收缩，加速产程进展。但需注意破膜前必须检查有无脐带先露。破膜时机应选择在宫缩间歇时进行，破膜后要注意检查有无脐带脱垂、记录破膜时间、观察羊水的性状、听胎心（听 1 分钟）。破膜后宫缩仍未加强者可用缩宫素加强宫缩。

②缩宫素静脉滴注：适用于协调性宫缩乏力、胎心良好、胎位正常、头盆相称者。将缩宫素 2.5U 配制于 5% 葡萄糖溶液 500ml 内，从 4～5 滴/分开始，根据宫缩强弱进行调整，通常不超过 60 滴/分，直至宫缩持续 40～60 秒，间歇 2～3 分钟，对缩宫素不敏感者，可酌情增加缩宫素的剂量，最高浓度不超过 1%。滴注过程中应有专人守护，严密观察宫缩、胎心率及血压、产程进展等情况。若 10 分钟内宫缩超过 5 次，持续 1 分钟以上或胎心率有变化，应立即停用缩宫素。发现血压升高，应减慢滴注速度，以免引起子宫破裂或胎儿窘迫。切忌在胎儿娩出之前肌内注射、静注、静滴大剂量缩宫素，有明显产道梗阻或伴瘢痕子宫者不宜使用。

③地西泮静脉推注：适用于宫口扩张缓慢及宫颈水肿时，地西泮能使宫颈平滑肌松弛，软化宫颈，促进宫口扩张，常用剂量为 10mg，间隔 4～6 小时后可重复应用，与缩宫素联合应用效果更佳。

经上述处理，若产程仍无进展或出现胎儿窘迫征象时，应及时行剖宫产术。

（2）第二产程 若无头盆不称也应给予缩宫素静滴加强宫缩，同时指导产妇配合宫缩用力；若胎头双顶径已达坐骨棘平面，等待自然分娩或行会阴切开及阴道助产；若胎头双顶径位于坐骨棘以上或出现胎儿窘迫征象时，应行剖宫产术。

（3）第三产程 为预防产后出血，当胎儿前肩娩出时，可静脉推注缩宫素 10～20U。对肛门检查或阴道检查次数多、破膜时间长、产程长及手术产者，应使用抗生素预防感染。

2. 不协调性宫缩乏力 处理原则是调节宫缩，使其恢复为协调性宫缩。给予哌替啶 100mg 或吗啡 10mg 肌内注射或地西泮 10mg 静脉推注，使产妇充分休息后多能恢复协调性宫缩。宫缩未转为协调性宫缩之前禁用缩宫素。经上述处理，不协调性宫缩乏力未能得到纠正，或出现胎儿窘迫征象及头盆不称者，考虑行剖宫产术。

（五）预防

1. 加强产前教育，使孕妇正确认识分娩，便于消除其紧张恐惧心理。
2. 临产前后鼓励多进食，必要时静脉补充营养。
3. 加强产时监护，避免过多使用镇静药物，及时发现和处理头盆不称及胎位异常。
4. 目前国内设康乐待产室和家庭化病房，让爱人及家属陪伴，可预防精神紧张所致的宫缩乏力。

二、子宫收缩过强

（一）协调性子宫收缩过强

1. 临床表现及诊断 宫缩的节律性、对称性和极性均正常，仅收缩力过强、过频。若产道无梗阻，宫口迅速开全，胎先露迅速下降，在短时间内结束分娩，初产妇总产程 <3 小时称急产。若产道有梗阻（如有骨盆狭窄、头盆不称、胎位异常等），可出现子宫病理性缩复环甚至导致子宫破裂。

2. 对母儿的影响

（1）对产妇的影响 急产易导致软产道撕裂、子宫破裂、产褥感染、胎盘滞留和产后出血。

（2）对胎儿、新生儿的影响 可引起胎儿窘迫、新生儿窒息甚至死亡，还易引起新生儿颅内出血、新生儿坠地外伤、新生儿感染机会增加。

3. 处理 有急产史的孕妇，在预产期前 1～2 周应提前住院待产。临产后慎用缩宫剂及各种加强宫缩的措施，包括灌肠、人工破膜等。提前做好接产及抢救新生儿窒息的准备。胎儿娩出时，嘱产妇勿向下屏气，同时行会阴侧切。产后仔细检查软产道，如有撕裂者应及时缝合。未消毒接产给予抗生素预防感染。必要时给予新生儿注射破伤风抗毒素 1500U 和抗生素预防感染，新生儿肌内注射维生素 K_1 10mg 预防颅内出血。出现病理缩复环者，应立即抑制子宫收缩，并尽快行剖宫产术结束分娩。

（二）不协调性子宫收缩过强

子宫收缩失去正常的特点，表现为强直性宫缩与痉挛性狭窄环。

1. 强直性子宫收缩

（1）临床表现及诊断 几乎均由分娩受阻、缩宫素使用不当等外界因素造成。子宫收缩失去节律性，子宫肌全部出现强直性痉挛性收缩，宫缩间歇期短或无间歇。产妇因持续性腹痛而烦躁不安，腹部拒按，胎位触不清，胎心听不清。若合并产道梗阻，可出现病理缩复环、血尿等先兆子宫破裂征象。

（2）处理 停止缩宫素使用，吸氧同时及时给予宫缩抑制剂抑制子宫收缩，如 25% 硫酸镁 20ml 加于 5% 葡萄糖液 20ml 内缓慢静脉推注（不少于 5 分钟），或肾上腺素 1mg 加于 5% 葡萄糖液 250ml 内静脉滴注。若异常宫缩不能缓解，或有梗阻性难产因素、出现病理性缩复环、胎儿窘迫等情况时，应行剖宫产术。

2. 子宫痉挛性狭窄环

（1）临床表现及诊断 可因产妇精神过度紧张、缩宫素使用不当、阴道或子宫腔内粗暴操作而引起。子宫壁局部肌肉呈痉挛性不协调性收缩形成的环状狭窄，持续不放松，称为子宫痉挛性狭窄环（图 8-2）。狭窄环多发生在子宫上下段交界处或胎体较细部位，如胎颈、胎腰等处。产妇持续性腹痛、烦躁不安，子宫颈扩张缓慢，胎先露部下降停滞，胎心不规则。阴道检查在子宫腔内口上方可触及不随宫缩上升的较硬而无弹性的狭窄环，此环不随宫缩而上升。不同于病理性缩复环。若发生在第三产程，可引起胎盘嵌顿。

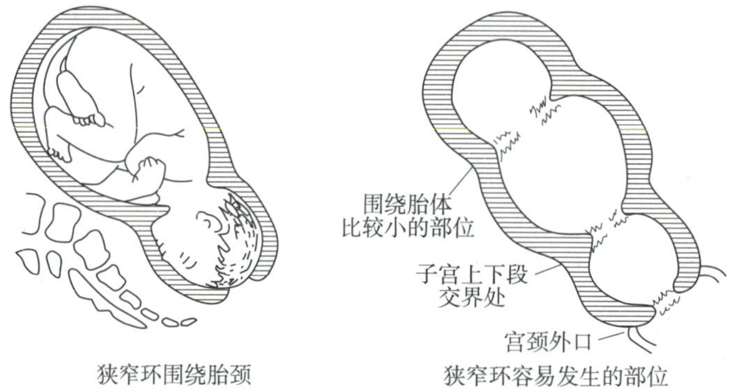

图8－2　子宫痉挛性狭窄环

（2）处理　应立即消除诱因，如停用缩宫素、停止手术操作等，若无胎儿窘迫征象，可给予镇静剂如哌替啶100mg、吗啡10mg肌内注射，也可给25%硫酸镁20ml加于5%葡萄糖注射液20ml内缓慢静注或沙丁胺醇4.8mg口服抑制宫缩，待狭窄环自然消失。若狭窄环不能松解，子宫颈口未开全，先露位置较高或出现胎儿窘迫，应立即行剖宫产术。若胎死宫内，子宫颈口已开全，可行乙醚麻醉经阴道分娩。

素质提升

珍爱生命，感恩父母

《孝经·开宗明义章》：身体发肤，受之父母，不敢毁伤，孝之始也。立身行道，扬名后世，以显父母，孝之终也。父母给予的身体发肤应当谨慎爱护，不敢稍有毁伤。母亲十月怀胎，一朝分娩的艰辛，生命来之不易，不能轻言放弃。遇到困难要坚信，一定有办法面对，而不应轻言轻生。感恩父母，珍爱生命。

第二节　产道异常

情境导入

情境描述　初产妇，28岁，G_1P_0孕40周临产。查：宫缩持续30～40秒，间歇4～5分钟，髂棘间径21cm，髂嵴间径23cm，骶耻外径16cm，出口横径7cm，出口后矢状径6.5cm；胎位LOA，先露未入盆，胎心144次/分，估计胎儿体重约3600g。

讨论　1. 该案例初步诊断为什么？主要诊断依据是什么？

2. 恰当的处理原则是什么？

产道异常包括骨产道异常及软产道异常，临床上以骨产道异常为多见。狭窄骨盆影响胎先露入盆或胎头内旋转，可能引起头盆不称、胎位异常或继发性子宫收缩乏力，导致产程延长或停滞。处理不当，可能造成子宫破裂，危及母儿生命。

一、骨产道异常

由于骨盆径线过短或形态异常，使骨盆腔小于胎先露可通过的限度，先露部不能下降，导致分娩不能顺利进行，称为狭窄骨盆。

（一）狭窄骨盆的分类

1. 骨盆入口平面狭窄　常见于扁平骨盆，入口平面前后径短。包括单纯扁平骨盆和佝偻病性扁平骨盆（图 8－3，图 8－4）。骨盆入口平面狭窄以对角径为主可分为 3 级（表 8－1）。

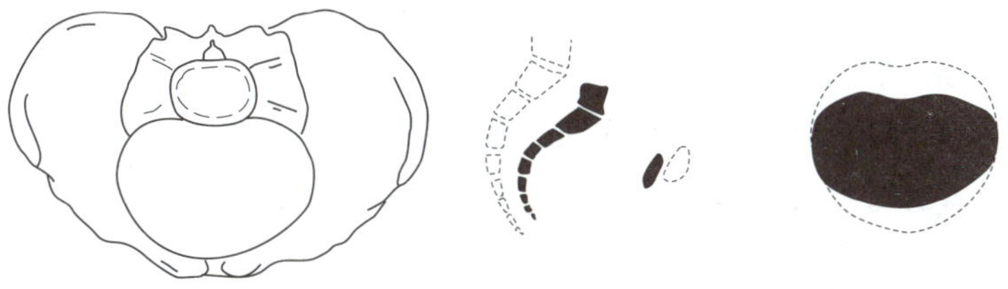

图 8－3　单纯扁平骨盆

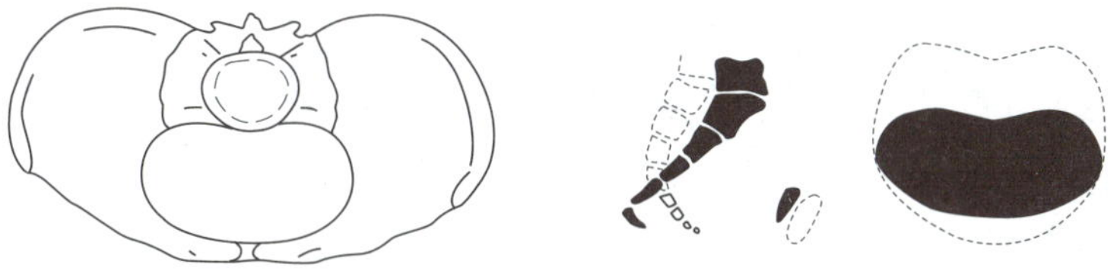

图 8－4　佝偻病性扁平骨盆

表 8－1　骨盆三个平面狭窄的分级

分级	入口平面狭窄	中骨盆平面狭窄	出口平面狭窄		
	对角径	坐骨棘间径	坐骨棘间径＋中骨盆后矢状径	坐骨结节间径	坐骨结节间径＋出口后矢状径
Ⅰ级（临界性）	11.5cm	10cm	13.5cm	7.5cm	15.0cm
Ⅱ级（相对性）	10～11cm	8.5～9.5cm	12～13cm	6～7cm	12～14cm
Ⅲ级（绝对性）	≤9.5cm	≤8.0cm	≤11.5cm	≤5.5cm	≤11.0cm

2. 中骨盆平面狭窄　较入口平面狭窄更常见，常见于两种类型，漏斗型骨盆和横径狭窄骨盆（图 8－5，图 8－6）。以坐骨棘间径和中骨盆后矢状径狭窄为主，分 3 级（表 8－1）。

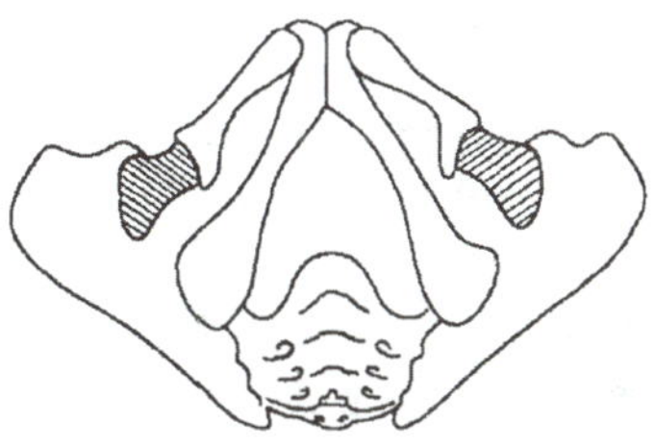

图 8－5　漏斗骨盆

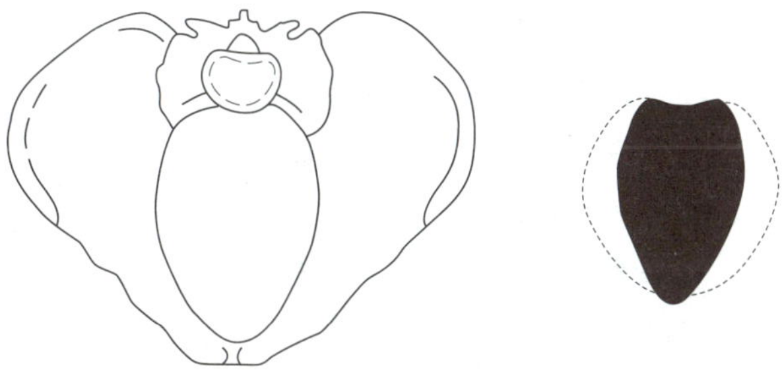

图 8－6　横径狭窄骨盆

3. 骨盆出口平面狭窄　常与中骨盆平面狭窄相伴行，主要见于漏斗型骨盆，以坐骨结节间径及骨盆出口后矢状径狭窄为主，分 3 级（表 8－1）。

4. 骨盆三个平面狭窄 骨盆形态正常，但每个平面径线均小于正常值2cm或更多，称为均小骨盆，多见于身材矮小、体型匀称的妇女（图8－7）。

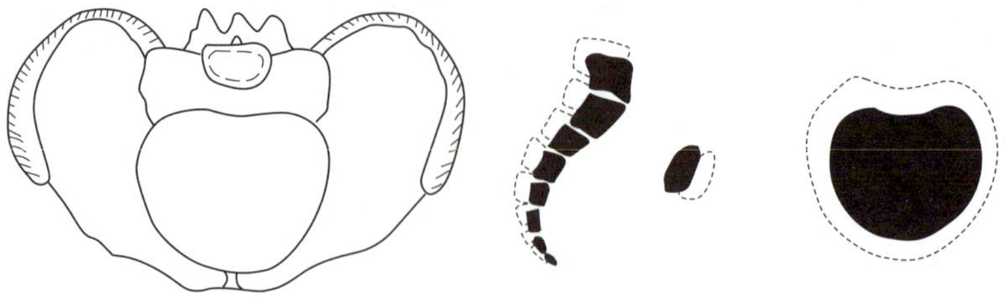

图8－7 均小骨盆

5. 畸形骨盆 骨盆失去正常的形态及对称性，包括跛行及脊柱侧凸所致的偏斜骨盆及骨折所致的畸形骨盆，一般不能经阴道分娩（图8－8）。

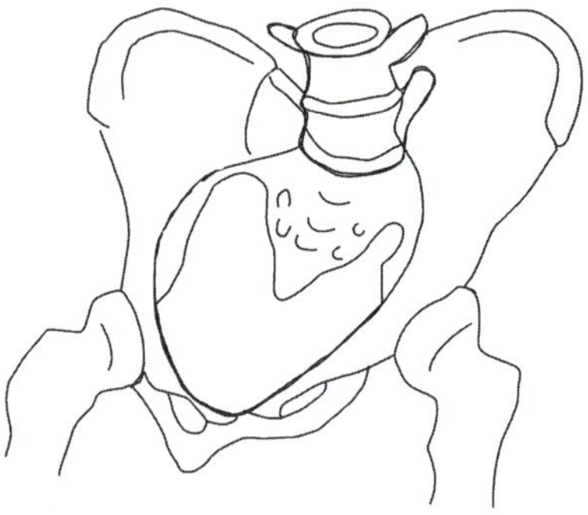

图8－8 偏斜骨盆

（二）临床表现

1. 骨盆入口平面狭窄

（1）胎先露及胎方位异常 因骨盆入口平面狭窄发生的异常胎位如臀先露、肩先露或面先露的机率是正常人的3倍以上。头先露时头盆不称的发生率高，初产妇多呈尖腹，经产妇呈悬垂腹，临产后胎头迟迟不入盆，胎头跨耻征阳性。

骨盆入口平面Ⅰ级临界性狭窄，绝大多数可经阴道分娩；Ⅱ级相对性狭窄，阴道分娩难度增加，需经试产后才能决定是否可以经阴道分娩；Ⅲ级绝对性狭窄，必须行剖宫产术。

（2）产程进展异常 骨盆入口平面狭窄导致相对性头盆不称时，常见潜伏期延长及活跃期延长，经试产，一旦胎头衔接，产程进展顺利；绝对性头盆不称，常导致宫缩乏力及产程停滞，甚至出现梗阻性难产。

（3）其他 胎膜早破及脐带脱垂的机率增高。甚至出现先兆子宫破裂，处理不及时可导致子宫破裂。

2. 中骨盆平面狭窄

（1）胎先露及胎方位异常 衔接后的胎头内旋转受阻，导致持续性枕后（横）位，经阴道分娩受阻。

（2）产程进展异常 胎头于宫口近开全时完成内旋转，因持续性枕后（横）位引起继发性宫缩乏力，多导致第二产程延长甚至停滞。

（3）其他 胎头受阻于中骨盆，强行通过手术助产易导致胎头发生变形，且易形成较大产瘤，严重者发生胎儿颅内出血、头皮血肿及胎儿窘迫等，阴道助产则导致严重的会阴、阴道损伤和新生儿产伤。当宫缩较强时，还可导致子宫破裂。

3. 骨盆出口平面狭窄 常与中骨盆平面狭窄并存。易导致继发性宫缩乏力和第二产程停滞，胎头不能通过骨盆出口平面。不宜强行阴道助产，可导致严重的软产道裂伤及新生儿产伤。

（三）诊断

1. 病史 询问既往有无佝偻病、脊髓灰质炎、脊柱和髋关节结核、骨软化症以及骨外伤史。经产妇应询问既往分娩史、有无难产史或阴道助产、新生儿有无产伤史等。

2. 一般检查 观察孕妇身高、体形，步态有无跛足，有无脊柱及髋关节畸形，米氏菱形窝是否对称。测量身高，孕妇身高 < 145cm 应警惕均小骨盆，体形粗壮、颈部较短者警惕漏斗骨盆；跛行者警惕偏斜骨盆。

3. 腹部检查 观察有无尖腹及悬垂腹。通过测量宫高、腹围及四步触诊法评估胎先露及先露部位是否衔接入盆，也可借助腹部 B 型超声等检查协助诊断。临产后应持续观察评估胎头下降情况，有无胎头跨耻征阳性。

（1）检查方法：孕妇排空膀胱，仰卧位，两腿伸直，检查者一手放在耻骨联合上方，另一手向盆腔方向推压胎头。

（2）结果 ①跨耻征阴性：胎头低于耻骨联合平面，提示胎头已衔接入盆；②跨耻征可疑阳性：胎头与耻骨联合在同一平面，提示可疑头盆不称；③跨耻征阳性：胎头高于耻骨联合平面，提示头盆不称（图 8－9）。对出现跨耻征阳性的孕妇，应让其取半卧位两腿屈曲，再以同法检查胎头是否能入盆，若能入盆，提示骨盆倾斜度异常，而不是头盆不称。

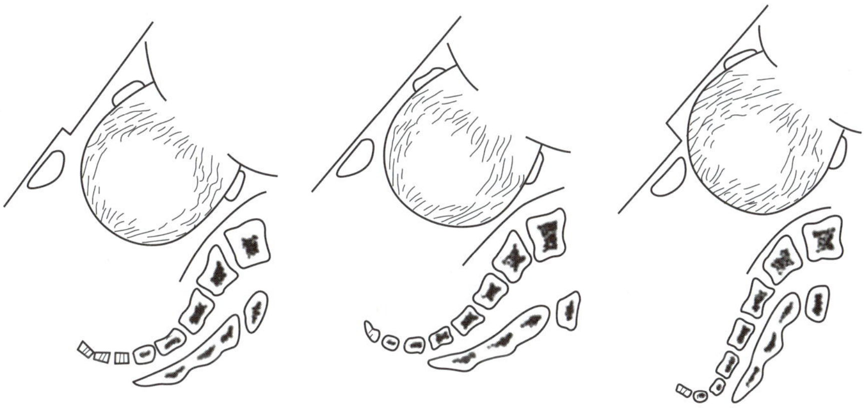

图 8－9 检查头盆相称程度

4. 骨盆测量 对角径 < 11.5cm，属于骨盆入口平面狭窄，为扁平骨盆；坐骨结节间径 < 8cm，坐骨结节间径与出口后矢状径之和 < 15cm，耻骨弓角度 < 90°，坐骨切迹宽度 < 2 横指，属中骨盆和出口平面狭窄，为漏斗型骨盆。各径线值小于正常值 2cm 或以上，可诊断为均小骨盆。

（四）对产程及母儿的影响

1. 对产程的影响 狭窄骨盆可使产程延长及停滞。骨盆入口狭窄可影响胎先露衔接，易发生胎位异常；中骨盆狭窄可使胎头下降延缓、胎头下降停滞、活跃期及第二产程延长；骨盆出口狭窄可使胎头下降停滞、第二产程延长。

2. 对产妇的影响 骨盆入口狭窄可影响胎先露衔接，易发生胎位异常；中骨盆狭窄影响胎头内旋转，易发生持续性枕横位或枕后位；胎先露下降受阻导致继发性宫缩乏力，产程延长或停滞，手术产率增加，软产道裂伤及产后出血增多；产道受压过久，可形成生殖道瘘；产道梗阻伴宫缩过强会形成病理性缩复环，导致先兆子宫破裂甚至子宫破裂；因胎膜早破、手术产率增加及产程中多次阴道检查等，产褥感染机会增加。

3. 对胎儿及新生儿的影响 骨盆入口狭窄影响胎头衔接，易发生胎膜早破及脐带脱垂；产程延长，胎头受压过久易发生胎儿宫内窘迫；强行行阴道助产易引起新生儿颅内出血、感染等。

（五）处理

首先要明确狭窄骨盆类型和程度，结合产力、胎位、胎儿大小、胎心率、宫缩强弱、宫口扩张程度、胎先露下降程度、破膜与否以及产妇年龄、产次、既往分娩史进行综合判断，决定分娩方式。

1. 骨盆入口平面狭窄的处理

（1）绝对性狭窄　对角径≤9.5cm，明显头盆不称、胎头跨耻征阳性者，足月活胎不能经阴道分娩，应行剖宫产术结束分娩。

（2）相对性狭窄　对角径10.0～11.0cm，轻度头盆不称，胎头跨耻征可疑阳性者，足月活胎体重<3000g，胎心率及产力正常，应严密监护行阴道试产。胎膜未破者在宫口扩张≥3cm时行人工破膜，破膜后宫缩加强，产程进展顺利，多能经阴道分娩。在试产过程中，应严密观察宫缩、胎心及产程进展情况。试产中不宜使用镇痛和镇静剂。试产2～4小时，若胎头仍不能入盆，或出现先兆子宫破裂征象，或伴有胎儿窘迫征象者，应及时行剖宫产术结束分娩。胎膜已破，为减少感染应适当缩短试产时间。

2. 中骨盆平面狭窄的处理　若宫口开全，胎头双顶径达坐骨棘水平或更低，可经阴道徒手旋转胎头为枕前位，待其自然分娩或行助产术。若胎头双顶径未达坐骨棘水平，或出现胎儿窘迫征象者，应行剖宫产术结束分娩。

3. 骨盆出口平面狭窄的处理　不应进行试产，应在临产前对胎儿大小、头盆关系做充分估计以决定分娩方式。若孕妇出口横径与出口后矢状径之和>15cm，胎儿体重<3000g，多能经阴道分娩；若两者之和<15cm，则足月胎儿不能经阴道分娩，应行剖宫产术结束分娩。

4. 均小骨盆的处理　估计胎儿不大，胎位正常，胎心好，头盆相称，宫缩好，可以经阴道试产；胎儿较大，明显头盆不称，胎儿不能通过产道，应尽早行剖宫产术结束分娩。

5. 畸形骨盆的处理　畸形严重、明显头盆不称者，应及早行剖宫产术结束分娩。

二、软产道异常

软产道异常所导致的难产较少见，容易被忽视。因此，应于妊娠早期常规行双合诊检查，了解软产道有无异常；临产后，应仔细观察，综合分析，及时正确处理，使分娩能顺利进行。

（一）软产道异常的类型及处理

1. 外阴异常　包括会阴坚韧、外阴瘢痕、会阴水肿、静脉瘤等。会阴坚韧多见于年龄较大初产妇，因纤维组织弹性减退所致。有时则因瘢痕引起，分娩时不易扩张，第二产程延长，可造成严重会阴撕裂，需切开会阴。会阴水肿严重者可在无菌条件下行多点穿刺放液，分娩后预防感染。阴部静脉瘤应预防破裂，一旦破裂，应压迫和缝扎止血。

2. 阴道异常　包括阴道横隔、阴道纵隔、阴道囊肿和肿瘤、阴道尖锐湿疣等。

阴道横隔及纵隔孕妇分娩时可妨碍先露部下降，较薄的纵隔在分娩时可被撕裂，较厚的需手术切除。先天性阴道横隔可在分娩时包住先露部，中间小孔易被误认为扩张的宫颈口，临产后若胎头深入阴道长时间不能娩出而宫颈口检查不清时，应及时行阴道检查以明确诊断，横隔薄者，分娩时可渐被扩张或撕裂，较厚者不能扩张，需做“十”字切口，在分娩结束时切除剩余部分后缝合，过厚者则需行剖宫产术结束分娩。

阴道壁囊肿较大而阻碍胎先露部下降时，可行囊肿穿刺抽出其内容物，待分娩后再选择时机进行处理；阴道内肿瘤阻碍胎先露部下降而不能经阴道切除者，应行剖宫产术，原有病变待分娩后再行处理。较大或范围广的尖锐湿疣可阻塞产道，阴道分娩可能造成严重的阴道裂伤，以行剖宫产术为宜。

3. 子宫颈异常　包括子宫颈粘连和瘢痕、子宫颈水肿、子宫颈坚韧、子宫颈癌、子宫颈肌瘤、子宫下段异常等。

（1）子宫颈粘连和瘢痕　可为损伤性刮宫、感染、手术或物理治疗所致，轻度的子宫颈膜状粘连可试行粘连分离、机械性扩展或子宫颈放射状切开，严重者应行剖宫产术结束分娩。

（2）子宫颈坚韧　常见于高龄初产妇，子宫颈成熟不良，缺乏弹性或精神过度紧张所致。分娩时可于子宫颈两侧注射0.5%利多卡因5～10ml，若不见缓解，应行剖宫产术结束分娩。

（3）子宫颈水肿　多见于扁平骨盆、持续性枕后位或潜伏期延长，子宫颈口未开全时过早使用腹压导致。轻者可抬高产妇臀部，减轻胎头对宫颈的压力，也可于子宫颈两侧注射0.5%利多卡因5～10ml，待子宫口近开全时，用手将水肿的子宫颈前唇上推，使其逐渐越过胎头，即可经阴道分娩。若经上述处理无明显效果，应行剖宫产术结束分娩。

（4）子宫颈癌　癌肿质硬而脆，经阴道分娩易导致子宫颈裂伤、出血及癌肿扩散，应行剖宫产术结束分娩。

4. 子宫异常　包括子宫畸形、瘢痕子宫。

（1）子宫畸形　包括纵隔子宫、双子宫、双角子宫等，子宫畸形时难产发生率明显增加；胎位和胎盘位置异常的发生率增加；易出现子宫收缩乏力、产程异常、子宫颈扩张缓慢和子宫破裂。子宫畸形合并妊娠者，临产后应严密观察，适当放宽剖宫产手术指征。

（2）瘢痕子宫　包括曾经行剖宫产、子宫进行过手术后形成的瘢痕子宫，此类妇女再孕分娩时子宫破裂的风险增加，但应注意并非所有瘢痕子宫再孕后均须剖宫产，故应根据前次子宫手术方式、指征、术后有无感染、术后再孕间隔时间、既往剖宫产次数、有无紧急剖宫产的条件以及本次妊娠胎儿大小、胎位、产力及产道情况等综合分析决定。

5. 盆腔肿瘤　包括子宫肌瘤、卵巢肿瘤等。

（1）较小的子宫肌瘤且未阻塞产道者，可经阴道分娩，肌瘤待分娩后再行处理。子宫下段及子宫颈部位较大肌瘤可占据盆腔或阻塞骨盆入口，可使分娩受阻或引起胎位异常，宜行剖宫产术结束分娩，并酌情行肌瘤剜除或子宫切除术。

（2）妊娠合并卵巢肿瘤时，因卵巢随子宫增大而提升，卵巢肿瘤受胎先露下降的挤压易发生蒂扭转、破裂。卵巢肿瘤位于骨盆入口阻碍胎先露衔接者，应行剖宫产术结束分娩，并同时切除卵巢肿瘤。

（二）处理原则

临产后根据软产道异常阻碍分娩的程度，选择适当的分娩方式。

第三节　胎位异常

分娩时，枕前位为正常胎位，其余均为异常胎位。胎位异常是造成难产的常见原因之一，包括胎头位置异常、臀先露及肩先露。在胎头位置异常中，以持续性枕后位或持续性枕横位较常见。

一、持续性枕后位、持续性枕横位

胎头以枕后位或枕横位衔接，当胎头双顶径抵达中骨盆平面时，因强有力的宫缩胎头绝大多数能向前旋转135°或90°成枕前位，以最小径线通过骨盆最窄平面达到阴道自然分娩。若胎头枕骨持续位于骨盆后方或侧方，直至分娩后期也不能转向前方，致使分娩困难，则称为持续性枕后位或持续性枕横位（图8－10）。多由骨盆狭窄（如漏斗骨盆、横径狭窄骨盆）、胎头俯屈不良及宫缩乏力等引起。

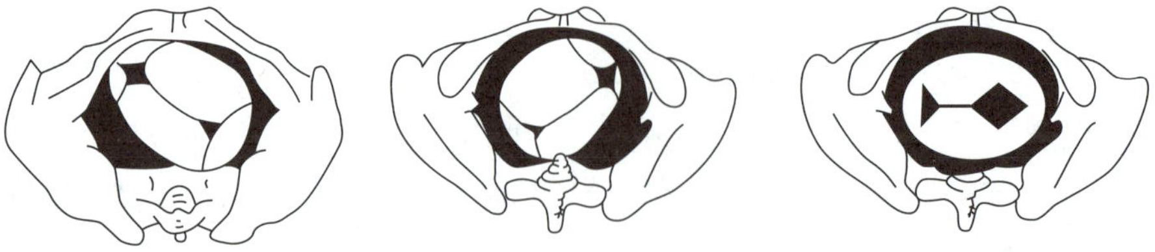

图 8－10　持续性枕后位或持续性枕横位

情境导入

情境描述　初产妇，28 岁，G_1P_0，孕 40 周，宫口开全 2 小时，胎儿未娩出。查：子宫底部为臀，腹壁明显触及胎儿肢体，胎心 144 次/分；胎头下降程度为 S^{+3}，矢状缝在骨盆左斜径上，大囟门在右前方，骨盆无明显异常。

讨论　1. 该案例初步诊断为什么？主要诊断依据是什么？

2. 处理原则是什么？

（一）原因

1. 骨盆异常与胎头俯屈不良　多见于男型骨盆和类人猿骨盆，此类骨盆入口平面呈前窄后宽，易以枕后位或枕横位入盆，且此类骨盆常伴有中骨盆狭窄，胎头内旋转受阻，易发生枕后位或枕横位；扁平骨盆及均小骨盆容易使胎头以枕横位衔接，且在中骨盆形成持续性枕横位。

2. 其他异常　宫颈肿瘤、头盆不称、前置胎盘、宫缩乏力及胎儿异常等均可影响胎头俯屈及内旋转，形成持续性枕横位或枕后位。

（二）诊断

1. 临床表现　临产后胎头衔接较晚及俯屈不良，枕后位、枕横位的胎先露不易紧贴子宫颈及子宫下段，不能反射性引起子宫收缩，易发生协调性宫缩乏力，使产程延长，主要表现为活跃期晚期及第二产程延长。枕后位时，枕骨持续位于骨盆后方压迫直肠，产妇自觉肛门坠胀及排便感，使产妇在子宫颈口未开全时过早使用腹压，导致子宫颈前唇水肿和产妇疲劳，影响产程进展。当阴道口见到胎发，经过多次宫缩时屏气却不见胎头继续下降时，应考虑可能为持续性枕后位。

2. 腹部检查　子宫底触及胎臀，胎背偏向母体后方或侧方不易触及，在前腹壁易触及胎儿肢体。胎心音多在脐下一侧偏外听得最清楚。枕后位时，因胎背伸直，前胸贴近母体腹壁，胎心在胎儿肢体侧的胎胸部位也能闻及。

3. 肛门检查及阴道检查　子宫颈口开大或开全时，①枕后位：盆腔后部空虚，触及胎头矢状缝与骨盆斜径一致，前囟在右（左）前方、后囟在左（右）后方，耳廓朝向骨盆后方，则为枕左（右）后位；②枕横位：胎头矢状缝与骨盆横径一致，后囟位于骨盆左（右）侧方，耳廓朝向骨盆侧方，为枕左（右）横位。

4. B 型超声检查　根据胎头枕部及颜面的位置，能准确探清胎头的位置。

（三）分娩机制

子宫收缩强而有力且无明显头盆不称情况下，多数枕横位或枕后位可向前旋转 90°～135°成为枕前位而经阴道自然分娩。枕后位胎头也可向后旋转 45°，使矢状缝与骨盆前后径一致，胎儿枕骨朝向骶骨，呈正枕后位娩出。枕横位在下降过程中无内旋转，枕后位胎头也可仅向前旋转 45°呈持续性枕横位，多需用手或胎头吸引器协助转成枕前位再娩出。

（四）对产程及母儿的影响

持续性枕后（横）位易致继发性宫缩乏力，引起产程延长，需手术助产，易发生软产道损伤、产后出血及感染；若胎头长时间压迫软产道，易形成尿潴留，甚至发生缺血坏死脱落，形成生殖道瘘；胎儿受压易致胎儿窘迫和新生儿窒息。

（五）处理

持续性枕后位、枕横位在骨盆无异常、胎儿不大时，可以试产，并严密观察产程、宫缩强度、胎心音、胎头下降及宫口扩张程度。

1. 第一产程 潜伏期应保证产妇充分的营养与休息，让产妇向胎儿肢体方向侧卧，以利胎头枕部转向前方。子宫颈口开全之前，嘱产妇不要过早屏气用力，以免引起子宫颈前唇水肿，影响产程进展。子宫颈口开大3cm后，排除头盆不称后可行人工破膜增强宫缩，推动胎头内旋转。若宫缩欠佳应尽早静脉滴注缩宫素。若经过上述处理，效果不佳，每小时宫口开大<0.5cm或产程无进展，或试产过程中出现胎儿窘迫征象等，均应行剖宫产术结束分娩。

2. 第二产程 子宫颈口开全后，若产程进展缓慢，初产妇已近2小时，经产妇已近1小时，应行阴道检查确定胎方位。胎头双顶径达坐骨棘平面或更低，徒手将胎头枕部转向前方待自然分娩，或行阴道助产（低位产钳术或胎头吸引术）将胎头转成枕前位，而后协助其经阴道分娩。若转为枕前位有困难，也可向后转为正枕后位，再以产钳助产。以枕后位娩出者，需做较大会阴侧切，以免造成会阴裂伤。若胎头位置较高疑有头盆不称，或伴胎儿宫内窘迫者，需行剖宫产术。

3. 第三产程 做好抢救新生儿准备，同时当胎盘娩出后立即使用缩宫素，预防产后出血。产后仔细检查软产道，有裂伤者应及时缝合。产后给予抗生素预防感染。

二、臀先露

情境导入

情境描述 初产妇，38岁，G_1P_0，孕40周，临产。查：宫底部触及圆而硬有浮球感的胎体，耻骨联合上方触及宽、软、不规则的胎体，胎心140次/分，在产妇脐上左侧听得最清楚。骨盆无异常，估计胎儿体重约3700g。

讨论 1. 该案例初步诊断为什么？主要诊断依据是什么？

2. 应做何项检查确诊？处理原则是什么？

臀先露是最常见的异常胎位，占足月分娩总数的3%～4%，多见于经产妇。因胎头比胎臀大，分娩时胎头后出无明显变形，往往娩出困难，加之易发生脐带脱垂、新生儿产伤等，使围生儿死亡率增高。

（一）分类

根据胎儿双下肢所取的姿势分为3类。

1. 单臀先露 又称腿直臀先露，最多见。胎儿双髋关节屈曲，双膝关节伸直，以胎臀为先露。

2. 完全臀先露 又称混合臀先露，较多见。胎儿双髋关节及双膝关节均屈曲如盘膝而坐。以臀部和双足为先露。

3. 不完全臀先露或足先露 以一足或双足、一膝或双膝、一足一膝为先露。膝先露一般是暂时的，分娩开始后可转为足先露，较少见。

（二）诊断

1. 临床表现 妊娠晚期孕妇胎动时常有季肋部胀痛感，且感觉呼吸不畅、易饥但进食少。胎臀不规则不能紧贴子宫下段，常导致宫缩乏力，子宫颈口扩张缓慢，产程延长。在第一产程活跃期，可见胎足脱出阴道，单臀者可见胎粪排出。足先露时易发生胎膜早破和脐带脱垂。

2. 腹部检查 子宫呈纵椭圆形，子宫底触及圆而硬、按压有浮球感的胎头；耻骨联合上方触及不规则、软而宽的胎臀；在腹部一侧触及宽而平坦的胎背，对侧触及不规则的肢体。胎心在脐右上方或左上方听得最清楚。

3. 肛门检查及阴道检查 肛门检查时，盆腔内空虚，能触及软而不规则的胎臀或触到胎足、胎膝。若不能确诊，可做阴道检查。宫口扩张 3cm 以上，胎膜已破，能直接触及胎臀、外生殖器及肛门。应注意与面先露相鉴别，若为颜面，可触及口与两颧骨突出点呈三角形，手指放入口内可触及齿龈和弓状的下颌骨。若为胎臀，可触及肛门与两坐骨结节在一条直线上，手指放入肛门内有环状括约肌收缩感，取出后可见指套上粘有胎粪。完全臀先露可触及胎足，应与胎手鉴别，胎足趾短而平齐，且有足跟，而胎手指长，指端不平齐（图 8－11）。当不完全臀先露触及胎儿下肢时，应警惕脐带脱垂的发生。

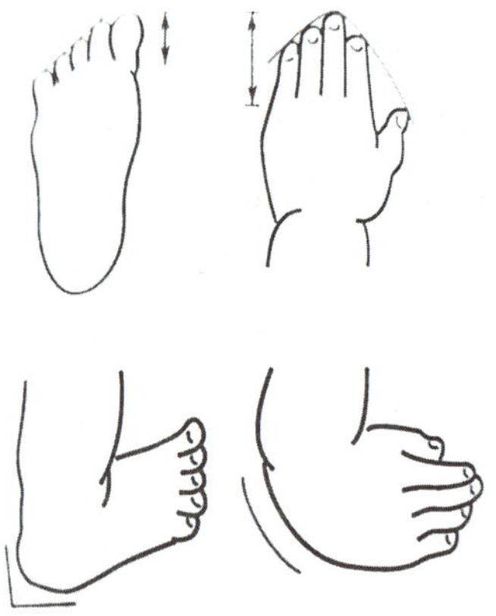

图 8－11 胎足及胎手的区别

4. B 型超声检查 能准确探清臀先露类型以及胎儿大小、胎头姿势。

（三）分娩机制

以骶左前位为例阐述。

临产后，胎臀以粗隆间径衔接于骨盆入口右斜径上，前臀在盆底阻力的作用下向母体的右前方旋转 45°，使前臀转向耻骨联合后方，粗隆间径与骨盆出口前后径一致，继而胎体为适应产道侧屈，后臀先娩出，胎体稍伸直，前臀继而在耻骨弓下娩出，随后双腿、双足相继娩出。胎臀娩出后，胎体向左外旋转，胎背转向前方，胎儿双肩径衔接于骨盆入口右斜径或横径上，再遇盆底阻力，前肩向右旋转 45°，此时，双肩径与骨盆出口前后径一致，胎体顺产道侧屈，后肩及后上肢先娩出，随后前肩及前上肢娩出。当胎肩降至会阴后，胎头矢状缝衔接于骨盆入口的左斜径或横径上，胎头达盆底时向左前方旋转 45°，枕骨在耻骨联合下方，以此处为支点发生俯屈，颏、面及额部先娩出，而后枕骨娩出。

（四）对母儿的影响

1. 对产妇的影响 因胎臀不规则，不能紧贴子宫下段及子宫颈，易继发宫缩乏力和胎膜早破，增加产后出血及感染的机会；若宫口未开全强行牵拉，容易造成宫颈撕裂，甚至延及子宫下段导致子宫破裂。

2. 对胎儿及新生儿的影响 因胎膜早破，易发生早产，脐带脱垂发生率增加，致使胎儿窘迫，甚至死亡；胎体娩出时宫口不一定开全，强行牵拉娩出胎头，易发生颅内出血、骨折、臂丛神经损伤、脊柱损伤等产伤，甚至死产。

（五）处理

1. 妊娠期 加强产前检查，尽早发现臀位，妊娠 30 周前臀先露多能自行转为头先露，不需处理。妊娠 30 周后仍为臀先露者应予以矫正。方法如下。

（1）胸膝卧位 嘱孕妇排空膀胱，松解裤带，胸膝卧位（图 8－12），每日 2～3 次，每次 15 分钟，连做 1 周后复查。这种方法可使胎臀退出盆腔，借助重心改变，完成胎位矫正。

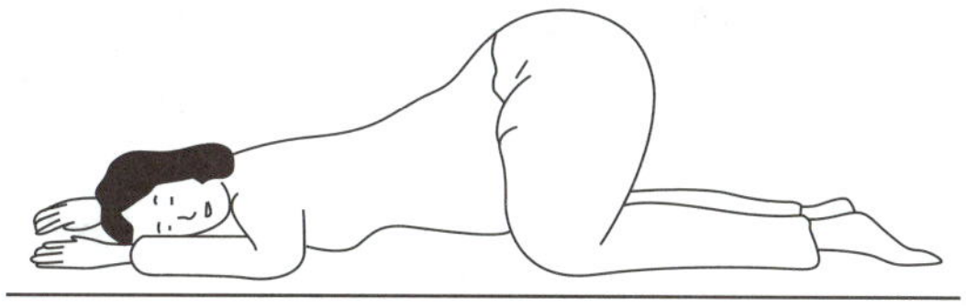

图 8－12　胸膝卧位

（2）针灸、激光照射或艾灸至阴穴（足小趾外侧趾甲角旁 0.1 寸，约 0.3cm）　每日 1 次，每次 15～30 分钟，1～2 周为一疗程。与胸膝卧位联合应用效果更好。

（3）外倒转术　用于上述矫正方法无效者，于妊娠 32～34 周行外倒转术，因有发生胎盘早剥、脐带缠绕的风险，应慎用。术前半小时口服沙丁胺醇 4.8mg，最好在 B 型超声监视下进行。外倒转术进行过程中若出现剧烈腹痛、胎心音改变等情况应立即停止操作并退回到原来的位置观察半小时。术前必须做好紧急剖宫产的准备。

2. 分娩期　临产初期应根据产妇年龄、本次妊娠经过、胎产次、骨盆类型、臀先露类型、胎儿大小、胎儿是否存活及发育是否正常以及有无合并症等，决定分娩方式。

（1）剖宫产　如有骨盆狭窄、软产道异常、胎儿体重 >3500g、胎儿窘迫、胎儿生长受限、高龄初产、有难产史、妊娠合并症、不完全臀先露及脐带先露者，均应行剖宫产术结束分娩。

（2）阴道分娩

第一产程：应左侧卧位休息，不宜站立走动，少做阴道检查及肛查，禁止灌肠及使用缩宫素引产，避免胎膜破裂。一旦破膜立即听胎心，取臀高头低位。若胎心异常，应行阴道检查，了解有无脐带脱垂。若有脐带脱垂，胎心尚好，宫口未开全者，应行剖宫产术。若无脐带脱垂，则严密观察胎心及产程进展。宫口未开全，宫缩时在阴道口见到胎足或胎臀，应消毒外阴之后，使用“堵”外阴方法，即宫缩时用无菌巾以手掌堵住阴道口（图 8－13），直至宫口开全。其目的是为避免胎足过早脱出，并利于胎臀下降，使宫口及阴道充分扩张，以便胎头顺利娩出。“堵”外阴时，应每 10～15 分钟听胎心音一次，注意检查宫口扩张情况，一旦宫口开全，就不能再堵外阴，以免出现意外。注意子宫形态以防发生子宫破裂，并做好接产和抢救新生儿窒息的准备。

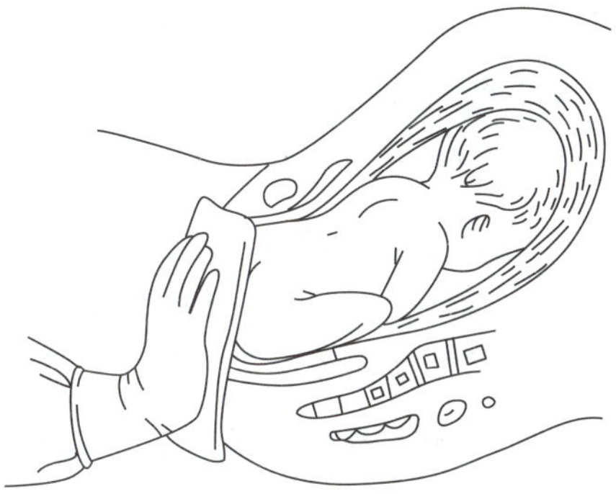

图 8－13　用手堵外阴

第二产程：导尿排空膀胱。初产妇应做会阴侧切术。有 3 种分娩方式。①自然分娩：胎儿娩出不作任何牵拉，极少见。仅见于经产妇、胎儿小、宫缩强及骨产道宽大者；②臀位助产：当胎臀自然娩出至脐部后，胎肩及后出胎头由接产者协助娩出。脐部娩出后，应于 2～3 分钟娩出胎头，最长不能超过 8 分钟。后出胎头用单叶产钳协助娩出效果好；③臀牵引术：胎儿全部由接产者牵拉娩出，对胎儿损伤大，一般情况下应禁止使用。

第三产程：胎盘娩出后，肌内注射缩宫素或麦角新碱防止产后出血；积极抢救新生儿窒息；仔细检查软产道，若有损伤应及时缝合；给予抗生素预防感染。

三、肩先露

胎体纵轴与母体纵轴相垂直，胎体横卧于骨盆入口之上，以肩为先露，称为肩先露。常因经产妇腹壁过度松弛、未足月胎儿未转至头先露、前置胎盘、子宫畸形、羊水过多及骨盆狭窄等原因造成。除死胎及早产儿胎体可折叠娩出外，足月活胎不能经阴道娩出。是对母儿最不利的胎位，若不及时处理，容易造成子宫破裂，导致母儿死亡。以肩胛骨为指示点，有肩左前、肩右前、肩左后、肩右后4种胎方位。

（一）诊断

1. 临床表现 肩先露时，胎肩不能紧贴子宫下段及子宫颈内口，易发生宫缩乏力；胎肩对子宫颈压力不均，容易发生胎膜早破；破膜后羊水外流，胎儿上肢或脐带容易脱出，导致胎儿窘迫甚至死亡；随着宫缩加强，胎肩及一部分胸廓被挤入盆腔内，胎体折叠弯曲，胎颈拉长，上肢脱出于阴道口外，但胎头和胎臀仍被阻于骨盆入口上方，形成嵌顿性（忽略性）肩先露（图8-14）；若宫缩继续增强，可形成病理缩复环，是子宫破裂的先兆，甚至发生子宫破裂。

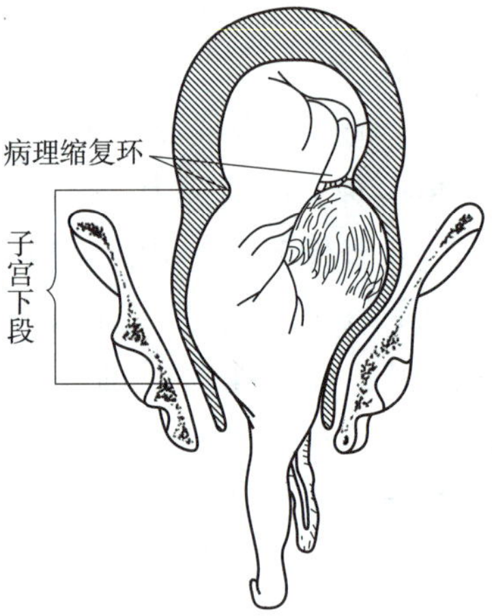

图8-14 忽略性肩先露

2. 腹部检查 子宫呈横椭圆形，子宫底高度低于妊娠周数。子宫底部及耻骨联合上方空虚，子宫横径宽，于母体腹部两侧分别触及胎头及胎臀。肩前位时，腹部一侧可触及宽而平坦的胎肩，肩后位时，腹部可扪及不规则的胎儿肢体，胎心在脐周两侧最清楚。

3. 肛门检查及阴道检查 胎膜未破裂者，先露位置高，肛查不易触及。若胎膜已破、宫口已扩张者，经阴道检查可触及肩胛骨、肋骨及腋窝，有时还可触及脱垂的脐带及胎手。可根据腋窝尖端指向母体左方或右方，肩胛骨朝向母体前方或后方确定胎方位。

4. B型超声检查 能明确胎方位。

（二）处理

1. 妊娠期 定期产前检查，及时发现并纠正肩先露，方法与臀先露相同（胸膝卧位、激光照射、艾灸至阴穴）。上述方法无效，应试行外倒转术转成头先露，并包扎腹部以固定胎头。上述方法无效，则应提前住院待产。

2. 分娩期 根据胎产次、胎儿大小、胎儿是否存活、子宫颈口扩张程度、胎膜是否破裂、有无并发症等，决定分娩方式。

（1）剖宫产 ①足月活胎；②出现先兆子宫破裂或子宫破裂征象，无论胎儿存活与否，术中若发现子宫感染严重，应切除子宫。

（2）阴道分娩 若宫口开大>5cm，胎膜已破，胎儿不大，可在全身麻醉或硬膜外麻醉下行内倒转术转成臀先露后经阴道分娩；若胎儿已死，无先兆子宫破裂征象，子宫颈口近开全，可在全麻下行断头术或碎胎术。行阴道助产或毁胎术后，应常规检查软产道有无裂伤，如有裂伤应及时缝合。注意防止产后出血及感染的发生。

答案解析

目标检测

一、选择题

1. 关于协调性子宫收缩乏力，下列说法正确的是（ ）

A. 对胎儿影响较大

B. 宫缩节律性、对称性、极性正常，仅收缩力弱

C. 不易发生胎盘滞留
D. 加强宫缩首选静脉滴注催产素
E. 子宫中段收缩比宫底强

2. 关于不协调性宫缩乏力，下列何项错误（ ）
A. 子宫收缩极性倒置
B. 可导致产程延长
C. 容易出现胎儿窘迫
D. 不应静脉点滴催产素
E. 产妇多无特殊不适

3. 处理不协调性宫缩乏力，首选措施是（ ）
A. 肥皂水灌肠
B. 给镇静剂，使之变为协调性
C. 静脉点滴催产素
D. 人工破膜
E. 及时排尿必要时导尿

4. 单纯扁平骨盆的特点为（ ）
A. 骨盆入口前后径短而横径正常
B. 骨盆入口横径短而前后径稍长
C. 骨盆呈漏斗状
D. 骨盆各平面径线值均小于正常值2cm或以上
E. 骨盆不对称

5. 妊娠25周发现孕妇为臀先露，应采取的措施是（ ）
A. 胸膝卧位
B. 激光或艾灸至阴穴
C. 外倒转术
D. 等待3～4周复查再处理
E. 中药转胎

6. 持续性枕横位的特点为（ ）
A. 胎头矢状缝与骨盆横径一致
B. 后囟一直在骨盆前方
C. 后囟一直在骨盆后方
D. 耳廓一直朝向骨盆左侧方
E. 耳廓一直朝向骨盆右侧方

7. 胎头跨耻征阳性提示（ ）
A. 头盆相称
B. 胎头可入盆
C. 头盆可能不称
D. 胎头低于耻骨联合前表面
E. 头盆不称

8. 林某，女，29岁，G_2P_0，39周妊娠，产科检查：宫高32cm。枕左横位，胎心率128次/分，尿蛋白（－）。骨盆外测量：出口横径为7.5cm，应进一步检查（ ）
A. 出口后矢状径
B. 对角径
C. 坐骨棘间径
D. 坐骨切迹宽度
E. 骶骨前面弯曲度

9. 赵某，女，26岁。孕39周，肛查宫口8cm，先露0，胎膜未破，头先露，有宫缩，但子宫体部不变硬，持续时间30秒，间隔5分钟，胎心136次/分，B型超声示胎儿双顶径为9.0cm。此时最适宜的处理是（ ）
A. 人工破膜
B. 立即剖宫产
C. 静脉点滴缩宫素5U
D. 肌内注射哌替啶100mg

E. 观察2小时后再决定

10. 钱某，女，30岁，38周妊娠，臀位，入住产科病房。产妇在床边排尿时突然阴道流羊水，量多。下列处理措施中不恰当的是（　）

A. 安置产妇卧床休息，抬高臀部

B. 立即听胎心

C. 协助去B超室做检查

D. 观察羊水的性状和量

E. 记录破膜时间、胎心、羊水性状

二、思考题

1. 简述协调性宫缩乏力的特点、诊断及处理。
2. 简述跨耻征检查方法及结果判断。

（陈　静）

书网融合……

本章小结　　微课　　题库

第九章 妊娠并发症

PPT

学习目标

1. 通过本章的学习，掌握流产、早产的概念；流产、前置胎盘、胎盘早剥的临床表现、临床类型、诊断及处理；过期妊娠的处理；异位妊娠的临床表现、诊断及鉴别诊断、治疗；妊娠期高血压疾病基本病理生理变化及治疗。熟悉流产的病因；早产的临床表现、诊断、鉴别诊断及处理；过期妊娠的概念、病因、病理、诊断、对母体与胎儿的影响；异位妊娠的病因、病理；妊娠期高血压疾病的分类、诊断及对母儿的影响；前置胎盘及胎盘早剥的概念、病因、病理、鉴别诊断、并发症及对母儿的影响。了解早产的预防；妊娠期高血压疾病高危因素与病因学说及鉴别诊断。

2. 具备对流产、早产和过期妊娠进行正确诊断和处理的能力；对异位妊娠、妊娠期高血压、前置胎盘、胎盘早剥等疾病的诊治技能。关心患者，能与患者及家属进行良好沟通并对其进行健康教育；能开展妊娠并发症相关知识的健康教育。

情境导入

情境描述 35岁妇女，因“阴道出血1个月，下腹痛7小时”急诊入院。平素月经规律3～6/30天，量中，无痛经，7小时前无诱因突然右下腹痛，伴恶心、呕吐及肛门下坠感。体查：心肺（－），P 100次/分，BP 110/70mmHg，T 37.2℃，下腹压痛、反跳痛明显。妇科检查：外阴（－）；阴道畅，见少量暗红血迹；宫颈光，举痛（＋），子宫中位，正常大小，质中，活动，压痛（＋），右侧附件可扪及3cm×2cm×2cm包块，压痛明显，左附件（－）。实验室检查：Hb 80g/L，WBC 19.1×10^9/L，淋巴细胞5%，尿常规（－）。

讨论 1. 请简述初步诊断及诊断依据。

2. 请简述该病的治疗方案。

第一节 流 产

妊娠未达28周、胎儿体重不足1000g而终止妊娠者，称流产（abortion，miscarriage）。流产分自然流产和人工流产，自然流产的发生率占全部妊娠的31%左右，其中80%为早期流产。在早期流产中，约2/3为隐性流产，即发生在月经期前的流产，也称生化妊娠。

一、病因

（一）胚胎因素

胚胎或胎儿染色体异常是早期流产最常见的原因，占50%～60%，遗传、感染、药物等因素均有可能引起胚胎染色体异常。多数为染色体数目异常，其次为染色体结构异常。

（二）母体方面

1. 全身性疾病 妊娠期急性高热、细菌毒素或病毒感染、慢性疾病，如严重贫血、心力衰竭及慢性肾炎等，均可导致流产。

2. 内分泌失调 黄体功能不全、甲状腺功能低下、糖尿病血糖控制不满意者也可导致流产。

3. 生殖器官异常 子宫畸形（子宫发育不良、双子宫、单角子宫、子宫纵隔等）、子宫肌瘤等均可以影响胚胎着床和发育而导致流产。子宫颈重度裂伤，子宫颈内口松弛易致胎膜早破而发生晚期流产。

4. 强烈应激与不良习惯 妊娠期受到创伤，孕妇过量吸烟、酗酒、过量饮咖啡及二乙酰吗啡（海洛因）等毒品，均可能导致流产。

5. 免疫功能异常 如父方的人白细胞抗原（HLA）、胎儿抗原、母胎血型抗原不合、母体抗磷脂抗体过多、抗精子抗体存在、封闭抗体不足等，均是引发流产的危险因素。

（三）环境因素

影响生殖功能的外界不良因素可以直接或间接对胚胎或胎儿造成损害。过多接触某些有害化学物质和物理因素，均可引起流产。

二、病理

1. 早期流产 发生在妊娠12周之前，开始时绒毛与蜕膜剥离，出现阴道流血，剥离的胚胎和血液刺激子宫收缩，排出胚胎及其他妊娠物，产生阵发性下腹部疼痛。胚胎及其附属物完全排出后，子宫收缩，出血停止。

2. 晚期流产 发生在妊娠12周之后者，其原因多为子宫解剖异常，其临床过程与早产相似，胎儿娩出后胎盘娩出，出血不多；也有少数流产前胎儿已死亡，其原因多为非解剖因素所致，如严重胎儿发育异常、自身免疫异常、血栓前状态、宫内感染或妊娠附属物异常等。

三、临床表现

（一）症状

停经、腹痛及阴道流血是流产的主要症状。

1. 停经史 常有明显的停经史。

2. 腹痛 流产时出现的腹痛常为宫缩样疼痛。早期流产患者腹痛往往出现在阴道流血之后。晚期流产则与早期流产不同，其先出现阵发性子宫收缩，然后胎儿胎盘娩出，故其腹痛出现在阴道流血之前。

3. 阴道流血 早期流产发生在妊娠12周前，往往在流产开始时，流血量常较多；晚期流产发生在妊娠12周之后，其特点是阴道流血出现在腹痛之后，一般出血量不多。阴道出血量过多时，可出现休克表现。

（二）临床类型

根据自然流产临床发展的过程不同，常将其分为以下7种类型，包括先兆流产、难免流产、不全流产和完全流产4种常见类型以及稽留流产、复发性流产和流产感染3种特殊类型。

1. 先兆流产 指妊娠28周前先出现少量阴道流血，常为暗红色或血性白带，无妊娠物排出，随后出现阵发性下腹痛或腰背痛。妇科检查宫口未开，胎膜未破，子宫大小与停经周数相符。经休息及治疗后症状消失，可继续妊娠；若阴道流血量增多或下腹痛加剧，可发展为难免流产。

2. 难免流产 由先兆流产发展而来，流产已不可避免。表现为阴道出血量增多，阵发性下腹痛加重，或出现阴道流液。妇科检查：宫口已开，有时可见胚胎组织或胎囊堵于子宫颈口；子宫大小与停经月份相符或稍小。

3. 不全流产　由难免流产继续发展，部分妊娠物已排出宫腔，尚有部分残留于宫腔内或嵌顿于宫颈处，导致子宫收缩欠佳，使阴道出血持续不止，严重时可引起休克，如不及时处理可危及生命。妇科检查：宫口已扩张，有时可见胎盘组织堵于子宫颈口，子宫大小较停经周数小。

4. 完全流产　指妊娠产物已全部排出，阴道出血逐渐停止，腹痛随之消失。妇科检查：宫口关闭，子宫接近正常大小。

此外，流产还有三种特殊类型。

5. 稽留流产　又称过期流产，指胚胎或胎儿已死亡，滞留宫腔内未能及时自然排出者。胚胎或胎儿死亡后子宫不再增大反而缩小，早孕反应消失。若已到中期妊娠，孕妇腹部不见增大，胎动消失。妇科检查：宫口未开，子宫小于妊娠月份，质地不软，未闻胎心。

6. 复发性流产　指与同一性伴侣连续发生3次及3次以上的自然流产。部分专家认为，连续2次的自然流产即应予以重视。早期复发性流产的常见原因为胚胎染色体异常、免疫功能异常、黄体功能不全、甲状腺功能减退等。晚期复发性流产的常见原因为子宫解剖异常、自身免疫异常、血栓前状态等。

7. 流产合并感染　流产过程中，若阴道流血时间过长、宫腔内有残留组织，有可能引起宫腔内感染，严重时感染扩散而并发盆腔炎、腹膜炎、败血症及感染性休克等。

四、诊断及鉴别诊断

（一）诊断

诊断自然流产一般并不困难，根据病史及临床表现多能确诊，仅少数需行辅助检查。

1. 病史　询问患者有无停经史和反复流产史；有无早孕反应、阴道流血，阴道流血量及持续时间；有无妊娠物排出；有无腹痛、发热、阴道分泌物性状及有无臭味等。

2. 体格检查　检查生命体征，有无贫血及感染征象。消毒外阴后行妇科检查，注意子宫大小与停经月份是否相符，有无压痛；子宫颈口是否扩张，有无妊娠物堵塞；双附件有无压痛、增厚或包块。操作要轻柔。

3. 辅助检查

（1）超声检查　B超可明确妊娠部位和胚胎是否存活，以指导正确的治疗方法。不全流产及稽留流产均可借助超声检查协助确诊。妊娠8周前经阴道超声检查更准确。

（2）妊娠试验　近年来临床多采用早早孕试纸法来明确是否妊娠。通过酶联免疫吸附试验或放射免疫法进行血hCG的定量测定，进一步判断流产的预后。

（3）孕酮测定　对先兆流产患者可通过测定血孕酮的水平评估预后。

（4）宫颈功能不全的诊断　因子宫颈先天发育异常或后天损伤所造成的宫颈机能异常而无法维持妊娠，最终导致流产，称之为宫颈机能不全。妊娠期子宫颈管缩短并软化，超声检查测量子宫颈内口宽度大于15mm可以协助诊断。

（二）鉴别诊断

临床常见流产的鉴别要点见表9－1。

表9－1　临床常见流产类型的鉴别要点

临床类型	病史			妇科检查	
	流血量	下腹痛	组织排出	子宫颈口	子宫大小
先兆流产	少	轻微或无	无	闭合	与妊娠周数相符
难免流产	中→多	加剧	无	扩张	与妊娠周数相符或略小
不全流产	少→多	减轻	部分组织排出	扩张或有组织堵塞	小于妊娠周数
完全流产	少→无	无	全部组织排出	闭合	正常或略大

五、处理

确定自然流产后，应根据不同类型的流产，进行相应的处理。

1. 先兆流产 适当休息，禁止性生活。阴道检查操作轻柔。对黄体功能不全的妇女，黄体酮20mg，每日一次肌内注射，或口服孕激素制剂。一般在阴道出血停止一周后停药，如临床症状不见好转反而加重者，提示可能胚胎发育异常，应进行超声检查及血hCG测定，根据胚胎状况给予相应处理。

2. 难免流产 一旦确诊，应尽早促使妊娠物完全排出，防止出血和感染。早期流产应及时行吸宫术，对妊娠物要仔细检查，并送病理检查。晚期流产时子宫较大，吸宫或刮宫有困难，可用药物使子宫收缩。当胎儿、胎盘排出后需检查是否完全，必要时刮宫清除宫腔内残留的妊娠物。出血较多，子宫口已开大者，可行钳刮术。给予抗生素预防感染。

3. 不全流产 一旦确诊，对于未合并感染者，应及时将宫腔内残留的组织清除。若流血过多并伴有休克者，应在积极纠正休克的同时行清宫术。术后给予抗生素预防感染。若出血量少或已经出血停止但是合并感染者，应待感染控制后再行清宫术。刮出组织送病理检查。

4. 完全性流产 流产症状消失，超声检查证实宫腔内无残留妊娠物，若无感染征象，一般不需要特殊处理。

5. 稽留流产 晚期流产若稽留时间过长，可能发生凝血功能障碍，导致弥散性血管内凝血，造成严重出血。处理前检查血常规、血小板、凝血功能，做好输血准备。若凝血功能正常，可先口服3～5天雌激素类药物，以提高子宫肌对缩宫素的敏感性。子宫<12周者，可行刮宫术，术中肌内注射缩宫素，操作轻柔，防止子宫穿孔，一次刮不净者，一周后再次刮宫。子宫≥12周者，可使用米非司酮加用米索前列醇或静滴缩宫素，使宫腔内容物排出。若凝血功能障碍，应尽早使用纤维蛋白原及新鲜血、血浆等，待凝血功能好转后，再行刮宫。

6. 复发性流产 应在怀孕前进行必要检查，包括卵巢功能、基础代谢率、男方精液、夫妇双方染色体核型分析和血型检查。女方进行生殖道的详细检查，包括有无子宫肌瘤、宫腔粘连，子宫输卵管造影及宫腔镜检查等。①染色体异常夫妇，应于妊娠前进行遗传咨询，确定是否可以妊娠；②宫颈机能不全者应在妊娠12～14周行预防性宫颈环扎术，术后定期随诊，妊娠达37周或以后拆除缝线；③女性生殖器官有病变者，影响妊娠的需在怀孕前治疗；④抗磷脂抗体阳性患者可在确定妊娠后使用低分子肝素皮下注射，或加服小剂量阿司匹林；⑤黄体功能不足者给予黄体酮治疗，每日20～40mg肌内注射；⑥甲状腺功能低下者应在孕前至整个孕期补充甲状腺素片。

7. 流产合并感染 积极控制感染。若阴道出血不多，应用广谱抗生素2～3天，待感染控制后再行刮宫，若阴道出血量多，静脉滴注广谱抗生素的同时将宫腔内残留组织夹出，使出血减少，不可全面搔刮宫腔，易造成感染扩散。术后应继续应用广谱抗生素，待感染控制后再行彻底刮宫。若已合并感染性休克者，应积极抗休克，若感染严重或盆腹腔有脓肿形成时，应手术引流，必要时切除子宫。

第二节　妊娠时限异常

一、早产

早产（premature delivery）是指妊娠达28周至不足37周分娩者。此时娩出的新生儿称早产儿。早产儿各器官发育尚不够成熟，出生孕周越小，体重越轻，预后越差。早产占分娩总数的5%～15%。

（一）分类和病因

早产可分为自发性早产和治疗性早产。前者又分为胎膜完整早产和未足月胎膜早破。

1. 胎膜完整早产　最常见的类型，约占45%。发生的机制主要为：①宫腔过度扩张；②母胎应激反应；③宫内感染。

2. 胎膜早破早产　未足月胎膜早破史、BMI＜19.0、营养不良、吸烟、宫颈机能不全、子宫畸形、宫内感染、细菌性阴道病、子宫过度膨胀、辅助生殖技术受孕等。

3. 治疗性早产　治疗性早产是指在不足37周时由于胎儿或者母体的健康情况不允许再继续维持妊娠，需要通过引产或者剖宫产的方式终止妊娠。

（二）预测早产

早产的先兆表现缺乏特异性，难以识别真假早产，容易造成过度诊断和过度治疗。另有些早产发生之前并没有明显的临床表现，容易漏诊。因此，对有高危因素的孕妇定期预测，有助于评估早产的风险。

1. 经阴道超声宫颈长度测定　妊娠24周前宫颈长度＜25mm，或宫颈内口漏斗形成伴有宫颈缩短，提示早产风险增大。尤其对宫颈长度＜15mm和＞30mm的阳性和阴性预测价值更大。

2. 子宫颈分泌物生化检查　超声检测宫颈长度为20～30mm，对早产的预测价值还不确定，可以进一步做宫颈分泌物的生化指标检测，以提高预测的准确性。检测指标包括胎儿纤连蛋白（fFN）、磷酸化胰岛素样生长因子结合蛋白1（phIGFBP－1）、胎盘α－微球蛋白1（PAMG－1）。

（三）临床表现及诊断

早产最常见的症状是子宫收缩，最初为不规则收缩，常伴有少许阴道流血及血性分泌物，以后可发展为规则宫缩，先颈管逐渐消退后扩张。临床上，早产可分为先兆早产和早产临产两个阶段。

1. 先兆早产　妊娠满28周至不足37周期间，出现规律性或者不规律性子宫收缩同时伴随宫颈管进行性缩短可诊断为先兆早产。

2. 早产临产　妊娠满28周至不足37周期间，若子宫收缩规则至少20分钟有4次（或者60分钟有8次），同时伴随宫颈进行性消退≥80%、宫口扩张1cm以上时即可诊断为早产临产。

（四）治疗

治疗原则：如胎膜未破胎儿尚存活，无窘迫表现应设法抑制宫缩尽可能延长孕周。如胎膜已破，早产已无法避免时，则应该设法使早产儿的存活率提高。

1. 适当休息　宫缩较频繁，但宫颈无改变，只需适当减少活动的强度和避免长时间站立即可；宫颈已有改变的先兆早产者，可住院并注意休息；已早产临产，需住院治疗，应卧床休息。

2. 抑制子宫收缩治疗　通过抑制子宫收缩可使先兆早产患者明显延长孕周；对早产临产患者虽不能阻止早产分娩，但可以使孕龄延长3～7天，为促胎肺成熟赢得时机。

（1）β_2肾上腺素受体激动剂　该类药物主要是作用于子宫平滑肌中的β_2受体，通过激动该受体，使子宫平滑肌的收缩受到抑制，子宫松弛，从而起到抑制宫缩，延长孕周。但其也存在较多的不良反应，使母儿的心率加快、血钾降低、血糖升高，故对合并心脏病、高血压、子痫前期重度及产前出血倾向、未控制的糖尿病患者慎用或禁用，注意监测血糖以及生命体征情况。常用药物有利托君。

（2）硫酸镁　高浓度镁离子直接作用于子宫肌细胞，拮抗钙离子对子宫收缩的作用，有较好抑制子宫收缩的作用。长时间大剂量使用硫酸镁可引起胎儿骨骼脱钙，因此硫酸镁用于早产治疗尚有争议。但硫酸镁可以降低妊娠32周前早产儿的脑瘫风险和严重程度，推荐妊娠32周前早产者常规应用硫酸镁作为胎儿中枢神经系统保护剂。用法：硫酸镁4～5g静脉注射或快速滴注，随后1～2g/h缓慢滴注12

小时，一般用药不超过48小时。

（3）前列腺素合成酶抑制剂　能抑制前列腺素合成酶，减少前列腺素合成或抑制前列腺素释放，从而抑制宫缩。大剂量长期使用可使胎儿动脉导管提前关闭，导致肺动脉高压；且有使肾血管收缩，抑制胎尿形成，使肾功能受损，羊水减少的严重副作用，故此类药物仅在妊娠32周前短期选用。常用药物为吲哚美辛，初始剂量50～100mg，经阴道或直肠给药，也可口服，之后每6小时25mg维持48小时。用药过程中需密切监测羊水量及胎儿动脉导管血流。

（4）钙拮抗剂　抑制钙进入细胞膜，干扰细胞内钙离子浓度，对子宫收缩具有抑制作用。常用药物为硝苯地平。用法：起始剂量为20mg，之后10mg每6～8小时口服1次。注意监测孕妇血压及心率情况，为防止出现血压急剧下降的情况，对已用硫酸镁者慎用。

（5）阿托西班　是一种缩宫素的类似物，通过竞争子宫平滑肌细胞膜上的缩宫素受体，抑制由缩宫素所诱发的子宫收缩，其抗早产的效果与利托君相似。不良反应较少，无明确禁忌证。

3. 促胎肺成熟治疗　对妊娠不足34周的早产者，分娩前1周应给予肾上腺糖皮质激素，促进胎肺成熟。常用糖皮质激素有地塞米松、氢化可的松以及倍他米松等。具体用法：地塞米松注射液6mg，每12小时肌内注射1次，共4次。当妊娠时间超过32周时可选用单疗程治疗。

4. 控制感染　感染是导致早产发生的重要原因。因此应取孕妇阴道分泌物进行细菌学检查，特别是要对B族链球菌进行培养。有条件时，可进行羊水感染指标的检查。若为阳性，应根据药敏试验结果选择对胎儿安全的敏感抗生素。对于未足月发生胎膜早破的孕妇，必须预防性使用抗生素预防感染的发生。

5. 终止早产的指征　出现以下几种情况，需要终止早产治疗：①有宫内感染者；②经多种药物治疗，仍无法有效控制宫缩，宫缩仍继续增强者；③经权衡利弊，胎肺成熟对胎儿的利小于继续妊娠对母胎的弊；④若妊娠已达34周，未出现母胎并发症，则可停止应用抗早产药物，顺其自然，密切监测胎儿情况。

6. 分娩期处理

（1）早产儿尤其是<32周的早产儿需要良好的新生儿救治条件，应该提早转运至有早产儿救治能力的医院（宫内转运）分娩。

（2）采取左侧卧位，给予间断吸入氧气，密切监测胎心情况，可给予持续胎心监护。

（3）临产后，抑制新生儿呼吸中枢的药物应慎用，如哌替啶、吗啡等。

（4）早产儿多数情况下可以经阴道分娩，产程中密切监护胎儿状况；不提倡常规会阴切开，也不支持使用没有指征的产钳助产术。

（5）早产儿出生情况良好应延迟断脐，提倡生后60秒断脐。

二、过期妊娠

平时月经周期规律的孕妇，妊娠达到或超过42周尚未分娩者，称过期妊娠。其发生率占总妊娠数的3%～15%。过期妊娠的围生儿患病率和死亡率增高，为足月分娩的3～6倍，并随妊娠期延长而增加。

（一）病因

过期妊娠的病因目前尚不清楚，可能与下列因素有关。

1. 内源性前列腺素和雌二醇分泌不足而孕酮水平增高　过期妊娠时雌孕激素比例失调导致孕激素优势，抑制前列腺素和缩宫素，使子宫不收缩，延迟分娩发动。

2. 胎儿因素　胎儿畸形如无脑儿、脑积水或成骨发育不全等均伴有肾上腺皮质发育不良，不能产生足够的皮质激素和脱氢表雄酮供给胎盘产生雌激素以刺激分娩。

3. 胎盘缺乏硫酸酯酶　是一种罕见的X性连锁遗传病，均见于孕男性胎儿的病例。此酶缺乏时胎盘无法将活性较弱的脱氢表雄酮转化为雌二醇和雌三醇，并影响前列腺素的合成，使分娩发动延迟。

4. 遗传因素　少数女性可反复发生过期妊娠，也有见于一个家族，说明这种现象可能与遗传有关。

（二）病理

1. 胎盘　过期妊娠时，胎盘的病理表现主要有两种情况：一种是胎盘功能正常，胎盘外观及镜检和正常足月妊娠时胎盘相似，仅体积、重量略有增加；另一种是胎盘功能减退，胎盘肉眼观察可见母体面呈钙化、梗死，胎盘后血肿，绒毛周围纤维素或绒毛间血栓增加等胎盘老化现象。胎盘供应营养物质、气体交换和转运能力下降。

2. 胎儿　过期妊娠时，胎儿生长情况可能有以下两种。

（1）正常生长和巨大儿　如果胎盘功能正常，则胎儿在宫内可以继续获得营养物质而继续生长，胎儿成为巨大儿。由于胎儿颅骨钙化明显，不容易发生变形，因此，不容易经阴道分娩。

（2）成熟障碍　如果胎盘功能减退，胎儿在宫内的生长发育会受到一定的影响。胎儿皮下脂肪减少，身体瘦长，皮肤松弛干燥，皱褶较多，指（趾）甲长，容貌似“小老人”。胎儿肛门括约肌松弛，胎粪排入羊水中，出现羊水粪染。

3. 羊水　妊娠38周时羊水量最多，可达1000ml，之后羊水量开始逐渐减少，至足月时羊水量约为800ml。过期妊娠时，羊水量可减少至300ml以下。羊水粪染率明显增加，可达到足月妊娠的2～3倍。

（三）对母儿影响

1. 对母体影响　由于头盆不称、胎儿宫内窘迫、颅骨钙化不易变形以及产程延长等可使手术产率有所增加。

2. 对围生儿影响　过期妊娠时由于胎盘功能减退可使胎儿出现成熟障碍、胎儿窘迫、新生儿窒息、胎粪吸入综合征等发生。

（四）诊断

应准确核实孕周同时准确判断胎盘功能。

1. 核实孕周　①病史：以末次月经第1日计算、根据排卵日推算、性交日期以及辅助生殖技术的日期推算。②临床表现：早孕反应、胎动开始出现时间有助于推算。③妊娠20周内，早期妊娠以胎儿顶臀径（CRL）推算妊娠周数最为准确，中期妊娠则综合胎儿双顶径、腹围和股骨长度推算预产期较好。

2. 判断胎儿安危状况

（1）胎动计数　通过胎动自我监测，如胎动明显减少提示胎儿宫内缺氧。

（2）电子胎心监护　如无应激试验（NST）为无反应型，需进一步做缩宫素激惹试验（OCT），若多次反复出现胎心晚期减速，提示胎盘功能减退。

另外，多普勒脐动脉血流检查有助于判断胎儿安危状况。

（五）处理

妊娠40周以后胎盘功能逐渐下降，42周以后明显下降，因此，在妊娠41周以后，即应考虑终止妊娠，尽量避免过期妊娠。一旦妊娠过期，则应终止妊娠。

1. 终止妊娠的方式　应根据胎儿情况、宫颈条件以及胎盘功能是否正常来综合决定。

（1）引产术　宫颈已成熟即可行引产术，常用静脉滴注缩宫素，诱发宫缩直至临产。胎头已衔接者，可先人工破膜，人工破膜既可诱发内源性前列腺素的释放，增加引产效果，又可观察羊水性状，排除胎儿窘迫。人工破膜后1～2小时可滴注缩宫素。

（2）剖宫产术　过期妊娠时，胎盘功能减退，胎儿储备能力下降，可适当放宽剖宫产指征。

2. 产程处理　产程中最好连续监测胎心，注意羊水性状，必要时取胎儿头皮血测 pH，及早发现胎儿窘迫，并及时处理。过期妊娠时，常伴有胎儿窘迫、羊水粪染，分娩时应做相应准备。

第三节　异位妊娠

受精卵在子宫体腔外着床称为异位妊娠（ectopic pregnancy），习称宫外孕。异位妊娠以输卵管妊娠最常见（占 95%），少见的有卵巢妊娠、腹腔妊娠、宫颈妊娠、阔韧带妊娠及子宫残角妊娠（图 9－1）。此外，剖宫产瘢痕妊娠近年在国内明显增多。

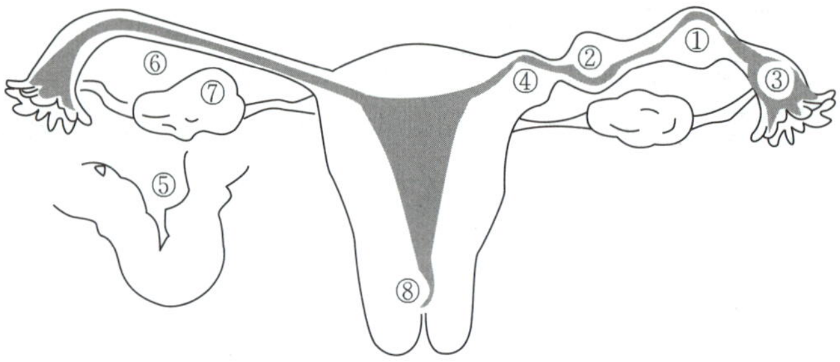

图 9－1　异位妊娠的发生部位

①输卵管壶腹部妊娠；②输卵管峡部妊娠；③输卵管伞部妊娠；④输卵管间质部妊娠；⑤腹腔妊娠；⑥阔韧带妊娠；⑦卵巢妊娠；⑧宫颈妊娠

一、病因

（一）输卵管炎症

输卵管炎症是引起输卵管妊娠的主要病因。可分为输卵管黏膜炎和输卵管周围炎。输卵管黏膜炎使管腔黏膜皱襞粘连，管腔变窄，纤毛功能受损；输卵管周围炎可造成输卵管周围粘连，输卵管扭曲，管腔狭窄，蠕动减弱，均导致受精卵在输卵管内运行受阻。

（二）输卵管发育不良或功能异常

输卵管发育不良表现为输卵管过长、肌层发育差、黏膜纤毛缺乏；输卵管功能（包括蠕动、纤毛活动以及上皮细胞的分泌）受雌、孕激素的调节，若调节失败，影响受精卵的正常运行。此外，精神因素可引起输卵管痉挛和蠕动异常，干扰受精卵的运送。

（三）输卵管妊娠史或手术史

既往有 1 次输卵管妊娠史，无论是保守治疗或者行保守性手术，其重复异位妊娠率为 10%；有过 2 次以上病史者，则再发的风险增加 25% 以上。输卵管绝育术及其他手术史者，其发生率为 10% ~20%。

（四）辅助生殖技术

近年来，随着辅助生育技术的应用，输卵管妊娠的发生率增加，既往少见的异位妊娠，如卵巢妊娠、子宫颈妊娠、腹腔妊娠的发生率增加。

（五）避孕失败

宫内节育器避孕失败，口服紧急避孕药避孕失败，发生异位妊娠的概率较大。

（六）其他

输卵管周围有子宫肌瘤或卵巢肿瘤压迫，影响输卵管管腔通畅性，使受精卵运行受阻。子宫内膜异位症可增加受精卵着床于输卵管的可能性。

二、病理

（一）输卵管妊娠的变化与结局

输卵管管腔狭小，管壁薄，且缺乏黏膜下组织，受精卵很快穿过黏膜上皮接近或进入肌层，受精卵或胚胎往往发育不良，常发生以下几种结局。

1. 输卵管妊娠流产 多见于输卵管壶腹部妊娠，多在妊娠 8～12 周。由于输卵管妊娠时管壁蜕膜形成不完整，发育中的囊胚突向管腔，囊胚完全剥离落入管腔，经输卵管逆蠕动经伞端排出到腹腔，形成输卵管完全流产（图 9－2），出血一般不多。

2. 输卵管妊娠破裂 多见于输卵管峡部妊娠，妊娠 6 周左右多见。囊胚生长发育时绒毛侵蚀管壁的肌层及浆膜，以致穿破浆膜，形成输卵管妊娠破裂（图 9－3）。出血量大，短期内即可发生大量的腹腔内出血使孕妇发生休克。

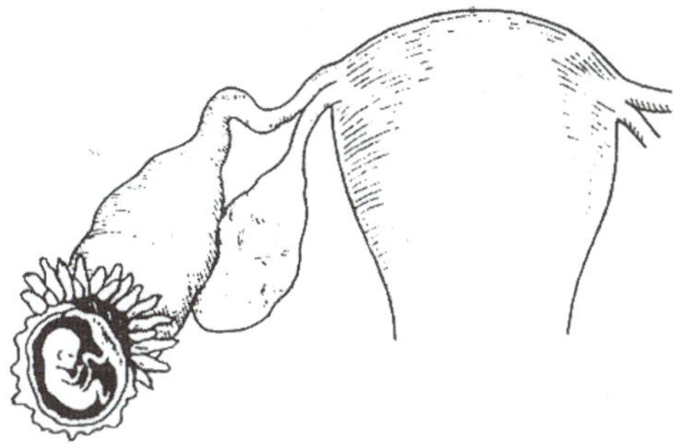

图 9－2 输卵管妊娠流产

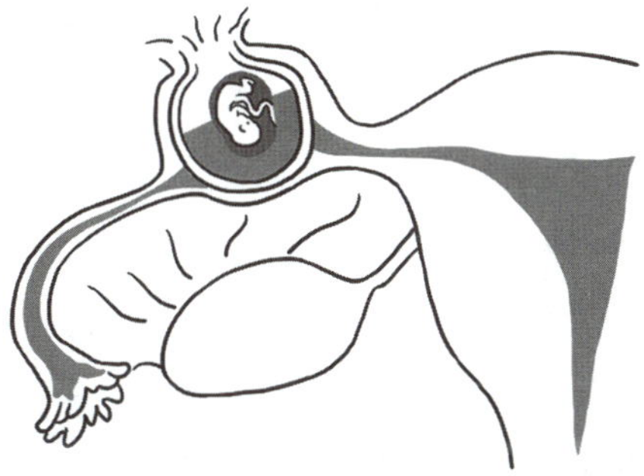

图 9－3 输卵管妊娠破裂

3. 陈旧性宫外孕 指输卵管妊娠流产或破裂长期反复内出血形成的盆腔血肿不消散，血肿机化变硬并与周围组织粘连。

4. 继发性腹腔妊娠 不论输卵管妊娠流产或破裂，胚胎从输卵管排出到腹腔内或阔韧带内，多数死亡，偶尔也有存活者。若存活胚胎附着于原位或排至腹腔后重新种植而获得营养，可继续生长发育形成继发性腹腔妊娠。

5. 持续性异位妊娠 输卵管妊娠行保守性手术时，术中未完全清除妊娠物，或残留有存活滋养细胞而继续生长，致术后血 hCG 不降或反而升高，称为持续性异位妊娠。

（二）子宫的变化

子宫的变化输卵管妊娠和正常妊娠一样，滋养细胞产生的 hCG 维持黄体生长，使甾体激素分泌增加。因此，月经停止来潮，子宫增大变软，但子宫小于停经月份。

（三）子宫内膜的变化

在 hCG 的影响下，甾体激素分泌增加，子宫内膜发生蜕膜样变、A－S 反应（类似过度分泌型的子宫内膜），随着输卵管妊娠流产或破裂的发生，若胚胎死亡，滋养细胞活力消失，蜕膜自宫壁剥离而发生阴道流血。排出的组织见不到绒毛，组织学检查无滋养细胞。

三、临床表现

输卵管妊娠的临床表现，与受精卵着床部位、有无流产或破裂以及出血量多少与时间长短等有关。

（一）症状

1. 停经 多有6～8周停经史，但20%～30%患者无明显停经史。

2. 腹痛 是输卵管妊娠患者就诊的主要症状。输卵管妊娠发生流产或破裂之前，由于胚胎在输卵管内逐渐增大，输卵管膨胀而常表现为一侧下腹部隐痛或酸胀感。当发生输卵管流产或破裂时，患者突感一侧下腹部撕裂样疼痛，常伴有恶心、呕吐。当血液积聚于直肠子宫陷凹处时，出现肛门坠胀感。随着血液由下腹部流向全腹，疼痛可由下腹部向全腹部扩散，血液刺激膈肌时，可引起肩胛部放射性疼痛。

3. 阴道流血 胚胎死亡后，常有不规则阴道流血，色暗红或深褐，量少呈点滴状一般不超过月经量，少数患者阴道流血量较多，类似月经。阴道流血可伴有蜕膜管型或蜕膜碎片排出，系子宫蜕膜剥离所致。阴道流血一般在病灶除去后方能停止。

4. 晕厥与休克 由于腹腔急性内出血及剧烈腹痛，轻者出现晕厥，严重者出现失血性休克。出血量越多越快，症状出现也越迅速越严重，但与阴道流血量不成正比。

5. 腹部包块 当输卵管妊娠流产或破裂所形成的血肿时间较久者，因血液凝固与周围组织或器官（如卵巢、输卵管、子宫、肠管或大网膜等）发生粘连形成包块，包块较大或位置较高者，可于腹部扪及。

（二）体征

1. 一般情况 腹腔内出血较多时，患者呈贫血貌。大量出血时，可出现面色苍白、脉快而细弱、血压下降等休克表现。体温一般正常，腹腔内血液被吸收时体温略升高，但不超过38℃。

2. 腹部检查 发生内出血时，下腹有明显压痛及反跳痛，尤以患侧为著。有些患者下腹部可触及包块，若反复出血并积聚，包块可不断增大变硬。出血较多时，叩诊有移动性浊音。

3. 妇科检查 宫颈口常有少量暗红色血液。输卵管妊娠未发生流产或破裂者，除子宫略大较软外，可能触及胀大的输卵管及轻度压痛。输卵管妊娠流产或破裂者，阴道后穹窿饱满，有触痛。宫颈举痛或摇摆痛明显，此为输卵管妊娠的主要体征之一。子宫一侧或其后方可触及肿块，边界多不清楚，触痛明显。病变持续较久时，肿块机化变硬，边界亦渐清楚。

四、诊断及鉴别诊断

（一）诊断

输卵管妊娠未发生流产或破裂时，临床表现不典型，诊断较困难，容易被忽略或误诊。若出现阴道流血淋漓不断，腹痛加剧，盆腔包块增大以及血红蛋白逐渐下降等典型症状，诊断多无困难。

1. 超声诊断 超声检查对诊断异位妊娠必不可少。阴道超声检查较腹部超声检查准确性高。可在宫腔内探及妊娠囊。若宫旁出现低回声区。该区查出胚芽及原始心管搏动，可确诊异位妊娠；若宫旁探及混合回声区，子宫直肠窝有游离暗区，虽未见胚芽及胎心搏动，也应高度怀疑异位妊娠；即使宫外未探及异常回声，也不能排除异位妊娠。

2. hCG测定 异位妊娠时，体内hCG水平较宫内妊娠低，若血hCG≥3500U/L，阴道超声未见宫内妊娠囊，应怀疑异位妊娠存在。若<3500U/L，则需继续观察hCG的变化；如果hCG持续上升，复查经阴道超声明确妊娠部位；如果hCG不上升或者上升缓慢，可以刮宫取内膜做病理检查。

3. 阴道后穹窿穿刺 是一种简单可靠的诊断方法。适用于疑有腹腔内出血的患者。腹腔内出血最易积聚在直肠子宫陷凹，即使出血量不多，也能经阴道后穹窿穿刺抽出血液。抽出暗红色不凝固血液，说明有腹腔积血。

4. 腹腔镜检查　此项检查不再是异位妊娠诊断的“金标准”，目前很少将腹腔镜检查作为检查手段，而更多作为手术治疗的方法。

5. 诊断性刮宫　目前很少应用，将宫腔排出物或刮出物做病理检查，切片中见到绒毛，可诊断为宫内妊娠，仅见蜕膜未见绒毛有助于诊断异位妊娠。

（二）鉴别诊断

输卵管妊娠应与流产、急性输卵管炎、急性阑尾炎、黄体破裂及卵巢囊肿蒂扭转鉴别（表9－2）。

表9－2　异位妊娠的鉴别诊断

	输卵管妊娠	自然流产	急性输卵管炎	急性阑尾炎	黄体破裂	卵巢囊肿蒂扭转
阴道流血	量少，色暗可有蜕膜管型	由少到多有血块或绒毛	无	无	无或有如经量	无
血红蛋白	破裂时可下降	无或轻微下降	无下降	无下降	可下降	无下降
休克	与外出血不成正比	与外出血成正比	无	无	无或较轻	无
停经	多有	有	无	无	多无	无
体温	正常或低热	正常	升高	升高	正常	稍高
后穹窿穿刺	不凝血	阴性	渗出液或脓液	阴性	血液	阴性
腹痛	突然撕裂样剧痛，自下腹一侧开始向全腹扩散	下腹中央阵发性坠痛	下腹两侧持续性疼痛	持续性疼痛，从上腹开始经脐周转移至右下腹痛	下腹一侧突发疼痛	下腹一侧突发疼痛
白细胞计数	无变化	无变化	升高	升高	略高或无变化	略升高
β－hCG检测	（+）	（+）	（－）	（－）	（－）	（－）
超声检查	一侧附件低回声，可见孕囊	宫内见孕囊	两侧附件低回声区	子宫附件无异常	一侧附件低回声区	一侧附件低回声区，边缘清晰，有蒂
盆腔检查	宫颈举痛，直肠子宫陷凹有肿块	宫口稍开，子宫增大变软	举宫颈时下腹两侧疼痛	无肿块触及，直肠指检右侧高位压痛	无肿块触及，一侧附件压痛	宫颈举痛，触及肿块

五、治疗

（一）手术治疗

1. 手术适应证　手术治疗适用于：①生命体征不稳定或有腹腔内出血征象者；②异位妊娠有进展者（如血hCG＞3000U/L或持续升高，有胎心搏动、附件区大包块等）；③药物治疗禁忌证或无效者；④持续性异位妊娠者；⑤随诊不可靠者。

2. 术式　严重内出血并发休克者，应在纠正休克补充血容量的同时进行手术。常采用以下方式。

（1）根治术　即输卵管切除术。适用于无生育要求的输卵管妊娠。有绝育要求者，可同时结扎对侧输卵管。

（2）保守性手术　适用于有生育要求的年轻妇女。根据受精卵着床部位及输卵管病变情况选择术式，若为伞部妊娠可行挤压将妊娠产物挤出；壶腹部妊娠行输卵管切开术，取出胚胎再缝合；峡部妊娠行病变节段切除后，行断端吻合。术后密切监测血hCG水平，若术后血hCG升高，应怀疑持续性异位妊娠，及时给予药物治疗，必要时手术。

（二）非手术治疗

1. 药物治疗 主要适用于病情稳定，要求保留生育能力的年轻患者。包括：①无药物治疗的禁忌证；②输卵管妊娠未破裂；③输卵管妊娠肿块直径＜4cm；④血 hCG＜2000U/L；⑤无明显内出血。主要的禁忌证为：①生命体征不稳定；②异位妊娠破裂；③妊娠囊直径≥4cm 或≥3.5cm 伴胎心搏动；④药物过敏、慢性肝病、血液系统疾病、活动性肺部疾病、免疫缺陷、消化性溃疡等。化疗主要采用全身用药，亦可采用局部用药。常用药物甲氨蝶呤（MTX），治疗机制是抑制滋养细胞增生，破坏绒毛，使胚胎组织坏死、脱落、吸收。

2. 期待疗法 适用病情稳定 hCG 水平较低（＜150U/L）且呈下降趋势。期待治疗必须向患者说明病情并征得同意。

第四节　妊娠期高血压疾病

妊娠期高血压疾病（hypertensive disorders in pregnancy，HDP）是妊娠期特有的疾病，是妊娠与血压升高并存的一组疾病，发生率5%～12%。严重影响母婴健康，迄今为止，仍为孕产妇及围产儿病死率升高的主要原因。

素质提升

孕产妇死亡率

孕产妇死亡率（maternal mortality rate，MMR）是衡量一个国家和地区社会、经济、文化、医疗卫生、妇幼保健工作水平的重要标志之一，也是集中反映该地区妇幼保健服务和管理水平以及人群生育健康水平的重要指标。1949 年，我国的孕产妇死亡率是1500/10 万，随着国家在促进住院分娩方面不断的政策支持，增强产科人力、有效的危重孕产妇转运机制以及农村孕产妇住院分娩补助等，2021 年我国孕产妇死亡率降低到 16.1/10 万。

一、病因

病因至今尚未阐明，主要有以下几种学说。

1. 子宫螺旋小动脉重铸不足 妊娠期高血压时，绒毛外滋养细胞浸润能力受损，造成“胎盘浅着床”和子宫螺旋动脉重铸极其不足，仅蜕膜层重铸，子宫螺旋动脉的管径为正常妊娠 1/2，血管阻力大，胎盘灌注减少，从而引发子痫前期一系列的症状。

2. 免疫学说 妊娠被认为是成功的自然同种异体移植。正常妊娠的维持，有赖于胎儿母体间免疫平衡的建立与稳定。这种免疫平衡一旦失调，即可导致一系列血管内皮细胞病变，从而发生妊娠期高血压疾病。

3. 血管内皮细胞受损 血管内皮细胞受损是子痫前期的基本病理变化，它使扩血管物质合成减少，而缩血管物质合成增加，出现血管痉挛。

4. 遗传因素 临床上可见妊娠期高血压疾病患者具有家族遗传倾向性，目前研究表明，其可能为单基因隐性遗传，但多基因隐性遗传也不除外。

5. 营养缺乏 多种营养物质如钙、镁、锌、硒缺乏，低蛋白血症与子痫前期的发生发展有关。

二、病理生理

本病的基本病理生理变化是全身小动脉痉挛和血管内皮损伤。引起全身各重要器官严重缺血而产生一系列症状和体征。主要病理变化如下。

1. 脑 因脑血管痉挛，造成脑组织缺血、缺氧，脑水肿，若痉挛时间过长，还可发生微血管内血栓形成和局部脑组织软化。血管明显破裂时，则发生大面积脑出血，出现头痛、头晕、恶心、呕吐，甚至抽搐、昏迷。

2. 肾 因肾小球毛细血管痉挛缺氧、肾小球内皮细胞肿胀、体积增大，使管腔狭窄、血流阻滞，并可能发生血管内凝血，因而肾血流量减少，肾小球滤过率下降，出现少尿，肾小球通透性增加而出现蛋白尿，严重者可出现肾衰竭。

3. 心脏 血管痉挛，血压升高，外周阻力增加，心血管系统处于低排高阻状态。冠状小动脉痉挛，心肌缺血、间质水肿、点状出血及坏死，又因水钠潴留，血容量增加，加重了心脏负担，可出现心力衰竭。

4. 肝 肝脏损害常表现为血清转氨酶水平升高。肝脏的特征性损伤是门静脉周围出血，严重时门静脉周围坏死和肝包膜下血肿形成，甚至发生肝脏破裂，危及母儿生命。

5. 胎盘 子宫螺旋动脉重铸不足导致胎盘灌注下降，螺旋动脉平均直径仅为正常螺旋动脉直径的1/2，加之伴有内皮损伤及胎盘血管急性动脉粥样硬化，使胎盘功能下降，胎儿生长受限，胎儿窘迫。若胎盘血管破裂可致胎盘早剥，严重时母儿死亡。

6. 眼 主要为眼底视网膜小动脉痉挛，组织缺氧、水肿，严重时可引起视网膜出血、剥离，突然失明。

7. 血液 由于全身小动脉痉挛，血管壁渗透性增加，血液浓缩，血细胞比容上升。当血细胞比容下降时，多合并贫血、红细胞受损或溶血。

8. 内分泌及代谢 由于血浆孕激素转换酶增加，妊娠晚期盐皮质激素、去氧皮质酮升高可致钠潴留，胶体渗透压降低，可致水肿。但水肿与疾病的预后关系不大。子痫抽搐后患者可出现酸中毒。

三、分类及临床表现

妊娠期高血压疾病的分类及临床表现见表 9－3。

表 9－3 妊娠期高血压疾病分类及临床表现

分类	临床表现
妊娠期高血压	妊娠 20 周后首次出现高血压，收缩压≥140mmHg 和（或）舒张压≥90mmHg，于产后 12 周内恢复正常，蛋白尿（－）；产后方可确诊。当收缩压≥160mmHg 和（或）舒张压≥110mmHg 为重度妊娠期高血压
子痫前期	在妊娠 20 周后出现收缩压≥140mmHg 和（或）舒张压≥90mmHg 伴蛋白尿≥0.3g/24h，或随机尿蛋白（＋）
重度子痫前期	子痫前期基础上合并下列任何一项：①血小板减少（血小板 $<100\times10^9$/L）；②肝功能损害（血清 ALT 或 AST 升高，超过正常值 2 倍）；③肾功能损害（血肌酐大于 1.1mg/dl，或为正常值的 2 倍）；⑤肺水肿；⑥新发生的中枢神经系统异常或视物障碍
子痫	子痫前期基础上发生不能用其他原因解释的抽搐
慢性高血压并发子痫前期	慢性高血压孕妇在妊娠 20 周前无蛋白尿，妊娠 20 周后出现的蛋白尿，或妊娠前有蛋白尿，妊娠后蛋白尿明显增加或血压进一步升高或出现血小板减少 $<100\times10^9$/L
妊娠合并慢性高血压	妊娠前或在妊娠 20 周前血压≥140/90mmHg（除外滋养细胞疾病），妊娠期无明显加重；妊娠 20 周后首次诊断高血压并持续到产后 12 周以后

注：（1）<34 周发病者为早发型子痫前期；（2）大量蛋白尿（24h 蛋白尿≥5g）既不作为评判子痫前期严重程度的标准，亦不作为终止妊娠的指征，但需严密监测。

四、诊断及鉴别诊断

（一）诊断

根据病史、临床表现及辅助检查即可做出诊断，由于该病临床表现的多样性，应注意评估有无多脏器损害。

1. 病史 询问妊娠前有无高血压、肾病、糖尿病、系统性红斑狼疮、血栓性疾病等病史，有妊娠期高血压疾病家族史，了解患者此次妊娠后高血压、蛋白尿、头痛、视物模糊、上腹疼痛、少尿、抽搐等症状出现的时间和严重程度。

2. 主要临床表现

（1）高血压 同一手臂至少2次测量的收缩压≥140mmHg和（或）舒张压≥90mmHg定义为高血压。对首次发现血压升高者，应间隔4小时或以上复测血压。对严重高血压孕妇收缩压≥160mmHg和（或）舒张压≥110mmHg时，间隔数分钟重复测定后即可以诊断。

（2）蛋白尿 高危孕妇每次产前检查均应检测尿蛋白，标本应选清洁中段尿。可疑子痫前期孕妇应检测24小时尿蛋白定量。尿蛋白≥0.3g/24h或随机尿蛋白≥（+）定义为蛋白尿。应注意蛋白尿的变化以及排查蛋白尿与孕妇肾脏疾病和自身免疫性疾病的关系。

（3）自觉症状 一经诊断为妊娠期高血压疾病，应随时注意有无头痛、视物模糊、胸闷、恶心及呕吐等症状。出现这些自觉症状，表示病情可能进展至子痫前期阶段，应及时进行相应检查与处理。

（4）抽搐与昏迷 抽搐与昏迷是本病发展到严重阶段的表现，应特别注意发作状态、频率、持续时间及间隔时间，注意神志情况。

3. 辅助检查

（1）妊娠期高血压 应注意进行以下常规检查和必要时的复查：血常规、尿常规、肝肾功能、心电图、产科超声检查，尤其是对于孕20周后才开始进行产前检查的孕妇，注意了解和排除孕妇基础疾病和慢性高血压。必要时进行血脂、甲状腺功能、凝血功能等检查。

（2）子痫前期及子痫 视病情发展和诊治需要应酌情增加以下检查项目：眼底检查、血电解质、超声等影像学检查、动脉血气分析、心脏彩超及心功能测定、头颅CT或MRI检查。

（二）鉴别诊断

子痫前期应与慢性肾炎合并妊娠相鉴别，子痫应与癫痫、脑血管意外及颅内疾病、糖尿病高渗性昏迷相鉴别。

五、治疗

（一）妊娠期高血压

1. 休息 保证充足的睡眠，每天不少于10小时，取左侧卧位，间断吸氧，饮食含充足的蛋白质、热量。

2. 镇静 精神紧张、焦虑或睡眠欠佳可给予镇静剂，如地西泮2.5~5mg，每日3次，或5mg睡前口服。

3. 密切监护母儿状态 应询问孕妇是否出现头痛、视力改变、上腹部不适等症状。嘱患者每日测体重及血压，每2日复查尿蛋白。

4. 终止妊娠 病情不加重，胎儿已成熟，可在37周后考虑终止妊娠。

（二）子痫前期

子痫前期患者可门诊治疗，重度子痫前期患者应住院治疗。治疗目的是控制病情发展，延长孕周，确保母儿安全。子痫前期的治疗原则为休息、降压、解痉、镇静，密切监测母儿情况，适时终止妊娠。

1. 休息 注意适当休息，保证充足的蛋白质和热量，不建议限制食盐摄入。

2. 降压 降压治疗的目的是预防心脑血管意外和胎盘早剥等严重母胎并发症。收缩压≥160mmHg和（或）舒张压≥110mmHg的孕妇必须降压治疗。收缩压≥150mmHg和（或）舒张压≥100mmHg的孕妇建议降压治疗；收缩压140～150mmHg和（或）舒张压90～100mmHg的孕妇不建议降压，但对并发脏器功能损伤者可考虑降压治疗。妊娠前已进行降压治疗的孕妇应继续降压治疗。

常用药物有以下几类。

（1）拉贝洛尔 α、β肾上腺素能受体阻断剂。能直接作用于血管，降低血压，不影响肾及子宫胎盘血流量，并可对抗血小板凝集，促进胎儿肺成熟。用法：50～150mg口服，每日3～4次。静脉注射：初始计量20mg，10分钟后如果未有效降压则剂量加倍，最大单次剂量80mg，直至血压控制，每日最大总剂量220mg。静脉滴注：50～100mg加入5%葡萄糖250～500ml，根据血压调整滴速，血压稳定后改口服。

（2）硝苯地平 钙离子通道阻滞药。抑制钙离子内流，松弛血管平滑肌，降低外周阻力，使血压下降，不推荐舌下含服。用法：10mg口服，每日3～4次，一般每日30～90mg，24小时总量不超过120mg。其与硫酸镁有协同作用，不建议联合使用。

（3）酚妥拉明 α肾上腺素能受体阻断剂。用法：10～20mg溶于5%葡萄糖溶液100～200ml，以10μg/min的速度开始静脉滴注，应根据降压效果调整剂量。

（4）硝酸甘油 作用于氧化亚氮合酶，可同时扩张动脉和静脉，降低前后负荷，主要用于合并心力衰竭和急性冠脉综合征时高血压急症的降压治疗。起始剂量5～10μg/min静脉滴注，每5～10分钟增加滴速至维持剂量20～50μg/min。

（5）硝普钠 强有力的速效血管扩张剂，扩张周围血管使血压下降。由于药物能迅速通过胎盘进入胎儿体内，并保持较高浓度，其代谢产物（氰化物）对胎儿有毒性作用，不宜在妊娠期使用，多用于分娩期或产后血压过高，其他降压药物效果不佳时使用。

3. 解痉 硫酸镁是治疗子痫的一线药物，也是预防和控制子痫发作的关键药物。

（1）用药指征 控制子痫抽搐及防止再抽搐，预防重度子痫前期发展为子痫，子痫前期临产前用药防止抽搐。

（2）用药方案 ①控制子痫：通常采用静脉给药。硫酸镁负荷量为4～6g，溶于10%葡萄糖20ml中静推（15～20分钟），或溶于5%葡萄糖100ml快速静脉滴注，继而以每小时1～2g静脉滴注维持。24小时总量25～30g。②预防子痫发作：适用于重度子痫前期和子痫发作后，负荷剂量2.5～5.0g，维持剂量与控制抽搐相同。用药时间长短根据病情需要调整，一般每日静脉滴注6～12小时，24小时总量不超过25g，用药期间每日评估病情变化，用药时限一般不超过5日。

（3）注意事项 血清镁离子治疗有效浓度为1.8～3.0mmol/L，超过3.5mmol/L，将出现中毒症状。首先为膝反射消失，随着浓度的增加则进一步出现肌张力减退及呼吸抑制，严重者可出现心脏停搏。应用硫酸镁必备条件：①膝腱反射存在；②呼吸每分钟≥16次；③尿量≥17ml/h或≥400ml/24h；④备10%葡萄糖酸钙溶液。

4. 镇静 可消除患者的焦虑和精神紧张，达到降低血压，缓解症状及预防子痫发作的作用。

（1）地西泮 具有较强的镇静、抗惊厥、松弛肌肉的作用，对胎儿及新生儿影响较小。用法：2.5～5.0mg，每日2～3次口服，或10mg缓慢肌内注射或静脉注射（>2分钟）。

（2）冬眠药物 可广泛抑制神经系统，控制抽搐。冬眠合剂由哌替啶100mg、异丙嗪50mg、氯丙嗪50mg组成，通常以1/3或1/2量肌内注射，或加入5%葡萄糖250ml内静脉滴注，仅用于硫酸镁治疗效果不佳者。

（3）苯巴比妥　具有较好的抗惊厥、抗抽搐的作用。镇静时口服剂量为30mg，一日3次，控制抽搐时肌内注射0.1g。

5. 利尿　目前已不主张常规应用，只用于全身水肿、肺水肿、脑水肿、急性左心衰竭者。

6. 适时终止妊娠　妊娠期高血压疾病是孕妇特有的疾病，适时终止妊娠是唯一有效的治疗措施。

（1）终止妊娠时机　①妊娠期高血压、病情未达重度的子痫前期孕妇可期待至妊娠37周以后。②重度子痫前期患者：妊娠<24周经治疗病情不稳定者建议终止妊娠；妊娠24～28周根据母儿情况及当地医疗条件和医疗水平决定是否期待治疗；妊娠28～34周，若病情不稳定，经积极治疗24～48小时病情仍加重，促胎肺成熟后终止妊娠；若病情稳定，可考虑期待治疗，并建议提前转至有早产儿救治能力的医疗机构；妊娠≥34周，应考虑终止妊娠。

（2）终止妊娠方式　如无产科剖宫产指征，原则上可经阴道试产。但如果短时间不能分娩，病情加重，可放宽剖宫产指征。分娩期注意事项：注意观察自觉症状变化，监测血压并继续降压治疗，应将血压控制在<160/110mmHg；监测胎心变化；积极预防产后出血，不可使用麦角新碱类药物。

7. 产后处理　重度子痫孕妇产后应继续使用硫酸镁24～48小时，预防产后子痫的发生。产后需继续监测血压，产后新发生的高血压称为产后高血压，当产后血压≥150/100mmHg时建议降压治疗。

（三）子痫

子痫是子痫前期的最严重阶段，可分为产前子痫、产时子痫和产后子痫，以产前子痫最常见，产后48小时约占25%。子痫是造成母儿死亡的最主要原因，应积极处理。

1. 临床表现　78%～83%的子痫患者会有前驱症状，但前驱症状短暂，进展迅速。抽搐时眼球固定，瞳孔放大，头迅速扭向一侧，牙关紧咬，继而口角及颜面肌肉开始颤动，全身、四肢肌肉强直，双臂伸直，双手紧握，强烈抽动。抽动时呼吸暂停、面部充血、口吐白沫。持续1～1.5分钟。抽搐停止后，呼吸恢复，但患者仍昏迷，虽恢复意识，但困惑、烦躁、易激惹。

2. 诊断　子痫通常在子痫前期的基础上发生抽搐，通过询问病史不难与癫痫、脑动脉缺血、梗死性颅内出血、糖尿病高渗性昏迷、低血糖昏迷等相鉴别。

3. 治疗　子痫治疗原则是控制抽搐、预防并发症、及时终止妊娠。

（1）一般急诊处理　子痫发作时应预防患者坠地外伤、舌咬伤，需保持气道通畅，维持呼吸、循环功能稳定，密切观察生命体征、尿量等，避免声、光等一切不良刺激。

（2）控制抽搐　首选药物为硫酸镁，必要时加用强有力的镇静药物，如地西泮、苯巴比妥或冬眠合剂等。子痫患者产后需继续应用硫酸镁24～48小时。

（3）控制血压　脑血管意外是子痫患者死亡的最常见原因。当收缩压≥160mmHg，舒张压≥110mmHg时要积极降压预防脑血管意外。

（4）降低颅压　如有脑水肿需降低颅内压时，给予20%甘露醇溶液250ml快速静脉滴注。

（5）纠正缺氧和酸中毒　面罩和气囊吸氧，根据二氧化碳结合力，动脉血气分析等，给予适量4%碳酸氢钠纠正酸中毒。

（6）严密监护　密切注意血压、脉搏、呼吸、体温及尿量（留置尿管），记出入量，及时送尿常规检查，做眼底、血液化验及心电图等检查，及早发现及处理脑出血、肺水肿、急性肾衰竭及胎盘早剥等并发症。

（7）终止妊娠　一旦抽搐控制后即可考虑终止妊娠。

第五节　妊娠晚期出血

一、前置胎盘

妊娠28周后，胎盘附着在子宫下段，甚至胎盘下缘达到或覆盖宫颈口，其位置低于胎儿先露部，称为前置胎盘。是妊娠晚期阴道出血的主要原因之一。

（一）病因

目前尚不清楚，可能的因素如下。

1. 子宫内膜病变或损伤　多次刮宫、多产、引产、剖宫产、感染、放置宫内节育器等引起的子宫内膜炎、子宫内膜损伤等病变，使子宫蜕膜发育不全，孕卵植入后血供应不足，为了摄取足够营养，刺激胎盘不断扩大面积，而伸展到子宫下段。

2. 受精卵滋养层发育迟缓　受精卵到达子宫腔以后，滋养层尚未发育到可以着床的阶段，继续向下移，着床在子宫下段而发育成前置胎盘。

3. 胎盘异常　双胎妊娠、妊娠合并糖尿病等引起胎盘面积过大、副胎盘及膜状胎盘等均可使胎盘延伸到子宫下段接近子宫颈内口，形成前置胎盘。

4. 辅助生殖技术　使用促排卵药物，改变了体内性激素水平，由于受精卵的体外培养和人工植入，造成子宫内膜与胚胎发育不同步，人工植入时可诱发宫缩，导致其着床于子宫下段。

（二）分类

根据胎盘下缘与宫颈内口的关系，将前置胎盘分为4类。

1. 完全性前置胎盘　又称中央型前置胎盘，胎盘覆盖整个子宫颈内口（图9－4）。

2. 部分性前置胎盘　胎盘组织覆盖一部分子宫颈内口（图9－4）。

3. 边缘性前置胎盘　胎盘附着于子宫下段，其边缘接近子宫颈内口，但未超越（图9－4）。

4. 低置胎盘　胎盘附着于子宫下段，边缘距宫颈内口的距离 <20mm。

根据疾病的凶险程度，前置胎盘又可分为凶险性和非凶险性。凶险性前置胎盘指前次有剖宫产史，此次妊娠为前置胎盘并覆盖在前次剖宫产手术瘢痕部位，发生胎盘植入的危险约50%。

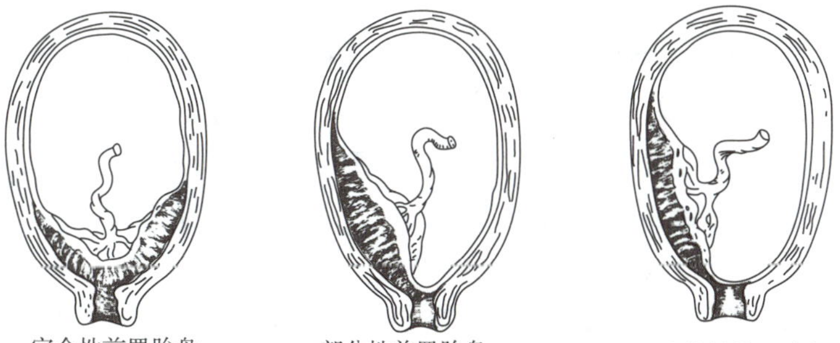

图9－4　前置胎盘类型

（三）临床表现

1. 症状　妊娠晚期以无诱因、无痛性反复阴道流血为主要症状。宫颈口扩张，附着于子宫下段及宫颈内口的胎盘前置部分不能相应伸展而与其附着处分离，血窦破裂出血。

2. 体征 大量出血时患者出现面色苍白、脉搏细数、四肢厥冷、血压下降等休克表现；多次出血者可出现贫血，贫血程度与外出血量成正比。腹部检查：子宫软，无压痛，大小与妊娠周数相符；易并发胎位异常（如臀位）、胎儿窘迫，甚至胎死宫内。有时耻骨联合上可闻及胎盘杂音。

（四）诊断及鉴别诊断

1. 病史及临床表现 有前置胎盘的高危因素及上述症状、体征，可做出初步诊断。

2. 辅助检查

（1）超声检查 根据胎盘下缘与宫颈内口的关系，确定前置胎盘类型。准确率达95%以上。超声诊断前置胎盘需注意妊娠周数，妊娠中期超声检查发现胎盘前置者不宜诊断为前置胎盘，应称为胎盘前置状态。

（2）产后检查胎盘及胎膜 前置部位的胎盘母体面有陈旧性凝血块附着，胎膜破口距胎盘边缘距离<7cm，可诊断边缘性前置胎盘。

（3）阴道检查 在备血及建立静脉通道下，可做阴道窥诊及指检，禁止肛查。

3. 鉴别诊断 前置胎盘主要应与重型胎盘早剥、脐带帆状附着、前置血管破裂、胎盘边缘血窦破裂、宫颈病变等产前出血相鉴别。结合病史、临床表现及辅助检查，一般不难鉴别。

（五）对母儿的影响

常发生产后出血、植入性胎盘、羊水栓塞；还易引起产褥感染、胎儿窘迫，甚至胎死宫内，早产儿及围生儿病死率增高。

（六）处理

处理原则是抑制宫缩、制止出血、纠正贫血和预防感染。根据妊娠周数、产次、胎位、胎儿是否存活、阴道流血量、有无休克、是否临产及前置胎盘类型等，综合判定。

1. 期待疗法 适用于妊娠<36周、胎儿存活、阴道流血量少、一般情况良好的孕妇，确保孕妇安全的前提下，可延长胎龄至足月或近足月。一旦有阴道流血，立即住院，加强母儿监护。减少活动，加强营养，禁止肛查及性生活，保持外阴清洁防止逆行感染。

2. 终止妊娠

（1）紧急剖宫产 指征包括：①孕妇出血量大甚至休克，无论胎儿成熟与否，应行剖宫产；②出现胎儿窘迫等产科指征，胎儿已可存活；③部分或边缘性前置胎盘，临产后出血量较多，估计短时间不能分娩者。

（2）择期终止妊娠 对于无症状的前置胎盘合并胎盘植入者，可于妊娠36周后终止妊娠；无症状的完全性前置胎盘，妊娠达37周者，可考虑终止妊娠；边缘性前置胎盘满38周者可考虑终止妊娠；部分性前置胎盘应根据胎盘遮盖子宫颈内口情况适时终止妊娠。

（3）阴道分娩 适用于边缘性前置胎盘、低置胎盘，枕先露，阴道出血少，估计短时间内可以结束分娩者，在有条件的医疗机构，备足血源的同时可在严密监测下行阴道试产。

（4）预防产后出血及感染 当胎儿娩出后，及早使用宫缩剂，以预防产后出血。产时、产后给予抗生素预防感染。

二、胎盘早剥

妊娠20周后或分娩期，正常位置的胎盘在胎儿娩出前，部分或全部从子宫壁剥离，称为胎盘早剥。是妊娠晚期严重并发症之一，起病急，发展快，可危及母儿生命。

（一）病因

胎盘早剥可能与下列因素有关：①孕妇患重度子痫前期、慢性高血压、慢性肾炎或全身血管病变；②腹部直接受到撞击或挤压等机械性因素；③宫腔内压力骤减；④子宫静脉压突然升高等；⑤吸烟、可卡因滥用、孕妇代谢异常，孕妇有血栓形成倾向、子宫肌瘤、既往有胎盘早剥史，再次发生胎盘早剥的危险性比无胎盘早剥史者高 10 倍。

（二）病理及病理生理改变

主要病理改变是底蜕膜出血并形成血肿。

按病理类型可分 3 种（图 9－5）。

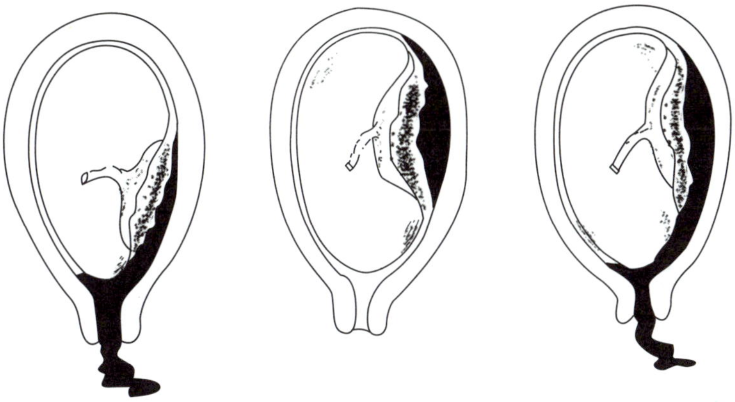

图 9－5　胎盘早剥类型

1. 显性剥离　又称显性出血（外出血），底蜕膜出血形成胎盘后血肿，胎盘剥离面逐渐扩大，血液冲开胎盘边缘沿胎膜与子宫壁之间经宫颈管向外流出。

2. 隐性剥离　又称隐性出血（内出血），底蜕膜出血形成胎盘后血肿，胎盘边缘仍附着于子宫壁，使胎盘后血液不能外流，而积聚于胎盘与子宫壁之间。

3. 混合性剥离　又称混合性出血当内出血过多时，血液仍可冲开胎盘边缘与胎膜经宫颈管外流，形成混合性出血。

胎盘早剥发生内出血时，血液积聚于胎盘与子宫壁之间，血液越积越多，使血液浸入子宫肌层，引起肌纤维分离，断裂、变性，当血液浸及子宫浆膜层时，子宫表面呈蓝紫色瘀斑，称为子宫胎盘卒中。由于子宫肌层损伤，导致子宫收缩不良，引起严重的产后出血。

严重的胎盘早剥，由于剥离处的胎盘绒毛及蜕膜释放大量组织凝血活酶，进入母体血液循环，激活凝血系统，导致弥散性血管内凝血（DIC），DIC 可激活纤维蛋白溶解系统，产生大量纤维蛋白降解产物（FDP）引起纤溶亢进，引起严重凝血功能障碍造成难以控制的大出血。

（三）临床表现及分级

临床表现是阴道流血、腹痛，可伴有子宫张力增高和子宫压痛，尤以胎盘剥离处最明显。阴道出血特征为陈旧性不凝血，但胎盘早剥的严重程度与阴道出血量可能不符，后壁胎盘的隐性剥离多表现为腰背部疼痛，子宫压痛可不明显。早期表现常常是胎心率首先发生变化，严重时子宫呈板状，压痛明显，胎心率改变或消失，失血过多时，可出现休克表现。

临床上推荐使用胎盘早剥分级标准作为对病情的判断与评估（表 9－4）。

表 9－4 胎盘早剥的 Page 分级

分级	标准
0 级	无临床表现，产后见胎盘后有小凝血块
Ⅰ级	外出血，子宫软，无胎儿窘迫
Ⅱ级	可能有阴道出血；产妇无休克；有胎儿窘迫或胎死宫内
Ⅲ级	可能有阴道流血；持续性腹痛，子宫强直性收缩；产妇有失血性休克，伴或者不伴 DIC，胎儿死亡

（四）诊断及鉴别诊断

1. 诊断 依据病史、症状、体征及下列辅助检查可做出诊断。

（1）超声检查 典型声像图显示胎盘与子宫壁之间，出现边缘不清的液性低回声区、胎盘异常增厚或胎盘边缘“圆形”裂开，同时可见胎儿的宫内状况，并可排除前置胎盘。

（2）实验室检查 主要了解贫血程度及凝血功能。

1）血常规检查。

2）检测肾功能及二氧化碳结合力。

3）DIC 筛选试验：包括血小板计数、凝血酶原时间、血纤维蛋白原测定。结果可疑者，进一步做纤溶确诊试验，包括凝血酶时间、优球蛋白溶解时间和血浆鱼精蛋白副凝试验。情况紧急时，可抽取肘静脉血 2ml 于干燥试管中，轻叩管壁，7 分钟后若无血块形成或形成易碎的软凝血块，表明凝血功能障碍。

2. 鉴别诊断 0 级和Ⅰ级临床表现不典型，需结合辅助检查来判断，并需要与前置胎盘相鉴别；Ⅱ级和Ⅲ级胎盘早剥症状与体征比较典型，容易诊断，主要与先兆子宫破裂相鉴别。

（五）并发症

胎盘早剥的并发症：胎儿宫内死亡、DIC、产后出血、急性肾衰竭、羊水栓塞等。

（六）对母儿的影响

胎盘早剥可增加贫血、剖宫产、产后出血、DIC 的发生率，胎盘早剥出血可引起胎儿急性缺氧，新生儿窒息率、早产率明显升高，围生儿死亡率增高。

（七）处理

处理原则为纠正休克，及时终止妊娠，防治并发症。

1. 纠正休克 患者入院情况比较危急，处于休克状态者，积极开放静脉通路，补充血容量，输新鲜血，纠正休克，尽快改善患者状况。有 DIC 表现者要尽早纠正凝血功能障碍。使血红蛋白维持 100g/L，血红细胞压积 > 30%，尿量 > 30ml/h。

2. 监测胎儿宫内情况 持续监测胎心以判断胎儿宫内情况，对于有外伤史的产妇疑有胎盘早剥时，除常规行超声检查外，至少行 4 小时胎心监护，以便及时发现胎盘早剥。

3. 保守治疗 对于妊娠 20～34^{+6}周合并Ⅰ级胎盘早剥者，尽可能保守治疗延长孕周，孕 35 周前应用糖皮质激素促胎肺成熟。在保守治疗过程中，应密切行超声检查，监测胎盘早剥情况，一旦出现阴道出血多，子宫张力高，凝血功能障碍及胎儿窘迫时，应立即终止妊娠。

4. 终止妊娠 胎盘早剥危及母儿生命，胎盘剥离时间越长，病情越重，因此，一旦确诊Ⅱ、Ⅲ级胎盘早剥，必须及时终止妊娠。

（1）阴道分娩 适用于 0～Ⅰ级患者，一般情况良好，病情较轻，以外出血为主，宫口已扩张，估计短时间内可结束分娩。人工破膜使羊水缓慢流出，缩小子宫容积，腹部包裹腹带压迫胎盘使其不再继续剥离，必要时滴注缩宫素缩短第二产程。产程中应密切观察心率、血压、宫底高度、阴道出血量以及胎儿宫内状况，发现异常征象，应行剖宫产术。

（2）剖宫产 适用于：①Ⅰ级胎盘早剥，出现胎儿窘迫征象；②Ⅱ级胎盘早剥，特别是初产妇不能在短时间内结束分娩者；③Ⅲ级胎盘早剥，产妇病情恶化死胎不能立即分娩者；④破膜后产程无进展者，剖宫产取出胎儿与胎盘后立即注射宫缩剂，若发生难以控制的大量出血，可在输新鲜血、新鲜冰冻血浆及血小板的同时行子宫次全切除术。

目标检测

答案解析

一、选择题

1. 晚期习惯性流产最多见的原因是（ ）
   A. 胚胎发育异常　B. 胎盘功能不全　C. 染色体异常
   D. 宫颈内口松弛　E. 子宫畸形
2. 下列促进胎儿肺成熟的药物是（ ）
   A. 硫酸镁　B. 地塞米松　C. 铁剂
   D. 叶酸　E. 葡萄糖酸钙
3. 妊娠 10 周时出现阵发性下腹痛、多量阴道出血伴小块组织物排出，并引起失血性休克，应首先考虑（ ）
   A. 先兆流产　B. 难免流产　C. 完全流产
   D. 不全流产　E. 过期流产
4. 妊娠期高血压疾病，用大剂量硫酸镁治疗，最早出现的中毒反应是（ ）
   A. 呼吸加快　B. 呼吸减慢　C. 尿量增多
   D. 腱反射亢进　E. 腱反射减弱
5. 有关前置胎盘的处理，错误的是（ ）
   A. 保障孕妇安全前提下，可期待疗法，提高胎儿成活性
   B. 期待疗法可促胎肺成熟治疗，纠正贫血
   C. 妊娠达 36 周后，必须剖宫产终止妊娠
   D. 剖宫产子宫切口的选择原则上应避开胎盘
   E. 产后应纠正贫血，预防感染
6. 下列哪项不是胎盘早剥的并发症（ ）
   A. 产后出血　B. 急性肾功能衰竭　C. DIC
   D. 羊水栓塞　E. 死胎
7. 关于胎盘早剥描述正确的是（ ）
   A. 先期待疗法，之后再考虑终止妊娠
   B. 贫血程度与阴道出血量成正比
   C. 易发生产后出血，为软产道裂伤
   D. 子宫坚硬如板状，胎心听诊不清
   E. 无诱因，无痛性阴道流血
8. 与过期妊娠无关的是（ ）
   A. 雌孕激素比例失调　B. 胎盘缺乏硫酸酯酶　C. 巨大胎儿

D. 头盆不称　　E. 羊水过多

9. 输卵管妊娠最常见的原因是（　）

A. 输卵管炎症　　B. 输卵管发育不良　　C. 输卵管手术史

D. 辅助生殖技术　　E. 宫内节育器避孕失败

10. 前置胎盘是指妊娠 28 周后，胎盘附着于子宫下段，其下缘达到或覆盖（　）

A. 宫体前壁　　B. 宫体后壁　　C. 子宫颈内口

D. 子宫底部　　E. 子宫下段

11. 输卵管妊娠典型的临床症状除停经外，还有（　）

A. 腹痛、阴道流血、发热

B. 腹痛、阴道流血、呕吐

C. 腹痛、阴道流血、晕厥、休克

D. 腹痛、阴道流血、头痛

E. 腹痛、阴道流血、白细胞增高

12. 下列哪项不能用于输卵管妊娠的治疗（　）

A. 保守治疗　　B. 输卵管切除术　　C. 联合化疗

D. 甲氨蝶呤化学药物治疗　　E. 输卵管切开取胚术

13. 下列哪项不是子痫前期好发因素（　）

A. 遗传性血栓形成　　B. 慢性高血压疾病　　C. 慢性肾炎

D. 糖尿病　　E. 甲状腺功能亢进

14. 应用硫酸镁的必备条件不包括（　）

A. 膝腱反射存在　　B. 尿量每小时≥17ml　　C. 呼吸每分钟≥16 次

D. 胎动减少　　E. 备 10% 葡萄糖酸钙溶液

15. 治疗性早产的病因不包括（　）

A. 妊娠期高血压疾病　　B. 心脏病　　C. 前置胎盘

D. 子痫抽搐　　E. 子宫畸形

16. 下面的各种叙述，正确的是（　）

A. 妊娠 28 周至 37 周分娩称早产

B. 妊娠 38 周至 42 周分娩为足月产

C. 妊娠 40 周之后分娩称过期产

D. 出生时具有生命征象两项者称活产

E. 胎儿在分娩过程中死亡者，称为死产

17. 经产妇，32 岁，足月分娩一巨大儿，之后再受孕分别在 18 周，20 周自然流产，造成两次流产最可能的原因是（　）

A. 子宫畸形　　B. 胎儿染色体异常　　C. 子宫颈内口松弛

D. ABO 血型不合　　E. 卵巢黄体功能不足

18. 初产妇，31 岁，妊娠 37 周，B 超检查确诊为完全性前置胎盘，今晨出现阴道流血，血压 90/60mmHg，宫口开大 4cm，胎头棘上 2cm，胎心率 140 次/分。本病例最恰当的处理是（　）

A. 产钳术　　B. 人工破膜加速产程　　C. 胎头吸引术

D. 剖宫产术　　E. 会阴侧切术

19. 孕妇，28 岁，妊娠 31 周，发现血压升高 1 周，血压最高达 162/110mmHg，伴头痛 2 天，入院

后 24 小时尿蛋白定量 3.0g，孕妇解痉治疗首选（ ）

A. 苯妥英钠　B. 苯巴比妥　C. 哌替啶
D. 硫酸镁　E. 地西泮

20. 已婚女性，24 岁，孕 52 天行人工流产术，现术后 7 天，持续阴道流血，量中等，有臭味，今日出现下腹部疼痛，体温 38℃，血常规回报：白细胞 15×10^9/L，HGB 100g/L。妇科检查：阴道内血性分泌物有臭味，宫体略大，触痛明显，附件略增厚有压痛，最可能的诊断是（ ）

A. 难免流产　B. 不全流产　C. 流产合并感染
D. 宫外孕继发感染　E. 阴道炎

21. 已婚女性，25 岁，妊娠 35 周，自觉头痛、眼花 5 日，测量血压 155/100mmHg，入院治疗 3 日，血压下降不明显，今晨突然出现腹痛并逐渐加重，呈持续性，检查发现子宫板状硬。本病最可能的诊断为（ ）

A. 胎盘早剥　B. 前置胎盘　C. 先兆早产
D. 子宫破裂　E. 羊水过多

22. 已婚妇女，30 岁，婚后 3 年一直未孕，月经周期规律，现停经 52 日，尿 hCG 呈阳性，阴道少量流血 4 日。今晨突感下腹部剧痛，伴明显肛门坠胀感，血压 60/40mmHg。妇科检查：宫颈举痛明显，子宫稍大稍软，右附件区可触及 5cm 肿大包块，明显触痛。本病最恰当的处置为（ ）

A. 观察病情进展
B. 输液、输血，同时行剖腹探查术
C. 输血、输液，抗生素预防感染治疗
D. 监测血压、脉搏生命体征
E. 立即行刮宫术

二、思考题

1. 流产的常见类型有哪些？处理原则是什么？
2. 异位妊娠常发生在哪个部位？常见病因有哪些？
3. 妊娠期高血压疾病有哪些分类？

（李茜娴）

书网融合……

本章小结　微课 1　微课 2　题库

第十章　胎儿异常与羊水量异常

PPT

学习目标

1. 通过本章内容学习，应重点掌握多胎妊娠的诊断、并发症及处理；巨大胎儿的定义、胎儿生长受限的定义；羊水量异常的诊断和处理。熟悉多胎妊娠的类型和特点；巨大儿的诊治和处理；胎儿生长受限的诊治和处理；羊水量异常的病因。了解羊水量异常的临床表现。

2. 具有对胎儿异常、羊水量异常疾病的诊断和处理能力；能及时发现胎儿生长受限并予以干预；具备良好的沟通能力，在疾病早期与孕妇及家属及时沟通，取得配合。

情境导入

情境描述　李某，女，30岁，G_1P_0，因“停经42^{+1}周，自觉胎动减少1天”入院。无腹痛，阴道出血等症状。产检：腹围109cm，宫高36cm，胎方位ROA，胎心162次/分，胎头高浮。辅助检查：B超提示胎儿双顶径9.6cm，胎盘Ⅲ级，单一最大羊水池深度2.5cm。

讨论　1. 患者的初步诊断是什么？

2. 进一步检查及治疗措施是什么？

第一节　多胎妊娠

一次妊娠子宫腔内同时有两个或两个以上胎儿时称多胎妊娠（multiple pregnancy），以双胎妊娠多见。近年辅助生殖技术广泛开展，多胎妊娠发生率明显增高。本节仅讨论双胎妊娠。

一、双胎类型及特点

1. 双卵双胎　两个卵子分别受精形成的双胎妊娠，称双卵双胎（dizygotic twin），约占双胎妊娠的70%。与应用促排卵药物、多胚胎宫腔内移植及遗传因素有关。两个卵子分别受精形成两个受精卵，各自的遗传基因不完全相同，故形成的两个胎儿有区别，如血型、性别不同或相同，指纹、外貌、性格类型等多种表型不同。胎盘多为两个，有时可融合成一个，但血液循环各自独立。胎盘胎儿面有两个羊膜腔，中间隔有两层羊膜、两层绒毛膜，有时两层绒毛膜也可融合为一层（图10－1）。

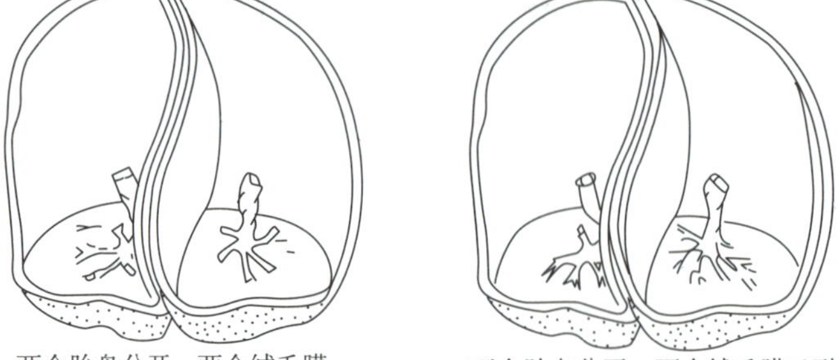

图10－1　双卵双胎的胎盘及胎膜示意图

2. 单卵双胎 由一个受精卵分裂形成的双胎妊娠，称为单卵双胎。约占双胎妊娠的30%。原因不明，不受种族、遗传、年龄、胎次的影响。一个受精卵分裂成两个胎儿，其遗传基因相同，故两个胎儿性别、血型及外貌等相同。单卵双胎的胎盘胎膜因受精卵发生分裂的时间不同而有差异，有下列四种类型。

（1）双绒毛膜双羊膜囊单卵双胎 受精卵的分裂发生在桑椹期（早期胚泡），相当于受精后3日内，形成两个独立的胚胎、两个羊膜囊。两个羊膜囊之间隔有两层绒毛膜、两层羊膜，胎盘为两个或一个。约占单卵双胎的30%。

（2）单绒毛膜双羊膜囊单卵双胎 分裂发生在受精后第4～8日，胚胎发育处于胚泡期。胎盘为一个，两个羊膜囊之间仅隔有两层羊膜，约占单卵双胎的68%。

（3）单绒毛膜单羊膜囊单卵双胎 受精卵在受精后第9～13日分裂，此时羊膜囊已形成，两个胎儿共存一个羊膜腔内，共有一个胎盘。占单卵双胎的1%～2%。

（4）联体双胎 受精卵在受精第13日后分裂，此时原始胚盘已形成，机体不能完全分裂成两个，形成不同形式的联体儿，极罕见。

二、诊断

1. 病史及临床表现 双卵双胎多有家族史，孕前曾用促排卵药或体外受精多个胚胎移植。早孕反应重，中期妊娠后体重增加迅速，腹部增大明显，下肢水肿、静脉曲张等压迫症状出现早且明显，妊娠晚期常有呼吸困难，活动不便。

2. 产科检查 子宫大于停经周数，妊娠中晚期腹部可触及多个小肢体或3个以上胎极（即胎头或胎臀）；胎头较小，与子宫大小不成比例；可听到两个胎心，其间隔有无音区，且两个胎心率每分钟相差10次以上。

3. B型超声检查 妊娠6～7周时宫腔内可见两个妊娠囊，可见两个原始心管搏动。13周以后可见两个胎头和躯干，还可筛查胎儿结构畸形，帮助确定胎位。

4. 绒毛膜性判断 由于单绒毛膜性双胎特有的双胎并发症较多，因此在妊娠早期进行绒毛膜性判断非常重要。在妊娠6～10周，若宫腔内有两个孕囊，为双绒毛膜双胎；若仅见一个孕囊，则单绒毛膜性双胎可能性较大。妊娠10～14周，可以通过判断胎膜和胎盘插入点呈“双胎峰”或者“T”字征来判断双胎的绒毛膜性。前者为双绒毛膜性双胎，后者为单绒毛膜性双胎。

三、并发症

1. 母体并发症

（1）妊娠期高血压疾病 比单胎妊娠多3～4倍，且发病早、程度重，容易出现心肺并发症及子痫。

（2）妊娠期肝内胆汁淤积症 其发生率是单胎的2倍，易引起早产、胎儿窘迫和死胎，围生儿死亡率高。

（3）贫血 是单胎的2.4倍，与铁及叶酸缺乏有关。

（4）羊水过多 发生率约12%，单卵双胎常在妊娠中期发生急性羊水过多，与双胎输血综合征及胎儿畸形有关。

（5）胎膜早破 发病率约14%，可能与宫腔压力增高有关。

（6）宫缩乏力 子宫肌纤维伸展过度，常发生原发性宫缩乏力，致产程延长。

（7）胎盘早剥 可能与妊娠期高血压疾病发生率增加有关，也可由第一胎儿娩出后，宫腔容积骤然缩小引起，是双胎妊娠产前出血的主要原因。

（8）产后出血　经阴道分娩的双胎妊娠平均产后出血量≥500ml，与子宫过度膨胀、产后宫缩乏力、胎盘附着面积增大有关。

（9）流产　流产率高于单胎2～3倍。可能与胚胎畸形、胎盘发育异常、胎盘血液循环障碍、宫腔内相对狭窄等有关。

2. 围生儿并发症

（1）早产　约50%双胎妊娠并发早产，其风险是单胎妊娠的7～10倍，多因胎膜早破、宫腔内压力过高及严重母儿并发症所致。

（2）胎儿生长受限　可能与胎儿拥挤、胎盘占蜕膜面积相对小有关。

（3）双胎输血综合征（TTTS）　是双羊膜囊单绒毛膜单卵双胎的严重并发症。通过胎盘间的动－静脉吻合支，血液从动脉向静脉单向分流，使一个胎儿成为供血儿，另一个胎儿成为受血儿，造成供血儿贫血、血容量减少、生长受限，甚至死亡；受血儿血容量增多、动脉压增高、体重增加，可发生充血性心力衰竭、水肿及羊水过多。目前国际上对该病的诊断主要依据为：①单绒毛膜性双胎；②双胎出现羊水量改变，一胎羊水池最大深度大于8cm（20周后大于10cm），另一胎小于2cm即可诊断。

（4）脐带异常　单羊膜囊双胎易发生脐带互相缠绕、扭转，可致胎儿死亡。

（5）胎儿畸形　发生率是单胎的两倍。

四、处理

1. 妊娠期处理

（1）注意营养饮食　多食高蛋白质、高维生素以及富含必需脂肪酸的食物，及时补充铁、叶酸及钙剂，预防贫血及妊娠期高血压疾病。

（2）防治早产　是双胎产前监护的重点。双胎孕妇应充分卧床休息，减少活动量，若34周前出现产兆，应给予宫缩抑制剂。一旦出现宫缩或阴道流液，应住院治疗。

（3）及时防治妊娠期并发症　妊娠期注意血压及尿蛋白变化，观察血胆酸及肝功能，注意孕妇有无瘙痒。及早发现并治疗妊娠期高血压疾病和妊娠期肝内胆汁淤积症等并发症。

（4）监护胎儿生长发育情况及胎位变化　发现胎儿畸形，及早终止妊娠。无明显畸形，可采用B型超声动态监测胎儿生长情况。妊娠末期确定胎位，对选择分娩方式有帮助。

2. 终止妊娠指征　①合并急性羊水过多，压迫症状明显，出现呼吸困难等；②胎儿畸形；③母亲有严重并发症不允许继续妊娠者；④已到预产期尚未临产，胎盘功能减退者。

3. 分娩期处理　多数双胎妊娠能经阴道分娩。产程中注意：①产妇要保证充足的饮食及睡眠，以保障良好体力；②严密观察胎心变化；③注意宫缩及产程进展，胎头已衔接者，行人工破膜加速产程进展，如宫缩乏力，可静滴缩宫素；④第一胎儿娩出后，胎盘侧脐带必须立即夹紧，以防第二胎儿失血。助手在腹部固定第二胎儿为纵产式，若第二个胎儿为横位或斜位，立即行外倒转术纠正为纵产式，若不成功破膜后立即行内倒转术。第一胎儿娩出后密切观察胎心、宫缩及阴道流血情况，及时阴道检查了解胎位、排除脐带脱垂，及早发现胎盘早剥。若无异常，等待自然分娩，通常在20分钟左右娩出第二个胎儿，若等待15分钟仍无宫缩，可行人工破膜并静滴缩宫素。若发生脐带脱垂、胎盘早剥，则应立即采用产钳助产或臀牵引娩出胎儿。

有下列情况时，宜行剖宫产术：①第一胎儿为肩先露、臀先露；②宫缩乏力致产程延长，保守治疗效果不佳；③胎儿窘迫，短时间内不能经阴道分娩；④联体双胎孕周＞26周；⑤并发严重疾病如先兆子痫、胎盘早剥等。

4. 分娩后处理　积极防治产后出血，胎儿娩出前建立静脉通道；第二胎儿娩出后立即使用宫缩剂；

新生儿体重小于2500g，按早产儿护理；酌情使用抗生素。

第二节 巨大胎儿

任何孕周胎儿体重超过4000g称为巨大胎儿（macrosomia）。近年来，营养过剩的孕妇呈现逐年增多趋势，导致巨大胎儿的发生率增长较快，国内发生率约7%，男胎多于女胎。巨大胎儿手术产率及死亡率均较正常胎儿明显增高。

一、高危因素

高危因素包括：孕妇营养过剩、肥胖、体重过重等；妊娠合并糖尿病，尤其是2型糖尿病；过期妊娠；经产妇多见；父母身材高大；高龄产妇；有巨大胎儿分娩史；种族、民族因素。

二、对母儿影响

1. 对母体影响 头盆不称发生率明显增加，增加剖宫产率。经阴道分娩的主要危险是肩难产，其发生率与胎儿体重成正比。软产道损伤、产后出血、生殖道瘘的发生率均增加。

2. 对胎儿影响 因胎儿过大，常需手术助产，可引起颅内出血、锁骨骨折、臂丛神经损伤等产伤，严重者甚至死亡。

三、诊断

目前尚无方法准确预测胎儿大小，通过病史、临床表现及辅助检查可以初步判断，但巨大胎儿需出生后方能确诊。

1. 病史及临床表现 孕妇多有上述高危因素，孕期体重增加迅速，常在孕晚期出现呼吸困难、腹部沉重及两肋部胀痛等症状。

2. 腹部检查 腹部明显膨隆，宫高>35cm。触诊胎体大、胎先露高浮，头先露时多数跨耻征阳性。听诊胎心音清晰，但位置较高。

3. B型超声检查 测量胎儿双顶径、股骨长、腹围及头围等各项生长指标，可监测胎儿的生长发育情况，并可预测胎儿体重，但预测巨大胎儿的体重还有一定的难度，目前尚无证据支持哪种预测方法更有效。巨大胎儿的胎头双顶径常>10cm，此时需进一步测量胎儿肩径及胸径，若肩径及胸径大于头径，发生难产的概率较高。

四、处理

1. 妊娠期 发现胎儿巨大或有巨大儿分娩史者，应检查孕妇有无糖尿病，若合并糖尿病应积极治疗，并于足月后根据胎盘功能及糖尿病控制情况等综合评估，决定终止妊娠时机。

2. 分娩期 ①估计胎儿体重>4000g且合并糖尿病者，建议剖宫产终止妊娠；②估计胎儿体重>4000g而无糖尿病者，可经阴道试产，但产程中需注意放宽剖宫产的指征。产时应充分评估，必要时产钳助产，同时做好处理肩难产的准备。分娩后仔细检查有无软产道裂伤，预防产后出血。

3. 新生儿处理 应在生后30分钟监测血糖，并于生后1～2小时开始喂糖水，早开奶以预防新生儿低血糖。轻度低血糖者口服葡萄糖，严重者给予静脉输注。新生儿易发生低钙血症，应及时补充钙剂，多用10%葡萄糖酸钙1ml/kg加入葡萄糖液中静滴。

第三节 胎儿生长受限

出生体重低于同胎龄体重第10百分位数的新生儿称为小于孕龄儿（SGA）。并非所有的出生体重小于同孕龄体重第10百分位数者均为病理性的生长受限。SGA包含健康小样儿，其特点是除了体重及体格发育较小外，各器官可无结构异常及功能障碍，无宫内缺氧表现。

胎儿生长受限（fetal growth restriction，FGR）是指胎儿应有的生长潜力受损，估测的胎儿体重小于同孕龄第10百分位的SGA。对部分胎儿的体重经估测达到同孕龄的第10百分位，但胎儿有生长潜力受损，不良妊娠结局的风险增加，可按照胎儿生长受限进行管理。

低出生体重指足月儿出生体重<2500g。

一、病因

影响胎儿生长的因素，包括母亲营养供应、胎盘运转和胎儿遗传潜能等，病因复杂。主要危险因素有。

1. 母体因素

（1）营养因素　长期偏食、妊娠剧吐或摄入蛋白质、维生素及微量元素不足。胎儿出生体重与母体血糖水平呈正相关。

（2）妊娠并发症及合并症　并发症如妊娠期高血压疾病、多胎妊娠、前置胎盘、胎盘早剥及过期妊娠等；合并症如心脏病、慢性高血压、肾炎、贫血等，均可使胎盘血流量减少，胎儿血供不足。

（3）其他　孕妇年龄、身高、体重、地区、经济状况、子宫发育畸形、宫内感染、吸烟、吸毒、酗酒、接触放射线或有毒物质等。

2. 胎儿因素　胎儿基因或染色体异常、先天发育异常时，常影响胎儿生长。另外，生长激素、胰岛素样生长因子、瘦素等调节胎儿生长的物质在脐血中含量降低，也会影响胎儿内分泌和代谢。

3. 胎盘因素　各种胎盘病变导致子宫胎盘血流量减少，影响胎儿血供。

4. 脐带因素　脐带过长、过细、扭转、打结等。

二、分类及临床表现

胎儿生长受限根据其发生时间、胎儿体重以及病因分为3类。

1. 内因性均称型FGR　一般发生在胎儿发育的第一阶段，胎儿在体重、头围和身长三方面均低于正常，故称均称型。主要是基因或染色体异常、病毒感染、过量接触放射线或有毒物质所致。

特点：体重、身长、头径相称，但均小于该孕龄正常值，外表无营养不良表现，脑重量轻。胎盘小，但组织无异常，胎儿无缺氧表现。胎儿出生缺陷发生率高，围生儿病死率高，新生儿多有脑神经发育障碍。

2. 外因性不均称型FGR　胚胎早期发育正常，至孕晚期受到有害因素影响，如各种因素所致的慢性胎盘功能不全。属继发性胎儿生长受限。

特点：新生儿呈营养不良或过熟儿状态，发育不匀称，身长、头径与孕龄相符，体重偏低。胎盘大小正常，但功能下降，有缺血缺氧的病理改变，使胎儿在分娩期对缺氧的耐受力下降，致新生儿脑神经受损。

3. 外因性均称型FGR　为上述两型的混合型。病因有母儿双方因素，多系重要生长因素如叶酸、氨基酸、微量元素等缺乏或受有害药物影响所致，在整个妊娠期间均产生影响。

特点：新生儿身长、体重、头径均小于正常，外表营养不良。胎盘小，外观正常。胎儿很少有宫内缺氧，但代谢不良。出生后生长与智力发育常受到影响。

三、诊断

FGR 的准确诊断，应基于准确核实孕周，包括核实母亲月经史、相关辅助生殖技术的信息，以及早孕或中孕早期的 B 型超声检查。根据各项指标衡量胎儿生长发育及其动态情况，结合子宫胎盘的灌注情况及孕妇的产前检查结果，尽早诊断 FGR。

1. 临床指标　测宫高、腹围、体重，推测胎儿大小。简单易行，可用于低危人群的筛查。子宫底高度连续 3 周均在第 10 百分位数以下者，为筛选 FGR 指标，预测准确率为 13% ~86%。妊娠 26 周后宫高测量值低于对应标准 3cm 以上，应疑诊 FGR；宫高低于对应标准 4cm 以上，应高度怀疑 FGR。

2. 辅助检查

（1）B 型超声测量　①测量胎儿头围、腹围和股骨，并根据本地区个性化的胎儿生长曲线估测胎儿体重。估计胎儿体重低于对应孕周胎儿体重的第 10 百分位数以下或胎儿腹围小于对应孕周腹围的第 10 百分位数以下，需考虑 FGR，嘱孕妇至少间隔 2 周复查一次，减少假阳性诊断。②测头围与腹围比值：胎儿头围在孕 28 周后生长减慢，而胎儿体重仍按原速增长，比值小于正常同孕周平均值的第 10 百分位数，即考虑可能为 FGR。③羊水量与胎盘成熟度：多数 FGR 伴有羊水过少、胎盘老化的 B 超图像。需注意胎盘形态、脐带插入点、最大羊水深度及羊水指数。④筛查超声遗传标记物：推荐所有的 FGR 进行详细的胎儿解剖结构检查，评估有无出生缺陷。

（2）彩色多普勒超声检查　脐动脉舒张期末波缺失或倒置，对诊断 FGR 意义大。妊娠晚期脐动脉 S/D 比值≤3 为正常，若 S/D 比值升高，也考虑可能为 FGR。

（3）抗心磷脂抗体（ACA）的测定　研究表明，ACA 与部分 FGR 的发生有关。

四、处理

1. 查找病因　对怀疑 FGR 的孕妇，尽可能找出致病原因，如及早发现妊娠期高血压疾病，行 TORCH 感染检查，超声检查排除胎儿先天畸形等，必要时脐血穿刺行染色体核型分析。

2. 治疗　FGR 的治疗原则是：积极寻找病因，改善胎盘循环，加强胎儿监测，适时终止妊娠。

（1）一般治疗　目前缺乏充分的证据支持卧床休息、常规吸氧、增加膳食对治疗 FGR 有效。

（2）药物治疗　尚未证实补充孕激素、静脉补充营养和注射低分子肝素对治疗 FGR 有效。

3. 胎儿宫内监测　FGR 一经诊断即应开始严密监测。理想的 FGR 监测方案是综合应用 NST、脐动脉彩色多普勒超声检查、羊水量、生物物理评分和胎儿生长监测方法，全面评估监测 FGR 胎儿。

4. 产科处理

（1）继续妊娠　胎儿宫内状况良好，胎盘功能正常，孕妇无合并症及并发症者，可在严密监护下至妊娠足月，但不应超过预产期。

（2）终止妊娠指征　必须综合考虑 FGR 的病因、监测指标异常情况、孕周和新生儿重症监护的技术水平。

FGR 出现单次胎儿多普勒血流异常不宜立即终止妊娠，应严密随访。若出现脐动脉舒张末期血流消失，可期待至≥34 周终止妊娠；若出现脐动脉舒张末期血流倒置，则考虑期待至≥32 周终止妊娠。若 32 周前出现脐动脉舒张末期血流缺失或倒置，合并静脉导管血流异常，综合考虑孕周、新生儿重症监护水平，完成促胎肺成熟后，可考虑终止妊娠。

孕周未达 32 周者，应使用硫酸镁保护胎儿神经系统。若孕周未达 35 周者，应促胎肺成熟后再终止妊娠，如果新生儿重症监护技术水平不足，应鼓励宫内转运。

分娩方式选择：FGR 胎儿对缺氧耐受力差，胎儿胎盘贮备不足，难以耐受分娩过程中宫缩时的缺氧状态，应适当放宽剖宫产指征。①阴道分娩：FGR 孕妇自然临产后，应尽快入院，加强胎心监护。排除阴道分娩禁忌证，根据胎儿情况、宫颈成熟度及羊水量，决定是否引产及引产方式。②剖宫产：胎儿病情危重、产道条件欠佳，或有其他剖宫产指征时应行剖宫产结束分娩。

第四节　羊水量异常

一、羊水过多

凡在妊娠任何时期内，羊水量超过 2000ml 者，称为羊水过多。多数孕妇羊水增多在较长时期内形成，称为慢性羊水过多；少数孕妇在短期内羊水急剧增加，称为急性羊水过多。羊水过多一般发生在妊娠晚期。羊水过多的发生率为 0.5% ~1%。

（一）病因

在羊水过多的孕妇中，约 1/3 原因不明，称为特发性羊水过多。明显的羊水过多可能与胎儿结构异常、妊娠合并症和并发症等因素有关。

1. 胎儿畸形　羊水过多孕妇中，约 25% 合并胎儿畸形，其中以中枢神经系统和上消化道畸形最常见。①羊水生成增多：如无脑儿缺乏抗利尿激素致尿量增多使羊水过多；脑膜膨出与脊柱裂胎儿，脑脊膜裸露，脉络膜组织增殖，渗出液增加，导致羊水过多。②羊水回收障碍：如无脑儿和严重脑积水，由于缺乏中枢吞咽功能，无吞咽反射，致羊水回收障碍而使羊水积聚造成羊水过多；食管闭锁、幽门梗阻及小肠高位闭锁或肺发育不全时，不能吞咽和吸入羊水，均可因羊水积聚导致羊水过多。③染色体异常：13 - 三体、18 - 三体及 21 - 三体胎儿，吞咽羊水有障碍，导致羊水过多。

2. 多胎妊娠　多胎妊娠并发羊水过多是单胎妊娠的 10 倍，尤以单卵双胎为多。易发生在其中一个体重占优势的胎儿（多为体重较大的胎儿），由于供血充足，循环血量多，尿量增多，致使羊水过多。

3. 疾病影响　孕妇和胎儿的某些疾病，如糖尿病孕妇的胎儿血糖增高，引起多尿而排入羊水中。还有母儿血型不合、胎儿免疫性水肿、胎盘绒毛水肿、妊娠期高血压疾病、急性病毒性肝炎及孕妇严重贫血等，均可引起羊水过多。

4. 胎盘脐带病变　巨大胎盘、脐带帆状附着，也可引起羊水过多。胎盘绒毛血管瘤直径 >1cm 时，15% ~30% 合并羊水过多。

（二）临床表现

1. 急性羊水过多　多发生在妊娠 20 ~24 周。由于羊水急剧增多，数日内子宫迅速增大，出现一系列压迫症状。孕妇自觉腹部胀痛，行动不便，表情痛苦。因膈肌上抬，肺部受压，出现呼吸困难，甚至发绀，不能平卧；由于增大的子宫压迫下腔静脉，影响静脉回流，引起静脉曲张、下肢及外阴部水肿；胎位不清，听诊时胎心音遥远或听不到。

2. 慢性羊水过多　多发生在妊娠 28 ~32 周。羊水在数周内逐渐增多，孕妇多能适应，仅感腹部增大较快，临床上无明显不适或仅出现轻微压迫症状。常在产前检查时，发现宫高、腹围大于同期孕妇。触诊时感到皮肤张力大，有液体震荡感，胎位不清。听诊时胎心遥远或听不到。

（三）诊断

根据临床表现与辅助检查可做出诊断。急性羊水过多病史及临床表现明显，诊断不难。慢性羊水过多症状及体征不明显，有时诊断不易明确，需借助于辅助检查。B 型超声检查是诊断羊水过多的重要辅助检查方法，既能了解羊水量的多少，又能了解胎儿情况。

1. B 型超声检查 ①羊水最大暗区垂直深度（AFV）：AFV≥8cm 诊断为羊水过多，其中 8～11cm 为轻度羊水过多，12～15cm 为中度羊水过多，>15cm 为重度羊水过多；②羊水指数（AFI）：测量时孕妇平卧，头部抬高 30°，以脐和腹白线为标志点，将腹分为 4 个区，测定 4 个区羊水最大暗区垂直深度相加之和。AFI≥25cm 诊断为羊水过多，其中 25～35cm 为轻度羊水过多，36～45cm 为中度羊水过多，>45cm 为重度羊水过多。B 型超声检查时还可发现胎儿畸形、双胎等。

2. 胎儿疾病检查 部分染色体异常胎儿可伴有羊水过多。对于羊水过多的孕妇，除了超声排除结构异常外，可采用羊水或脐血中胎儿细胞进行细胞或分子遗传学的检查，了解胎儿染色体有无异常。但是，对于羊水过多者进行羊水穿刺前一定要告知其存在胎膜早破的风险，即由于羊水量多，羊膜腔张力过高，穿刺可能导致胎膜破裂而引起难免流产。

3. 其他检查 母体糖耐量试验检查，孕妇 Rh、ABO 血型检查等。

（四）治疗

对羊水过多的处理，主要取决于胎儿有无合并结构的异常及遗传性疾病、孕周大小和孕妇自觉症状的严重程度。

1. 羊水过多合并胎儿结构异常 如为严重的胎儿结构异常，应及时终止妊娠；对非严重的胎儿结构异常，应评估胎儿情况及预后，以及当前新生儿外科救治技术，并与孕妇及家属充分沟通后决定处理方法。合并母儿血型不合的溶血胎儿，应在有条件的胎儿医学中心行宫内输血治疗。

2. 羊水过多合并正常胎儿 应根据羊水过多的程度、胎龄和孕妇的自觉症状决定处理方案。寻找病因，积极治疗原发病。前列腺素合成酶抑制剂（如吲哚美辛）有抗利尿作用，可抑制胎儿排尿使羊水生成减少。

（1）自觉症状轻 胎龄不足 37 周，胎肺不成熟者，应尽量延长孕周。注意休息，取侧卧位以改善子宫胎盘循环，必要时给予镇静剂。同时 B 型超声每周复查羊水指数和胎儿生长情况。

（2）自觉症状重 可经腹穿刺羊膜腔放出适量羊水，以缓解压迫症状，延长孕周。在 B 型超声定位下，用 15～18 号腰椎穿刺针行羊膜腔穿刺，以每小时 500ml 的速度放出羊水，一次放羊水量不宜超过 1500ml，以孕妇症状缓解为度。放出羊水时应监测孕妇血压、心率、呼吸变化及胎心率，酌情给予镇静保胎药以防早产发生；严格无菌操作防止感染；必要时 3～4 周后可重复放羊水一次。

（3）减少羊水量 妊娠晚期羊水主要由胎儿尿液形成，抑制胎儿排尿可以减少羊水生成。前列腺素合成酶抑制剂吲哚美辛有抗利尿作用，可给予吲哚美辛 2.2～2.4mg/(kg·d)，分 3 次口服。用药期间每周一次 B 型超声监测羊水量。但吲哚美辛可使胎儿的动脉导管闭合，不宜长期使用。

二、羊水过少

妊娠晚期羊水量少于 300ml 者，称为羊水过少（oligohydramnios）。羊水过少的发生率为 0.4%～4%。羊水过少时，因严重影响围生儿的预后而受到高度重视。羊水量少于 50ml 时围产儿病死率高达 88%。

（一）病因

羊水过少可能与羊水产生减少和吸收增多有关。部分羊水过少的病例原因不清，常见原因如下。

1. 胎儿结构异常 如胎儿先天性肾缺如、肾发育不全、输尿管或尿道狭窄等畸形可导致少尿或无尿而引起羊水过少。

2. 胎盘功能减退 凡是引起胎盘功能减退的疾病，如过期妊娠、妊娠高血压疾病、胎儿生长受限、胎盘退行性改变等，均可致使胎盘循环血量不足，为保障胎儿生长需要，血液需重新分配至脑和心脏，从而使供应肾脏的血流减少，胎儿尿液减少出现羊水过少。

3. 羊膜病变 某些原因不明的羊水过少与羊膜通透性改变、炎症及宫内感染有关。胎膜破裂后，羊水外漏速度超过羊水生成速度，可导致羊水过少。

4. 母体因素 孕妇脱水、血容量不足时胎儿尿液生成减少；服用某些药物（如利尿剂），可引起羊水过少。一些免疫系统疾病如系统性红斑狼疮、干燥综合征等，也可导致羊水减少。

（二）临床表现及诊断

1. 临床表现 羊水过少时胎儿在羊膜腔内的活动空间受限，孕妇于胎动时常感腹痛，子宫敏感性高，轻微刺激即可引起宫缩；孕期腹围、宫高均较同期妊娠者小；临产后阵痛剧烈，宫缩多不协调，宫口扩张缓慢，产程延长；羊水过少容易发生胎儿窘迫与新生儿窒息，增加围生儿死亡率；分娩时经阴道检查前羊膜囊不明显，破膜后羊水流出较少。

2. 辅助检查

（1）B 型超声检查 是最重要的辅助检查方法。孕晚期 B 超测定羊水最大暗区垂直深度（AFV），AFV≤2cm 为羊水过少；AFV≤1cm 为严重羊水过少。羊水指数（AFI）≤5.0cm 诊断为羊水过少。B 型超声还能及时发现胎位生长受限以及肾缺如、肾发育不全、输尿管或尿道狭窄等畸形。

（2）电子胎心监护 羊水过少胎儿的储备功能减低，无应激试验（NST）可呈无反应型。

（3）胎儿染色体检查 羊水或脐血穿刺获取胎儿细胞进行细胞或分子遗传学的检查，了解胎儿染色体数目及结构有无异常。羊水过少时，穿刺取样困难，应告知风险和失败可能。

（三）治疗

根据胎儿有无畸形和孕周大小决定治疗方案。

1. 羊水过少合并胎儿严重致死性结构异常 确诊胎儿为严重致死性结构异常者，应尽早终止妊娠。

2. 羊水过少合并正常胎儿 寻找并去除病因。动态监测胎儿宫内情况。

（1）终止妊娠 对妊娠已足月、胎儿可宫外存活者，应及时终止妊娠。合并胎盘功能不良、胎儿窘迫，或破膜时羊水少且胎粪严重污染，估计短时间内不能结束分娩者，应采用剖宫产术终止妊娠，以降低围产儿死亡率。对胎儿储备功能尚好，无明显宫内缺氧，可以阴道试产，并密切观察产程进展，连续监测胎心变化。对于因胎膜早破导致的羊水过少，应按照胎膜早破处理。

（2）严密观察 妊娠未足月，胎肺不成熟者，可针对病因对症治疗，尽量延长孕周。根据孕龄及胎儿宫内情况适时调整方案，必要时终止妊娠。

目标检测

答案解析

一、选择题

1. 下列与巨大胎儿不相关的因素是（ ）

A. 分娩次数增多 B. 孕妇患 GDM C. 饮酒和吸烟
D. 孕妇饮食过多 E. 父母身材高大

2. 与双胎妊娠关系不大的是（ ）

A. 氯米芬 B. 缺铁性贫血 C. 产后出血
D. 早产 E. 子宫破裂

3. 下列与双胎妊娠无关的是（　）

A. 胎膜早破　　B. 早产　　C. 胎位异常

D. 胎盘早剥　　E. 子宫破裂

4. 李某，25 岁，初孕妇，平素月经规律，现停经 31^{+5}周，近 3 周体重无明显增加，宫高 23cm。B 超提示羊水过少（AFI 4.3cm）。本例的处理方案是（　）

A. 立即终止妊娠

B. 待其足月后立即终止妊娠

C. 待其自然分娩

D. 待其 34 周立即终止妊娠

E. 积极促胎肺成熟后终止妊娠

5. 胎儿生长受限最常见的原因是（　）

A. 臀先露　　B. 高龄初产　　C. 妊娠期高血压疾病

D. 胎盘早剥　　E. 宫内感染

二、思考题

1. 双胎妊娠时孕妇及围生儿的并发症分别有哪些？
2. 胎儿生长受限的常见病因有哪些？

（张　争）

书网融合……

本章小结　　微课　　题库

第十一章　妊娠合并症

PPT

学习目标

1. 通过本章内容学习，应重点掌握妊娠、分娩对心脏病的影响，妊娠期糖尿病的临床表现、诊断及处理；熟悉心脏病对妊娠、胎儿的影响及妊娠合并心脏病的诊断、处理；急性病毒性肝炎类型及妊娠与病毒性肝炎的相互影响、预防；妊娠合并急性病毒性肝炎的临床表现、诊断及处理；妊娠合并糖尿病的类型、妊娠期糖代谢的特点以及妊娠与糖尿病的相互影响；了解妊娠合并心脏病的处理，妊娠合并糖尿病的分期。

2. 具有妊娠合并心脏病、病毒性肝炎和妊娠期糖尿病等疾病的基本诊治技能；对妊娠合并症能够正确诊断并进行初步处理；能够与患者及家属进行沟通，开展妊娠合并症相关知识的健康教育，能开展妊娠合并病毒性肝炎的预防卫生工作。

情境导入

情境描述　王某，女，27 岁，已婚，妊娠 28 周，有先天性心脏病病史，从事体力劳动后感到胸闷、气短、呼吸困难，休息时无明显不适，从未进行产前检查，体检：血压 99/68mmHg，心率 98 次/分，呼吸 22 次/分，心尖区听到 2 级收缩期杂音，性质粗糙，肺部无啰音，无发绀。实验室检查无明显异常。

讨论　1. 该患者的初步诊断及诊断依据是什么？

2. 该患者心功能分级属几级？

3. 该患者的初步治疗计划是什么？

第一节　妊娠合并心脏病

妊娠合并心脏病（包括妊娠前已有心脏病及妊娠后新发生的心脏病）是导致孕产妇死亡的重要原因之一，在我国孕产妇死因顺位中，它高居第二位，是最常见的非直接产科死因。

一、妊娠、分娩、产褥各期心血管方面的变化

（一）妊娠期

孕妇总血容量于妊娠第 6 周开始增加，妊娠 32 ~ 34 周达高峰，心率也逐渐增加，至妊娠晚期每分钟平均增加 10 ~ 15 次。心脏病孕妇的血容量与血流动力学变化增加了心力衰竭的风险。

（二）分娩期

分娩期为心脏负担最重的时期，子宫收缩使孕妇动脉压与子宫内压之间压力差减小，且每次宫缩有 250 ~ 500ml 的血液被挤入体循环，使回心血量增加，心排血量增加，同时有血压增高、脉压增宽及中心静脉压升高；第二产程，除子宫收缩外，产妇屏气用力时，先天性心脏病孕妇可能因肺循环压力增加，使原来左向右分流转为右向左分流而出现发绀。第三产程，胎儿胎盘娩出后，子宫突然缩小，胎盘

循环停止，回心血量骤增，加之腹压骤减，大量血液向内脏灌注，造成血流动力学急剧变化，此时，患心脏病的产妇极易发生心力衰竭。

（三）产褥期

产后 3 日内仍是心脏负担较重的时期，除子宫收缩使一部分血液进入体循环外，妊娠期组织间潴留的液体也开始回到体循环，使血容量明显增加，此期，仍需警惕心脏病产妇发生心力衰竭。

综上所述，妊娠 32～34 周、分娩期（第一产程末、第二产程）及产后 3 日内，心脏负担最重，是心脏病孕产妇危险的时期，极易发生心力衰竭。

二、妊娠合并心脏病种类及其对妊娠的影响

妊娠合并心脏病主要分为结构异常心脏病、功能异常心脏病和妊娠期特有心脏病三类。

（一）结构异常性心脏病

妊娠合并结构异常性心脏病常见有先天性心脏病、瓣膜性心脏病和心肌炎。

1. 先天性心脏病　指出生时即存在心脏和大血管结构异常的心脏病，包括左向右分流型、右向左分流型和无分流型三类。

（1）左向右分流型先天性心脏病　常见的如房间隔缺损、室间隔缺损（以膜部缺损最常见）、动脉导管未闭，其中以房间隔缺损最常见，房间隔缺损、室间隔缺损需根据其缺损面积大小，动脉导管未闭根据动脉导管未闭部分的管径大小评估妊娠风险，决定是否妊娠或是否终止妊娠。

（2）右向左分流型先天性心脏病　临床上以法洛四联症及艾森门格综合征最常见。此类患者对妊娠的耐受力极差，孕产妇死亡率极高，故此类患者不宜妊娠，若经手术治疗后，心功能Ⅰ～Ⅱ级，可动态监测妊娠。

（3）无分流型先天性心脏病　如肺动脉狭窄、主动脉缩窄、马方综合征等。对于严重肺动脉瓣狭窄应手术矫治后妊娠，主动脉缩窄患者常伴有心血管畸形，合并妊娠易发生各种并发症，马方综合征患者合并妊娠致死率高，建议避孕，若 B 超发现主动脉根部直径大于 40mm，应建议终止妊娠。

2. 风湿性心脏病

（1）二尖瓣狭窄　最多见，轻度二尖瓣狭窄患者，可以耐受妊娠。病变较严重、伴有肺动脉高压患者应在妊娠前纠正二尖瓣狭窄，已妊娠者宜早期终止妊娠。

（2）二尖瓣关闭不全　单纯二尖瓣关闭不全者一般情况下能较好耐受妊娠。但风湿性二尖瓣关闭不全患者约半数合并二尖瓣狭窄。

（3）主动脉瓣狭窄及关闭不全　主动脉瓣关闭不全者，一般可以耐受妊娠。主动脉瓣狭窄增加左心射血阻力，严重者应手术矫正后再考虑妊娠。

3. 心肌炎　为心肌本身局灶性或弥漫性炎性病变。可发生于妊娠任何阶段，主要病因是病毒感染，轻者可完全没有症状，重者甚至出现心源性休克及猝死。急性心肌炎病情控制良好者，可在密切监护下妊娠。心肌严重受累者，妊娠期发生心力衰竭的危险性很大。

（二）功能异常性心脏病

主要包括各种无心血管结构异常的心律失常。根据心律失常的类型、严重程度及其对心功能的影响，决定是否妊娠和选择终止妊娠时机与方式，并请专科医师协助鉴别诊断及针对性治疗。

（三）妊娠期特有心脏病

1. 妊娠期高血压疾病性心脏病　指以往无心脏病病史的妊娠期高血压疾病孕妇，突然发生以左心衰竭为主的全心衰竭。及时诊治，常能度过妊娠及分娩期，产后病因消除，病情会逐渐缓解，多不遗留

器质性心脏病变。

2. 围产期心肌病 指既往无心血管疾病史的孕妇，在妊娠晚期至产后6个月内发生的扩张性心肌病，表现为心肌收缩功能障碍和充血性心力衰竭。确切病因不清，发生于产褥期及产后3个月内最多。

三、妊娠合并心脏病对胎儿的影响

不宜妊娠的心脏病患者一旦妊娠，或妊娠后心功能恶化者，容易发生流产、早产、死胎、胎儿生长受限、胎儿宫内窘迫及新生儿窒息、围产儿死亡等。多数先天性心脏病为多基因遗传，双亲中任何一方患有先天性心脏病，其后代发生先天性心脏病及其他畸形的概率增高。

四、妊娠合并心脏病常见并发症

妊娠合并心脏病常见并发症有心力衰竭、感染性心内膜炎、缺氧和发绀、静脉栓塞和肺栓塞、恶性心律失常。其中心力衰竭是妊娠合并心脏病常见的严重并发症，也是妊娠合并心脏病孕产妇死亡的主要原因；静脉栓塞和肺栓塞是孕产妇的重要死亡原因之一；恶性心律失常是孕妇猝死和心源性休克的主要原因。

五、诊断

（一）妊娠合并心脏病的诊断依据

1. 既往史 妊娠前有心悸、气短、心力衰竭史，或既往有风湿热病史。

2. 症状及体征 有劳力性呼吸困难，经常性夜间端坐呼吸、咯血，经常性胸闷、胸痛等症状有发绀、杵状指、持续性颈静脉怒张。心脏听诊有舒张期2级以上或粗糙的全收缩期3级以上杂音。有心包摩擦音、舒张期奔马律和交替脉等体征。

3. 辅助检查 心电图有严重心律失常，X线检查显示心脏显著扩大，尤其个别心腔扩大。超声心动图示心肌肥厚、瓣膜运动异常、心内结构畸形。

（二）心脏病患者心功能分级

纽约心脏病协会（NYHA）依据患者生活能力状况，将心脏病患者心功能分为4级。

Ⅰ级：一般体力活动不受限制。

Ⅱ级：一般体力活动轻度受限制，活动后心悸、轻度气短，休息时无症状。

Ⅲ级：一般体力活动明显受限制，休息时无不适，轻微日常工作即感不适、心悸、呼吸困难，或既往有心力衰竭史者。

Ⅳ级：一般体力活动严重受限制，不能进行任何体力活动，休息时有心悸、呼吸困难等心力衰竭表现。

这种心功能分级的优点是简便易行，不依赖任何器械检查。其不足之处是主观症状和客观检查并非完全一致。因此，NYHA对心脏病心功能分级进行多次修订，1994年采用并行的两种分级方案，即第一种是上述患者主观功能量，第二种是根据客观检查手段（心电图、负荷试验、X线、超声心动图等）来评估心脏病严重程度。后者将心脏病分为4级。

A级：无心血管病的客观依据。

B级：客观检查表明属于轻度心血管病患者。

C级：客观检查表明属于中度心血管病患者。

D级：客观检查表明属于重度心血管病患者。

其中轻、中、重没有做出明确规定：由医师根据检查进行判断。将患者的两种分级并列。如心功能

Ⅲ级 C、Ⅱ级 B 等。

（三）评估与咨询

根据心脏病种类、病变程度、是否需手术矫治、心功能级别，进行妊娠风险评估，并综合判断心脏耐受妊娠的能力。

1. 可以妊娠　心脏病变较轻，心功能Ⅰ～Ⅱ级且既往无心力衰竭史，亦无其他并发症，妊娠风险低级别者，可以妊娠。但应告知妊娠和分娩可能加重心脏病或出现严重心脏并发症，甚至危及生命。同时动态进行妊娠期风险评估，并从妊娠早期开始定期进行孕期检查。

2. 不宜妊娠　心脏病变复杂或较重、心功能Ⅲ～Ⅳ级、有极高孕产妇死亡和严重母儿并发症风险者、年龄>35 岁心脏病病程较长者，发生心力衰竭的可能性极大，均不宜妊娠。对于有可能行矫治手术的心脏病患者，应建议在孕前行心脏手术治疗，术后再由心脏科、产科医师共同行妊娠风险评估，患者在充分了解病情及妊娠风险的情况下再妊娠。

六、处理

（一）妊娠前

心脏病孕产妇的主要死亡原因是心力衰竭和严重感染。对心脏病育龄妇女，要求做到孕前咨询，以明确心脏病的类型、程度、心功能状态，并确定能否妊娠。

（二）妊娠期

1. 决定能否继续妊娠　凡不宜妊娠的心脏病孕妇，应尽早建议行人工流产，最好实施麻醉镇痛。对有结构异常性心脏病者应给予抗生素预防感染。对于妊娠中期就诊者，终止妊娠的时机和方法应根据医疗条件、疾病严重程度、疾病种类及心脏并发症等综合考虑。

2. 加强孕期保健

（1）产前检查的频率　自妊娠早期开始进行产前检查，并告知妊娠风险和可能会发生的严重并发症，建议在二级以上妇产专科或综合医院规范进行孕期保健；定期进行产前检查，在妊娠 20 周前，应每 2 周行产前检查 1 次，在妊娠 20 周后，尤其是妊娠 32 周以后，发生心衰的机会增加，产前检查应每周 1 次。发现早期心力衰竭征象，应立即住院。孕期经过顺利者，亦应在 36～38 周提前住院待产。

（2）产前检查内容　除常规的产科项目外，应增加评估心功能的检查，并询问患者的自觉症状，加强心率（律）和心肺的听诊。产科医师和心脏专科医师共同评估心脏病的严重程度及心功能，及时发现疾病变化并做好及时转诊。

（3）胎儿监测　先天性心脏病患者的后代发生先天性心脏病的风险为 5%～8%，妊娠期进行胎儿心脏病的筛查，发现胎儿严重复杂心脏畸形可以尽早终止妊娠。定期产检，及时发现异常。

3. 防治心力衰竭

（1）休息　保证充分休息，避免过劳及情绪激动。

（2）饮食　要限制过度加强营养而导致体重过度增长，以整个妊娠期不超过 12kg 为宜。保证合理的高蛋白、高维生素和铁剂的补充，妊娠 20 周以后预防性应用铁剂防止贫血。适当限制食盐量，一般每日食盐量不超过 4～5g。

（3）预防和积极治疗引起心力衰竭的诱因　预防上呼吸道感染，纠正贫血，治疗心律失常；防治妊娠期高血压疾病和其他合并症与并发症。

（4）动态观察心脏功能　定期进行超声心动图检查，测定心脏射血分数、每分心排出量、心脏排血指数及室壁运动状态，判断随妊娠进展的心功能变化。

（5）心力衰竭的治疗　注意发现早期心力衰竭症状，注意洋地黄的使用，并组织多学科抢救。根据孕周、病情严重程度及母儿情况综合分析终止妊娠的时机和方法。

4. 终止妊娠的时机　①心脏病妊娠风险低且心功能Ⅰ级者可以妊娠至足月，若发生严重心脏并发症或心功能下降则提前终止妊娠；②妊娠风险较高但心功能Ⅰ级的心脏病患者可以妊娠至32～36周终止妊娠，但必须严密监护，必要时可提前终止妊娠；③属妊娠禁忌的严重心脏病患者，一旦诊断需尽快终止妊娠。

（三）分娩期

1. 阴道分娩　适用于妊娠风险低且心功能Ⅰ级、胎儿不大、胎位正常、宫颈条件良好者。分娩过程中需要心电监护，严密监测患者的自觉症状、心肺情况。避免产程过长，有条件者可以使用分娩镇痛。

（1）第一产程　安慰及鼓励产妇，消除紧张情绪。无分娩镇痛者适当应用地西泮、哌替啶等镇静剂。密切注意生命体征。一旦发现心力衰竭征象，应取半卧位，高浓度面罩吸氧，并给去乙酰毛花苷，产程开始后即应给予抗生素预防感染。

（2）第二产程　要避免屏气加腹压，应行会阴切开、胎头吸引或产钳助产，尽可能缩短第二产程。

（3）第三产程　胎儿娩出后，产妇腹部放置沙袋，防止腹压骤降，诱发心力衰竭。为防止产后出血过多而加重心肌缺血和心力衰竭，可静脉注射或肌内注射缩宫素10～20U，禁用麦角新碱。产后出血过多时，应及时输血、输液，注意输液速度不可过快。

2. 剖宫产　对有产科指征及心功能Ⅲ～Ⅳ级者，均应择期剖宫产，心脏病妊娠风险分级高但心功能Ⅱ级者，也可择期剖宫产。对心脏病孕妇应放宽剖宫产术指征，结构异常性心脏病者术前预防性应用抗生素1～2日。术中胎儿娩出后腹部放置沙袋加压，缩宫素预防产后出血。不宜再妊娠者，可同时行输卵管结扎术。术后应注意输液量及输液速度，并继续使用抗生素预防感染5～10日。术后应给予有效的镇痛，以减轻疼痛引起的应激反应。

（四）产褥期

产后3日内，尤其是24小时内仍是发生心力衰竭的危险时期，产妇需充分休息并密切监护，应用广谱抗生素预防感染，直至产后1周左右无感染征象时停药。心脏病妊娠风险低且心功能Ⅰ级者建议哺乳。不宜再妊娠经阴道分娩者，可在产后1周行绝育术。

第二节　妊娠合并病毒性肝炎

病毒性肝炎严重威胁孕产妇的生命安全，目前确定的肝炎病毒主要有5种：甲型肝炎病毒（HAV）、乙型肝炎病毒（HBV）、丙型肝炎病毒（HCV）、丁型肝炎病毒（HDV）及戊型肝炎病毒（HEV），其中乙型肝炎病毒感染最常见，我国也是乙型肝炎的高发国家，妊娠合并重型肝炎也是导致我国孕产妇死亡的主要原因之一。

一、妊娠及分娩期肝脏的生理变化

妊娠期、分娩期、产褥期肝脏结构、功能均发生变化：①妊娠早期，食欲较差，导致体内营养物质相对不足；②妊娠期，孕妇基础代谢率高，对低糖耐受降低；③妊娠期，大量雌激素在肝内灭活，导致血脂升高；④胎儿代谢产物需经母体肝脏代谢解毒；⑤分娩时，体力大量消耗、产后出血等多方面因素加重肝脏负担。同时妊娠期间的并发症也易引起肝损害。

二、病毒性肝炎对妊娠的影响

1. 对母体的影响　妊娠早期可加重早孕反应，妊娠晚期发生子痫前期发病率增加。病情严重时，容易发生产后出血；妊娠晚期合并肝炎易发展为重型肝炎，增加孕产妇死亡率。

2. 对围产儿的影响　可增加流产、早产、死胎和新生儿死亡的发生率。妊娠期患病毒性肝炎，病毒可通过胎盘屏障垂直传播感染胎儿。围产期感染的婴儿，以后容易发展为肝硬化或原发性肝癌。

三、肝炎病毒的垂直传播

1. 甲型、戊型肝炎病毒　均经消化道传播，一般不能通过胎盘屏障感染胎儿，母婴垂直传播的可能性极小。但分娩过程中接触母体血液、吸入羊水或受胎粪污染可致新生儿感染。

2. 乙型肝炎病毒　可通过母婴垂直传播、产时及产后传播三种途径传播。

3. 丙型肝炎病毒　国外报道 HCV 在母婴间垂直传播的发生率为4% ~7%。当母血清中检测到较高滴度的 HCV RNA 时，才会发生母婴传播。

4. 丁型肝炎病毒　HDV 为缺陷病毒，需依赖 HBV 的存在，其感染大多见于 HBV 感染者，传播途径与 HBV 相同，经体液、血行或注射途径传播。

四、诊断及鉴别诊断

（一）诊断

应详细询问病史，结合临床表现、实验室检查及影像学检查进行综合判断。

1. 病史及临床表现　与病毒性肝炎患者密切接触史，或半年内曾有接受输血、注射血制品史，出现不能其他原因解释的消化系统症状。

2. 实验室检查　包括病原学检查和肝脏功能检查。病原学检查表现为相应肝炎病毒血清学抗原抗体检测阳性。肝脏功能检查主要包括血清丙氨酸转氨酶（ALT）和天门冬氨酸转氨酶（AST）等。其中 ALT 是反映肝细胞损伤程度最常用的敏感指标，而总胆红素升高在预后评估上较 ALT 及 AST 更有价值。胆红素持续上升而转氨酶下降，称为“胆酶分离”，提示重型肝炎的肝细胞坏死严重，预后不良。凝血酶原时间百分活度 PTA 的正常值为80% ~100%，PTA <40% 是诊断重型肝炎的重要标志之一。PTA 是判断病情严重程度和预后的主要指标，较转氨酶和胆红素具有更重要的临床意义。

各病原学检查如下。

（1）甲型肝炎病毒　检测血清 HAV 抗体及血清 HAV RNA。HAV - IgM 阳性代表近期感染，HAV - IgG 在急性期后期和恢复期出现，属保护性抗体。

（2）乙型肝炎病毒　HBsAg 为 HBV 感染特异性标志，HBsAb 代表曾感染 HBV 或已接种疫苗，已产生免疫力，HBeAg 滴度反映传染性强弱，HBeAb - IgG 主要见于肝炎恢复期或慢性感染。

（3）丙型肝炎病毒　单项 HCV 抗体阳性多为既往感染，不作为抗病毒治疗的证据。

（4）丁型肝炎病毒　HDV 是一种缺陷的嗜肝 RNA 病毒，需依赖 HBV 的存在进行复制和表达，伴随 HBV 引起肝炎。需同时检测血清中 HDV 抗体和乙型肝炎血清学标志物。

（5）戊型肝炎病毒　由于 HEV 抗原检测困难，而抗体出现较晚，在疾病急性期有时难以诊断，即使抗体阴性也不能排除诊断，需反复检测。

3. 影像学检查　主要是超声检查，必要时可行磁共振检查，可以观察肝脾大小，有无出现肝硬化、腹腔积液、肝脏脂肪变性等表现。

4. 妊娠合并重型肝炎的诊断要点 出现以下情况时考虑重型肝炎：①消化道症状严重；②血清总胆红素值 > 171μmol/L(10mg/dl)，或黄疸迅速加深，每日上升 17.1μmol/L；③凝血功能障碍，全身出血倾向，PTA < 40%；④肝脏缩小，出现肝臭气味，肝功能明显异常；⑤肝性脑病；⑥肝肾综合征。当出现以下 3 方面时可诊断重型肝炎：①出现乏力、食欲缺乏、恶心呕吐等症状；②总胆红素值 > 171μmol/L；③PTA < 40%。

（二）鉴别诊断

1. 妊娠期肝内胆汁淤积症 以妊娠中晚期发生瘙痒及胆汁酸升高为特点。血清病毒学检测阴性。临床症状及肝功能异常于分娩后数日或数周内迅速消失或恢复正常。

2. 妊娠期急性脂肪肝 多发于妊娠晚期，与妊娠合并重型肝炎较难鉴别。

3. HELLP 综合征 在妊娠期高血压疾病的基础上发生，以肝酶升高、血管内溶血、血小板减少为特征的综合征，终止妊娠后病情可迅速好转。

4. 妊娠剧吐导致的肝损害 妊娠早期出现食欲减退、恶心呕吐，严重者可有肝功能轻度异常。血清学检测阴性有助于鉴别。

5. 药物性肝损害 有服用对肝脏有损害的药物史，停药后多可恢复。

五、处理

（一）孕前处理

感染 HBV 的生育期妇女应在妊娠前行肝功能、血清 HBV DNA 检测以及肝脏超声检查。患者最佳的受孕时机是肝功能正常、血清 HBV DNA 低水平、肝脏超声无特殊改变。若有抗病毒治疗指征，可采用干扰素或核苷类药物治疗，应用干扰素治疗的妇女，停药后 6 个月可考虑妊娠；口服核苷类药物需要长时间治疗，最好应用替诺福韦或替比夫定，可以延续至妊娠期使用。

（二）妊娠期处理

轻症急性肝炎，经积极治疗后好转者可继续妊娠。慢性活动性肝炎者妊娠后可加重，对母儿危害较大，治疗后效果不好应考虑终止妊娠。

（三）分娩期处理

非重型肝炎可阴道分娩，分娩前数日肌内注射维生素 K_1，每日 20 ~ 40mg。准备好新鲜血液，防止滞产，宫口开全后可行胎头吸引术助产，以缩短第二产程。防止产道损伤和胎盘残留，胎肩娩出后立即使用缩宫素预防产后出血。

（四）产褥期处理

注意休息和护肝治疗。应用对肝损害较小的广谱抗生素预防或控制感染，是防止肝炎病情恶化的关键。

对 HBsAg 阳性母亲的新生儿，经过主动以及被动免疫后，不管孕妇 HBeAg 阳性还是阴性，其新生儿都可以母乳喂养，无需检测乳汁中有无 HBV DNA。因病情严重不宜哺乳者应尽早回奶。回奶禁用雌激素等对肝脏有损害的药物，可选择口服生麦芽或乳房外敷芒硝。

（五）重型肝炎的处理

注意保肝治疗，防治肝性脑病、凝血功能障碍及肾衰竭，防止感染。

经积极控制，待病情稳定，24 小时后尽快终止妊娠，分娩方式以剖宫产为宜，必要时行次全子宫切除术。

六、肝炎病毒的母婴传播阻断

（一）甲型肝炎

接触甲型肝炎后，孕妇应于7日内肌内注射丙种球蛋白2～3ml。新生儿出生时及出生后1周各注射1次丙种球蛋白可以预防感染。甲型肝炎急性期禁止哺乳。

（二）乙型肝炎

HBV母婴传播的阻断措施包括：①所有孕妇应筛查夫妇双方的HBsAg；②妊娠中晚期HBV DNA载量≥2×10^6IU/ml，在与孕妇充分沟通和知情同意后，可于妊娠24～28周开始给予替诺福韦或替比夫定进行抗病毒治疗，可减少HBV母婴传播；③分娩时应尽量避免产程延长、软产道裂伤和羊水吸入；④产后新生儿尽早联合应用乙型肝炎免疫球蛋白（HBIG）和乙肝疫苗可有效阻断母婴传播（表11－1）。

表11－1　新生儿HBV母婴阻断方案

母体情况	胎儿情况	接种方案	随访
孕妇HBsAg（－）	足月新生儿	疫苗行3针方案：即0、1、6个月各注射1次	无需随访
	早产儿且出生体重≥2000g	疫苗行3针方案：即0、1、6个月各注射1次	最好在1～2岁再加强一针疫苗
	早产儿且出生体重＜2000g	待新生儿体重增至≥2000g时，实行疫苗4针方案：即出生24小时内、1～2个月、2～3个月、6～7个月各注射1次	可不随访或最后1针后1～6个月
孕妇HBsAg（＋）	足月新生儿	出生12小时内（越早越好）注射HBIG 100－200IU；并行3针方案：即0、1、6个月各注射1次	7～12月龄
	早产儿，无论出生时情况及体重	出生12小时内（越早越好）注射HBIG 100～200IU，3～4周后重复1次；疫苗行4针方案：即出生24小时内、3～4周、2～3个月、6～7个月各注射1次	最后1针后1～6个月

（三）丙型肝炎

尚无特异的免疫方法。减少医源性感染是预防丙肝的重要环节。对易感人群可用丙种球蛋白进行被动免疫。对抗HCV抗体阳性母亲的婴儿，在1岁前注射免疫球蛋白可对婴儿起保护作用。

第三节　妊娠合并糖尿病

糖尿病孕妇有两种情况：一种为妊娠前已有糖尿病，称为糖尿病合并妊娠；另一种为妊娠前糖代谢正常或有潜在糖耐量异常，妊娠后才出现或首次发现糖尿病，称为妊娠期糖尿病（GDM），在糖尿病孕妇中占90%以上。

一、妊娠期糖代谢的特点

在妊娠早中期，随孕周增加，胎儿对营养物质需求量增加，通过胎盘从母体获取葡萄糖是胎儿能量的主要来源，孕妇血浆葡萄糖水平随妊娠进展而降低，空腹血糖约降低10%。原因包括：①胎儿从母体获取葡萄糖增加；②孕妇自尿中排糖量增加；③空腹时孕妇清除葡萄糖能力较非妊娠期增强。到妊娠中晚期，孕妇体内拮抗胰岛素样物质增加，为维持正常糖代谢水平，胰岛素需求量必须相应增加。对于胰岛素分泌受限的孕妇，妊娠期不能代偿这一生理变化而使血糖升高，出现GDM或使原有糖尿病加重。

二、妊娠与糖尿病的相互影响

（一）妊娠对糖尿病的影响

妊娠可使既往无糖尿病的孕妇发生 GDM，也可使原有糖尿病前期患者的病情加重。妊娠早期空腹血糖较低，应用胰岛素治疗的孕妇如果未及时调整胰岛素用量，部分患者可能会出现低血糖。分娩过程中体力消耗较大，进食量少，若不及时减少胰岛素用量，容易发生低血糖。产后胎盘排出体外，胎盘分泌的抗胰岛素物质迅速消失，胰岛素用量应立即减少。

（二）糖尿病对妊娠的影响

病情较重或血糖控制不良者，对母、儿的影响极大，母儿的近、远期并发症较高。

1. 对孕妇的影响　可能发生流产、胚胎发育异常甚至死亡、并发妊娠期高血压疾病、感染、酮症酸中毒、羊水过多，同时因巨大胎儿发生率明显增高，难产、产道损伤、手术产概率增高，产程延长易发生产后出血，GDM 孕妇再次妊娠时，复发率高。

2. 对胎儿的影响　可能发生巨大胎儿、胎儿生长受限、流产和早产、胎儿窘迫和胎死宫内、胎儿畸形等。

3. 对新生儿的影响　可能发生新生儿呼吸窘迫综合征，新生儿低血糖。

素质提升

边旭明教授生平

边旭明（1946 年 9 月—2022 年 8 月），女，著名妇产科学家、产前遗传诊断学家。她数十年如一日坚持工作在产科临床第一线，对高危妊娠包括内外科疾病合并妊娠、妊娠期和分娩期合并症等的处理有较高水平。处理危重疑难病例时思路开阔，严谨果断，敢于负责，并善于总结经验。曾于 2017 年入选首届国之名医・卓越建树榜单，2019 年获第三届“国之名医・特别致敬”称号。

三、临床表现及诊断

妊娠期有三多症状（多饮、多食、多尿），本次妊娠并发羊水过多或巨大胎儿者，应警惕合并糖尿病的可能。但大多数 GDM 患者无明显的临床表现。

（一）孕前糖尿病的诊断

符合以下 2 项中任意一项者，可确诊为孕前糖尿病（PGDM）。

1. 妊娠前已确诊为糖尿病的患者。

2. 妊娠前未进行过血糖检查的孕妇，尤其存在糖尿病高危因素者，如肥胖、一级亲属患 2 型糖尿病、糖尿病（GDM）史等，首次产前检查时应明确是否存在妊娠前糖尿病，达到以下任何一项标准应诊断为 PGDM。

（1）空腹血糖（FPG）≥7.0mmol/L（126mg/dl）。

（2）75g 口服葡萄糖耐量试验（OGTT）：服糖后 2 小时血糖≥11.1mmol/L（200mg/dl）。孕早期不常规推荐进行该项检查。

（3）伴有典型的高血糖或高血糖危象症状，同时任意血糖≥11.1mmol/L（200mg/dl）。

（4）糖化血红蛋白（HbA1c）≥6.5%，但不推荐妊娠期常规用 HbA1c 进行糖尿病筛查。

（二）妊娠期糖尿病的诊断

推荐医疗机构对所有尚未被诊断为PGDM或GDM的孕妇，在妊娠24～28周及28周后首次就诊时行75g OGTT。

75g OGTT的诊断标准：空腹及服糖后1小时、2小时的血糖值应分别低于5.1mmol/L、10.0mmol/L、8.5mmol/L。任何一点血糖值达到或超过上述标准即诊断为GDM。

孕妇具有GDM高危因素或者医疗资源缺乏地区，建议妊娠24～28周首先检查FPG。FPG≥5.1mmol/L，可以直接诊断为GDM，不必75g OGTT。

四、妊娠合并糖尿病分期

依据患者发生糖尿病的年龄、病程以及是否存在血管并发症等进行分期（White分类法），有助于判断病情的严重程度及预后。

A级：妊娠期诊断的糖尿病。

A1级：经控制饮食，空腹血糖<5.3mmol/L，餐后2小时血糖<6.7mmol/L。

A2级：经控制饮食，空腹血≥5.3mmol/L，餐后2小时血糖≥6.7mmol/L。

B级：显性糖尿病，20岁以后发病，病程<10年。

C级：发病年龄10～19岁，或病程达10～19年。

D级：10岁前发病，或病程≥20年，或合并单纯性视网膜病。

F级：糖尿病性肾病。

R级：眼底有增生性视网膜病变或玻璃体积血。

H级：冠状动脉粥样硬化性心脏病。

T级：有肾移植史。

五、处理

（一）糖尿病孕妇的管理

1. 妊娠期血糖控制目标 GDM患者妊娠期血糖应控制在餐前及餐后2小时血糖值分别≤5.3mmol/L和6.7mmol/L；夜间血糖不低于3.3mmol/L；妊娠期HbA1c宜<5.5%。PGDM患者妊娠期血糖控制应达到下述目标：妊娠早期血糖控制勿过于严格，以防低血糖发生；妊娠期餐前、夜间血糖及FPG宜控制在3.3～5.6mmol/L，餐后峰值血糖5.6～7.1mmol/L，HbA1c<6.0%。无论GDM或者PGDM，经过饮食和运动管理，妊娠期血糖达不到上述标准时，应及时加用胰岛素或口服降糖药物进一步控制血糖。

2. 根据糖尿病严重程度决定是否继续妊娠

（1）糖尿病患者于妊娠前应确定糖尿病严重程度。未经治疗的D、F、R级糖尿病一旦妊娠，对母儿危险均较大，应避孕，不宜妊娠。

（2）器质性病变较轻、血糖控制良好者，可在积极治疗、密切监护下继续妊娠。从妊娠前开始，应在内科医师协助下严格控制血糖值。

3. 医学营养治疗 每日摄入总能量应根据不同妊娠前体重和妊娠期的体重增长速度而定。

4. 运动疗法 每餐30分钟后进行中等强度的运动对母儿无不良影响。

5. 药物治疗 不能达标的GDM患者首先推荐应用胰岛素控制血糖。如需应用口服降糖药，更推荐二甲双胍用于孕期。

6. 妊娠期糖尿病酮症酸中毒的处理 ①血糖过高（>16.6mmol/L）者，先予胰岛素0.2～0.4U/kg一次性静脉注射。②胰岛素持续静脉滴注：0.9%氯化钠注射液+胰岛素，按胰岛素0.1U/(kg·h)或

4～6U/h 的速度输入。③从使用胰岛素开始每小时监测血糖 1 次，根据血糖下降情况进行调整，要求平均每小时血糖下降 3.9～5.6mmol/L，达不到此标准者，可能存在胰岛素抵抗，应将胰岛素用量加倍。④当血糖降至 13.9mmol/L 时，将 0.9% 氯化钠注射液改为 5% 葡萄糖或葡萄糖盐水，以（2～4）：1 加入胰岛素，直至血糖降至 11.1mmol/L 以下、尿酮体阴性、并可平稳过渡到餐前皮下注射治疗时停止。补液原则先快后慢、先盐后糖；注意出入量平衡。开始静脉胰岛素治疗且患者有尿后及时补钾，避免出现严重低血钾。

（二）孕期母儿监护

早孕期应密切监测血糖变化，及时调整胰岛素用量以防发生低血糖。孕前患糖尿病者需每周检查一次直至妊娠第 10 周，以后每两周检查一次，妊娠 32 周以后应每周产前检查一次。每 1～2 个月测定肾功能及糖化血红蛋白含量，同时进行眼底检查；注意孕妇血压、水肿、尿蛋白等情况，并监测胎儿宫内状况及胎盘功能，必要时及早住院。GDM 患者主要依据病情程度需定期监测其血糖、胎儿发育等。

（三）分娩时机

1. 无需胰岛素治疗而血糖控制达标的 GDM 孕妇，若无母儿并发症，在严密监测下可等待至预产期，到预产期仍未临产者，可引产终止妊娠。

2. PGDM 及需胰岛素治疗的 GDM 孕妇，若血糖控制良好且无母儿并发症，严密监测下，妊娠 39 周后可终止妊娠；血糖控制不满意或出现母儿并发症，应及时收入院观察，根据病情决定终止妊娠时机。

3. 糖尿病伴微血管病变或既往有不良产史者，需严密监护，终止妊娠时机应个体化。

（四）分娩方式

糖尿病不是剖宫产的指征，决定阴道分娩者，应制订分娩计划，产程中密切监测孕妇血糖、宫缩、胎心变化，避免产程过长。

选择性剖宫产手术指征：糖尿病伴微血管病变及其他产科指征，妊娠期血糖控制不佳，胎儿偏大（尤其估计胎儿体重≥4250g）或者既往有死胎、死产史者，应适当放宽剖宫产手术指征。

（五）分娩期处理

1. 一般处理 注意休息、镇静，给予适当饮食，严密观察血糖、尿糖及酮体变化，及时调整胰岛素用量，加强胎儿监护。

2. 阴道分娩 临产时情绪紧张及疼痛可使血糖波动，胰岛素用量不易掌握。临产后仍采用糖尿病饮食，产程中一般应停用皮下注射胰岛素，孕前患糖尿病者静脉输注 0.9% 氯化钠注射液加胰岛素，根据产程中测得的血糖值调整静脉输液速度。

3. 剖宫产 在手术日停止皮下注射所有胰岛素，监测血糖及尿酮体，根据其空腹血糖水平及每日胰岛素用量，改为小剂量胰岛素持续静脉滴注。尽量使术中血糖控制在 6.7～10.0mmol/L。术后每 2～4 小时测 1 次血糖，直到饮食恢复。

4. 产后处理 大部分 GDM 患者在分娩后即不再需要使用胰岛素，仅少数患者仍需胰岛素治疗。胰岛素用量应减少至分娩前的 1/3～1/2，并根据产后空腹血糖值调整用量。产后 6～12 周行 OGTT 检查，若仍异常，可能为产前漏诊的糖尿病患者。

5. 新生儿出生时处理 留脐血，进行血糖监测，给予监护，注意保暖和吸氧，重点防止新生儿低血糖，应在开奶同时，定期滴服葡萄糖液。

答案解析

目标检测

一、选择题

1. 初产妇，25岁，孕38周，日常体力劳动时自觉疲劳、心悸、气短。检查：血压120/78mmHg，脉搏89次/分，呼吸18次/分。叩诊心浊音稍向左扩大，心尖部闻及2级柔和风样收缩期杂音，右肺部听及湿啰音，咳嗽后消失，踝部轻度水肿。本例最可能的诊断是（　）

A. 正常妊娠改变
B. 妊娠合并风湿性心脏病
C. 妊娠合并心脏病，性质待查
D. 围生期心肌病
E. 妊娠期高血压心脏病

2. 27岁初孕妇，孕35周，10天前开始感乏力、食欲差，近5天病情加重，伴呕吐、巩膜发黄、神志不清，血压112/82mmHg，SGPT 35U，胆红素176μmol/L，尿蛋白（-），最有可能的诊断是（　）

A. 妊娠期肝内胆汁淤积症
B. 妊娠脂肪肝
C. 妊娠期高血压疾病肝损害
D. 妊娠合并重症肝炎
E. 药物性肝损伤

3. 妊娠合并病毒性肝炎对母儿的影响，下列哪项不正确（　）

A. 易发生早产
B. 母亲HBsAg阳性，新生儿全部感染
C. 发生于妊娠早期时可加重妊娠反应
D. 孕早期发病胎儿畸形率增高
E. 孕晚期急性乙型肝炎者，约70%胎儿发生感染

4. 28岁孕妇，现孕25周，感乏力、食欲减退2日来诊，拟诊妊娠合并病毒性肝炎，下列对诊断最有价值的是（　）

A. 血清总胆红素升高
B. 血清谷丙转氨酶升高
C. 血清谷草转氨酶升高
D. 凝血功能明显异常
E. 血清HBsAg阳性

5. 初产妇，28岁，孕34周，既往孕25周因胎儿脊柱裂行引产1次，此次，孕32周发现羊水过多，胎儿大于妊娠孕周，未见明显畸形，孕妇体态肥胖，近期有多饮、多食、多尿症状，未明确诊断，首选的项目是（　）

A. 血脂系列检查
B. 血清病毒系列检查
C. 夫妇双方血型检查
D. 口服葡萄糖耐量试验
E. 抽取羊水行AFP检查

二、思考题

30岁，初孕妇，孕32周，因疲劳、乏力、胸闷、气急1周入院，过往无心肝病史，检查：面色苍白，血压130/78mmHg，心率120次/分，呼吸20次/分，心尖部闻及2级收缩期杂音，肺底部有湿啰音，下肢水肿（+）。宫高29cm，胎心率138次/分。Hb 70g/L，WBC 5×10^9/L，PLT 150×10^9/L，尿蛋白（-）。

1. 该患者最可能的诊断是什么？

2. 一般的处理是什么？

3. 若入院后积极治疗1周后，孕妇一般情况好转，心尖区1级收缩期杂音，肺部阴性，Hb 90g/L，WBC 5×10^9/L，尿蛋白（-），进一步怎样处理？

（江超珍）

书网融合……

本章小结　　微课　　题库

第十二章　分娩期并发症

PPT

学习目标

1. 通过本章内容学习，应重点掌握胎膜早破、子宫破裂、产后出血、羊水栓塞的诊断和处理，产后出血的病因。熟悉胎膜早破、子宫破裂、产后出血、羊水栓塞的概念。了解胎膜早破、子宫破裂、羊水栓塞的病因和预防措施。

2. 具有对分娩期并发症正确判断和急救的能力，有临床诊疗思维和沉着应对产科危急重症的心理素质。关心患者，能与患者及家属进行良好沟通，能开展产前、产时及产后健康教育。

第一节　胎膜早破

情境导入

情境描述　王某，女，30 岁，G_1P_0，现已妊娠 34 周，臀位。今晨起床后突然发生阴道流液就诊。查体：T 36.7℃，P 78 次/分，R 18 次/分，BP 130/80mmHg。产科检查：骶右前位。胎心 142 次/分。严格消毒后行阴道检查，可见液体自阴道口流出，色淡黄，阴道液 pH 为 7.0。

讨论　1. 患者的初步诊断是什么？

2. 主要治疗原则及措施是什么？

胎膜早破（premature rupture of membranes，PROM）是指在临产前胎膜自然破裂。这是分娩期常见的并发症，可引起早产、脐带脱垂、羊膜腔感染等。

一、病因

1. 生殖道感染　是胎膜早破的主要原因。病原体上行侵袭宫颈内口位置胎膜，使胎膜局部张力下降而发生胎膜破裂。

2. 羊膜腔压力升高　宫腔内压力升高常见于双胎妊娠、羊水过多等。

3. 胎膜受力不均　胎位异常、头盆不称等可使胎儿先露部不能与骨盆入口衔接，前羊膜囊受力不均；宫颈机能不全，使前羊水囊失去正常支撑力而造成胎膜破裂。

4. 创伤和机械性刺激　妊娠晚期的性交、腹部受撞击、羊膜腔穿刺、外倒转术可诱发胎膜破裂。

5. 营养因素　孕妇缺乏维生素 C、铜、锌和吸烟等因素，影响胶原纤维和弹力纤维的合成，使得胎膜抗张能力下降而引起胎膜早破。

二、临床表现及诊断

1. 阴道流液　孕妇突感有较多的液体从阴道流出，不能控制，量可多可少。无菌阴道窥器检查可见到宫颈口有液体流出，上推胎先露部有液体自阴道口流出，液体可混有胎粪或胎脂。

2. 阴道液 pH 测定　因阴道 pH 为 3.8～4.5，羊水 pH 为 7.0～7.5。用试纸法测定阴道排液，如 pH

试纸变蓝（pH≥6.5）可诊断。

3. 阴道液涂片检查 阴道后穹窿积液涂片干燥镜检有羊齿植物叶状结晶。

4. 羊膜镜检查 可直视胎先露部，看不到前羊膜囊。

5. 宫颈阴道液生化检查 以下生化指标检测诊断PROM均具有较高的敏感性及特异性。

（1）胰岛素样生长因子结合蛋白-1检测。

（2）可溶性细胞间黏附因子-1测定。

（3）胎盘α-微球蛋白-1测定。

6. 羊膜腔感染检测

（1）羊水细菌培养 是诊断羊膜腔感染的金标准。

（2）羊水涂片革兰染色检测 如找到细菌则可诊断为羊膜炎，特异性高，但敏感性较差。

（3）血C反应蛋白（C-reactive protein，CRP） CRP≥8mg/L，提示羊膜腔有感染。

（4）羊水白细胞IL-6测定 ≥7.9ng/ml，提示羊膜腔感染。

（5）母体外周血白细胞计数$\geq 15\times 10^9$/L，提示羊膜腔感染。

三、治疗

治疗原则应根据破膜时间、胎儿情况及母体情况来决定，可行期待疗法或立即终止妊娠，预防感染和脐带脱垂。

1. 期待疗法 适用于妊娠28～33^{+6}周、无感染、胎儿宫内状况良好、羊水池深度≥3。

（1）一般处理 绝对卧床，必要时抬高臀部，勤听胎心音，以防脐带脱垂。保持外阴清洁，避免不必要的肛门检查及阴道检查。密切观察体温、脉搏、阴道流液的性状和白细胞计数，便于及早发现感染及早治疗。

（2）预防感染 保持外阴清洁，破膜超过12小时者，应给予抗生素以预防感染。

（3）促进胎肺成熟 妊娠<35周，应给予地塞米松10mg或倍他米松12mg静脉滴注，每日一次，共2次。

（4）抑制宫缩 常用沙丁胺醇、利托君、硫酸镁等药物预防早产。

（5）纠正羊水过少 孕周<35周，羊水池深度≤2cm，可进行羊膜腔输液补充羊水，减轻脐带受压。

2. 终止妊娠 发现明显感染征象或胎儿成熟，应立即终止妊娠。

（1）阴道分娩 妊娠>35周，胎肺成熟，宫颈成熟，静脉滴注缩宫素引产。

（2）剖宫产 胎位异常，胎头高浮，宫颈不成熟，羊膜腔有感染，胎儿窘迫，在抗感染同时行剖宫产，并做好新生儿窒息抢救的准备。

四、预防

1. 加强产前检查，妊娠晚期禁止性生活，不宜过劳，避免腹压突然增加。
2. 积极治疗和预防下生殖道感染。
3. 加强营养，注意维生素、锌、铜、钙补充。
4. 宫颈内口松弛者，于妊娠12～14周行宫颈环扎术并卧床休息。
5. 骨盆狭窄、胎位异常孕妇应提前住院待产，临产后卧床休息，不宜灌肠，少做肛查。

第二节 子宫破裂

情境导入

情境描述 王某，初孕妇，30岁。妊娠40周。规律宫缩4小时入院。因产程进展不佳，给予缩宫素静脉滴注加强宫缩。2小时后下腹疼痛难忍，孕妇烦躁不安，呼吸急促，心率110次/分，胎心率100次/分，子宫下段有明显压痛，导尿见血尿。

讨论 1. 该案例最可能的诊断是什么？

2. 应该怎样处理？

子宫破裂（rupture of uterus）是指妊娠晚期或分娩期子宫体部或子宫下段发生破裂。这是产科极严重的并发症，威胁母儿生命。

一、病因

（一）子宫因素

子宫因素是近年来导致子宫破裂的常见原因。如剖宫产、子宫肌瘤摘除术后形成的瘢痕，当宫腔内压力高时可使瘢痕破裂。前次手术术后感染或切口愈合不良、剖宫产后间隔时间短，临产后发生子宫破裂的风险高。

（二）胎先露下降受阻

当发生骨盆狭窄、头盆不称、胎位异常、胎儿发育异常（如脑积水）、软产道阻塞时，均可使胎先露下降受阻，为克服阻力引起强烈宫缩导致子宫下段被牵拉变薄而发生破裂。

（三）产科手术创伤

多发生于不适当或粗暴的阴道助产手术，如宫口未开全时行产钳或臀牵引术、忽略性横位强行内倒转术、胎盘植入时强行剥离胎盘，也可造成子宫破裂。

（四）子宫收缩剂使用不当

未正确掌握缩宫素或其他宫缩剂的适应证、剂量、使用方法等，或产妇对药物的敏感性个体差异，均可引起子宫收缩过强发生子宫破裂。

二、临床表现

子宫破裂多发生于分娩期，部分发生于妊娠晚期，分为先兆子宫破裂和子宫破裂两个阶段。

（一）先兆子宫破裂

常见于有梗阻性难产的产妇。先兆子宫破裂的四大主要表现。①下腹部剧烈疼痛：子宫强烈收缩，产妇下腹剧痛难忍，烦躁不安，呼叫，呼吸、脉搏加快。②子宫病理缩复环（pathologic retraction ting）：临产后，胎先露部下降受阻，强有力的宫缩使子宫下段逐渐拉长变薄而宫体增厚变短，两者间形成明显环状凹陷。随产程进展，此凹陷逐渐上升达平脐甚至脐上，称病理缩复环（图12－1）。此时子宫下段压痛明显，子宫外

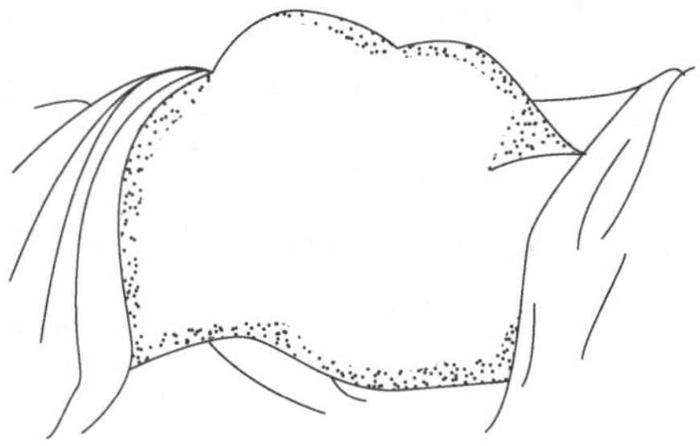

图12－1 先兆子宫破裂

形呈葫芦状。③血尿：膀胱受压充血，出现排尿困难或血尿。④胎心改变：由于宫缩过强频繁，胎心率改变或听不清，同时胎体不能触清。

（二）子宫破裂

1. 不完全性子宫破裂 子宫肌层全部或部分破裂，浆膜层完整，宫腔与腹腔不相通，胎儿及其附属物仍在宫腔内。多见于子宫下段剖宫产切口瘢痕裂开，常缺乏先兆破裂症状。腹部检查：子宫轮廓清楚，仅在破裂处有明显压痛。若破裂累及子宫两侧血管，可导致急性大出血或形成阔韧带内血肿，此时在宫体一侧可扪及逐渐增大且有压痛的包块。胎心率多数不规则或消失。

2. 完全性子宫破裂 子宫壁全层破裂，宫腔与腹腔相通。子宫破裂时，产妇突感下腹部撕裂样剧痛，随后宫缩骤然停止，腹痛稍缓解后，又出现持续性腹痛，伴有面色苍白、呼吸急促、脉搏细数、血压下降等休克征象。全腹压痛及反跳痛，在腹壁下可清楚扪及胎体，宫体缩小位于胎儿一侧，胎动和胎心音消失。妇科检查：阴道可有鲜血流出，宫口较原来缩小，下降的先露部回升，有时可触及子宫破裂口。

三、诊断及鉴别诊断

根据典型子宫破裂病史、症状、体征容易诊断。B型超声能协助确定破口部位及胎儿与子宫的关系。主要与胎盘早剥及难产并发腹腔感染相鉴别。

四、处理

（一）先兆子宫破裂

应立即抑制宫缩，肌内注射哌替啶100mg或静脉全身麻醉，并立即剖宫产。

（二）子宫破裂

一旦确诊，无论胎儿是否存活，均应在抢救休克同时及时手术治疗，以抢救产妇生命。手术中需根据产妇状态、子宫破裂程度、感染程度及产妇有无子女决定是否保留子宫。手术前后给予大量广谱抗生素控制感染。严重休克者应就地抢救，若必须转院者应输血、输液、包扎腹部后方可转送。

五、预防

子宫破裂严重危及孕产妇及胎儿生命，应尽力避免发生，故积极预防十分重要。

1. 避免多次人工流产，节制生育、减少多产。有剖宫产史及子宫肌瘤摘除史者，需避孕2年方可再次妊娠。

2. 加强产前检查，及时发现胎位异常、胎儿异常及产道异常，并给予纠正。有子宫破裂高危因素者，提前入院待产。

3. 严格掌握宫缩剂应用指征。头盆不称、胎儿过大、胎位异常或瘢痕子宫产前均禁用缩宫素；胎儿娩出前禁止肌内注射缩宫素；应用缩宫素引产时，小剂量静脉缓慢滴注，并专人守护，严密观察宫缩及胎心，发现异常，及时处理。

4. 正确掌握产科手术助产的指征及操作常规，阴道助产术后应仔细检查宫颈及宫腔，及时发现损伤给予修补。严格掌握剖宫产指征，术中严格无菌操作，防止感染。

第三节 产后出血

情境导入

情境描述 黄某，女，26 岁，G_1P_0，妊娠 38 周。阵发性腹痛 3 小时入院待产。现已宫缩 20 小时，查宫口开大 3cm，宫缩 30 秒/7～8 分钟。给予缩宫素静脉滴注，6 小时后娩出一女婴，10 分钟后胎盘娩出。检查胎盘胎膜完整，软产道无裂伤。产后观察，见阴道仍有较多出血，呈间歇性，有凝血块，评估流血量约 600ml，腹部触诊宫体柔软，子宫底位于脐上 2 横指。患者出现眩晕、心悸、面色苍白等症状，测血压 80/60mmHg，脉搏 110 次/分。

讨论 1. 该案例诊断及诊断依据是什么？

2. 针对该患者的情况，应如何处理？

产后出血（postpartum hemorrhage，PPH）是指胎儿娩出后 24 小时内，阴道分娩出血量超过 500ml，剖宫产超过 1000ml。约 80% 的产后出血发生在产后 2 小时内，是分娩期严重的并发症，是我国目前孕产妇死亡的首要原因。

一、病因

主要原因有子宫收缩乏力、胎盘因素、软产道裂伤和凝血功能障碍。这些原因可共存和相互影响。

（一）子宫收缩乏力

子宫收缩乏力（uterine atony）是产后出血最常见原因。占产后出血总数的 70%～80%。凡影响子宫收缩和缩复的因素均可引起子宫收缩乏力。

1. 全身性因素 产妇精神过度紧张、恐惧；产程延长、产妇衰竭、合并急慢性全身性疾病等。

2. 局部因素 子宫肌纤维过度伸展，如双胎妊娠、巨大胎儿、羊水过多等；子宫病变，如子宫畸形、子宫肌瘤等；子宫壁损伤，如剖宫产史、肌瘤剔除术后、产次过多、急产，子宫肌纤维退行性变（分娩过多、过密）等。

3. 药物因素 临产后过多使用麻醉剂、镇静剂或宫缩抑制剂。

（二）胎盘因素

1. 胎盘滞留（retained placenta） 胎盘多在胎儿娩出后 15 分钟内娩出，若超过 30 分钟胎盘尚未娩出，称为胎盘滞留。常见原因：①胎盘剥离后而滞留：由于宫缩乏力、膀胱充盈等因素，胎盘从宫壁全部剥离后未能排出而滞留在宫腔内，影响子宫收缩；②胎盘剥离不全：多见于第三产程过早牵拉脐带或按压子宫。由于部分胎盘尚未剥离，影响宫缩，剥离面血窦开放引起出血不止；③胎盘嵌顿：子宫颈内口附近肌纤维发生痉挛性狭窄环，使已剥离的胎盘嵌顿在狭窄环以上，影响宫缩引起出血。

2. 胎盘植入（placenta increta） 指胎盘绒毛侵入或穿透子宫肌层，并根据其侵入子宫肌层的深度分为 3 种类型。①胎盘粘连：胎盘绒毛黏附于子宫肌层表面为胎盘粘连；②胎盘植入：胎盘绒毛侵入子宫肌壁间；③穿透性胎盘植入：胎盘绒毛穿过子宫肌层达到或超过子宫浆膜层，甚至侵及膀胱或直肠。

3. 胎盘、胎膜残留（retained placenta fragment） 部分胎盘小叶、副胎盘或部分胎膜残留于宫腔内，影响子宫收缩而引起出血。

（三）软产道裂伤

软产道裂伤多见于宫缩过强、产程进展过快、胎儿过大、阴道助产手术不当、软产道组织弹性差，可致会阴阴道裂伤引起产后出血。裂伤严重可达阴道穹窿、子宫下段甚至盆壁，导致腹膜后或阔韧带内血肿，甚至子宫破裂。

（四）凝血功能障碍

任何原发或继发的凝血功能异常均能引起产后出血。当发生妊娠合并重症肝炎、死胎、胎盘早剥、重度子痫前期及羊水栓塞等，可引起弥散性血管内凝血（DIC），引起子宫出血不止难以控制。

二、临床表现

1. 阴道出血 不同原因引起的产后出血，阴道流血的表现不同。胎儿娩出后立即发生阴道流血，色鲜红，应考虑软产道损伤；胎儿娩出后，胎盘娩出之前，阴道流血量多，色暗红，间歇性，考虑胎盘因素；胎盘娩出后的阴道流血量较多，考虑为子宫收缩乏力或胎盘胎膜残留所致；胎儿娩出后持续性阴道流血，且血液不凝固，应考虑凝血功能障碍。若流血虽然不多，但产妇失血表现明显，伴阴道疼痛，应考虑隐匿性软产道损伤，如阴道血肿。

2. 休克 表现产妇流血多，可出现头晕、出冷汗、脉搏细数、血压下降等休克表现。

三、诊断

产后出血的诊断关键是对出血量正确的测量和评估。

1. 测量失血量常用测定方法

（1）称重法 失血量 = [胎儿娩出后接血敷料湿重（g）- 接血前敷料干重（g）] /1.05（血液比重 g/ml）。

（2）容积法 用弯盘或专用的产后接血器收集血液后，用量杯测定失血量。

（3）面积法 血湿面积按 10cm × 10cm = 10ml，即每 $1cm^2$ 为 1ml 失血量，粗略估计血量。

（4）休克指数法（shock index，SI） 休克指数（SI）= 脉率/收缩压（mmHg），SI = 0.5 为血容量正常；SI = 1.0，失血量为 500 ~ 1500ml；SI = 1.5；失血量为 1500 ~ 2500ml；SI = 2.0，则失血量为 2500 ~ 3500ml。

2. 出血原因的诊断 根据阴道出血发生时间、量、胎儿、胎盘娩出之间的关系可初步判断产后出血的原因。

（1）子宫收缩乏力 多为间歇性、暗红色、有血凝块。有时阴道流血量不多，但按压宫底有大量血液或血块自阴道涌出。产妇可出现失血性休克表现。腹部检查宫底较高或子宫松软如袋状，轮廓不清，按摩子宫及应用缩宫剂后子宫变硬、流血减少。

（2）胎盘因素 胎儿娩出后 10 分钟胎盘未娩出，并伴阴道大量流血，暗红色，应考虑胎盘因素，如胎盘部分剥离、粘连、嵌顿、植入。胎盘残留是引起产后出血的常见原因，应常规检查胎盘及胎膜是否完整。胎盘胎儿面有断裂血管，应想到副胎盘残留。

（3）软产道裂伤 胎儿娩出后，立即出现阴道持续出血，鲜红色，能自凝，应考虑软产道裂伤，应仔细检查软产道。①宫颈裂伤：常发生在宫颈 3 点、9 点处，宫颈裂伤 <1cm 时，无明显出血；②阴道、会阴裂伤：分为 4 度。Ⅰ度裂伤指会阴皮肤及阴道入口黏膜撕裂，出血不多；Ⅱ度裂伤指裂伤已达会阴体筋膜及肌层，未伤及肛门括约肌，出血较多；Ⅲ度裂伤指裂伤向会阴深部扩展，肛门括约肌已断裂，直肠黏膜尚完整；Ⅳ度裂伤指肛门、直肠和阴道完全贯通，直肠肠腔外露，组织损伤严重，出血量不一定多。

（4）凝血功能障碍 如子宫收缩良好，胎盘胎膜完整，检查软产道无损伤，而产妇出现持续性阴道流血，血液不凝固，同时出现全身多部位出血，应考虑凝血功能障碍。根据病史、出血特点及有关凝血功能的实验室检查，可做出诊断。

素质提升

妇幼健康促进行动

健康中国行动（2019—2030）重大行动第七项为妇幼健康促进行动，并提出妇幼健康是全民健康的基础，实施妇幼健康促进行动，是保护妇女儿童健康权益，促进妇女儿童全面发展、维护生殖健康的重要举措，有助于从源头和基础上提高国民健康水平。其中包括到2022年和2030年，将孕产妇死亡率分别下降到18/10万及以下和12/10万及以下；产前筛查率分别达到70%及以上和80%及以上。同学们，我们应该努力学习理论知识、练就过硬技能，成为技术好、业务精的妇幼健康专门人才，为国家的妇幼健康事业贡献自己的力量。

四、处理

处理原则：针对出血的原因迅速止血、纠正休克及防治感染。

（一）子宫收缩乏力性出血

最有效的止血方法是加强宫缩。导尿排空膀胱后采用以下方法。

（1）按摩子宫　①经腹按摩子宫法：术者一手置于子宫底，拇指在子宫前壁，其余四指在子宫后壁，均匀有节律按摩，并压迫宫底，挤出宫腔内积血，直至宫缩恢复正常为止（图12－2）；如效果不佳，改为腹部－阴道双手按摩子宫法（图12－3）；②腹部－阴道双手按摩子宫法：术者一手戴无菌手套握拳置于阴道前穹窿，顶住子宫前壁，另一手自腹部按压子宫后壁使宫体前屈，双手相对紧紧压迫并按摩子宫。一般5～10分钟即可奏效。

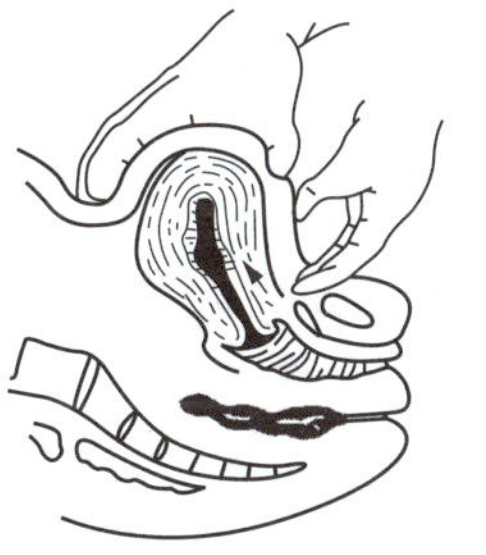

图12－2　腹部按摩子宫法

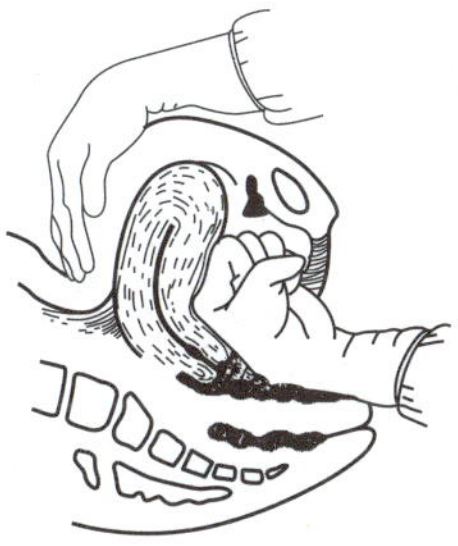

图12－3　腹部－阴道双手按摩子宫法

（2）应用宫缩剂　按摩子宫同时，应用宫缩剂：①缩宫素10U加于10%葡萄糖500ml中静脉滴注。必要时缩宫素10U直接行子宫肌层注射；②麦角新碱0.2～0.4mg子宫肌层注射（心脏病、妊娠期高血压疾病、高血压患者慎用）；③前列腺素类药物：缩宫素无效时，要尽早使用前列腺素制剂，包括：卡前列素氨丁三醇250μg做深部肌内注射、米索前列醇200μg舌下含服；卡前列甲酯栓1mg置于阴道后穹窿；地诺前列酮0.5～1mg直接注入子宫体。

（3）宫腔填塞纱条法　经以上方法无效，在缺乏输血和手术的条件下，此法为良好的应急措施。方法：助手在腹部固定子宫，术者持卵圆钳将特制无菌不脱脂纱布条（长1.5～2m、宽6～8cm、纱布条4～6层）塞入宫腔内，自宫底由内向外填紧宫腔，压迫止血（图12－4），若留有空隙可造成隐性出血。术后观察血压、脉搏、宫底高度，

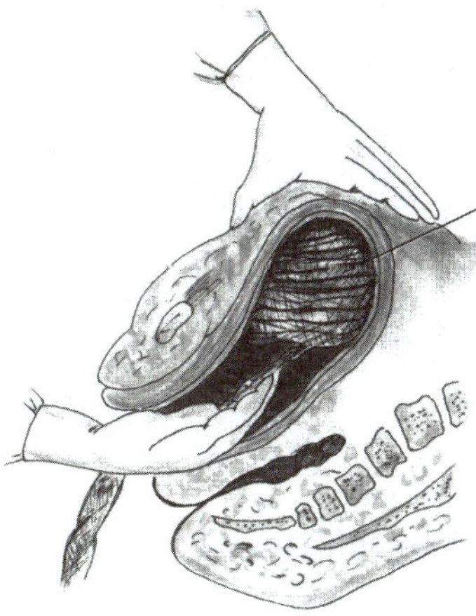

图12－4　宫腔内纱布填塞法

24～48小时取出。取出前静脉滴注宫缩剂10U，并给抗生素预防感染。

（4）子宫压缩缝合法　常用B－Lynch缝合法。在剖宫产时使用更方便。将子宫从腹壁切口托出，用两手托住并挤压子宫体，如果出血明显减少或停止，则缝合成功可能性大（图12－5）。

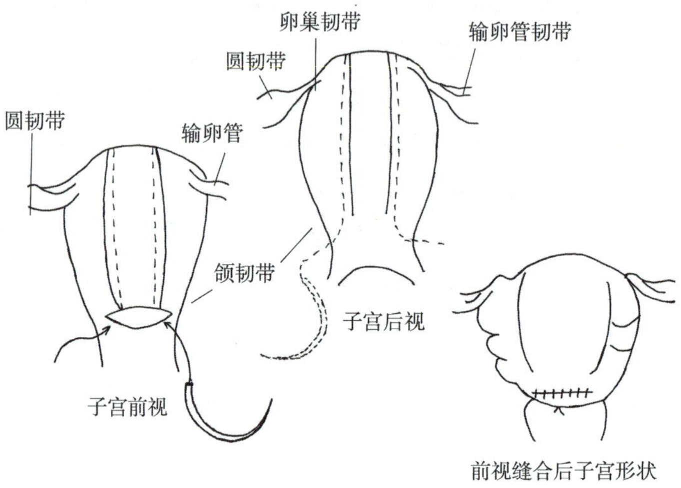

图12－5　子宫压缩缝合法

（5）结扎子宫动脉或髂内动脉　若经上述处理无效，出血不止，为抢救产妇生命先经阴道结扎子宫动脉上行支，若无效可经腹结扎子宫动脉或髂内动脉。

（6）髂内动脉或子宫动脉栓塞术　经股动脉穿刺，将介入导管直接插入髂内动脉或子宫动脉，注入明胶海绵颗粒栓塞动脉。栓塞剂可于2～3周后吸收，血管复通。

（7）切除子宫　用上述方法无效，危及产妇生命时，应进行子宫次全切除术或子宫全切术。

（二）胎盘因素出血

（1）胎盘剥离后滞留　先排空膀胱，一手轻按宫底刺激子宫收缩，嘱产妇屏气用力，另一手轻轻牵拉脐带协助胎盘娩出。

（2）胎盘剥离不全或粘连　应徒手剥离胎盘后取出，注意无菌操作。

（3）胎盘嵌顿　可在全身麻醉下，待子宫狭窄环松解后用手取出胎盘。

（4）胎盘植入　应立即停止剥离，考虑行子宫切除术，切忌用手指强行挖取。近年，对孕产妇一般情况良好，无活动性出血、植入面积小、子宫收缩好、出血少的病例，可采取局部切除、经动脉栓塞术、甲氨蝶呤、米非司酮等治疗，若治疗过程中出血增多，应行清宫术、必要时行子宫切除术。

（5）胎盘胎膜组织残留　徒手取出困难时，可用大号刮匙刮取。

（三）软产道裂伤出血

应彻底止血，按解剖层次逐层缝合裂伤。宫颈裂伤＜1cm且无活动性出血不需缝合，若裂伤＞1cm且有活动性出血应缝合，缝合第一针应超过裂口顶端0.5cm，最后一针应距宫颈外侧端0.5cm处止，以防日后宫颈口狭窄。修补阴道后壁和会阴缝合时，不留死腔，避免缝线穿透直肠黏膜，缝合后常规做肛门指检。

（四）凝血功能障碍出血

尽快补充凝血因子、纠正休克。常用新鲜全血，补充血小板、纤维蛋白原或凝血酶原复合物、凝血因子等。

五、预防

（一）重视产前保健

加强产前检查，积极治疗全身性疾病，对于合并凝血功能障碍、重症肝炎等不宜继续妊娠的妇女，及时终止妊娠。有产后出血危险的孕妇，督促提前到有抢救条件的医院住院分娩。

（二）正确处理产程

1. 第一产程 密切观察产妇情况及产程进展，消除紧张情绪，注意饮食，防止产程延长。

2. 第二产程 指导产妇正确使用腹压，防止胎儿娩出过快；提高接产技术，认真保护会阴；当胎肩娩出后，立即肌内注射缩宫素10U。

3. 第三产程 是预防产后出血的关键。胎儿娩出后，不宜过早牵拉脐带；胎盘娩出后应仔细检查胎盘、胎膜是否完整，检查软产道有无撕裂或血肿；准确收集并测量产后出血量。

（三）加强产后观察

产妇留在产房观察2小时，严密观察产妇一般情况、生命体征、宫缩和阴道流血情况。产后鼓励产妇及时排空膀胱，不能排空者应予导尿；早期哺乳可刺激子宫收缩，减少阴道流血量。

第四节 羊水栓塞

情境导入

情境描述 某女，30岁，G_2P_1。于10月12日16：00以“孕38周，不规则腹痛4小时宫口开大8cm”入院。查体：T 36.8℃，P 78次/分，R 20次/分，BP 120/80mmHg。入院后待产，宫缩为50～60秒/1～2分，1小时后胎膜破裂，破膜后不久，产妇突然发生寒战、烦躁不安、接着呛咳、发绀、呼吸困难，心率加快，血压70/40mmHg。

讨论 1. 本病例的诊断可能是什么？
2. 该产妇急救措施有哪些？

在分娩过程中羊水突然进入母体血液循环，引起急性肺栓塞、过敏性休克、弥散性血管内凝血、急性肾衰竭或骤然死亡等一系列严重的综合征，称为羊水栓塞（amniotic fluid embolism，AFE）。多数发生在阴道分娩过程中，少数发生在剖宫产中，极少数发生在引产、羊膜腔穿刺术及外伤时。该病起病急，病情凶险、死亡率高，发生率为（1.9～7.7）/10万，死亡率19%～86%。

一、病因

羊水栓塞可能的诱因包括高龄初产、经产妇、羊水过多、多胎妊娠、过强宫缩、急产、胎膜早破、前置胎盘、胎盘早剥、子宫破裂、剖宫产术等。发生羊水栓塞的基本条件：①羊膜腔内压力过高：当羊膜腔内压力明显高于静脉压时，羊水可能从破裂的毛细血管挤入母体血液循环；②胎膜破裂：大部分羊水栓塞发生在胎膜破裂后，羊水可从子宫蜕膜微血管或宫颈破损小血管进入母体血液循环；③血窦开放：分娩中羊水可经宫颈或宫体损伤处血管、胎盘后血窦进入母体血液循环。

二、病理生理

羊水进入母体血液循环是羊水栓塞的先决条件。

1. 肺动脉高压 羊水中有形成分如毳毛、胎脂、上皮细胞等小栓子，经肺动脉进入肺循环阻塞小血管引起机械性栓塞。肺小血管阻塞反射性引起迷走神经兴奋，支气管痉挛、支气管内分泌物增多，使肺通气、肺换气减少。小栓子还能刺激肺组织产生血管活性物质，能使肺血管痉挛而引起肺动脉高压，使右心负荷加重，导致急性右心衰竭，又使左心房回心血量减少，左心排出量明显减少，引起周围血液循环衰竭，导致呼吸循环功能衰竭、休克，甚至死亡。

2. 过敏性休克 羊水中有形成分为致敏原，引起Ⅰ型变态反应。过敏反应中肥大细胞脱颗粒、异常花生四烯酸代谢产物进入血循环，发生过敏性休克。

3. 弥散性血管内凝血 羊水中含有大量促凝物质，进入母血后，在血管内形成大量微血栓，消耗大量凝血因子和纤维蛋白原，导致DIC。同时羊水中含有纤溶激活酶，可激活纤溶系统。由此，产妇的血液系统由高凝状态迅速转变为纤溶亢进，血液不凝，发生严重产后出血。

4. 急性肾衰竭 由于休克和DIC使得母体多脏器受累，常见为急性肾缺血导致肾衰。

三、临床表现

羊水栓塞多数发病急骤、病情凶险，多发生在分娩过程中，典型临床表现可分三个阶段。

1. 呼吸循环衰竭和休克 多发生于分娩过程中。破膜不久，产妇突然出现寒战、呛咳、气急、烦躁不安等前驱症状，继而出现呼吸困难、发绀、抽搐、昏迷，脉搏细数、血压急剧下降，心率加快、肺底部湿啰音。严重者产妇仅惊叫一声或抽搐后，于数分钟内死亡。

2. 凝血功能障碍 出现难以控制的大量阴道流血、切口渗血、全身皮肤黏膜出血、针孔渗血、血尿以及消化道大出血。

3. 急性肾衰竭 本病全身脏器均受损，肾脏为常受损脏器。患者后期出现少尿或无尿和尿毒症表现。主要为循环功能衰竭引起的肾缺血、缺氧，导致肾脏器质性损害。

典型病例基本按顺序出现，但有时出现的症状也可不典型，仅出现低血压、心律失常、呼吸短促、抽搐、心搏骤停、产后出血、凝血功能障碍或前驱症状。

四、诊断

根据诱因、临床症状及体征，可初步诊断，并立即进行抢救。

在抢救同时应做以下检查，有助于羊水栓塞的诊断。①血涂片查找羊水有形成分：取下腔静脉血，镜检见到羊水有形成分可以确诊；②床旁胸部X线摄片：可见双肺弥散性点片状浸润影，沿肺门周围分布伴右心扩大；③床旁心电图：提示右心房、右心室扩大，ST段下降；④实验室检查：进行血小板、凝血酶原时间及纤维蛋白原定量等与DIC有关的检查。若患者死亡行尸检，见血液中查到羊水有形物质：肺小动脉或毛细血管有羊水有形成分栓塞。

羊水栓塞的诊断是临床诊断，母血涂片或器官病理检查找到羊水有形成分不是诊断羊水栓塞的必需依据，即使找到羊水有形成分，如果临床表现不支持，也不能诊断羊水栓塞；如果临床表现支持羊水栓塞的诊断，即使没有找到羊水有形成分，也应诊断羊水栓塞。

五、处理

一旦出现羊水栓塞的临床表现，应立即抢救。抗过敏、纠正呼吸循环功能衰竭和改善低氧血症、抗休克、防止DIC和肾衰竭发生。紧急处理还包括下腔静脉保留插管，既可测量中心静脉压指导补充血容量，又可抽血找羊水成分及做其他必要的血液化验。

（一）解除肺动脉高压，改善低氧血症

1. 增加氧合 保持呼吸道通畅，立即面罩给氧、行气管插管或人工辅助呼吸，必要时气管切开。

保证供氧，减轻肺水肿，改善脑缺氧。

2. 维持血流动力学稳定　羊水栓塞初始阶段表现为肺动脉高压和右心功能不全。多巴酚丁胺、磷酸二酯酶-5抑制剂有强心和扩张肺动脉的作用，是治疗的首选药物。低血压时应予升压：多巴酚丁胺5~10μg/(kg·min)，静脉泵入；磷酸二酯酶-5抑制剂首剂25~75μg/kg静脉推注，然后1.2~3mg/h泵入；去甲肾上腺素0.01~0.1μg/(kg·min)，静脉泵入。

3. 解除肺动脉高压　推荐使用磷酸二酯酶-5抑制剂、一氧化氮（NO）及内皮素受体拮抗剂等特异性舒张肺血管平滑肌的药物。具体用法：前列环素1~2ng/(kg·h)，静脉泵入；西地那非口服，20mg/次，每日3次。也可考虑给予盐酸罂粟碱、阿托品、氨茶碱、酚妥拉明等药物。

（二）抗过敏，抗休克

1. 抗过敏　基于临床经验，早期使用大剂量糖皮质激素或有价值。氢化可的松100~200mg加入5%~10%葡萄糖注射液50~100ml快速静脉滴注，以后依病情300~800mg加入5%葡萄糖注射液250~500ml继续静脉滴注维持，每日量可达500~1000mg。或地塞米松20mg加入25%葡萄糖注射液静脉推注后再加20mg于5%~10%葡萄糖液中静脉滴注。

2. 补充血容量　尽快补充新鲜血液和血浆，扩容用低分子右旋糖酐24小时输入500~1000ml。补足血容量后血压仍不回升，可用多巴胺20~40mg加于10%葡萄糖液250ml中静脉滴注，根据血压调整速度。

3. 纠正心衰　用毛花苷C 0.2~0.4mg加入10%葡萄糖液20ml中静脉推注，或毒毛花苷K 0.125~0.25mg同法静脉缓注，4~6小时重复用药。

4. 纠正酸中毒　常用5%碳酸氢钠250ml静脉滴注，并及时纠正电解质紊乱。

（三）纠正凝血功能障碍

积极处理产后出血；及时补充凝血因子包括输注大量的新鲜血、血浆、冷沉淀、纤维蛋白原等，必要时可静脉输注氨甲环酸；肝素治疗羊水栓塞DIC的争议很大，由于DIC早期高凝状态难以把握，使用肝素治疗弊大于利，因此不推荐肝素治疗。

（四）预防感染

应选用对肾脏毒性较小的广谱抗生素预防感染。

（五）预防肾衰竭

血容量补足后仍少尿应选用呋塞米20~40mg静脉注射，或20%甘露醇250ml快速静脉滴注(10ml/min)，扩张肾小球动脉预防肾衰竭。

（六）产科处理

原则上先进行抢救，待病情好转后再处理产科情况。心搏骤停者应实施心肺复苏，复苏后仍无自主心跳可考虑紧急实施剖宫产。在第一产程发病应立即考虑剖宫产，在第二产程发病应在抢救产妇的同时，可及时阴道助产结束分娩。对发生无法控制的产后出血，应在抢救休克的同时行子宫全切术。

六、预防

人工破膜应在子宫收缩间隙时进行，让羊水缓慢流出。严格掌握缩宫素使用的指征，应有专人守护，避免宫缩过强。分娩中避免产伤发生。

第五节　脐带先露与脐带脱垂

情境导入

情境描述　李某，初孕妇，26岁，于2022年3月16日下午5：30“以孕39周，阵发性腹痛3小时”入院。产科检查：宫高32cm，腹围100cm，胎方位RSA，胎心142次/分，于脐右上方听清楚，宫缩规律，30～40秒/4～5分。肛查：宫颈管消失，宫口开大3cm，胎膜未破，先露臀，未入盆。给予缩宫素静脉滴注，4小时后突然破膜，立即听胎心率100次/分，胎心监护提示多发性晚期减速。

讨论　1. 本病例的诊断可能是什么？

2. 该产妇应如何处理？

胎膜未破时脐带位于胎先露部前方或一侧，称脐带先露（presentation of umbilical cord）或隐性脐带脱垂（图12－6）。胎膜已破裂，脐带脱出宫颈口外，降至阴道内甚至露于外阴部，称脐带脱垂（prolapse of umbilical cord）（图12－7）。若脐带受压，血运受阻，可使胎儿窘迫或死亡，严重威胁胎儿的生命。

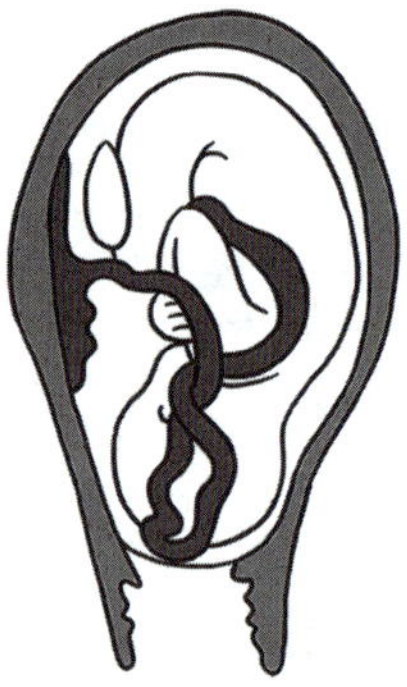

图12－6　脐带先露

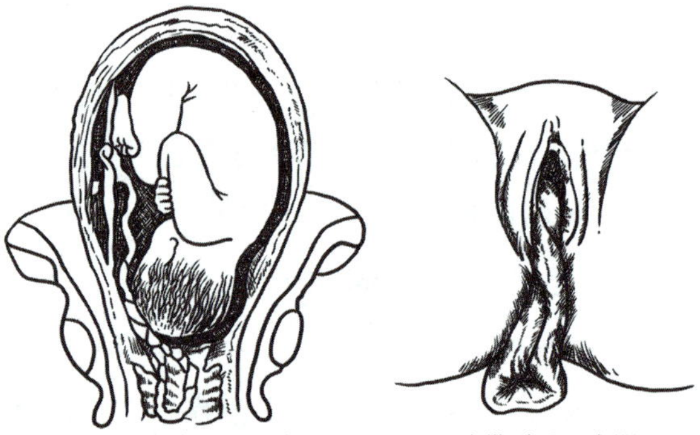

图12－7　脐带脱垂

一、病因

凡阻碍胎先露部衔接的因素均可造成脐带脱垂。①胎头不能衔接：胎头入盆困难如骨盆狭窄、头盆不称等；②胎位异常：如臀先露、肩先露、枕后位等；③脐带过长；④羊水过多或胎儿过小。

二、对母儿的影响

1. 对母体的影响　为抢救胎儿增加剖宫产率及手术助产率，增加组织损伤与感染的机会。

2. 对胎儿的影响　胎膜未破时，宫缩时胎先露挤压脐带，一过性压迫脐带导致胎心率异常；胎先露部已衔接、胎膜已破者，脐带受压引起胎儿缺氧，甚至胎心消失，以头先露最严重。若脐带血循环阻断超过7～8分钟，则胎死宫内。

三、诊断

若胎膜未破，于胎动、宫缩后胎心率突然变慢，改变体位、上推胎先露部及抬高臀部后胎心迅速恢复者，应考虑有脐带先露的可能，临产后应行胎心监护。若在耻骨联合上方闻及脐带杂音，阴道检查扪及前羊水囊内有条索状物时，即可确诊为脐带先露。若胎膜已破，胎心率出现异常，应立即行阴道检查，了解有无脐带脱垂和脐带血管有无搏动。在胎先露侧方或下方以及阴道内触及脐带者，或脐带脱出于外阴者，即可确诊。B 型超声及彩色多普勒超声检查有助于确诊。

四、处理

（一）脐带先露

经产妇、胎膜未破、宫缩良好者，吸氧，取头低臀高位，密切观察胎心率，等待胎头衔接，宫口逐渐扩张，胎心仍保持良好者，可经阴道分娩。若为初产妇、足先露、肩先露者，应行剖宫产术。若胎心消失，脐带搏动停止，则等待自然分娩。

（二）脐带脱垂

发现脐带脱垂时，若胎心尚好，胎儿存活，应争取尽快娩出胎儿。

1. 宫口开全　胎头已入盆，行产钳术或胎头吸引术，臀先露应行臀牵引术。

2. 宫颈未开全　产妇立即取头低臀高位，将胎先露部上推，术者将手放在阴道内阻止胎先露下降；并给予抑制宫缩药，缓解或减轻脐带受压；严密监测胎心，同时尽快行剖宫产。

五、预防

临产后对头盆不称、胎头浮动及胎位异常者应卧床休息，不灌肠，减少肛查或阴道检查，破膜后应行胎心监护；人工破膜应在宫缩间隙时进行，采取高位破膜，让羊水缓慢流出；妊娠晚期及临产后，B 型超声检查有助于尽早发现脐带先露。

第六节　胎儿窘迫

情境导入

情境描述　李某，23 岁，孕 39 周。产科检查：宫高 30cm，腹围 100cm，LOA，胎心 168 次/分，宫缩规律。肛查宫颈管消失，宫口开大 3cm，胎膜未破，先露头，已入盆。B 型超声检查：LOA，胎头双顶径 9.3cm，胎盘成熟度Ⅱ级，羊水最大深径 4～5cm，脐带绕颈一周。入院后给予该产妇吸氧、左侧卧位等处理，同时进行胎心监护，10 分钟出现 3 次晚期减速。

讨论　1. 患者的初步诊断是什么？

2. 主要治疗原则及措施是什么？

胎儿在子宫内有缺氧危及胎儿健康和生命的综合症状，称胎儿窘迫（fetal distress）。分为两种：急性胎儿窘迫和慢性胎儿窘迫，急性常发生在分娩期，慢性发生在妊娠晚期。

一、病因

系母血含氧量不足、母胎间血氧运输及交换障碍或胎儿自身因素所致。

1. 母血含氧量不足　常见的因素有：①急性失血及重度贫血，如前置胎盘、胎盘早剥；②红细胞携氧量不足（如心力衰竭、重度贫血等）；③各种原因引起的休克与急性感染发热；④缩宫素使用不当造成宫缩过强及不协调宫缩；⑤孕妇应用麻醉药及镇静剂过量抑制呼吸。

2. 母胎间血氧运输及交换障碍　常见有：①脐带异常，如脐带绕颈、脱垂、扭转，脐带过长或过短；②胎盘功能低下，如重度子痫前期、慢性肾炎、糖尿病、过期妊娠等。

3. 胎儿自身因素 胎儿严重的心血管疾病、呼吸系统疾病，胎儿畸形、胎儿宫内感染、母儿血型不合、颅内出血及颅脑损伤等。

二、临床表现及诊断

（一）急性胎儿窘迫

急性胎儿窘迫多因脐带异常、前置胎盘、胎盘早剥、宫缩过强、产程延长及休克等引起，多发生在分娩期。

1. 胎心率异常 胎心率的异常是急性胎儿窘迫的一个重要征象。在缺氧初期，交感神经兴奋，胎心率>160次/分；缺氧继续加深，则迷走神经兴奋，胎心率<110次/分。产时应进行连续电子胎心监护或定期胎心听诊。当胎心率基线变异消失、反复出现晚期减速或变异减速、胎心率<110次/分，提示胎儿缺氧严重，有随时胎死宫内危险。

2. 胎动异常 缺氧初期胎动频繁，是胎儿缺氧所致的挣扎状态。若缺氧进一步加重，则胎动逐渐由强变弱，次数逐渐减少，直至消失。

3. 羊水胎粪污染 羊水中胎粪污染不是胎儿窘迫的征象。羊水胎粪污染时如果胎心音监护正常，不需进行特殊处理；如果胎心音监护异常，存在宫内缺氧情况，会引起胎粪吸入综合征，造成不良的胎儿结局。依据胎粪污染的程度不同，羊水污染分3度：Ⅰ度浅绿色；Ⅱ度黄绿色、浑浊；Ⅲ度稠厚，呈棕黄色。

4. 酸中毒 破膜后，采集胎儿头皮血进行血气分析，可反映胎儿宫内安危的情况。如果pH<7.2（正常值7.25~7.35）、PO_2<10mmHg（正常值15~30mmHg）、PCO_2>60mmHg（正常值35~55mmHg），可诊断为胎儿酸中毒。

（二）慢性胎儿窘迫

慢性胎儿窘迫多发生在妊娠晚期，临产后转为急性胎儿窘迫，多因重度子痫前期、慢性肾炎、糖尿病等所致。

1. 胎动减少或消失 胎动减少为胎儿缺氧的重要表现，临床常见胎动消失24小时后胎心消失，每日监测胎动可预测胎儿安危。监测胎动的方法详见第六章第三节“胎儿健康监护”。

2. 胎儿电子监护异常 胎心异常提示有胎儿缺氧可能。详见第六章第三节“胎儿健康监护”。

3. 胎儿生物物理评分 是综合电子胎心监护及超声检查所示某些生理活动，以判断胎儿有无急、慢性缺氧的一种产前监护方法，可供临床参考。常用的是Manning评分法。根据B型超声监测胎动、胎儿呼吸运动、胎儿肌张力、羊水量及胎儿电子监护（NST）结果进行综合评分（每项2分，满分为10分），≤4分提示胎儿窘迫，5~6分为胎儿可疑缺氧。

4. 脐动脉多普勒超声血流异常 胎儿生长受限的胎儿脐动脉多普勒血流为S/D比值升高，提示胎盘灌注不足；若出现脐动脉舒张末期血流缺失或倒置和静脉导管方向“a”波，提示随时有胎死宫内危险。

三、处理

（一）急性胎儿窘迫

1. 一般处理 左侧卧位，面罩或鼻导管吸氧，停用缩宫素。

2. 病因治疗 迅速查找病因，如脐带脱垂、胎盘早剥、子宫破裂等。如有宫缩过强、停用缩宫素，应用特布他林或其他 β 受体兴奋剂抑制宫缩。

3. 尽快终止妊娠

（1）剖宫产 宫颈未开全或预计短时间内无法阴道分娩的。其指征是：①胎心率低于 110 次/分；②正弦波；③胎儿电子监护 CST 或 OCT 出现频繁晚期减速或重度变异减速；④胎儿头皮血 pH <7.20。

（2）阴道分娩 宫口已开全，胎儿双顶径已达坐骨棘平面以下者，吸氧同时应尽快阴道助产娩出胎儿。

4. 做好新生儿抢救和复苏准备 胎粪污染者应在胎头娩出后立即清理上呼吸道，新生儿活力差则要立即气管插管，洗净气道后再行正压通气。

5. 心理支持 给孕产妇及家属提供病情信息，对胎儿不幸死亡的孕产妇及家属，应提供支持和关怀，提供必要的帮助，面对及接受现实。

（二）慢性胎儿窘迫

应针对病因，视孕周、胎儿成熟度和胎儿缺氧程度决定处理方案。

1. 一般处理 主诉胎动减少者，应进行全面检查以评估母儿状况，包括 NST、胎儿生物物理评分；左侧卧位，吸氧，每日 2~3 次，每次 30 分钟。积极治疗妊娠合并症及并发症。注意胎动变化。

2. 期待疗法 孕周小，估计胎儿娩出后存活可能性小者，应保守治疗以延长胎龄，同时给予地塞米松促胎肺成熟，等待胎儿成熟后终止妊娠。

3. 终止妊娠 妊娠近足月，胎动减少，OCT 出现频繁晚期减速或重度变异减速、胎儿生物物理评分≤4 分，均应剖宫产终止妊娠。

目标检测

答案解析

一、选择题

1. 产后出血最常见的原因是（ ）
   A. 胎盘植入　B. 宫缩乏力　C. 胎盘胎膜残留
   D. 凝血功能障碍　E. 软产道损伤
2. 下列胎盘因素中哪项不会引起出血症状（ ）
   A. 胎盘剥离不全　B. 胎盘全部粘连　C. 胎盘嵌顿
   D. 胎盘部分植入　E. 胎盘胎膜残留
3. 下列不是胎儿窘迫的临床表现的是（ ）
   A. 胎心率 <110 次/分　B. 胎动 <2 次/小时　C. 羊水胎粪污染
   D. B 超检查羊水减少　E. 胎心率 >170 次/分
4. 先兆子宫破裂与重型胎盘早剥所共有的临床表现是（ ）
   A. 伴有头盆不称
   B. 剧烈腹痛
   C. 子宫呈板状硬，不放松
   D. 均有外伤史
   E. 均伴有多量阴道出血

5. 关于羊水栓塞的治疗，以下描述错误的是（　）
A. 使用肾上腺皮质激素抗过敏
B. 治疗凝血功能障碍
C. 使用抗生素预防感染
D. 使用解痉药物解除支气管痉挛
E. 等待自然分娩
6. 一旦发生羊水栓塞，首选药物是（　）
A. 硫酸镁　B. 麦角新碱　C. 葡萄糖酸钙
D. 盐酸罂粟碱　E. 5%碳酸氢钠
7. 下列哪种不是羊水栓塞常见原因（　）
A. 子宫破裂　B. 前置胎盘　C. 胎盘早剥
D. 胎膜破裂　E. 子宫收缩乏力
8. 李女士，初产妇，孕39周分娩，胎儿娩出后即发生阴道持续性出血，量约500ml，呈鲜红色，很快凝集成血块，此时胎盘尚未娩出，查宫缩良好，根据上述情况，考虑出血原因的最大可能是（　）
A. 胎盘滞留　B. 凝血功能障碍　C. 宫缩乏力
D. 胎盘残留　E. 软产道损伤
9. 初孕妇，30岁，40周，头位，临产已3小时，产检：宫口开大2cm，臀先露，S^{-2}。胎膜自然破裂，胎心音监护90次/分，阴道检查触及条索状物，最恰当的处理是（　）
A. 可静脉滴注小剂量缩宫素
B. 立即进行胎吸助产
C. 立即剖宫产
D. 头低臀高，立即剖宫产
E. 再观察1小时
10. 初产妇，23岁，妊娠40周，规律宫缩12小时，已破膜，产检：LOA，胎心音90次/分，宫口开全，胎头S^{+3}，正确的处理是（　）
A. 滴催产素
B. 会阴切开产钳助产
C. 胎头吸引术助产
D. 会阴切开后头皮钳牵引助产
E. 立即行剖宫产术
11. 章某，23岁，初产妇，妊娠40周，规律宫缩12小时，自然破膜2小时，宫口开大3cm，胎心114次/分，胎心监护频繁出现晚期减速。本例正确处置应是（　）
A. 急查尿雌激素/肌酐比值
B. 吸氧，左侧卧位
C. 静脉注射缩宫素加速产程进展
D. 静脉注射25%葡萄糖液内加维生素C
E. 立即行剖宫产
12. 初孕妇，妊娠36周，阴道流液一个多小时入院，检查：胎心140次/分，无宫缩，骨盆及胎位正常，宫口未开，阴道液pH为7.0，颜色清亮。该孕妇可能的诊断是（　）

A. 先兆流产　　B. 难免流产　　C. 临产
D. 胎膜早破　　E. 正常妊娠

二、思考题

1. 子宫收缩乏力性出血的病因有哪些？怎样止血？

2. 羊水栓塞典型的临床表现分为哪三个阶段？

3. 李某，初产妇，孕 39 周，临产 7 小时，宫口开 2cm，以 5% 葡萄糖液 500ml 加催产素 5U，40 ~ 50 滴/分静脉点滴，34 小时后宫口开大 7cm。产妇述下腹剧烈疼痛、呕吐、烦躁，检查下腹部明显压痛，胎心 170 次/分。

（1）该患者可能的诊断是什么？

（2）其治疗的主要方法是什么？

（左欣鹭）

书网融合……

本章小结　微课 1　微课 2　微课 3　微课 4　题库

第十三章　正常产褥

PPT

学习目标

1. 通过本章的学习，能掌握正常产褥期母体的变化。熟悉正常产褥期的处理及保健。了解产褥期常见症状的处理。

2. 具有判断正常产褥期表现的能力，能正确进行产褥期检查，检查手法轻柔。开展产褥期健康教育，制定产后保健方案。关爱每一位产妇，将大爱无疆的医者精神融入产后康复。

情境导入

情境描述　张某，女，29 岁，经产妇。足月顺产，产后第 2 天，出现下腹部阵痛，不伴有发热、恶心、呕吐。妇科检查提示：脐下 3 指可触及宫底，无压痛，阴道少量出血。

讨论　1. 患者目前腹痛考虑什么原因所致？

2. 下一步如何处理？

从胎盘娩出至产妇全身各器官除乳腺外恢复或接近正常未孕状态所需的一段时期称产褥期，一般为 6 周。

第一节　产褥期母体变化

一、生殖系统的变化

（一）子宫变化

产褥期子宫变化最大。子宫在胎盘娩出后逐渐恢复至未孕状态的全过程称为子宫复旧，一般为 6 周。主要变化为宫体肌纤维缩复和子宫内膜再生，同时还有子宫血管的变化、子宫下段和宫颈的复原等。

1. 宫体肌纤维缩复　子宫复旧不是肌细胞数目减少，而是肌浆中的蛋白质被分解排出，致肌细胞缩小。胎盘娩出后，宫体逐渐缩小，于产后 1 周子宫缩小至约妊娠 12 周大小，在耻骨联合上方可触及。于产后 10 日，子宫降至骨盆腔内，腹部检查触不到宫底。子宫于产后 6 周恢复到孕前大小，子宫重量也逐渐减少，分娩结束时约为 1000g，产后 1 周时约为 500g，产后 2 周时约为 300g，产后 6 周恢复至 50 ~ 70g。

2. 子宫内膜再生　胎盘、胎膜娩出后，遗留的蜕膜分为 2 层：表层随恶露自阴道排出，子宫内膜基底层逐渐再生新的功能层。内膜缓慢修复，约于产后第 3 周除胎盘附着部位外宫腔表面均由新生内膜覆盖，胎盘附着部位全部修复需至产后 6 周。

3. 子宫血管变化　胎盘娩出后，胎盘附着面面积仅为原来的一半，导致开放的螺旋动脉和静脉窦压缩变窄，数小时后血管内形成血栓，出血渐减少直至停止。若在新生内膜修复期间，胎盘附着面因复旧不良出现血栓脱落，可导致晚期产后出血。

4. 宫颈及子宫下段变化 胎盘娩出后的宫颈外口呈环状如袖口，产后 2～3 日宫口仍可容纳 2 指。1 周后宫颈内口关闭，宫颈管复原，产后 4 周宫颈恢复至非孕时形态。分娩时常发生宫颈外口 3 点及 9 点处轻度裂伤，使初产妇的宫颈外口由产前圆形（未产型）变为产后“一”字形横裂（已产型），产后子宫下段肌纤维缩复逐渐恢复为非孕时的子宫峡部。

（二）阴道变化

分娩后阴道黏膜皱襞因过度伸展而减少甚至消失，约在产后 3 周重新出现阴道黏膜皱襞，但至产褥期结束时还不能完全恢复至未孕时的阴道紧张度。

（三）外阴变化

分娩后外阴轻度水肿，于产后 2～3 日内逐渐消退。会阴部若有轻度裂伤或会阴切开缝合后多能在 3～4 日愈合，处女膜在分娩时撕裂形成残缺的处女膜痕。

（四）盆底组织变化

盆底肌及其筋膜在分娩中弹性减弱且常伴部分撕裂，若能于产褥期坚持做产后健身操，有可能恢复至接近未孕状态。若盆底肌及其筋膜发生严重撕裂造成盆底肌松弛、过早参加重体力劳动及分娩次数过多，均可导致阴道壁膨出及子宫脱垂。

二、乳房的变化

乳房的主要变化是泌乳。母乳喂养对母儿均有益处。哺乳有利于产妇生殖器官及有关器官组织得以更快恢复，吸吮是保持乳腺不断泌乳的关键环节，不断排空乳房也是维持乳汁分泌的重要条件。由于乳汁分泌量与产妇营养、睡眠、情绪和健康状况密切相关，应保证产妇休息、足够睡眠和可口的营养丰富饮食，并避免精神刺激，这些措施至关重要。初乳是指产后 7 日内分泌的乳汁，初乳中含蛋白质及矿物质较成熟乳多，脂肪和乳糖含量较成熟乳少，极易消化，是新生儿早期最理想的天然食物。产后 14 天的乳汁为成熟乳。初乳及成熟乳均含大量抗体，有助于新生儿抵抗疾病，哺乳期用药时应考虑该药物对新生儿的不良影响。

三、循环系统的变化

胎盘娩出后，大量血液从子宫涌入产妇体循环，加之妊娠期潴留的组织间液回吸收，产后 72 小时内产妇血容量增加 15%～25%，应注意预防心衰的发生。血容量于产后 2～3 周恢复至未孕状态。

四、血液系统的变化

产褥早期血液仍处于高凝状态，有利于胎盘剥离创面形成血栓，减少产后出血量。纤维蛋白原、凝血酶、凝血酶原在产后 2～4 周内降至正常。血红蛋白水平于产后 1 周左右回升。白细胞总数于产褥早期仍较高，可达（15～30）$\times 10^9$/L，一般 1～2 周恢复正常。淋巴细胞稍减少，中性粒细胞增多，血小板数增多。红细胞沉降率于产后 3～4 周降至正常。

五、消化系统的变化

产后胃肠蠕动及肌张力减弱，需 1～2 周逐渐恢复。产后 1～2 日内产妇常感口渴，喜进流食或半流食。产褥期缺少运动，饮食单一，腹肌及盆底肌松弛，故容易便秘。

六、泌尿系统的变化

产后 1 周内尿量增多。妊娠期发生的肾盂及输尿管扩张，产后需 2～8 周恢复正常。在产褥期，尤其在产后24小时内，膀胱肌张力降低，对膀胱内压的敏感性降低，加之外阴切口疼痛、不习惯卧床排尿、器械助产、区域阻滞麻醉，易发生尿潴留。

七、内分泌系统的变化

分娩后雌激素及孕激素水平急剧下降，产后1周降至未孕时水平。胎盘生乳素于产后6小时不能测出。哺乳产妇的催乳激素水平于产后下降；不哺乳产妇的催乳激素水平于产后2周降至非孕时水平。

月经复潮及排卵时间受哺乳影响。不哺乳产妇通常在产后6~10周月经复潮，产后10周左右恢复排卵。哺乳产妇平均在产后4~6个月恢复排卵。月经复潮较晚者，首次月经来潮前多有排卵，故哺乳产妇月经虽未复潮，却有受孕可能。

八、腹壁的变化

妊娠期出现的下腹正中线色素沉着，在产褥期逐渐消退。初产妇妊娠纹呈紫红色，经产妇的妊娠纹呈银白色。腹壁皮肤受增大的妊娠子宫影响，部分弹力纤维断裂，产后腹壁明显松弛，腹壁紧张度需在产后6~8周恢复。

第二节　产褥期临床表现

一、生命体征

正常产妇产后体温多在正常范围内，有的体温可在产后24小时内略升高，一般不超过38℃。产后3~4日出现乳房胀大、发热称为泌乳热，一般体温在37.8~39℃，持续4~16小时。产后脉搏在正常范围内。产后腹压降低，由妊娠期的胸式呼吸变为胸腹式呼吸，呼吸深慢，每分钟14~16次。血压于产褥期平稳，变化不大。

二、子宫复旧

胎盘娩出后，宫底在脐下一指，产后第1天略上升至脐平，以后每日下降1~2cm，至产后1周在耻骨联合上方可触及，产后10日子宫降入骨盆腔内，腹部检查在耻骨联合上方扪不到子宫底。

三、产后宫缩痛

产褥早期因子宫收缩引起下腹部阵发性疼痛，称为产后宫缩痛。于产后1~2日出现，持续2~3日自然消失，多见于经产妇。哺乳时反射性缩宫素分泌增多，使疼痛加重，不需特殊用药。

四、恶露

产后随子宫蜕膜脱落，含有血液、坏死蜕膜等组织经阴道排出，称为恶露。因其颜色、内容物及时间不同，恶露分为以下几种。

1. 血性恶露　血性恶露持续3~4日，因含大量血液得名，色鲜红，量多。

2. 浆液恶露　浆液恶露持续10日左右，因含多量浆液得名，色淡红。

3. 白色恶露　白色恶露约持续3周，因含大量白细胞，色泽较白得名。

正常恶露有血腥味，但无臭味，持续4~6周，总量250~500ml。若子宫复旧不全或宫腔内残留部分胎盘、胎膜或合并感染时，恶露增多，血性恶露持续时间延长并有臭味。

五、褥汗

产后皮肤排泄功能旺盛，排出大量汗液，以夜间睡眠和初醒时更明显，不属病态，多于产后 1 周后自行好转。但要注意补充水分，防止脱水及中暑。

第三节 产褥期处理及保健

产褥期母体各系统变化很大，虽属生理范畴，但处理不当易发生感染和其他病理情况。

一、产褥期处理

（一）产后 2 小时内的处理

产后 2 小时极易发生产后出血、子痫、心衰等，应在产房严密观察产妇的血压、脉搏、子宫收缩情况及阴道流血量，并注意宫底高度及膀胱是否充盈等。发现子宫收缩乏力，应按摩子宫并给予子宫收缩剂。若产妇自觉肛门坠胀，多有阴道后壁血肿，应进行肛查，确诊后给予及时处理。若产后 2 小时一切正常，将产妇连同新生儿送回病室，仍需勤巡视。

（二）饮食

产后 1 小时可让产妇进流食或清淡半流食，以后可进普通饮食。食物应富有营养，足够热量和水分。若哺乳，应多进食蛋白质、热量丰富的食物，并适当补充维生素和铁剂。

（三）排尿与排便

产后 5 日内尿量明显增多，应鼓励产妇尽早自行排尿。产后 4 小时内应让产妇排尿，若排尿困难，除鼓励产妇坐起排尿、解除怕排尿引起疼痛的顾虑外，可选用以下方法：①让产妇听流水声；②热敷下腹部，按摩膀胱，刺激膀胱肌收缩；③针刺关元、气海、三阴交、阴陵泉等穴位；④肌内注射甲硫酸新斯的明 1mg 兴奋膀胱逼尿肌。若使用上述方法均无效时应予导尿，留置导尿管 1～2 日，酌情给予抗生素预防感染。

应鼓励产妇多吃蔬菜及早日下床活动，若发生便秘，可口服缓泻剂、开塞露塞肛或肥皂水灌肠。

（四）观察子宫复旧及恶露

每日应在同一时间手测宫底高度，以了解子宫复旧情况。每日应观察恶露数量、颜色及气味。若子宫复旧不全，色红且持续时间长，应及早给予子宫收缩剂；若合并感染、恶露有臭味且有子宫压痛，应给予广谱抗生素控制感染。

（五）会阴处理

选用对外阴无刺激的消毒液擦洗外阴，每日 2～3 次，平时应尽量保持会阴部清洁及干燥。会阴部有水肿者，可局部湿热敷，产后 24 小时后可用红外线照射外阴。会阴部有缝线者，应每日检查切口有无红肿、硬结及分泌物。会阴侧切的应采取健侧卧位，并于产后 3～5 日内拆线；若伤口感染，应提前拆线引流或行扩创处理，并定时换药。

（六）观察情绪变化

经历妊娠及分娩的激动与紧张后，身体精神疲惫、对哺育新生儿的担心、产褥期的不适等均可造成产妇情绪不稳定。尤其在产后 3～10 日，易发生抑郁。应帮助产妇减轻身体不适，并给予精神关怀、鼓励、安慰，使其恢复自信，并交代家属给予配合。

（七）推荐母乳喂养

产后1小时内开始哺乳，此时乳房内乳量虽少，但可通过新生儿吸吮动作刺激泌乳。母婴同室，做到早接触、早吸吮，重视心理护理的同时，指导正确的哺乳方法。尽量做到按需哺乳，哺乳前应洗手并用温开水清洁乳房及乳头。如遇下述情况应及时处理。

1. 乳胀 多因乳房过度充盈及乳腺管阻塞所致。哺乳前湿热敷3～5分钟，并按摩、拍打、抖动乳房，频繁哺乳、排空乳房。

2. 催乳 若出现乳汁不足，鼓励乳母树立信心，指导哺乳方法，按需哺乳、夜间哺乳，适当调节饮食，也可用中药催乳。

3. 乳头皲裂 大多是由于婴儿含接姿势不良引起。可在哺乳后挤少许乳汁涂在乳头和乳晕上，短暂暴露和干燥，加强护理来预防。皲裂严重者应停止哺乳，可挤出或用吸乳器将乳汁吸出后喂给新生儿。

4. 退乳 最简单的方法是停止哺乳，不排空乳房，少进汤汁，必要时可辅以药物。常用的退乳药有：①生麦芽60～90g水煎当茶饮，每日1剂，连服3～5日；②芒硝250g分装两纱布袋内，敷于两乳房并包扎，湿硬时更换。

二、产褥期保健

（一）饮食起居

合理饮食，保持身体清洁，产妇居室应清洁通风，注意休息，至少3周后才能进行全部家务劳动。

（二）适当活动及做产后保健操

经阴道自然分娩的产妇，产后6～12小时内即可起床轻微活动，于产后第2日可在室内随意走动，再做产后康复锻炼。行会阴后－侧切开或行剖宫产的产妇，可适当推迟活动时间。

（三）计划生育指导

产褥期内禁止性生活。产后42天检查无异常已恢复性生活者，应采取避孕措施。原则是哺乳者以工具避孕为宜，不哺乳者可选用药物避孕。

（四）产后检查

产后检查包括产后访视和产后健康检查两部分。产妇出院后，社区医疗保健人员在产妇出院后3日内、14日、28日分别做3次产后访视。内容包括：产妇饮食、睡眠、大小便、哺乳情况、子宫复旧及恶露情况，观察会阴切口、剖宫产切口等，若发现异常应给予及时指导。

产妇应于产后6周去医院常规随诊，包括全身检查及妇科检查，同时应带婴儿做一次全面检查。

素质提升

“中国盆底学之父”童晓文教授

童晓文为国内最早引进和推广现代女性盆底学的专家，持有中国、美国、德国的医师执照。2003年归国后他先后完成我国第一例尿道中段悬吊术以及后路IVS手术，发明了“改良尿道中段悬吊术”“改良盆底重建术”及“童氏尿道中段悬吊术”等多种盆底新术式，拥有盆底手术器械专利6项，在国内女性盆底疾病方面具有较大影响力。童晓文教授在同济医院成立了国内首个女性盆底疾病诊疗中心。

答案解析

目标检测

一、选择题

1. 胎盘附着面的子宫内膜完全修复的时间是产后（ ）

A. 2 周　　B. 4 周　　C. 5 周　　D. 6 周　　E. 7 周

2. 产后血容量明显增加的时间是（ ）

A. 产后 2 小时　　B. 产后 4 小时　　C. 产后 24 小时　　D. 产后 48 小时　　E. 产后 72 小时

3. 妊娠期与泌乳无关的激素是（ ）

A. 雌激素　　B. 孕激素　　C. 垂体泌乳素　　D. 胎盘生乳素　　E. 绒毛膜促性腺激素

4. 李某，26 岁，初产妇。妊娠 37 周自然分娩第 2 天，因新生儿疾病暂时母婴分离，乳胀痛，无红肿，体温 37.6℃，要求后期母乳喂养。首选的处理方法（ ）

A. 少进食汤汁　　B. 定时挤奶，排空乳房　　C. 生麦芽煎服　　D. 抗生素　　E. 芒硝外敷

5. 下列哪一项不是正常产褥的母体变化（ ）

A. 产后第一天子宫底平脐

B. 产后第 6 天阴道大量血液流出

C. 产后第二天大量出汗

D. 产后 2 天，宫颈口可容纳 2 指

E. 产后 6 周自然分娩的孕妇宫颈外口呈“一”字形横裂

二、思考题

什么是恶露？正常恶露有几种，各自有什么特点？

（张　争）

书网融合……

本章小结　　微课　　题库

第十四章　异常产褥

PPT

学习目标

1. 通过本章内容学习，重点掌握产褥感染的临床表现、诊断和处理。熟悉产褥感染与产褥病率的定义，产褥感染的病因、病理和鉴别诊断；晚期产后出血的临床表现、诊断和处理；产后抑郁症的临床表现。了解晚期产后出血的病因；产后抑郁症的诊断和处理。

2. 学会与患者及家属进行沟通，开展产褥期健康教育。具备对产褥感染患者进行正确诊断和处理的能力。具有溯本追源、深入探索钻研的科学精神。

情境导入

情境描述　谭某，初产妇，28岁，孕40周时因“胎膜早破”入院。曾在分娩过程中出现持续性枕横位，行产钳术。现产后第3天，产妇出现发热。查体：T 39.1℃，P 105次/分，BP 130/85mmHg。咽部略充血。乳房无红肿，无胀痛。下腹部有压痛，无反跳痛。产科检查：恶露红色，浑浊，有臭味。宫底达脐上一横指，有明显压痛。血常规：白细胞计数 16.3×10^9/L。

讨论　1. 该患者最可能的诊断及诊断依据是什么？

2. 针对该患者的情况，应如何处理？

第一节　产褥感染

在分娩时和产褥期，生殖道受到病原体的侵袭，引起局部或全身的炎症变化，称为产褥感染，发病率约为6%。与子痫、产后出血以及妊娠合并心脏病构成孕产妇死亡的四大病因。在分娩24小时以后的10日内，每日至少用口表测量4次体温，其中有2次达到或超过38℃，称为产褥病率。产褥感染是产褥病率的主要原因，乳腺炎、上呼吸道感染、泌尿系统感染等，也可导致产褥病率。

一、病因

1. 诱因　分娩降低或破坏女性生殖道自然防御功能和自净作用，增加了病原体入侵生殖道的机会。如产妇贫血、慢性疾病、体质虚弱、妊娠晚期性生活、羊膜腔感染、胎膜早破、产后出血过多、阴道助产等产科操作等，均可增加感染的机会，这些均是产褥感染的诱因。

2. 病原体种类　正常妇女和孕妇生殖道内有大量细菌寄生，如需氧菌、厌氧菌等，以厌氧菌为主。很多非致病菌在一定条件下可以致病。

需氧性链球菌（β-溶血性链球菌致病性最强）是导致外源性感染的主要致病菌，大肠埃希菌、类杆菌、葡萄球菌、产气荚膜杆菌、沙眼衣原体、支原体、淋病奈瑟菌等均可导致产褥感染。

3. 感染来源

（1）内源性感染　正常孕产妇生殖道寄生着大量的细菌，多数并不致病，属于条件致病菌。当产妇机体抵抗力降低和细菌数量、毒力增加等感染诱因出现时，寄生于生殖道的病原体由非致病菌转化成致病菌而导致感染。

（2）外源性感染　外界致病菌因医务人员消毒不严，产妇接触被污染的物品、手术器械，邻近预产期性生活，产后卫生条件差等，均可造成感染。

研究表明，孕妇生殖道病原体不仅可引起产褥感染，还能通过胎膜等间接感染胎儿，导致胎膜早破、早产等。因此，内源性感染比外源性感染危害更大。

二、病理及临床表现

发热、疼痛、恶露异常是产褥感染的三种主要症状。感染发生的部位、炎症累及的范围不同，临床表现也不相同。可分为以下几种情况。

1. 急性外阴、阴道、宫颈炎　会阴侧切或裂伤口感染时，产妇常因会阴部疼痛不能坐立。局部伤口红肿、裂开，可有脓液流出，触之较硬。阴道裂伤处感染主要表现为阴道黏膜充血水肿，甚至溃疡，脓性分泌物增多。裂伤处缝线脱落常可导致晚期产后出血。深度宫颈裂伤感染通常向深部蔓延，可引起盆腔结缔组织炎。

2. 急性子宫内膜炎、子宫肌炎　病原体从胎盘剥离面侵入子宫蜕膜层，称子宫内膜炎。子宫内膜是产褥感染时最常受累的部位。子宫内膜充血、坏死，阴道内大量脓性分泌物且有臭味。若病原体侵入子宫肌层则称为子宫肌炎；表现为腹痛，恶露增多呈脓性，子宫压痛明显，子宫复旧不良，可伴全身感染症状。

3. 急性盆腔结缔组织炎、急性输卵管炎　病原体沿盆腔两侧结缔组织扩展，出现急性炎性反应而形成炎性包块。产妇常表现为寒战、高热，伴剧烈下腹痛。腹部检查：下腹明显压痛、反跳痛、肌紧张。妇科检查于宫旁可触及包块或组织增厚，严重者形成“冰冻骨盆”。淋病奈瑟菌沿生殖道黏膜上行感染可致输卵管、盆腔、腹腔形成脓肿，患者高热不退；血常规示白细胞增多，中性粒细胞增多明显。

4. 急性盆腔腹膜炎及弥漫性腹膜炎　炎症在子宫内膜炎、子宫肌炎等的基础上进一步扩散，可发展为盆腔腹膜炎；若再进展，则发展成弥漫性腹膜炎。主要表现为全身中毒症状，如恶心、呕吐、高热、畏寒、腹胀。腹部检查有明显压痛、反跳痛或腹肌紧张。腹腔内渗出大量纤维蛋白，可引起肠粘连。渗出液积聚在直肠子宫陷凹，形成局部脓肿。若脓肿累及膀胱和肠管，可出现排尿困难、腹泻、里急后重等。若急性期未彻底治疗形成慢性盆腔炎，可导致不孕。

5. 血栓性静脉炎　常见病原体为厌氧菌。主要有以下两种情况。

（1）盆腔内血栓性静脉炎　多见于单侧。常发生于产后1～2周。病变多累及阴道静脉、子宫静脉、卵巢静脉、髂内静脉和髂总静脉。主要表现为弛张热，寒战与高热交替，持续数周，很难与盆腔结缔组织炎相鉴别。

（2）下肢血栓性静脉炎　常继发于盆腔静脉炎。病变多累及大隐静脉、股静脉和腘静脉。病变轻、部位深通常无明显阳性体征；若病变加重，影响到静脉回流，则可下肢持续性疼痛、水肿、皮肤发白，习称“股白肿”。栓塞部位有局限性压痛或可触及有压痛硬索状的静脉。常发生于产后2～3周。主要通过彩色多普勒超声检查协助诊断。

6. 脓毒血症和败血症　脓毒血症由感染的血栓脱落进入血液循环而引起，常并发肺、肾、脑脓肿以及感染性休克。败血症是由大量细菌进入血液循环并繁殖而形成的，主要表现为全身明显中毒症状，可危及生命。

三、诊断及鉴别诊断

1. 病史　对分娩经过及相关病史进行详细询问。若产后出现发热的情况，在尚未明确具体病因之前，应首先考虑产褥感染所致。

2. 体格检查 对局部以及全身情况进行检查，尤其要注意子宫有无压痛、子宫复旧、恶露情况以及腹部、会阴伤口情况等，有助于明确感染部位及其程度。

3. 辅助检查 检测血、尿常规，若血清C反应蛋白升高，有助于感染的早期诊断。超声、CT、磁共振等辅助检查，结合上述体格检查，有助于对产褥感染形成的静脉血栓、炎性包块以及脓肿进行定性和定位诊断。

4. 明确病原体 明确病原体对诊断和治疗非常重要。通过行细菌培养、病原体抗原抗体检测，有助于明确病原体。

5. 鉴别诊断 主要与泌尿系统感染、上呼吸道感染、急性乳腺炎等相鉴别。

四、治疗

1. 一般治疗 产妇取半卧位，以利恶露引流或使炎症局限于盆腔。加强营养，进食易消化饮食，补充维生素，注意纠正水、电解质失衡。病情严重或贫血者，可少量多次输血或血浆。保持外阴清洁。高热者可物理降温。

2. 局部病灶 处理外阴伤口或腹部切口，可局部热敷或红外线照射；若已化脓，则尽早拆线引流；清除宫腔残留物；盆腹腔脓肿根据部位经腹或经阴道导出脓液。

3. 抗生素的应用 基本原则为针对致病菌选用有效抗菌药物。未确定病原体时先用高效广谱抗生素，然后根据药敏试验调整。中毒症状严重者，可短期选用肾上腺皮质激素，提高机体应激能力。

4. 血栓性静脉炎的治疗 嘱产妇卧床休息，患肢抬高。大量抗生素治疗的同时，可加用肝素。通常将肝素150U/(kg·d) 置于5%葡萄糖500ml中静脉滴注，每6小时一次。体温下降后减至每日2次，一般连用4~7日。尿激酶40万U，加于5%葡萄糖或0.9%氯化钠注射液500ml中静滴，连用10日。用药过程中注意监测凝血功能。可用活血化瘀中药治疗，也可口服双香豆素等。

5. 手术治疗 若子宫感染严重，脓毒血症、败血症等经积极治疗，病情不能控制，应及时手术治疗，将感染源子宫切除，抢救患者生命。

五、预防

加强孕期卫生宣传保健，增强体质，临产前2个月禁止性生活和盆浴。积极治疗孕期阴道炎等疾病。产妇用具严格消毒，接产严格无菌操作。正确处理产程，正确掌握手术指征，避免出现产道损伤、滞产和产后出血等。产褥期保持外阴清洁，鼓励早期起床活动。

第二节 晚期产后出血

晚期产后出血是指分娩24小时后，在产褥期内发生的子宫大量出血。最常见于产后1~2周。表现为持续或间断少量阴道流血，也可为急剧大量流血。若失血过多，可导致严重贫血甚至休克。

一、病因及临床表现

1. 胎盘、胎膜残留 胎盘胎膜残留，容易发生变性、坏死，脱落时，基底部血管暴露而导致出血。常于产后10日左右出现。主要表现为血性恶露持续时间延长，突然大量出血或反复出血。查体发现子宫复旧不良，宫口松弛。

2. 蜕膜残留 蜕膜通常于产后1周内脱落排出。若有残留，影响子宫复旧，继发感染引起晚期产后出血。其临床表现不易与胎盘残留相鉴别。可将宫腔刮出组织行病理检查，蜕膜残留有坏死蜕膜，但无绒毛。

3. 子宫胎盘附着面感染或复旧不全 分娩后，子宫胎盘附着处迅速缩小，血管即有血栓形成，继而机化，管腔堵塞。附着部边缘有内膜向内生长，内膜修复，此过程需6~8周。如果胎盘附着面出现感染或复旧不全，可引起晚期产后出血。多于在产后2周左右发生，主要表现为突然阴道大量流血。查体发现子宫较大、质软，宫口松弛。

4. 剖宫产术后子宫切口裂开 主要发生于子宫下段横切口。常于术后2~3周出现。主要表现为阴道大量流血，导致严重贫血甚至休克。

5. 其他 产后妊娠滋养细胞疾病、黏膜下子宫肌瘤等，也可导致晚期产后出血。

二、诊断

1. 病史与体征 详细询问分娩情况及剖宫产术指征、具体术式、术中术后情况。临床表现：产后恶露持续时间长、有异味，反复阴道流血或突然大出血，贫血等。子宫复旧不良者可见子宫大而软，宫口松弛，内有血块或残留组织。宫颈部位的血凝块不可强行清除。

2. 辅助检查 血常规、超声检查、宫腔分泌物涂片或培养。若切除了子宫或有宫腔刮出组织，应送病理检查。

三、治疗

1. 少量或中等量阴道流血 予子宫收缩剂、广谱抗生素和支持疗法。

2. 胎盘、胎膜以及蜕膜残留 在备血、输液、纠正休克和准备手术的条件下行刮宫术。操作时动作轻柔，刮出组织送病理，术后继续给予宫缩剂和抗生素。

3. 剖宫产术后子宫切口裂开 如果出血量不多，一般情况良好，应住院给予宫缩剂、抗生素并严密观察；如果出血量多需积极抢救。此时慎行刮宫术，可剖腹或腹腔镜探查。若切口周围炎性较轻，组织坏死范围较小，可清创缝合以及子宫动脉、髂内动脉结扎或栓塞止血，保留子宫；若组织坏死范围大，酌情行子宫全切术或子宫次全切除术。

4. 肿瘤根据肿瘤具体情况做相应处理。

四、预防

1. 怀疑胎盘胎膜残留 对于产后2小时内阴道流血较多或怀疑有胎盘胎膜残留时，应对胎盘、胎膜仔细检查，如有残缺，及时取出；若不能排除，应宫腔探查，术后抗生素预防感染。

2. 合理手术 行剖宫产术时应注意合理选择切口，术中避免横切口两侧角部撕裂、合理缝合，术后积极纠正贫血和控制感染。

第三节 产褥期抑郁症

分娩后产妇出现抑郁症状称为产后抑郁症，是产褥期精神综合征中最常见的一种类型。

一般在产后2周内出现。据国外报道，其发生率约为30%。主要表现为焦虑、易激惹、沮丧、压抑、淡漠、孤独、害羞、不愿与人交往、与家人关系不协调，处理事务能力下降，常失去照料婴儿和生活自理的能力，严重时绝望、有自杀或杀婴倾向，甚至陷入错乱或嗜睡状态。

一、诊断

产后抑郁症的诊断标准尚未统一。1994 年美国精神病学会制定了产后抑郁症的诊断标准。具体内容如下。

1. 在产后 2 周内，至少出现下列 5 条症状，同时必须具有前两条症状。

（1）情绪抑郁。

（2）对多数或全部活动明显缺乏兴趣或愉悦。

（3）体重显著增加或下降。

（4）睡眠过度或失眠。

（5）精神运动性阻滞或兴奋。

（6）乏力或疲劳。

（7）遇事皆感毫无意义或自罪感。

（8）注意力不集中或思维力减退。

（9）反复出现死亡想法。

2. 于产后 4 周内发病。

二、治疗

产后抑郁症的治疗主要有心理治疗和药物治疗两种。

1. 心理治疗 对产妇多加关心照顾，进行心理疏导，消除婚姻关系紧张等，调整好家庭关系，养成良好的睡眠习惯。

2. 药物治疗 适用于中重度抑郁症及心理治疗无效者。应在专科医师指导下应用，首选不进入乳汁的抗抑郁症药物，如选择性 5－羟色胺再吸收抑制剂等。

三、预后

预后良好。于 1 年内治愈者约占 70%，持续 1 年以上的患者仅占极少数。但是如果再次妊娠，其复发率约为 20%，并且有可能影响第二代的认知能力。

答案解析

目标检测

一、选择题

1. 造成产褥感染的诱因除外（ ）

A. 前置胎盘　　B. 产妇体质虚弱　　C. 阴道助产

D. 胎膜早破　　E. 乳胀

2. 在产褥感染处理中错误的是（ ）

A. 纠正全身一般情况

B. 禁用肾上腺皮质激素，避免感染扩散

C. 选用有效抗生素

D. 盆腔脓肿可经腹或后穹窿切开引流

E. 半卧位以利引流

3. 关于产褥感染的细菌及病原，错误的是（ ）

A. 大肠埃希菌是外源性感染的主要菌种

B. 支原体和衣原体不是产褥感染的病原体

C. 厌氧性链球菌与大肠埃希菌混合感染，有异常臭气味

D. 葡萄球菌种以金黄色葡萄球菌致病力最强

E. β链球菌致病力、毒力、播散力较强，可引起严重感染

4. 产妇32岁，剖宫产一男活婴。产后1周寒战、高热，左下肢持续性疼痛1天。恶露量多，头晕、乏力。体温39.5℃，脉搏120次/分，血压110/70mmHg。最可能的诊断是（ ）

A. 血栓性静脉炎　　B. 子宫肌炎　　C. 败血症

D. 盆腔腹膜炎　　E. 盆腔结缔组织炎

5. 产妇26岁，孕38周胎膜早破入院。48小时后因持续性枕横位产钳助娩一男婴，3900g。术后3天发热，达39℃。检查咽部轻度充血；乳房胀痛，局部皮肤不红，无波动感；宫底脐下一横指，有压痛；下腹部无反跳痛；恶露浑浊，稍有异味。最可能的诊断是（ ）

A. 上呼吸道感染　　B. 乳腺炎　　C. 急性子宫内膜及肌炎

D. 盆腔腹膜炎　　E. 急性宫颈炎

二、思考题

1. 血栓性静脉炎有哪些临床表现？
2. 产褥感染如何进行治疗？
3. 晚期产后出血的病因有哪些？

（胡玉玲）

书网融合……

本章小结　　微课　　题库

第十五章　妇科病史及检查

PPT

学习目标

1. 通过本章内容的学习，应掌握妇科病史的内容及书写；盆腔检查的方法及内容。熟悉病史的采集方法；妇科常见症状的临床特点。了解盆腔检查结果的记录。

2. 能与患者进行有效的沟通，收集到完整的病史并准确的记录；能熟练运用盆腔检查的方法；对患者关心、体贴，检查手法轻柔、准确；具有保护患者隐私的职业道德。

情境导入

情境描述　王某，女，40 岁，因“发现下腹部包块 3 天”入院，患者于洗澡时触及下腹部一包块，未诉其他不适。

讨论　1. 为明确疾病，应怎样询问病史？

2. 对该名患者，应进行哪些盆腔检查，具体怎样操作？

第一节　妇科病史

妇科病史是妇科病历的重要组成部分。一份完整的病历是对疾病进行诊断、治疗、预防和评价的重要依据，其文字资料是原始的法律文本。因此采集妇科病史时，要求全面、客观、真实、准确、完整而系统。

一、病史采集方法

询问病史时，态度要和蔼亲切，耐心细致；对有难言之隐的患者，不可盲目信任或反复追问；对与性生活有关的病史，要考虑到患者的隐私，可先行检查；对不能自述的危重患者，应先向家属或亲友了解基本病情，进行抢救治疗，待病情稳定后再详细询问病史。

二、病史内容

1. 一般项目　患者的姓名、性别、年龄、婚姻、职业、籍贯、民族、住址、入院日期、病史记录日期、病史陈述者（非本人陈述者，应注明陈述者与患者之间的关系）及可靠程度。

2. 主诉　患者就医的主要症状（或体征）及其持续时间和程度，要求简明扼要，通常不超过 20 字。妇科主要症状有：外阴瘙痒、阴道出血、白带异常、腹痛和腹部包块等。若患者有停经、阴道流血及腹痛三种主要症状，则应按其发生的时间顺序将主诉书写为：停经 × × 日，阴道流血 × × 日，腹痛 × × 日。若患者无自觉症状，于妇科检查时发现子宫肌瘤，主诉应写为：体检发现“子宫肌瘤”3 日。

3. 现病史　是指本次疾病发生、发展及诊疗的全过程，是病史的主要组成部分。围绕主要症状，按时间先后顺序，系统地记述主要症状的演变、有无诱因、伴随症状特点及诊治经过。与本次疾病有关的过去发病的情况和治疗经过及与鉴别诊断有关的阳性或阴性资料等，仍需治疗的其他疾病，可在现病史后另起一段记录。

4. 既往史 既往健康状况如何，包括疾病史、传染病史、预防接种史、手术史、外伤史、输血史、药物过敏史等。如患过某种疾病，应记录疾病的名称、患病时间和诊疗转归。

5. 月经史 包括初潮年龄、周期、经期持续时间、经量、有无血块、经血颜色、有无痛经、经前有无不适及月经是否规律、末次月经时间（LMP），必要时询问前次月经日期（PMP）。若已绝经，应询问绝经年龄及绝经后有无异常情况等。如13岁初潮，周期为28～30日，持续3～4日，可简写为$13\frac{3-4}{28-30}$。

6. 婚育史 婚次和再婚年龄，是否近亲结婚。男方年龄、职业、健康状况、有无性病史。夫妇同居情况。生育情况包括初孕年龄、初产年龄、足月产、早产、流产及现存子女数，生育史可简写为足月产数－早产数－流产数－现存子女数，如足月产1次，无早产，流产2次，现存子女1人，简写为1－0－2－1，亦可写为孕3产1（G_3P_1）。妊娠、流产及分娩的经过，分娩方式，新生儿情况，产后有无大出血等。末次妊娠和分娩的日期，采用何种避孕措施及效果。

7. 个人史 生活和居住情况，出生地和曾居住地，有无烟酒嗜好等。

8. 家族史 家族成员中有无遗传病（血友病、白化病），可能与遗传有关的疾病（糖尿病、高血压、肿瘤）及传染病（结核病等）。

第二节 体格检查

体格检查包括全身检查、腹部检查和盆腔检查，是诊断疾病的重要依据。除病情危重外，应按下列先后顺序进行。

一、全身检查

测量体温、脉搏、呼吸、血压，必要时测身高、体重。注意患者的精神状态、神志、发育、营养、体态、毛发分布、第二性征的发育情况、皮肤、浅表淋巴结、头部器官、颈部、乳房（注意其发育、皮肤有无凹陷、有无包块、压痛及分泌物）、心、肺、肝、肾、躯干及四肢等。

二、腹部检查

是妇科体格检查的重要内容，应在盆腔检查之前进行。患者取平卧位，充分暴露腹部，检查者位于患者右侧，观察腹部的形态及大小，有无隆起或蛙腹、瘢痕、静脉曲张、妊娠纹等；触摸腹壁厚度，有无压痛、反跳痛和肌紧张，有无包块（如有包块，应描述包块的位置、大小、形状、质地、活动度、是否光滑和有无压痛）等；叩诊有无移动性浊音及液体波动感；听诊有无肠鸣音亢进或减弱。合并妊娠时，应检查宫高、腹围、胎位、胎心音及胎儿大小等。

三、盆腔检查

盆腔检查又称妇科检查，是妇科特有的检查，是女性生殖器官疾病诊疗的重要手段。包括外阴、阴道、宫颈、宫体及双侧附件的检查。

（一）基本要求

1. 医师应关心体贴患者，做到态度严肃、语言亲切、检查仔细、动作轻柔。检查前，告知患者可能引起不适，征得患者配合。

2. 除尿失禁患者外，检查前嘱患者排空膀胱，直肠充盈者应排空大便。

3. 为避免感染或交叉感染，每检查一人，应更换臀下垫单一次，所有检查器具均应消毒。

4. 患者取膀胱截石位，检查者面向患者，立于患者两腿之间。

5. 经期及阴道出血者避免做盆腔检查，必须检查时，应严格消毒后进行。

6. 无性生活的患者禁作阴道和窥器检查，了解盆腔器官情况一般做肛腹诊。如病情需要检查时，应征得本人及家属同意并签字后方可进行。

7. 腹部肥厚，疑有盆腔内病变、害怕疼痛、高度紧张不合作者，检查不满意时可在麻醉下行盆腔检查，或行B型超声检查。

8. 男医生对患者做妇科检查时，应有至少一名女性医护人员在场，以避免不必要的误会。

素质提升

隐私权

民法典第六章第一千零三十二条　自然人享有隐私权。任何组织或者个人不得以刺探、侵扰、泄露、公开等方式侵害他人的隐私权。隐私是自然人的私人生活安宁和不愿为他人知晓的私密空间、私密活动、私密信息。第一千零三十三条 除法律另有规定或者权利人明确同意外，任何组织或者个人不得拍摄、窥视他人身体的私密部位。

（二）检查内容及方法

1. 外阴检查　观察外阴部发育、阴毛多少及分布情况；阴阜、阴蒂、大小阴唇、会阴、前庭大腺有无异常；观察有无畸形、炎症、溃疡、瘢痕、肿瘤及赘生物等。分开两侧小阴唇，暴露阴道前庭、观察尿道口及阴道口，注意有无红肿、赘生物、尿道黏膜外翻及处女膜形态，有无损伤和畸形。嘱患者向下屏气，观察有无阴道壁膨出及子宫脱垂、尿失禁等。

2. 阴道窥器检查　根据阴道宽窄选择窥阴器型号。

（1）放置　将阴道窥器上下两叶合拢，涂好润滑剂后，检查者一手示指及拇指分开两侧小阴唇，暴露阴道外口，另一手持窥器沿阴道侧后壁轻轻插入阴道（图15－1）。边推进边缓慢张开两叶，充分暴露阴道壁、宫颈及穹窿部。注意两叶顶端勿直接碰击宫颈，以防宫颈出血。观察宫颈大小、颜色、外口形状、宫颈是否光滑、有无裂伤、糜烂样改变、外翻、肥大、息肉、囊肿及赘生物，宫颈管分泌物的量及性状，宫颈有无接触性出血等。若需做宫颈刮片、颈管分泌物涂片及培养应在宫颈外口鳞－柱交界处取材。然后观察阴道壁色泽、皱襞，阴道有无畸形、赘生物、溃疡、肿物、损伤、瘢痕等。观察后穹窿有无裂伤、瘢痕、膨出或肿物。查看阴道分泌物的量及性状、色泽、气味。需作阴道分泌物悬滴法检查者在此取材。

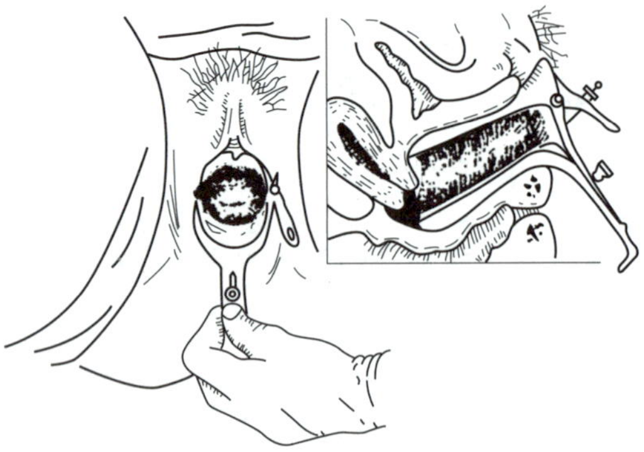

图15－1　阴道窥器检查

（2）取出　阴道壁、宫颈、穹窿部检查完毕，将阴道窥器两叶合拢后，再沿阴道侧后壁，缓慢取出。

3. 双合诊　是盆腔检查的重要项目。检查者一手戴手套，将示、中指放入阴道，另一手在腹部配合检查的方法称为双合诊。其目的是扪清阴道、穹窿、宫颈、宫体、附件、宫旁结缔组织及盆腔其他器官和组织的情况。适用于有性生活史的女性。

检查方法：检查者一手戴无菌手套，中、示两指涂润滑剂，沿阴道后壁轻轻插入阴道。检查阴道有无畸形，通畅度、深度、弹性及有无瘢痕、结节或肿块。阴道内手指经阴道前壁压迫尿道，注意尿道口有无脓液排出。手指深入阴道后穹窿部，检查后穹窿有无饱满及触痛。

再触摸子宫颈大小、形态、硬度、长度、位置、宫颈外口情况及有无接触性出血。向上或向两侧摇动宫颈，患者感到疼痛称为宫颈举痛。将阴道内两指放在宫颈后方，另一手掌心朝下，手指平放在患者腹部平脐处，当阴道内手指向上向前方抬举宫颈时，腹部手指往下按压腹壁，并逐渐向耻骨联合处移动，通过双手协调抬举和按压，触清子宫的位置、大小、形状、软硬度、活动度及有无压痛（图 15－2）。正常子宫位置一般是前倾略前屈。将阴道内两手指由宫颈后方移向一侧穹窿部，尽可能往上向盆腔深部触及，另一手从同侧腹壁髂嵴水平开始，由上往下按压腹壁，与阴道内手指相互配合，触摸该侧子宫附件区有无肿块、增厚或压痛（图 15－3）。触及包块应注意其位置、大小、质地、活动度、有否凹凸不平、压痛及与子宫的关系等。正常情况下输卵管不能触及，卵巢偶可触及，稍有酸胀感。

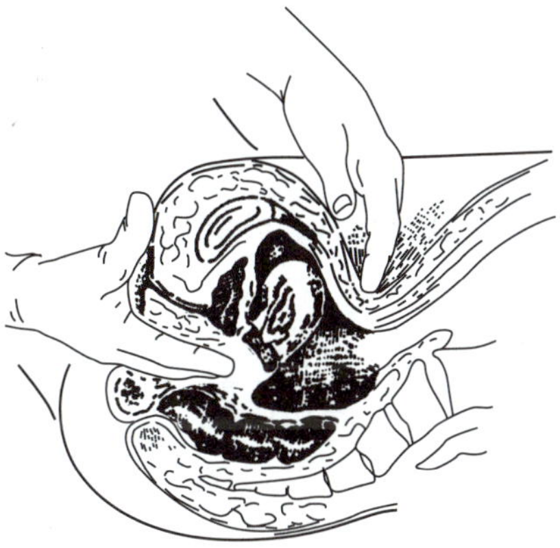

图 15－2　双合诊检查子宫

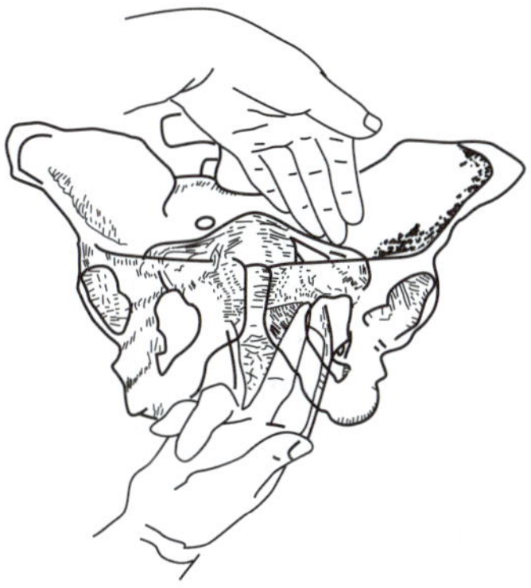

图 15－3　双合诊检查附件

4. 三合诊　检查者一手戴手套，示指放入阴道，中指放入直肠，另一手置于腹部配合的检查方法称三合诊（图 15－4），用于弥补双合诊的不足。通过三合诊能进一步扪清后倾或后屈子宫的大小、子宫后壁、直肠子宫陷凹、宫骶韧带、盆腔后部及直肠的病变。对诊断盆腔肿瘤、子宫颈癌分期、子宫内膜异位症、盆腔炎及生殖器结核等盆腔病变，具有重要意义。

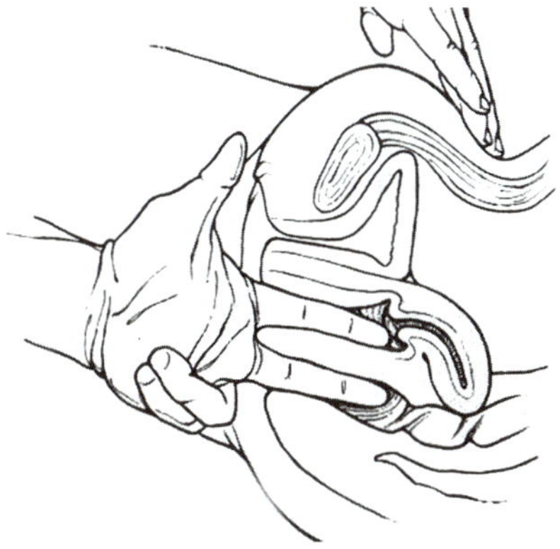

图 15－4　三合诊

5. 直肠－腹部诊　检查者一手戴手套，示指伸入直肠，另一手在腹部配合检查的方法称直肠－腹部诊，又称肛腹诊。一般用于无性生活史、阴道闭锁、阴道出血或其他不宜进行双合诊及三合诊检查的患者。

（三）记录

盆腔检查结果按生殖器解剖部位的先后顺序进行记录。

1. 外阴　发育，婚产式（未婚、已婚未产或经产），存在异常情况时应详细描述。

2. 阴道　是否通畅，黏膜有无红肿充血，分泌物的量、色、性状、气味。

3. 宫颈　大小、硬度、有无裂伤、息肉、腺囊肿、接触性出血、举痛等。

4. 子宫　形态、位置、大小、硬度、活动度，有无压痛、有无异常发现。

5. 附件 有无增厚、压痛及包块。包块位置、大小、硬度、活动度、是否光滑及与周围组织的关系等。双侧附件检查情况分别记录。

第三节 妇科常见症状的鉴别要点

妇科疾病的常见症状有阴道出血、白带异常、下腹疼痛、外阴瘙痒及下腹部肿块等。掌握这些症状的鉴别要点对妇科疾病的诊断极为重要。

一、阴道流血

阴道流血是妇科常见症状。出血可来自外阴、阴道、宫颈、宫体及输卵管，大多数出血来自宫体，除正常月经外均为异常阴道流血。

（一）原因

1. 卵巢内分泌功能失调引起的子宫出血 如无排卵性异常子宫出血等。

2. 与妊娠有关的子宫出血 如流产、异位妊娠、葡萄胎、前置胎盘、胎盘早剥等。

3. 生殖器炎症 如阴道炎、急性子宫颈炎等。

4. 生殖器肿瘤 外阴癌、阴道癌、宫颈癌、子宫内膜癌、子宫肌瘤及具有分泌功能的卵巢肿瘤等，均可引起出血。

5. 损伤 外阴和阴道损伤，阴道内有异物，处女膜损伤等均可引起出血。

6. 外源性性激素使用不当 雌激素、孕激素使用不当，可引起异常子宫出血。

7. 全身性疾病 血小板减少性紫癜、白血病、再生障碍性贫血等。

（二）临床表现

1. 经量增多 月经量增多（>80ml）或经期延长，月经周期基本正常，以子宫肌瘤最为多见，其次可见于子宫腺肌病或放置宫内节育器后。

2. 周期不规则的阴道流血 多为无排卵性异常子宫出血所致，围绝经期妇女应注意排除早期子宫内膜癌。性激素引起的“突破性出血”也表现为不规则阴道流血。

3. 无任何周期可辨的长期阴道流血 一般为生殖器恶性肿瘤所致，首先考虑子宫颈癌和子宫内膜癌。

4. 经间期出血 若发生在下次月经来潮前14天，历时3～4天，出血量少，偶尔伴有下腹痛和不适，多为排卵期出血。

5. 经前或经后点滴出血 月经来潮前或后数日，持续少量阴道流血，常淋漓不尽。常见于排卵性异常子宫出血、放置宫内节育器的副作用、子宫内膜异位症。

6. 停经后阴道流血 若为育龄期女性，首先考虑与妊娠相关的疾病，如流产、异位妊娠等；若为围绝经期妇女，多为无排卵性异常子宫出血所致，应排除生殖道恶性肿瘤。

7. 绝经后阴道流血 若流血量极少，历时2～3天即干净，多为绝经后子宫内膜脱落引起的出血或萎缩性阴道炎；若流血量较多或反复阴道流血，考虑子宫内膜癌可能。

8. 阴道流血伴白带增多 考虑晚期子宫颈癌、子宫内膜癌或子宫黏膜下肌瘤伴感染。

9. 接触性出血 性生活或阴道检查后，立即有鲜血出现，应考虑急性子宫内膜炎、宫颈癌、宫颈息肉或子宫黏膜下肌瘤的可能。

10. 间歇性阴道排除血性液体 考虑输卵管癌可能。

11. 其他 外伤后阴道流血（如骑跨）、新生女婴出生后数日有少量阴道流血（雌激素水平骤然下降）、幼女出现阴道出血（性早熟、生殖道恶性肿瘤）等。

二、白带异常

白带是由阴道黏膜的渗出液、宫颈管及子宫内膜腺体分泌物等混合而成的。正常白带呈蛋清样或白色稀糊状，无腥臭味，量少，称生理性白带。当白带的量及性状发生异常改变时，称为病理性白带。临床常见如下情况。

1. 透明黏性白带 外观与正常白带相似，但数量显著增多，考虑卵巢功能失调、阴道腺病或宫颈高分化腺癌等。

2. 灰黄色或黄白色泡沫状稀薄白带 为滴虫阴道炎的特征，可伴外阴瘙痒。

3. 凝乳样或豆渣样白带 为外阴阴道假丝酵母菌病的特征，常伴有严重外阴瘙痒或灼痛。

4. 灰白色匀质鱼腥味白带 常见于细菌性阴道病，伴外阴轻度瘙痒。

5. 脓性白带 色黄或黄绿，黏稠，多有臭味，为细菌感染所致。常见于淋病奈瑟菌阴道炎、急性子宫颈炎等。阴道癌或子宫颈癌并发感染、宫腔积脓或阴道异物残留等可导致脓性白带。

6. 血性白带 白带中混有血液，血量多少不一，应考虑子宫颈癌、子宫内膜癌、宫颈息肉、宫颈炎等。放置宫内节育器亦可引起。

7. 水样白带 持续流出淘米水样白带且具奇臭者，一般为晚期子宫颈癌、阴道癌或黏膜下肌瘤伴感染。间断性排出清澈、黄红色或红色水样白带，应考虑输卵管癌的可能。

三、下腹疼痛

下腹疼痛是患者就诊的常见症状，大多由妇科疾病引起，根据下腹疼痛起病的缓急、部位、性质和特点，大致有下列原因。

（一）急性下腹痛

起病急骤，疼痛剧烈，常伴恶心、呕吐、发热等。

1. 下腹痛伴发热 常见于急性盆腔炎、子宫内膜炎、输卵管卵巢脓肿或急性阑尾脓肿等。也可见于子宫肌瘤红色变性。

2. 下腹痛伴阴道流血 多与病理妊娠有关。常见于输卵管妊娠及流产，若为输卵管妊娠破裂，则突发患侧下腹部撕裂样剧痛，随后转为全腹痛，伴恶心、呕吐，常并发休克；若为流产所致，疼痛常位于下腹正中，呈阵发性加剧。

3. 下腹痛伴附件肿块 常见于卵巢肿瘤或卵巢非赘生性囊肿扭转或破裂、子宫浆膜下肌瘤扭转等。

（二）慢性下腹痛

起病缓慢，多为隐痛或钝痛，病程长，有时与月经周期有关。周期性的慢性下腹痛，可能与下列因素有关。

1. 周期性的慢性下腹痛

（1）经期下腹痛 经期下腹坠胀痛，呈进行性加重，有时伴有性交痛，多见于子宫内膜异位症或子宫腺肌病。月经前后下腹痛可见于子宫后倾后屈位，因经血排出不畅而疼痛。原发性痛经、宫颈狭窄和盆腔炎等疾病也可在经期发生疼痛。周期性下腹痛但无月经来潮，见于先天性生殖道畸形或术后宫腔、宫颈粘连等。

（2）月经间期下腹痛 位于下腹一侧疼痛，疼痛程度较轻，不影响工作和生活，可伴有少量阴道流血。此类腹痛称为排卵期腹痛，可自行好转。

2. 无周期性慢性下腹痛 见于下腹部手术后组织粘连、盆腔炎性疾病后遗症及妇科肿瘤等。

四、外阴瘙痒

外阴瘙痒是妇科患者的常见症状，多由外阴各种病变引起，外阴正常者也可发生。严重者可影响患者的生活和工作。

（一）原因

1. 局部原因 外阴阴道假丝酵母菌病和滴虫阴道炎是引起外阴瘙痒最常见的原因。细菌性阴道病、萎缩性阴道炎、湿疹、外阴尖锐湿疣等也可引起外阴瘙痒。物理化学刺激和不良卫生习惯亦可引起外阴瘙痒。

2. 全身原因 糖尿病、黄疸、重度贫血、妊娠期肝内胆汁淤积症及雌激素水平下降等。

3. 不明原因的外阴瘙痒

（二）临床表现

外阴瘙痒常为阵发性发作，也可为持续性，通常夜间加重。瘙痒程度因不同疾病和不同个体会有明显差异。外阴阴道假丝酵母菌病、滴虫阴道炎以外阴瘙痒、白带增多为主要症状。外阴上皮非瘤样病变以外阴奇痒为主要症状，伴有外阴皮肤色素脱失。糖尿病患者尿糖对外阴皮肤产生刺激，特别是并发外阴阴道假丝酵母菌病时，外阴瘙痒特别严重。黄疸、重度贫血等慢性疾病患者出现外阴瘙痒时，常伴有全身其他部位瘙痒。妊娠期肝内胆汁淤积症可出现包括外阴在内的全身皮肤瘙痒。不明原因的外阴瘙痒一般仅发生在生育年龄或绝经后妇女，外阴瘙痒严重，甚至难以忍受，但局部皮肤和黏膜外观正常，或仅有抓痕和血痂。

五、下腹部肿块

下腹部肿块是妇科患者就诊时的常见症状。若肿块较大，患者本人可以觉察而就医；若肿块较小，可于妇科检查时发现。根据发生部位不同可分为以下。

（一）子宫增大

1. 妊娠子宫 有停经史，随着孕周增加子宫逐渐增大。

2. 子宫肌瘤 子宫不规则增大，或表面有单个或多个球形隆起，伴有月经的改变。

3. 子宫腺肌病 子宫呈均匀性增大，通常不超过孕3个月子宫大小，伴有进行性加重的痛经或经量增多。

4. 子宫恶性肿瘤 绝经后子宫增大伴有不规则阴道流血，应考虑子宫内膜癌，子宫肉瘤；有生育史或葡萄胎史，子宫增大、外形不规则伴有不规则流血时，应考虑妊娠滋养细胞肿瘤。

5. 宫腔阴道积血或宫腔积脓 宫颈狭窄或粘连引起的经血排出不畅，可导致子宫增大。处女膜先天性闭锁或阴道横隔使经血积聚宫腔也可使子宫增大。

6. 子宫畸形 双子宫或残角子宫可扪及子宫另一侧有与其对称或不对称的包块，两者相连，硬度相似。

（二）附件肿块

1. 输卵管妊娠 肿块位于子宫旁，大小、形状不一，有明显触痛。患者多有短期停经史，随后出现阴道持续少量流血及腹痛。

2. 附件炎症性肿块 输卵管积水或积脓，输卵管卵巢囊肿，慢性盆腔结缔组织炎引起的盆腔包裹性积液。

3. 卵巢子宫内膜异位囊肿 多为与子宫粘连、活动受限、有压痛的囊性肿块，可有继发性痛经、性交痛、不孕等病史。

4. 卵巢非赘生性囊肿 多为单侧、可活动的囊性包块。黄体囊肿可出现于早期妊娠。葡萄胎常并发一侧或双侧卵巢黄素囊肿。输卵管卵巢囊肿常有不孕或盆腔感染病史，附件区囊性块物，可有触痛，边界清或不清，活动受限。

5. 卵巢赘生物肿块 不论肿块大小，其表面光滑、囊性且可活动者，多为良性肿瘤。肿块为实性，表面不规则，活动受限，特别是盆腔内扪及其他多个结节或上腹部肿块或伴有胃肠道症状者，多为卵巢恶性肿瘤。

（三）其他

盆腔肿块还需和来自肠道、泌尿系统的肿块及腹壁或后腹膜肿块相鉴别。

目标检测

答案解析

一、选择题

1. 盆腔检查时一般采取何种体位（ ）

A. 仰卧位　　B. 俯卧位　　C. 膀胱截石位

D. 自由体位　　E. 胸膝卧位

2. 未婚无性生活女性做盆腔检查时，应选哪一种（ ）

A. 窥阴器检查　　B. 双合诊　　C. 三合诊

D. 直肠腹部诊　　E. 直肠指诊

3. 盆腔检查时，下列哪一项不是其注意事项（ ）

A. 医师应关心、体贴患者，动作轻柔　　B. 检查前应排空膀胱

C. 月经期亦可进行盆腔检查　　D. 检查者应站立于患者两腿之间

E. 男医生做妇科检查时，应有其他女性医护人员在场

4. 妇科疾病的常见症状不包括（ ）

A. 阴道流血　　B. 白带异常　　C. 外阴溃疡

D. 下腹疼痛　　E. 下腹包块

5. 采集妇产科病史时，应避免（ ）

A. 询问患者家属　　B. 遇患者有难言之隐，单独询问患者

C. 结合辅助检查了解病史　　D. 参考外院病情记录

E. 诱导、引诱式提问

二、简答题

简述盆腔检查的基本要求。

（张　争）

书网融合……

本章小结　　微课　　题库

第十六章　女性生殖系统炎症

PPT

学习目标

1. 通过本章内容学习，应重点掌握阴道炎的病因、传播途径、诊断和治疗；子宫颈炎的病因、病理、诊断和治疗；盆腔炎性疾病的病因、传播途径、病理、诊断和治疗。熟悉女性生殖系统自然防御机制；前庭大腺炎的临床表现和治疗。了解非特异性外阴炎的临床表现和治疗。

2. 具备诊治女性生殖系统炎症的能力；可进行阴道分泌物涂片检查；能完成慢性子宫颈炎物理治疗。关心患者生殖健康，能与患者进行良好的沟通，开展预防女性生殖系统炎症的健康教育。

情境导入

情境描述　杨某，女，已婚，29 岁，因外阴瘙痒、阴道分泌物增多 7 天，尿频、尿急、尿痛 3 天就诊。1 周前感觉外阴瘙痒，同时伴阴道分泌物增多，有异味。3 天前出现尿频、尿急、尿痛，未进行任何治疗。妇科检查：外阴红肿，阴道内及宫颈有黄白色泡沫状稀薄分泌物附着，擦去分泌物，可见阴道黏膜充血，宫颈有出血斑点。子宫前倾前屈，大小正常，无压痛，双侧附件无异常。血常规：Hb 110g/L，WBC 7×10^9/L，PLT 145×10^9/L。B 超：子宫及附件无异常。

讨论　1. 患者的初步诊断是什么？诊断依据是什么？

2. 主要治疗原则及措施是什么？

生殖系统炎症是女性常见的妇科疾病之一，各年龄段均可发病，主要包括外阴炎、阴道炎、宫颈炎及盆腔炎（如子宫内膜炎、输卵管炎、输卵管卵巢炎、盆腔腹膜炎及盆腔结缔组织炎等）。炎症可局限于一个部位，也可几个部位同时受累。若急性期未彻底治愈，可转为慢性。

阴道外邻肛门和尿道口，局部潮湿，易受污染，且因女性生殖道内通腹腔，病原体易于侵入。但由于女性生殖道的解剖和生理特点，使其在正常状态下处于稳定的微生态中，具有完善的自然防御功能，一般不会引起炎症。

1. 女性生殖道的自然防御功能

（1）两侧大阴唇自然合拢，遮盖阴道口、尿道口。

（2）由于盆底肌肉的作用，阴道口闭合，阴道前后壁紧贴，可防止外界污染。

（3）阴道自净作用　生理情况下，卵巢分泌的雌激素使阴道上皮增生变厚，增强抵御病原体入侵的能力，同时阴道乳酸杆菌将上皮细胞中的糖原分解成乳酸，维持阴道正常的酸性环境（pH≤4.5，多在 3.8～4.4），抑制其他病原体生长。

（4）宫颈内口紧闭，宫颈管腺体分泌大量黏液形成胶冻状黏液栓，阻止病原体入侵；黏液栓呈碱性，内含乳铁蛋白、溶菌酶等物质，可抑制嗜酸性细菌侵入子宫内膜。

（5）育龄妇女子宫内膜周期性剥脱，可及时清除宫腔内的感染。

（6）输卵管向宫腔单向性蠕动及输卵管黏膜上皮细胞纤毛向宫腔方向摆动，均有利于阻止病原体的侵入。

（7）生殖道免疫系统　宫颈和子宫等部位的生殖道黏膜存在不同数量淋巴组织及散在淋巴细胞（T、B 淋巴细胞）。此外，中性粒细胞、巨噬细胞、补体以及一些细胞因子，均在局部发挥重要的免疫功能，起到抗感染作用。

2. 阴道正常微生物群　正常阴道内有微生物寄居形成阴道正常微生物群，其中产 H_2O_2 的乳酸杆菌占优势，并存在各种厌氧菌和需氧菌。

（1）革兰阳性需氧菌及兼性厌氧菌　乳杆菌、棒状杆菌、非溶血性链球菌、肠球菌及表皮葡萄球菌等。

（2）革兰阴性需氧菌及兼性厌氧菌　加德纳菌（革兰染色变异，有时呈革兰阳性）、大肠埃希菌及摩根菌等。

（3）专性厌氧菌　消化球菌、消化链球菌、动弯杆菌、类杆菌及梭杆菌等。

（4）其他　支原体、假丝酵母菌等。

3. 阴道微生态平衡　阴道微生态是由阴道微生物群、宿主的内分泌系统、阴道解剖结构以及阴道局部免疫系统共同组成的生态系统。正常阴道内有多种微生物存在，由于阴道与这些微生物之间相互依赖、相互制约，形成生态平衡，此时，这些微生物并不致病。在维持阴道微生态平衡的因素中，乳杆菌、雌激素、阴道 pH 及阴道黏膜免疫系统发挥重要作用，如乳杆菌除维持阴道酸性环境外，还可分泌 H_2O_2、细菌素等抑制或杀灭致病微生物，并通过竞争机制抑制致病微生物在阴道上皮细胞的黏附，进而维持阴道微生态平衡。若阴道内生态平衡被打破或外源病原体侵入，即可导致炎症发生，如：雌激素水平低下可导致婴幼儿及绝经后女性发生婴幼儿外阴炎及萎缩性阴道炎；性交后阴道 pH 可上升至 7.2 并维持 6～8 小时，故频繁性交可使阴道 pH 升高，不利于乳杆菌生长，若同时厌氧菌过度生长，可导致细菌性阴道病；阴道灌洗亦可改变阴道 pH 导致阴道炎症的发生；长期使用抗生素抑制乳杆菌生长、机体免疫力低下，均可影响阴道的生态平衡，从而引起炎症。

第一节　外阴及前庭大腺炎症

一、非特异性外阴炎

非特异性外阴炎是指由物理、化学等非病原体因素引起的外阴皮肤或黏膜的非特异性炎症。

（一）病因

1. 阴道分泌物、月经血、尿液及粪便　常刺激外阴，若不注意皮肤清洁，易引起非特异性外阴炎。

2. 疾病　尿瘘患者尿液、粪瘘患者粪便、糖尿病患者糖尿长期刺激外阴易引起炎症。

3. 其他　穿紧身化纤内裤、经期长时间使用卫生巾导致皮肤黏膜摩擦，局部透气差，局部潮湿，可引起外阴炎。

（二）临床表现

1. 症状　外阴皮肤瘙痒、疼痛、烧灼感，于活动、性交、排尿及排便时加重。

2. 体征　急性期外阴局部充血、肿胀、糜烂，伴有抓痕，严重者形成溃疡或湿疹。慢性炎症可使皮肤增厚、粗糙、皲裂，有时呈苔藓样变。

（三）治疗

1. 病因治疗　积极祛除病因，改善局部卫生。

2. 局部治疗　用 0.1% 聚维酮碘液或 1∶5000 高锰酸钾液坐浴（每日 2 次，每次 15～30 分钟），坐浴后局部涂抗生素软膏或中成药药膏；或用中药熏洗外阴。

二、前庭大腺炎症

病原体侵入前庭大腺引起的炎症，可分为前庭大腺炎、前庭大腺脓肿与前庭大腺囊肿。育龄妇女多见。

（一）病因

多为性交、月经期、分娩等情况污染外阴部时发生炎症。主要病原体为葡萄球菌、大肠埃希菌、肠球菌、淋病奈瑟菌、沙眼衣原体等，多为混合性感染。初期病原体侵犯腺管，引起前庭大腺导管炎。腺管开口因肿胀或渗出物凝聚而阻塞，分泌物不能外流，积存且感染加重形成前庭大腺脓肿。若脓肿消退，腺管阻塞，脓液吸收后为黏液所代替，或前庭大腺管损伤，分泌物排出不畅，形成囊肿，称前庭大腺囊肿。囊肿又可继发感染，再形成脓肿，并反复发作。

（二）临床表现

1. 症状 炎症多为一侧。初起时外阴局部肿胀、疼痛、灼热感，行走不便。若前庭大腺囊肿小且无感染，无自觉症状，多为妇科检查时发现；若囊肿大，患者可有外阴坠胀感或性交不适。感染进一步加重，可形成脓肿，并迅速增大，直径可达 3～6cm，疼痛剧烈，行走不便，少数患者可出现发热等全身症状。

2. 体征 局部皮肤红肿、发热、压痛明显。脓肿形成时，疼痛加剧，可触及波动感。脓肿增大可自行破溃。腹股沟淋巴结可呈不同程度肿大。囊肿位于外阴部后下方，多呈椭圆形，大小不等，多为单侧，也可为双侧。

（三）治疗

1. 急性期 局部保持清洁，选用清热、解毒中药坐浴或热敷；抗生素治疗，常选用喹诺酮类或头孢菌素与甲硝唑联合抗感染。

2. 脓肿形成 切开引流及造口术，并放置引流条。

3. 前庭大腺囊肿 无症状者可随访；囊肿较大或反复发作可行前庭大腺囊肿造口术。

第二节 阴道炎

一、滴虫阴道炎

滴虫阴道炎是由阴道毛滴虫引起的阴道炎症，是常见的性传播疾病之一。

（一）病原体

阴道毛滴虫属厌氧性寄生虫，适宜在温度 25～40℃、pH 5.2～6.6 的潮湿环境中生长。滴虫能在 3～5℃生存 21 日，在 46℃生存 20～60 分钟，在半干燥环境中生存约 10 小时；在 pH 5 以下则生长受抑制。月经前后阴道 pH 发生变化，月经后接近中性，隐藏在腺体及阴道皱襞中的滴虫得以繁殖，引起炎症发作。滴虫能消耗或吞噬阴道上皮细胞内的糖原，阻碍乳酸生成，使阴道 pH 升高，利于其繁殖；滴虫能消耗氧，使阴道成为厌氧环境，易致厌氧菌繁殖，约 60% 患者同时合并细菌性阴道病。滴虫不仅感染阴道，还可侵及尿道、尿道旁腺、膀胱、肾盂以及男性的包皮皱褶、尿道或前列腺。

（二）传播方式

1. 直接传播 性生活是主要的传播方式，男性感染滴虫后常无症状，因而易成为感染源。

2. 间接传播　经公共浴池、浴巾、游泳池、坐便器、污染的器械及敷料等传播。

（三）临床表现

潜伏期为4～28日。

1. 症状　25%～50%患者初期感染无症状。

（1）外阴瘙痒　外阴及阴道瘙痒，间或有灼热、疼痛、性交痛等。

（2）阴道分泌物增多　分泌物特点为稀薄脓性、黄绿色、泡沫状、有臭味。

（3）其他症状　若合并尿路感染，可有尿频、尿痛、尿急或血尿。滴虫能吞噬精子，且阻碍乳酸生成，可影响精子在阴道内存活，致不孕。

2. 体征　阴道黏膜充血，严重者有散在出血点，宫颈有出血斑点，形成“草莓样”宫颈，后穹窿有多量灰黄色、黄白色泡沫状稀薄液体或黄绿色脓性分泌物附着。带虫者阴道黏膜无异常改变。

（四）诊断

典型病例依据病史和体征即可做出临床诊断。在阴道分泌物中找到滴虫，即可确诊。最简便的方法是湿片法：取一滴0.9%氯化钠温溶液放于玻片上，在阴道后穹窿取少许分泌物混于盐水中，立即在低倍光镜下寻找，发现滴虫可确诊，此法敏感性为60%～70%。若多次悬滴法未能发现滴虫时，可送分泌物培养。取分泌物前24～48小时避免性交、阴道灌洗或局部用药，分泌物取出后应及时送检并注意保暖，否则滴虫活动力减弱，辨认困难。

（五）治疗

1. 全身用药　口服药物的治愈率达90%～95%。初次治疗可选择甲硝唑2g，单次口服；或甲硝唑400mg，每日2次，连服7日；或选择替硝唑。服药后偶见胃肠道反应（如食欲减退、恶心、呕吐）及头痛、皮疹、白细胞减少等，一旦发现应停药。甲硝唑用药期间及停药24小时内，替硝唑用药期间及停药72小时内禁止饮酒，哺乳期用药不宜哺乳。

2. 局部用药　不能耐受口服药物或不适宜全身用药者，可选择局部用药。先用1∶5000高锰酸钾液冲洗阴道，再取甲硝唑栓剂200mg，塞入阴道，每晚1次，用7～10日。

3. 妊娠合并滴虫阴道炎的治疗　妊娠期滴虫阴道炎可导致胎膜早破、早产以及低出生体重儿等不良妊娠结局，其治疗目的是减轻患者症状，用药方法同前。对胎儿有危害的药物中，甲硝唑属B类药物，虽可透过胎盘，但未发现妊娠期应用甲硝唑会增加胎儿畸形或机体细胞突变的风险。但替硝唑在妊娠期应用的安全性尚未确定，应避免使用。

4. 性伴侣的治疗　性伴侣应同时进行治疗，患者及性伴侣治愈前应避免无保护性交。

5. 注意事项　为避免重复感染，患者的内裤及毛巾应煮沸5～10分钟以消灭病原体；治疗后检查滴虫阴性时，应于下次月经后继续治疗一个疗程，方法同前，以巩固疗效。

二、外阴阴道假丝酵母菌病

外阴阴道假丝酵母菌病（VVC），旧称念珠菌性阴道炎，是由假丝酵母菌引起的外阴阴道炎症。

（一）病因

1. 病原体　80%～90%的病原体为白假丝酵母菌。假丝酵母菌对热的抵抗力不强，加热至60℃，1小时即死亡；但对干燥、日光、紫外线及化学制剂等抵抗力较强。酸性环境适宜假丝酵母菌生长，有假丝酵母菌感染的阴道pH多在4.0～4.7，通常<4.5。白假丝酵母菌为机会致病菌，10%～20%非孕妇女及30%孕妇阴道中有此菌寄生，但菌量极少，呈酵母相，不引起症状。当阴道内糖原增加、酸度增高及机体免疫能力下降、假丝酵母菌大量繁殖呈菌丝相时才出现炎症症状。

2. 诱因 妊娠、糖尿病、长期应用抗生素、大量应用免疫抑制剂、接受大量雌激素治疗、穿紧身化纤内裤及肥胖等。

（二）传染途径

1. 内源性传染 为主要传染方式，假丝酵母菌寄生于阴道、口腔、肠道，条件适宜可引起感染。这3个部位的假丝酵母菌可互相传染。

2. 直接传染 少数通过性行为传染。

3. 间接传染 极少通过公共浴池、污染的衣物及医疗敷料等传染。

（三）临床表现及分类

1. 临床表现

（1）症状 ①外阴瘙痒：外阴及阴道瘙痒、灼痛，可伴有尿频、尿痛及性交痛。②阴道分泌物增多：急性期分泌物多，分泌物呈白色稠厚凝乳状或豆腐渣样。

（2）体征 外阴红斑、水肿，小阴唇内侧及阴道黏膜附有白色稠厚凝乳状物，擦去后露出红肿黏膜面，有时可见糜烂及浅表溃疡。

2. 分类 分为单纯性外阴阴道假丝酵母菌病和复杂性外阴阴道假丝酵母菌病（表16－1）。单纯性VVC包括非孕期妇女发生的散发性、白假丝酵母菌所致的轻或中度VVC；复杂性VVC包括非白假丝酵母菌所致的VVC、重度VVC、复发性VVC、妊娠期VVC或其他特殊患者，如未控制的糖尿病、免疫低下者所患VVC。

表16－1 外阴阴道假丝酵母菌病临床分类

	单纯性VVC	复杂性VVC
发生频率	散发或非经常发作	复发性
临床表现	轻到中度	重度
真菌种类	白假丝酵母菌	非白假丝酵母菌
宿主情况	免疫功能正常	应用免疫抑制剂、免疫功能低下、未控制糖尿病、妊娠

VVC临床评分标准，参见表16－2，评分<7分为轻、中度VVC；评分≥7分为重度VVC。

表16－2 VVC临床评分标准

评分项目	0	1	2	3
瘙痒	无	偶有发作，可被忽略	能引起重视	持续发作，坐立不安
疼痛	无	轻	中	重
阴道黏膜充血、水肿	无	轻	中	重
外阴抓痕、皲裂、糜烂	无	/	/	有
分泌物量	无	较正常稍多	量多，无溢出	量多，有溢出

（四）诊断及鉴别诊断

典型病例依据病史和体征即可做出临床诊断。若在阴道分泌物中找到芽生孢子或假菌丝，即可确诊。方法是10%氢氧化钾溶液湿片法：取一滴10%氢氧化钾溶液放于玻片上，取分泌物混于溶液中，在光镜下寻找，发现芽孢和假菌丝可确诊。若有症状而多次检查均为阴性或治疗效果不好的难治性VVC病例，可采用培养法，同时行药敏试验。

VVC常与细菌性阴道病、滴虫阴道炎一起发生阴道混合性感染，实验室检查可见到两种或以上致病微生物。pH测定对混合感染的诊断具有鉴别意义，若VVC患者阴道分泌物pH>4.5，需警惕存在混合感染的可能性，尤其是合并细菌性阴道病的混合感染。

本病症状及分泌物性状与细胞溶解性阴道病（CV）相似，应注意鉴别。CV的临床特点为：主要由乳杆菌过度繁殖、pH过低引起，阴道鳞状上皮细胞溶解破裂并出现相应临床症状，如外阴瘙痒、阴道烧灼样不适，阴道分泌物性质为黏稠或稀薄的白色干酪样。二者主要鉴别点在于实验室检查：VVC镜下可见到芽生孢子及假菌丝，而CV可见大量乳杆菌和上皮溶解后细胞裸核。

（五）治疗

1. 消除诱因 积极治疗糖尿病，正确使用抗生素、雌激素及糖皮质激素。勤换内裤，用开水烫洗用过的内裤、盆及毛巾。

2. 单纯性VVC的治疗 以局部治疗为主。

（1）局部用药 可选用下列药物放于阴道深部。

1）克霉唑栓剂 1粒（500mg），单次用药；或每晚1粒（150mg），连用7日。

2）咪康唑栓剂 每晚1粒（200mg），连用7日；或每晚1粒（400mg），连用3日；或1粒（1200mg），单次用药。

3）制霉菌素栓剂 每晚1粒（10万U），连用10～14日。

（2）全身用药 对不能耐受局部用药者、未婚妇女及不愿采用局部用药者，可选用口服药物。常用药物：氟康唑150mg，顿服。

3. 复杂性VVC的治疗

（1）重度VVC 延长治疗时间，加用一疗程药物。若为3～7日局部用药方案，延长为7～14日；若口服氟康唑150mg，则72小时后加服1次。

（2）复发性外阴阴道假丝酵母菌病（RVVC）的治疗 一年内有症状并经真菌学证实的VVC发作4次或以上，称为RVVC。治疗重点是去除诱因，预防复发。抗真菌治疗分为强化治疗及巩固治疗，在强化治疗达到真菌学治愈后，给予巩固治疗至半年。强化治疗方案：在单纯VVC治疗的基础上延长1～2个疗程。巩固治疗方案：国内外尚无成熟方案，可选择口服氟康唑150mg，每周1次，连续6个月；或根据复发规律，每月进行1疗程的局部用药，连用6个月。

RVVC应做真菌培养确诊后，方可用药治疗。治疗期间定期复查监测疗效及药物不良作用，一旦发现不良作用，立即停药，待副作用消失后换药。

（3）妊娠合并VVC的治疗 局部治疗为主，多采用小剂量长疗程，禁用口服唑类药物。

4. 性伴侣治疗 无需对性伴侣进行常规治疗。对有症状男性应进行假丝酵母菌检查及治疗，预防女性重复感染。男性伴侣包皮过长者，应每日清洗，并择期手术。

5. 随访 治疗后7～14日复查。若症状持续存在或治疗后复发，应行真菌培养、药敏试验。对RVVC患者，在巩固治疗的第3个月及6个月时，建议真菌培养。

三、细菌性阴道病

细菌性阴道病（BV）为阴道内正常菌群失调所致的一种混合感染，以有鱼腥臭味、稀薄、阴道分泌物增多为特点，但临床及病理特征无炎症改变。

（一）病因

细菌性阴道病时，阴道内乳酸杆菌减少而其他细菌大量繁殖，主要有加德纳菌、厌氧菌（动弯杆菌、类杆菌、消化链球菌等）和支原体，其中以厌氧菌居多。促使阴道菌群发生变化的原因不清楚，可能与频繁性交、多个性伴侣或阴道灌洗使阴道碱化有关。

（二）临床表现

10%～40%无症状。

1. 症状 阴道分泌物增多，有鱼腥臭味，偶有轻度外阴瘙痒或烧灼感。

2. 体征 阴道壁有灰白色、薄而均质的分泌物黏附，黏度很低，将分泌物从阴道壁拭去，阴道黏膜无充血。

（三）诊断及鉴别诊断

1. 诊断 Amsel临床诊断标准，下列4项中有3项阳性，即可临床诊断。

（1）匀质、稀薄、白色的阴道分泌物。

（2）阴道分泌物pH＞4.5。

（3）检出线索细胞：取少许阴道分泌物放在玻片上，加1滴0.9%氯化钠溶液混合，高倍显微镜下寻找线索细胞＞20%，可确诊。线索细胞即阴道脱落的表层细胞，边缘黏附大量颗粒状物（主要是加德纳菌），细胞边缘不清或呈锯齿形。

（4）胺臭味试验（whiff test）阳性：取少许阴道分泌物放在玻片上，加入10%氢氧化钾溶液1～2滴，产生鱼腥臭味。

目前有研究显示厌氧菌预成酶的检测有助于细菌性阴道病的辅助诊断，大部分患者唾液酸苷酶阳性。

2. 鉴别诊断 与其他阴道炎鉴别（表16－3）。

表16－3 细菌性阴道病与其他阴道炎的鉴别要点

	细菌性阴道病	滴虫阴道炎	外阴阴道假丝酵母菌病
症状	分泌物增多，无或轻度瘙痒	分泌物多，轻度瘙痒	重度瘙痒，烧灼感
分泌物特点	白色、匀质，腥臭味	稀薄、脓性，泡沫状	白色、豆腐渣样
阴道黏膜	正常	散在出血点	水肿、红斑
显微镜检查	线索细胞，极少白细胞	阴道毛滴虫，多量白细胞	芽生孢子及假菌丝，少量白细胞
胺试验	阳性	可为阳性	阴性
阴道pH	＞4.5	＞4.5	＜4.5
治疗	甲硝唑、替硝唑	甲硝唑、替硝唑	氟康唑、制霉菌素

（四）治疗

主要选用抗厌氧菌药物。

1. 全身用药 首选甲硝唑400mg，口服，每日2次，连服7日；其次为替硝唑2g，口服，每日1次，连服3日；或替硝唑1g，口服，每日1次，连服5日；或克林霉素300mg，口服，每日2次，连服7日。

2. 局部用药 甲硝唑栓剂200mg，塞入阴道，每晚1次，连用7日；或2%克林霉素软膏，阴道涂搽，每晚1次，连用7日。哺乳期选择局部用药为佳。

3. 妊娠期细菌性阴道病的治疗 细菌性阴道病与不良妊娠结局（如绒毛膜羊膜炎、胎膜早破、早产、产后子宫内膜炎等）有关，故均需治疗。治疗方法同前。

4. 性伴侣的治疗 性伴侣不需常规治疗。

5. 随访 治疗后无症状者不需要常规随访。对妊娠合并细菌性阴道病需要随访治疗效果。复发者应选取与初次治疗不同的抗厌氧菌药物，或试用阴道乳杆菌制剂恢复阴道微生态平衡。

四、萎缩性阴道炎

萎缩性阴道炎常见于自然绝经或人工绝经后妇女，也可见于产后闭经、卵巢早衰、卵巢切除或药物假绝经治疗的妇女。

（一）病因

卵巢功能衰退，雌激素水平降低，阴道黏膜萎缩、变薄，上皮细胞内糖原减少，阴道内 pH 增高（5.0～7.0），乳杆菌不再是优势菌，局部抵抗力降低，致病菌易侵入生长繁殖而引起炎症。

（二）临床表现

1. 症状

（1）外阴瘙痒　外阴及阴道瘙痒，可伴有灼热感、性交痛等。

（2）阴道分泌物增多　分泌物特征是稀薄，呈淡黄色，严重时呈脓血性白带。

2. 体征　阴道呈萎缩性改变，阴道黏膜充血，有散在点状出血点，有时见浅表溃疡。溃疡面可与对侧粘连，严重时造成阴道狭窄甚至闭锁，炎症分泌物引流不畅可导致阴道积脓或宫腔积脓。

（三）诊断

根据患者年龄、病史和临床表现，排除其他疾病，即可诊断。取阴道分泌物检查，镜下见大量基底层细胞及白细胞而无滴虫及假丝酵母菌。对有血性白带者，需常规做宫颈细胞学检查、子宫内膜分段诊刮，以排除宫颈癌、子宫内膜癌。对阴道壁肉芽组织及溃疡，可行局部活组织检查，排除阴道癌。

（四）治疗

治疗原则为增加阴道抵抗力，抑制细菌生长。

1. 病因治疗　补充雌激素可增加阴道抵抗力，是治疗萎缩性阴道炎的主要方法。

（1）局部给药　雌三醇软膏，局部涂抹，每日 1～2 次，连用 14 日。

（2）全身给药　口服替勃龙 2.5mg，每日 1 次；或选用其他雌孕激素制剂连续联合用药。

2. 抗生素治疗　局部应用抗生素，如诺氟沙星制剂 100mg，将其塞入阴道深部，每日 1 次，共 7～10 日。对阴道局部干涩者，可应用润滑剂。

五、婴幼儿外阴阴道炎

婴幼儿外阴阴道炎，常见于 5 岁以下婴幼儿，多因婴幼儿外阴皮肤黏膜薄、雌激素水平低及阴道内异物，导致外阴阴道继发感染，常与外阴炎并存。

（一）病因

1. 解剖特点　婴幼儿外阴尚未发育完全，不能遮盖尿道口及阴道前庭，细菌易侵入。

2. 生理特点　新生儿出生后 2～3 周，失去母体支持导致雌激素水平明显下降，阴道上皮薄，糖原少，pH 升至 6.0～8.0，乳杆菌未能成为优势菌，阴道抵抗力差，易受其他细菌感染。

3. 卫生习惯不良　婴幼儿外阴不洁、尿液及粪便污染、外阴损伤或蛲虫感染，均可引起炎症。

4. 阴道异物　阴道内误放异物，造成继发感染。

5. 病原体感染　病原体可通过患病成人的手、衣物、毛巾、浴盆等造成间接传播。常见病原体有大肠埃希菌及葡萄球菌、链球菌等，淋病奈瑟菌、阴道毛滴虫、白假丝酵母菌等。

（二）临床表现

1. 症状　阴道分泌物增多，呈脓性。分泌物刺激可造成外阴瘙痒，患者哭闹、烦躁不安，甚至以手搔抓外阴。若伴有下尿路感染，可有尿频、尿急、尿痛。

2. 体征　外阴、阴蒂、尿道口、阴道口黏膜充血、水肿，有时可见阴道口流出脓性分泌物。重者外阴表面可见溃疡，或有小阴唇粘连。粘连的小阴唇有时遮盖阴道口及尿道口，尿液自粘连上、下方裂隙间排出。

（三）诊断

结合病史（因婴幼儿语言表达能力差需详细询问患者监护人）、症状及查体所见，即可做出初步诊断。细棉拭子或吸管取阴道分泌物检查以明确病原体；还可做细菌及真菌培养；必要时还应做肛诊排除阴道异物及肿瘤。对有小阴唇粘连者，应注意区分是否为外生殖器畸形。

（四）治疗

1. 一般治疗 保持外阴干燥、清洁，减少摩擦。

2. 对症治疗 有蛲虫者，驱虫治疗；及时取出阴道内异物；外涂雌激素软膏以松解小阴唇粘连，严重者分离粘连后涂抹抗生素软膏。

3. 抗生素治疗 针对病原体选择相应口服抗生素治疗，或用吸管将抗生素溶液滴入阴道。

第三节 子宫颈炎症

子宫颈炎症是妇科常见的疾病之一，包括宫颈阴道部炎症及宫颈管黏膜炎症，临床以急性子宫颈管黏膜炎多见，若急性子宫颈炎未经及时诊治或病原体持续存在，可导致慢性子宫颈炎症。

一、急性子宫颈炎

急性子宫颈炎指宫颈阴道部及宫颈管黏膜组织发生的急性炎症。好发于生育年龄妇女。

（一）病因

1. 病原体感染。

（1）性传播疾病病原体　主要为淋病奈瑟菌及沙眼衣原体感染。淋病奈瑟菌除感染子宫颈管柱状上皮，还常侵袭尿道移行上皮、尿道旁腺及前庭大腺。

（2）内源性病原体　与细菌性阴道病病原体、生殖支原体感染有关。

（3）部分患者病原体不清楚。

2. 分娩、流产、妇产科手术致宫颈损伤，病原体侵入引起感染。

3. 阴道、宫颈异物并发感染。

4. 物理或化学因素刺激宫颈引起炎症。

（二）病理

肉眼见宫颈红肿，宫颈管黏膜充血、水肿，脓性分泌物经宫颈外口流出。镜下见血管充血，黏膜、黏膜下组织、腺体周围有大量中性粒细胞浸润，腺腔中有脓性分泌物。

（三）临床表现

1. 症状 多无症状。有症状者主要表现为阴道黏液脓性分泌物增多，外阴瘙痒、灼热感，伴有腰酸、下腹坠痛，或可出现经间期出血、性交后出血等症状。若合并尿路感染，可出现尿频、尿急、尿痛。

2. 妇科检查 宫颈充血、水肿、黏膜外翻，有脓性分泌物附着或从宫颈管流出，宫颈触痛，质脆，触之易出血。若为淋病奈瑟菌感染，可见尿道口、阴道口黏膜充血、水肿以及多量脓性分泌物。

（四）诊断

具备两个特征性体征之一、显微镜检宫颈管或阴道分泌物白细胞增多，即可做出急性宫颈炎的初步诊断。宫颈炎症诊断后，需进一步做衣原体及淋病奈瑟菌的检测。

1. 两个特征性体征　具备一个或两个。

（1）宫颈管或宫颈管棉拭子标本上，肉眼见到脓性或黏液脓性分泌物。

（2）用棉拭子擦拭子宫颈管时，容易诱发宫颈管内出血。

2. 白细胞检测　宫颈管分泌物或阴道分泌物中白细胞增多，后者需排除引起白细胞增多的阴道炎症。

（1）宫颈管脓性分泌物涂片做革兰染色，中性粒细胞 >30/高倍视野。

（2）阴道分泌物涂片，白细胞 >10/高倍视野。

3. 病原体检测　应做沙眼衣原体及淋病奈瑟菌的检测，以及明确有无细菌性阴道病及滴虫阴道炎。

（1）检测淋病奈瑟菌的方法　①分泌物涂片革兰染色：查找中性粒细胞内有无革兰阴性双球菌，但敏感性、特异性差，不推荐用于女性淋病的诊断。②淋病奈瑟菌培养：为诊断淋病的金标准方法。③核酸检测：核酸扩增方法的敏感性、特异性高。

（2）检测沙眼衣原体的方法　①衣原体培养：临床少用。②酶联免疫吸附试验（ELISA）：检测沙眼衣原体抗原，为临床常用的方法。③核酸检测：核酸扩增法为检测衣原体感染敏感、特异性的方法。

（五）治疗

主要为抗生素药物治疗。

1. 经验性抗生素治疗　未获得病原体检测结果前，对有年龄小于 25 岁、多性伴侣或新性伴侣且为无保护性性交、性伴侣患 STD 等以上性传播疾病高危因素的患者，用阿奇霉素 1g 单次顿服；或多西环素 100mg，每日 2 次，连服 7 日。

2. 针对病原体的抗生素治疗　获得病原体者，针对病原体选择抗生素。

（1）单纯急性淋病奈瑟菌性宫颈炎　主张大剂量、单次给药，常用药物有：①头孢菌素，如头孢曲松钠 250mg，单次肌内注射；或头孢克肟 400mg，单次口服；或头孢唑肟 500mg，肌内注射；头孢噻肟钠 500mg，肌内注射。②头霉素类，如头孢西丁 2g，肌内注射，加丙磺舒 1g 口服。③大观霉素 4g，单次肌内注射。

（2）沙眼衣原体感染性子宫颈炎　治疗药物：①四环素类，如多西环素 100mg，每日 2 次，连服 7 日；②大环内酯类，如阿奇霉素 1g，单次顿服，或红霉素 500mg，每日 4 次，连服 7 日；克拉霉素 0.25g，每日 2 次，连服 7～10 日；③氟喹诺酮类，如氧氟沙星 300mg，每日 2 次，连服 7 日；左氧氟沙星 500mg，每日 1 次，连服 7 日；莫西沙星 400mg，每日 1 次，连服 7 日。

（3）淋病奈瑟菌伴衣原体感染　同时应用抗淋病奈瑟菌和抗衣原体感染的药物。

（4）合并细菌性阴道病　为避免子宫颈炎持续存在，应同时治疗细菌性阴道病。

3. 性伴侣的处理　若病原体为淋病奈瑟菌、沙眼衣原体，其性伴应进行相应的检查及治疗。

4. 随访　治疗后症状持续存在者，应随诊。对持续性宫颈炎症，了解有无再次感染性传播疾病，性伴侣是否已进行治疗，阴道菌群失调是否持续存在。

素质提升

关注性健康

《"健康中国2030"规划纲要》第二篇第五章第四节中强调："强化社会综合治理，以青少年、育龄妇女及流动人群为重点，开展性道德、性健康和性安全宣传教育和干预，加强对性传播高危行为人群的综合干预，减少意外妊娠和性相关疾病传播"。通过本章内容的学习，同学们应当普及生殖健康知识，提高公众对生殖道感染的认识及预防感染的重视。

二、慢性子宫颈炎

慢性子宫颈炎指子宫颈间质内有大量淋巴细胞、浆细胞等慢性炎细胞浸润，可伴有子宫颈腺上皮及间质的增生和鳞状上皮化生。

（一）病因

1. 病原体感染 与淋病奈瑟菌、沙眼衣原体、厌氧菌、葡萄球菌、链球菌、肠球菌等病原体持续感染有关。

2. 其他 急性子宫颈炎症未治疗或治疗不彻底。

（二）病理

1. 慢性子宫颈管黏膜炎 由于子宫颈管黏膜皱襞较多，感染后易形成持续性子宫颈黏膜炎。病变局限于宫颈管黏膜及黏膜下组织，宫颈阴道部外观光滑，宫颈口充血、色红，宫颈管内有黏液及脓性分泌物。

2. 子宫颈肥大 慢性炎症的长期刺激，宫颈组织充血、水肿，腺体及间质增生。子宫颈深部的腺囊肿也可使子宫颈呈不同程度肥大，硬度增加。

3. 子宫颈息肉 指子宫颈管腺体和间质的局限性增生，并向宫颈外口突出形成息肉。子宫颈息肉通常为一个或多个，呈舌型，大小不等，色红，质软而脆，易出血，可有蒂，蒂宽窄不一，根部可附在宫颈外口，也可在子宫颈管内。子宫颈息肉极少恶变。

（三）临床表现

1. 症状 多无症状。少数以阴道分泌物增多为主要症状，分泌物呈乳白色黏液状，或呈淡黄色脓性，偶有外阴瘙痒或不适；若息肉形成，可有血性白带或性交后出血；宫颈黏稠脓性分泌物不利于精子穿过，可造成不孕；若炎症侵及膀胱，可有尿急、尿频；若炎症扩散到盆腔，可有腰骶部疼痛和下腹坠痛。

2. 妇科检查 子宫颈呈糜烂样改变，或有黄色分泌物覆盖子宫颈口或从子宫颈口流出，或见子宫颈息肉或子宫颈肥大。

（四）诊断及鉴别诊断

根据临床表现可初步做出诊断，但应注意将妇科检查所发现的阳性体征与子宫颈的常见病理生理改变进行鉴别。

1. 子宫颈柱状上皮异位和子宫颈鳞状上皮内病变 除慢性子宫颈炎外，子宫颈生理性柱状上皮异位、子宫颈鳞状上皮内病变，早期子宫颈癌均呈现子宫颈糜烂样改变。对子宫颈糜烂样改变者需进行子宫颈细胞学检查和（或）HPV 检测，必要时行阴道镜及活组织检查以除外子宫颈上皮内病变或子宫颈癌。

2. 子宫颈腺囊肿（纳氏囊肿）　子宫颈腺囊肿多为子宫颈的生理性变化，是由于宫颈腺管口阻塞或狭窄，导致腺体分泌物引流受限，潴留形成囊肿。子宫颈腺管狭窄可以是转化区新生的鳞状上皮覆盖子宫颈腺管口或伸入腺管，也可以是子宫颈局部损伤或子宫颈慢性炎症使腺管口狭窄。浅部的子宫颈腺囊肿检查见宫颈表面突出单个或多个青白色小囊泡，通常不需处理。深部的子宫颈腺囊肿，子宫颈表面无异常，表现为子宫颈肥大，应与子宫颈癌相鉴别，可行宫颈细胞学检查进行鉴别。

3. 子宫恶性肿瘤　子宫颈息肉应与宫颈恶性肿瘤、宫体恶性肿瘤相鉴别。方法是将子宫颈息肉切除，病理组织学检查确诊。内生型子宫颈癌，尤其是腺癌，也可引起子宫颈肥大，应对子宫颈肥大者行宫颈细胞学检查，必要时行宫颈管搔刮术。

（五）治疗

不同病变采用不同的治疗方法。有糜烂样改变，无临床症状的生理性柱状上皮异位，无须治疗；有糜烂样改变伴有分泌物增多、乳头状增生或接触性出血，做细胞学筛查排除子宫颈上皮内瘤变和子宫颈癌后，可采用物理治疗（包括激光、冷冻、微波等）或药物治疗，以物理治疗最常用。

物理治疗注意事项：①治疗前，应常规筛查宫颈癌。②有急性生殖道炎症列为禁忌。③治疗时间选在月经干净后3～7日内进行。④在创面尚未完全愈合期间（4～8周）禁盆浴、性交和阴道冲洗。⑤物理治疗后有阴道分泌物增多，甚至有大量水样排液，术后1～2周脱痂时可有少许出血。⑥物理治疗有引起术后出血、子宫颈狭窄、不孕、感染的可能。治疗后须定期复查，观察创面愈合情况直到痊愈，同时注意有无子宫颈管狭窄。

1. 慢性子宫颈管黏膜炎

（1）病因治疗　了解有无沙眼衣原体及淋病奈瑟菌的再次感染、性伴侣是否已进行治疗、阴道微生物群失调是否持续存在，祛除病因。

（2）抗生素治疗　根据宫颈管分泌物培养及药敏试验结果选用抗生素。

（3）物理治疗　对病原体不清者，可试用物理治疗。

2. 子宫颈息肉　行息肉摘除术，将切除息肉送病理组织学检查。

3. 子宫颈肥大　一般无须治疗。

第四节　盆腔炎性疾病

盆腔炎性疾病（PID）指女性上生殖道的一组感染性疾病，包括子宫内膜炎、输卵管炎、输卵管卵巢脓肿、盆腔腹膜炎等。好发于性活跃期、有月经的妇女。炎症可局限于一个部位，也可同时累及多个部位，最常见的是输卵管炎、输卵管卵巢炎。若PID未能得到及时、彻底治疗，炎症反复发作，可导致盆腔炎性疾病后遗症（原称慢性盆腔炎）。

（一）女性生殖道的自然防御功能

见前述。女性生殖道的解剖、生理、生化及免疫学特点具有比较完善的自然防御功能，当此功能被破坏或机体免疫功能降低、内分泌发生变化，或外源性致病菌侵入时，可导致炎症发生。

（二）病原体

盆腔炎性疾病的病原体有外源性及内源性两个来源，两种病原体可单独存在，但通常为混合感染。

1. 外源性病原体　主要为性传播疾病的病原体，如沙眼衣原体、淋病奈瑟菌及支原体等。衣原体感染的特点是输卵管黏膜结构及功能严重破坏、盆腔广泛粘连，临床症状为轻微下腹疼痛。支原体包括人型支原体、生殖支原体、解脲支原体，其中以生殖支原体为主。

2. 内源性病原体 主要为阴道内的寄居菌群，包括需氧菌及厌氧菌，可以仅为需氧菌或仅为厌氧菌感染，但多为混合感染。主要的需氧菌及兼性厌氧菌有金黄色葡萄球菌、溶血性链球菌、大肠埃希菌；厌氧菌有脆弱类杆菌、消化球菌、消化链球菌。厌氧菌感染的特点是容易形成盆腔脓肿、感染性血栓静脉炎，脓液有粪臭并有气泡。

（三）感染途径

1. 沿生殖道黏膜上行蔓延 病原体侵入外阴、阴道后，沿宫颈黏膜、子宫内膜、输卵管黏膜至卵巢及腹腔，是非妊娠期、非产褥期感染的主要感染途径。多见于淋病奈瑟菌、沙眼衣原体及葡萄球菌感染。

2. 经淋巴系统蔓延 病原体经外阴、阴道、宫颈及宫体创伤处的淋巴管侵入盆腔结缔组织及内生殖器，是流产、分娩、产褥期及放置宫内节育器后感染的主要途径。多见于链球菌、大肠埃希菌、厌氧菌感染。

3. 经血液循环传播 病原体先侵入人体的其他系统，再经血液循环感染生殖器。多见于结核杆菌感染。

4. 直接蔓延 腹腔其他脏器感染后，炎症直接蔓延到内生殖器，如阑尾炎可引起右侧输卵管炎。

（四）高危因素

1. 人群 性活跃的年轻妇女，尤其是初次性交年龄小、性伴侣多、性生活频繁、性伴侣有性传播疾病者以及性卫生不良者多见。

2. 下生殖道感染 淋病奈瑟菌性宫颈炎、沙眼衣原体性宫颈炎及细菌性阴道病上行蔓延。

3. 宫腔手术操作后感染 人工流产术、节育器放置或取出术、输卵管通液术及宫腔镜检查等，手术致生殖道黏膜损伤，细菌侵入引起感染。

4. 邻近器官炎症直接蔓延 如阑尾炎、腹膜炎蔓延。

5. 其他 盆腔炎性疾病反复发作。

（五）病理生理

1. 急性子宫内膜炎及子宫肌炎 子宫内膜充血、水肿，有炎性渗出物，严重者内膜坏死、脱落形成溃疡。镜下见大量白细胞浸润，炎症向深部侵入形成子宫肌炎。多发生于流产或分娩后。

2. 急性输卵管炎、输卵管积脓、输卵管卵巢脓肿 轻者，输卵管轻度充血、肿胀、略增粗；重者，输卵管明显增粗、弯曲、脓性分泌物增多，与周围组织粘连。因病原体传播途径不同而有不同的病变特点。

（1）炎症经子宫内膜向上蔓延 首先引起输卵管黏膜炎，输卵管黏膜肿胀、间质水肿及充血，严重者输卵管上皮发生退行性变或成片脱落，引起输卵管黏膜粘连，导致管腔及伞端狭窄或闭锁。若有脓液积聚于管腔内则形成输卵管积脓。

（2）病原菌通过宫颈的淋巴播散 病原菌通过宫旁结缔组织，首先侵及浆膜层，发生输卵管周围炎，然后累及肌层，而输卵管黏膜层可不受累或受累极轻。病变以输卵管间质炎为主，其管腔常可因肌壁增厚受压变窄，但仍能保持通畅。轻者输卵管仅有轻度充血、肿胀、略增粗；严重者输卵管明显增粗、弯曲，纤维素性脓性渗出物增多，造成与周围组织粘连。

卵巢与发炎的输卵管伞端粘连而发生卵巢周围炎，称为输卵管卵巢炎（俗称附件炎）。炎症可通过卵巢排卵的破孔侵入卵巢实质，形成卵巢脓肿，脓肿壁与输卵管积脓粘连并贯通，形成输卵管卵巢脓肿。

3. 急性盆腔腹膜炎 脏器严重感染时，炎症常蔓延到盆腔腹膜，有炎症的腹膜充血、水肿，并有少量含纤维素的渗出液，形成盆腔脏器粘连。当有大量脓性渗出液积聚于粘连的间隙内，可形成散在小脓肿；积聚于直肠子宫陷凹处，则形成盆腔脓肿。脓肿可破入直肠使症状突然减轻，亦可以破入腹腔造成弥漫性腹膜炎。

4. 急性盆腔结缔组织炎　病原体经淋巴管进入盆腔结缔组织而引起结缔组织充血、水肿及中性粒细胞浸润。以宫旁结缔组织炎最常见，开始局部增厚，质地较软，边界不清，以后向两侧盆壁呈扇形浸润，若组织化脓形成盆腔腹膜外脓肿，可自发破入直肠或阴道。

5. 败血症及脓毒血症　当病原体毒性强，数量多，患者抵抗力降低时，常易发生败血症。若不及时控制，可导致感染性休克。

6. 肝周围炎（Fitz－Hugh－Curtis 综合征）　是指肝包膜炎症而无肝实质损害的肝周围炎。淋病奈瑟菌及衣原体感染均可引起。由于肝包膜水肿，吸气时可出现右上腹疼痛。肝包膜上有脓性或纤维渗出物，早期在肝包膜与前腹壁腹膜之间形成松软粘连，晚期形成琴弦样粘连。临床表现为继下腹痛后出现右上腹痛，或下腹疼痛与右上腹疼痛同时出现。

（六）临床表现

本病可因炎症轻重及范围大小而有不同的临床表现。

1. 症状

（1）轻症　无症状或症状轻微。常见症状为下腹痛、发热、阴道脓性分泌物增多。腹痛为持续性，活动或性交后加重。月经期发病可出现经量增多、经期延长。

（2）重症　除轻症症状外，还可伴高热、寒战、头痛、食欲不振。若有腹膜炎，可出现消化系统症状，如恶心、呕吐、腹胀、腹泻等。若有脓肿形成，可有下腹包块及局部压迫刺激症状；包块位于子宫前方可出现膀胱刺激症状；包块位于子宫后方可有直肠刺激症状，可致腹泻、里急后重感和排便困难。若出现输卵管炎的症状与体征，并有右上腹痛，应考虑是否为肝周围炎。

2. 体征

（1）轻症　无明显异常，或妇科检查发现宫颈举痛或宫体压痛或附件区压痛。

（2）重症　急性病容，体温升高，心率加快，下腹部有压痛、反跳痛及肌紧张，甚至出现腹胀、肠鸣音减弱或消失。盆腔检查：阴道可见脓性臭味分泌物；宫颈充血、水肿，将宫颈表面分泌物拭净，若见脓性分泌物从宫颈口流出，说明宫颈管黏膜或宫腔有急性炎症；若有盆腔脓肿形成且位置较低时，可扪及后穹窿或侧穹窿有肿块且有波动感；宫颈举痛；宫体稍大，有压痛，活动受限；子宫两侧压痛明显，若为单纯输卵管炎，可触及增粗的输卵管，压痛明显；若为输卵管积脓或输卵管卵巢脓肿，可触及包块且压痛明显，不活动；若为宫旁结缔组织炎，可扪及宫旁一侧或两侧片状增厚，或两侧宫骶韧带高度水肿、增粗，压痛明显。

（七）诊断及鉴别诊断

1. 诊断　根据病史、症状、体征及辅助检查结果可做出初步诊断。由于盆腔炎性疾病的临床表现差异较大，临床诊断准确性不高。目前，多以 2015 年美国疾病控制中心（CDC）推荐的盆腔炎性疾病的诊断标准为参考（表 16－4）。

（1）最低标准　高危人群若出现下腹痛，并排除引起下腹痛的其他原因，妇科检查符合最低诊断标准，即可给予经验性抗生素治疗。

（2）附加标准　可增加诊断的特异性。多数患者有宫颈黏液脓性分泌物，或阴道分泌物 0.9% 氯化钠溶液湿片中见到白细胞。若宫颈分泌物正常并且镜下见不到白细胞，盆腔炎性疾病的诊断需慎重。

（3）特异标准　基本上可诊断盆腔炎性疾病。检查方法除 B 超检查和 MRI 外，均为有创检查，所以仅适用于一些有选择的病例。腹腔镜诊断盆腔炎性疾病标准包括：①输卵管表面明显充血；②输卵管壁水肿；③输卵管伞端或浆膜面有脓性渗出物。腹腔镜诊断输卵管炎准确率高，且能对感染部位的分泌物直接收集以进行细菌培养。但腹腔镜对单独存在的子宫内膜炎无诊断价值，所以临床应用有一定的局限性，并非所有怀疑盆腔炎性疾病的患者均需腹腔镜检查。

表 16－4　盆腔炎性疾病的诊断标准（美国 CDC 诊断标准，2015 年）

最低标准
宫颈举痛或子宫压痛或附件区压痛
附加标准
体温超过 38.3℃（口温）
宫颈或阴道异常黏液脓性分泌物
阴道分泌物湿片出现大量白细胞
红细胞沉降率增快
血 C 反应蛋白水平升高
实验室证实的宫颈淋病奈瑟菌或衣原体阳性
特异标准
子宫内膜活检组织学证实子宫内膜炎
阴道超声或磁共振检查显示输卵管增粗，输卵管积液，伴或不伴有盆腔积液、输卵管卵巢肿块，腹腔镜检查发现盆腔炎性疾病征象

注：妇科检查为最低标准，实验室检查为附加标准，病理或影像学检查为特异标准

做出盆腔炎性疾病诊断后，需进一步明确病原体。可通过宫颈管分泌物、后穹窿穿刺液、剖腹探查或腹腔镜直接采取感染部位分泌物（必要时）进行分泌物涂片、培养及核酸扩增法检测病原体。

2. 鉴别诊断　盆腔炎性疾病应与急性阑尾炎、输卵管妊娠流产或破裂、卵巢囊肿蒂扭转或破裂等急症相鉴别。

（八）治疗

以抗生素治疗为主，必要时手术治疗。抗生素的治疗原则：经验性、广谱、及时、个体化及根据药敏试验选用抗生素。因为盆腔炎性疾病的病原体多为淋病奈瑟菌、衣原体、需氧菌、厌氧菌的混合感染，故选择广谱抗生素以及联合用药。疾病诊断 48 小时内及时用药，将明显降低后遗症的发生。

1. 门诊治疗　若患者一般状况好，症状轻，能耐受口服抗生素，有随访条件，可在门诊给予口服或肌内注射抗生素治疗（表 16－5）。

表 16－5　PID 非静脉给药方案

方案 A
头孢曲松钠 250mg，单次肌内注射；或头孢西丁钠 2g，单次肌内注射；（也可选用其他三代头孢类抗生素如头孢噻肟、头孢唑肟钠）为覆盖厌氧菌，加用硝基咪唑类药物
甲硝唑 0.4g，每 12 小时 1 次，口服 14 日；为覆盖沙眼衣原体或支原体，可加用多西环素 0.1g，每 12 小时 1 次，口服，10～14 日；或米诺环素 0.1g，每 12 小时 1 次，口服，10～14 日；或阿奇霉素 0.5g，每日 1 次，连服 1～2 日后改为 0.25g，每日 1 次，连服 5～7 日
方案 B
氧氟沙星 400mg 口服，每日 2 次，连用 14 日；或左氧氟沙星 500mg 口服，每日 1 次，连用 14 日；同时加用甲硝唑 0.4g，每日 2～3 次，口服，连用 14 日

2. 住院治疗　若患者一般情况差，病情严重，存在盆腔腹膜炎或输卵管卵巢囊肿，门诊治疗无效，不能耐受口服抗生素，诊断不清，均应住院给予抗生素治疗为主的综合治疗。

（1）支持疗法　卧床休息，半卧位。给予高热量、高蛋白、高维生素流食或半流食，补充液体，注意纠正水、电解质紊乱及酸碱失衡。高热可予物理降温；腹胀者胃肠减压。

（2）抗生素治疗　静脉滴注起效快，常用方案见表 16－6。

表 16-6　PID 静脉给药方案

方案 A：头霉素或头孢菌素类药物 头孢替坦 2g，每 12 小时 1 次，静脉滴注；或头孢西丁钠 2g，每 6 小时 1 次，静脉滴注；加多西环素 100mg，每 12 小时 1 次，静脉滴注或口服 临床症状、体征改善至少 24～48 小时后改为口服药物治疗，多西环素 100mg，每 12 小时 1 次，口服 14 日；或米诺环素 0.1g，每 12 小时 1 次，口服 14 日；或阿奇霉素 0.25g，每日 1 次，口服 7 日（首次剂量加倍）。针对输卵管卵巢脓肿者，需加用克林霉素或甲硝唑增强抗厌氧菌效果 也可以选择其他头孢类药物，如头孢噻肟钠、头孢唑肟、头孢曲松钠等，但这些药物的抗厌氧菌能力稍弱，必要时可加用抗厌氧菌药物
方案 B：克林霉素与氨基糖苷类联合方案 克林霉素 900mg，每 8 小时 1 次，静脉滴注；或林可霉素剂量 0.9g，每 8 小时 1 次，静脉滴注；加硫酸庆大霉素，首次负荷剂量为 2mg/kg 体重，每 8 小时 1 次静脉滴注或肌内注射，维持剂量 1.5mg/kg，每 8 小时 1 次； 临床症状、体征改善后继续静脉应用 24～48 小时，克林霉素改为口服 450mg，每日 4 次，连用 14 日；或多西环素 100mg，口服，每 12 小时 1 次，口服 14 日
方案 C：青霉素类与四环素类联合方案 氨苄西林钠舒巴坦钠 3g，每 6 小时 1 次，静脉滴注；或阿莫西林克拉维酸钾 1.2g，每 6～8 小时 1 次，静脉滴注；加用多西环素 0.1g，每 12 小时 1 次，口服 14 日；或米诺环素 0.1g，每 12 小时 1 次，口服 14 日；或阿奇霉素 0.25g，每日 1 次，口服 7 日（首次剂量加倍）
方案 D：氟喹诺酮类药物与甲硝唑联合方案 氧氟沙星 0.4g，每 12 小时 1 次，静脉滴注；或左氧氟沙星 0.5g，每日 1 次，静脉滴注；加用硝基咪唑类药物 甲硝唑 0.5g，每 12 小时 1 次，静脉滴注

因耐氟喹诺酮类药物淋病奈瑟菌株的出现，氟喹诺酮类药物不作为盆腔炎性疾病的首选药物。若存在以下因素：淋病奈瑟菌地区流行和个人危险因素低、有良好的随访条件、头孢菌素不能应用（对头孢菌素类药物过敏）等，可考虑应用氟喹诺酮类药物，但在开始治疗前，必须进行淋病奈瑟菌的检测。

（3）手术治疗　抗生素控制不满意的输卵管卵巢脓肿或盆腔脓肿应选择手术治疗。手术指征有：①药物治疗（48～72 小时）无效；②脓肿持续存在（2～3 周）；③脓肿破裂。

手术方式根据患者病情选择经腹手术或腹腔镜手术，或超声引导下穿刺引流。手术范围应根据病变范围、患者年龄、一般状态等全面考虑。原则以切除病灶为主。年轻妇女一般采用保守性手术，切除病灶，尽量保留卵巢功能；年龄大、双侧附件受累或附件脓肿屡次发作者，可行全子宫及双附件切除术；若盆腔脓肿位置低、突向阴道后穹窿时，可经阴道切开排脓，同时注入抗生素。

3. 中药治疗　主要为活血化瘀、清热解毒的药物，如银翘解毒汤等。

（九）盆腔炎性疾病后遗症

若盆腔炎性疾病未得到及时、彻底、正确的治疗，可能会发生盆腔炎性疾病后遗症，既往称慢性盆腔炎。

1. 病理　主要病变为组织破坏、广泛粘连、增生及瘢痕形成，可致如下病变。

（1）慢性子宫内膜炎　子宫内膜充血、水肿，间质有大量浆细胞、淋巴细胞浸润。

（2）慢性输卵管炎、输卵管积水　慢性输卵管炎多为双侧，输卵管呈轻、中度肿大，伞端可部分或完全闭锁，与周围组织粘连。若输卵管伞端闭锁、浆液性渗出物聚集形成输卵管积水；或输卵管积脓的脓液吸收，被浆液性渗出物代替，形成输卵管积水。

（3）输卵管卵巢炎及输卵管卵巢囊肿　输卵管炎症波及卵巢，输卵管与卵巢粘连形成输卵管卵巢肿块。输卵管伞端与卵巢粘连并贯通，液体渗出形成输卵管卵巢囊肿；或输卵管卵巢脓肿的脓液被吸收后由渗出物替代形成输卵管卵巢囊肿。

（4）慢性盆腔结缔组织炎　表现为主、骶韧带增生、变厚，若病变广泛，可使子宫固定。

2. 临床表现

（1）症状　不孕（20% ~30%）、异位妊娠（正常妇女的 8 ~ 10 倍）、慢性盆腔痛（急性发作后 4 ~8 周）、盆腔炎性疾病反复发作（25%）。

（2）体征　若为子宫内膜炎，子宫增大、压痛；若为输卵管炎，子宫一侧或两侧触及条索状增粗输卵管，有轻压痛；若为输卵管积水或输卵管卵巢囊肿，盆腔一侧或两侧触及囊性肿物，活动受限；若为结缔组织病变，子宫呈后倾后屈，活动受限，子宫一侧或两侧有片状增厚、压痛，宫底韧带增粗、变硬，有触痛。

3. 诊断　根据急性盆腔炎病史，症状与体征，诊断不难。腹腔镜检查可协助诊断。

4. 治疗　盆腔炎性疾病后遗症需根据不同情况选择治疗方案。

（1）不孕患者　辅助生育技术。

（2）慢性盆腔痛　对症处理或给予中药、理疗等综合治疗，治疗前需排除子宫内膜异位症等疾病。

（3）盆腔炎性疾病反复发作者　抗生素治疗，手术治疗。

（十）预防

1. 加强公共卫生教育，提高公众对生殖道感染的认识及预防感染的重视。
2. 注意青少年性生活卫生教育，减少性传播疾病。
3. 及时治疗下生殖道感染及盆腔炎性疾病，防止后遗症发生。
4. 严格掌握妇科手术指征，术前做好准备，术中注意无菌操作，预防感染。

目标检测

答案解析

一、选择题

1. 正常女性阴道内正常寄生菌主要为（　）

A. 棒状杆菌　　B. 大肠埃希菌　　C. 葡萄球菌

D. 链球菌　　E. 乳酸杆菌

2. 女性生殖器自然防御机制中，以下最重要的是（　）

A. 双侧大阴唇自然闭合

B. 盆底肌肉的作用保持阴道口闭合，阴道前、后壁紧贴

C. 阴道杆菌分解糖原为乳酸，使阴道呈酸性环境

D. 子宫颈黏液栓

E. 子宫内膜周期性脱落

3. 关于滴虫阴道炎的治疗正确是（　）

A. 治疗需全身用药

B. 哺乳期不可应用甲硝唑

C. 无须进行性伴侣治疗

D. 单独局部用药治疗效果优于全身用药

E. 治疗期间可以性交

4. 关于外阴阴道假丝酵母菌病，错误的是（　）

A. 白假丝酵母菌最适合繁殖的 pH 为 <4.5

B. 白带呈凝乳状或豆渣状
C. 假丝酵母菌平时可存在于口腔、肠道、阴道中
D. 多见于糖尿病
E. 应给予抗生素治疗

5. 下列不符合细菌性阴道炎的是（　）
A. 阴道分泌物呈鱼腥味改变，性交后加重
B. 线索细胞阳性
C. 均质、稀薄、白色阴道分泌物
D. 阴道冲洗宜选用碱性冲洗液
E. 首选甲硝唑、克林霉素等治疗

6. 关于老年性阴道炎，下列说法错误的是（　）
A. 阴道上皮变薄，糖原含量减少
B. 常为一般化脓性细菌的混合感染
C. 可用碱性溶液冲洗阴道
D. 可加用己烯雌酚局部治疗
E. 如有血性白带，需做防癌检查

7. 关于慢性盆腔炎的病理变化，下列说法正确的是（　）
A. 急性输卵管卵巢炎　B. 输卵管积脓　C. 输卵管卵巢脓肿
D. 输卵管卵巢囊肿　E. 卵巢巧克力囊肿

8. 治疗前庭大腺囊肿最常用的方法是（　）
A. 高锰酸钾坐浴　B. 局部热敷　C. 微波物理治疗
D. 造口术　E. 囊肿剥除术

9. 慢性宫颈炎患者的主要症状是（　）
A. 腰骶酸痛感　B. 下腹坠痛　C. 白带增多
D. 月经量增多　E. 血性白带

10. 关于急性盆腔炎，以下描述不正确的是（　）
A. 近期有分娩、流产、盆腔手术等
B. 伴有高热、寒战
C. 应彻底治疗以防转成慢性
D. 下腹剧痛
E. 治疗过程中定期做妇科检查以了解疗效

11. 张某，29岁，白带增多半年，近来出现性交后出血，妇科检查宫颈糜烂样改变，附件未见异常。为排除宫颈癌，应建议她到医院做的检查项目是（　）
A. 阴道分泌物悬滴检查　B. 宫颈活检　C. 宫颈碘试验
D. 宫颈刮片细胞学检查　E. 宫腔镜检查

12. 女性，28岁，因腹痛伴肛门坠胀10小时入院。末次月经8月29日，9月3日晚10点开始腹痛，以下腹为主，进行性加重。体温38℃，脉搏110次/分，下腹压痛，有反跳痛及肌紧张，外阴正常，阴道内少量血性分泌物，宫颈糜烂样改变，举痛明显，子宫前位，大小正常，活动欠佳，双附件区压痛。诊断首先考虑（　）
A. 急性盆腔炎　B. 宫外孕　C. 宫颈炎

D. 阑尾炎　　E. 黄体破裂

（13～15 题共用题干）

李某，自诉白带增多，外阴瘙痒伴灼热感 1 周。检查：阴道黏膜充血，有散在红色斑点，白带呈泡沫状、灰黄色、质稀薄，有腥臭味。

13. 此患者考虑诊断为（　）

A. 细菌性阴道病　　B. 假丝酵母菌阴道炎　　C. 滴虫性阴道炎

D. 淋球菌阴道炎　　E. 老年性阴道炎

14. 在本病的预防中，不正确的是（　）

A. 消灭传染源，及时发现和治疗患者

B. 医疗单位注意消毒隔离，防止交叉感染

C. 应注意合理使用抗生素和雌激素

D. 被褥、内裤等要勤换，用开水烫或煮沸

E. 改善公共卫生设施，切断传染途径

15. 建议治疗，应首选（　）

A. 局部用药即可达治愈

B. 全身及局部同时用药效果最佳

C. 使用碱性液冲洗阴道可提高疗效

D. 症状消失复查分泌物转阴即停药

E. 男方不易感染，无须用药治疗

二、思考题

1. 简述女性生殖系统的自然防御功能。
2. 简述滴虫阴道炎、外阴阴道假丝酵母菌病、细菌性阴道病三者的鉴别。

（李硕熙）

书网融合……

本章小结　　微课　　题库

第十七章　女性生殖系统肿瘤

PPT

学习目标

1. 通过本章内容学习，重点掌握宫颈上皮内瘤变病因、病理、临床表现、诊断及治疗；子宫颈癌、子宫肌瘤和子宫内膜癌的临床表现、诊断、治疗原则；良恶性卵巢肿瘤的鉴别诊断、并发症及治疗原则。熟悉子宫颈癌的病因、病理、转移途径、临床分期；子宫颈癌的预防、预后及随访；子宫肌瘤的病因、分类、病理、变性、子宫肌瘤合并妊娠；子宫内膜癌病因、高危因素、病理类型及预防措施；卵巢恶性肿瘤的临床表现、诊断及鉴别诊断。了解子宫内膜癌的病理、转移途径；了解卵巢肿瘤的组织学分类、手术病理分期、转移途径、卵巢肿瘤的随访与监测。

2. 具备对女性生殖器肿瘤的诊断能力。学会与患者及家属进行病情沟通和健康教育、开展预防工作。在诊疗过程中要尊重患者的隐私，以患者为中心，全心全意地为患者服务，同时给予足够的心理沟通和心理安慰，做好人文关怀。

第一节　宫颈鳞状上皮内病变

宫颈鳞状上皮内病变（cervical squamous intraepithelial lesion，SIL）是与子宫颈浸润癌密切相关的一组宫颈病变，常发生于25～35岁妇女。包括低级别鳞状上皮内病变（low－grade squamous intraepithelial lesion，LSIL）、高级别鳞状上皮内病变（high－grade squamous intraepithelial lesion，HSIL）。大部分低级别鳞状上皮内病变能自然消退，但高级别鳞状上皮内病变有进展为宫颈癌的可能。定期宫颈癌筛查，及时治疗高级别病变，能有效预防子宫颈癌的发生。

一、发病相关因素

人乳头瘤病毒（human papilloma virus，HPV）是宫颈上皮内病变的主要致病因子，同时和多个性伴侣、初次性生活过早（＜16岁）、多产、分娩早、性传播疾病、吸烟和免疫抑制等因素有关。HPV有160多种亚型，其中40余种与生殖道感染有关，13～15个HPV高危亚型（16、18、31、33、35等）和4～6（个）低危亚型（6和11等）与SIL和宫颈癌发病密切相关。性生活活跃的妇女HPV感染率高，但大部分在8～10个月自然消退不引起病变，仅10%～15%的感染呈持续状态。高危型HPV持续感染可诱发SIL和宫颈癌。

二、病理学诊断和分级

2014年世界卫生组织发布的女性生殖器肿瘤分类（第4版）建议采用本命名取代宫颈上皮内瘤变（cervical intraepithelial neoplasia，CIN）。LSIL相当于CINⅠ，HSIL包括CINⅢ和大部分CINⅡ。CINⅡ可用p16免疫组化染色进行分流，p16染色阴性者按LSIL处理，阳性者按HSIL处理。

LSIL：鳞状上皮基底及副基底样细胞增生，细胞核极性轻度紊乱，有轻度异型性，核分裂象少，局限于上皮下1/3层，p16染色阴性或在上皮内散在点状阳性（图17－1）。

HSIL：细胞核极性紊乱，核浆比例增加，核分裂象增多，异型细胞扩展到上皮下 2/3 层甚至全层，p16 在上皮 >2/3 层面内呈弥漫连续阳性（图 17－2）。

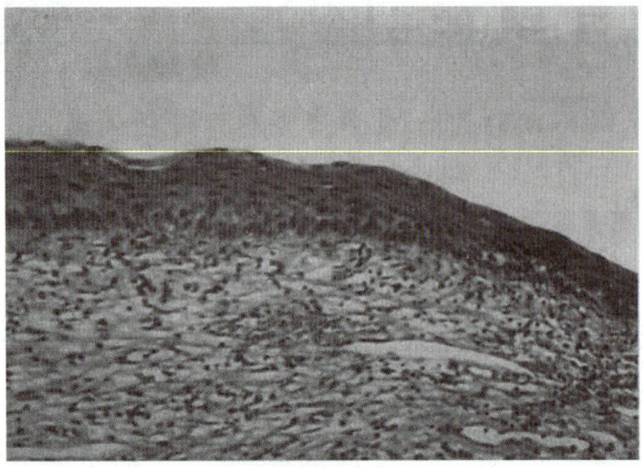

图 17－1　LSIL

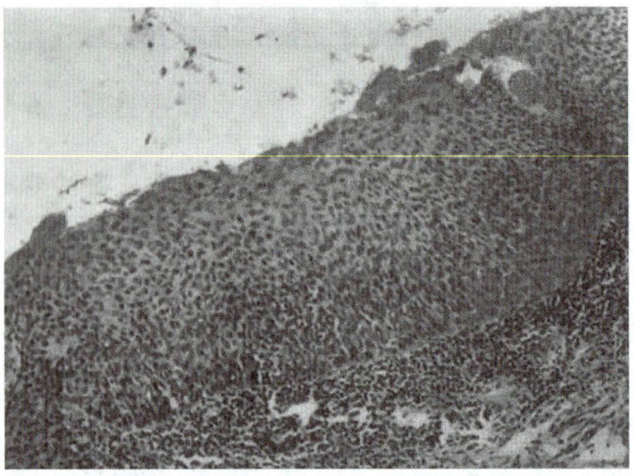

图 17－2　HSIL

三、临床表现

本病患者多无症状。偶有阴道排液增多和接触性出血。检查宫颈无明显病灶，常光滑，可仅见局部红斑、白色上皮，或宫颈糜烂样改变等。

四、诊断

遵循“三阶梯”诊断，即细胞学检查和（或）HPV 检测、阴道镜检查及组织病理学检查。

（一）宫颈细胞学检查

宫颈细胞学检查是 SIL 及宫颈癌筛查的基本方法，也是诊断的必需步骤。相对于 HPV 检测特异性高但敏感性较低。可选用巴氏涂片法或液基细胞涂片法。筛查应在性生活开始 3 年后开始，或 21 岁以后开始，并定期复查。子宫颈细胞学检查报告形式建议采用 TBS 分类系统（表 17－1）。

表 17－1　TBS 分类系统（部分）

异常上皮细胞
鳞状上皮细胞
不典型鳞状上皮细胞（ASC）：包括无明确诊断意义的不典型鳞状细胞（ASC－US）和不能排除高级别鳞状上皮内病变的不典型鳞状细胞（ASC－H）
低级别鳞状上皮内病变（LSIL）
高级别鳞状上皮内病变（HSIL）
鳞状细胞癌
腺上皮细胞
不典型腺上皮细胞（AGC）：包括子宫颈管细胞 ACG 和子宫内膜细胞 ACG
原位腺癌（AIS）
腺癌（宫颈管、子宫内膜、子宫外及来源不明）

（二）HPV 检测

相对于细胞学检查，HPV 检测敏感性较高但特异性低。可与细胞学检查联合应用于 25 岁以上女性的子宫颈癌筛查；也可用于 21～25 岁女性细胞学初筛为轻度异常的分流，当细胞学为意义未明的不典型鳞状细胞（ASCUS）时进行高危型 HPV 检测，阳性者行阴道镜检查，阴性者 12 个月后行细胞学检查；也可作为 25 岁以上女性的子宫颈癌初筛，阳性者用细胞学分流，阴性者常规随访。

（三）阴道镜检查

阴道镜检查可充分暴露阴道和宫颈，了解该部位的血管和上皮情况。细胞学 ASCUS 伴 HPV 检测阳性或细胞学 LISL 以上或 HPV 检测 16/18 阳性者建议行阴道镜检查。

（四）宫颈活组织检查

宫颈活组织检查是确诊宫颈上皮内病变的最可靠方法。任何肉眼可见的病灶均应单点或多点活检。若无明显病变，可选择在宫颈转化区 3、6、9、12 点处活检，或在碘试验不着色区、醋酸白色上皮区取材。若为不满意阴道镜或需了解宫颈管病变，应行宫颈管搔刮。

五、治疗

（一）LSIL

1. 先期细胞学为 ASC－US、ASC－H 或 LSIL 以下者，建议每 12 个月行 HPV 检测或每 6～12 个月复查宫颈细胞学。

2. 先期细胞学为 HSIL 而病理为 LSIL 者，若阴道镜检查满意且宫颈管活检阴性，可选择每 6 个月行细胞学和阴道镜检查。

3. 若随访过程中病变持续≥2 年，可继续随访或选择治疗。若阴道镜检查满意且宫颈管活检阴性可采用局部切除、冷冻和激光等治疗。若阴道镜不满意建议行子宫颈锥切术。

（二）HISL

阴道镜检查满意的 HSIL 可行子宫颈锥切术或物理治疗。阴道镜检查不满意的 HSIL 建议行子宫颈锥切术。经宫颈锥切确诊，年龄较大、无生育要求或合并有其他手术指征的妇科良性疾病的高级别上皮内病变患者可进一步行全子宫切除术。妊娠期 HSIL 建议定期复查细胞学和阴道镜检查，可产后复查后再处理。

第二节　子宫颈癌

情境导入

情境描述　王某，女，54 岁，以接触性阴道出血半年为主诉入院。半年来同房后阴道出现血性分泌物。2 月来出血量较前增多，主要为白带中夹有血丝，偶有点滴出血。15 岁开始性生活，既往多个性伴侣。妇科检查：宫颈表面见一个大小约 2cm×2cm×1cm 菜花状新生物，质脆，触之易出血。

讨论　1. 患者初步诊断是什么疾病？

2. 确诊需要做什么检查？

子宫颈癌（cervical cancer），习称宫颈癌，是最常见的妇科恶性肿瘤。好发年龄为 50～55 岁。由于宫颈癌有较长癌前病变阶段和国内外已普遍开展宫颈癌筛查，宫颈癌得到较好的早诊与早治，其发病率和死亡率不断下降。但近年来宫颈癌发病有年轻化趋势。

一、病因

同本章第一节“宫颈鳞状上皮内病变”。

二、组织发生和发展

宫颈移行带是宫颈癌的高发区域。在高危型 HPV 持续作用下，宫颈上皮逐步发生如下改变：宫颈正常上皮→宫颈上皮内病变→原位癌→镜下早期浸润癌→宫颈浸润癌（图 17－3）。

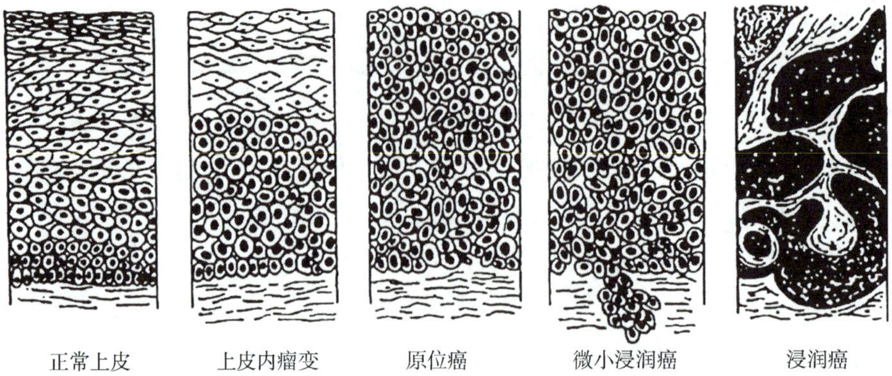

图 17－3　子宫颈正常上皮－上皮内病变－浸润癌

三、病理

宫颈癌的组织学类型有鳞状细胞癌（85%）、腺癌、腺鳞癌和其他少见类型等，其中鳞状细胞癌预后较好，低分化腺癌和腺鳞癌预后差。鳞状细胞癌病理特点如下。

（一）巨检

早期宫颈浸润癌肉眼观察无明显异常，随着病变发展，可呈现以下 4 种大体病理改变（图 17－4）。

1. 外生型　又称菜花型，最常见。癌组织向宫颈表面生长，呈乳头样或菜花状，质脆，触之易出血。常累及阴道。

2. 内生型　癌组织向宫颈深部组织浸润，宫颈肥大、质硬，表面光滑或轻度糜烂。常累及宫旁组织。

3. 溃疡型　上述两型癌组织继续发展，坏死脱落，形成溃疡或空洞，似火山口状。

4. 颈管型　癌组织发生在子宫颈管内，颈管外观正常，难早期发现。易发生血行及淋巴转移。

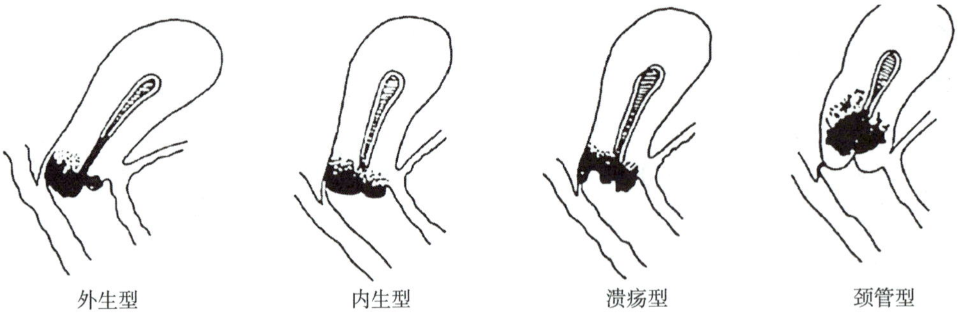

图 17－4　宫颈癌巨检类型

（二）显微镜检

1. 微小浸润性鳞状细胞癌　在 HSIL 的基础上，小滴状、锯齿状癌细胞穿过基底膜而浸润间质，诊断标准见宫颈癌临床分期（表 17－2）。

2. 浸润性鳞状细胞癌　癌细胞浸润间质的范围超出可测量的微小浸润癌，多呈网状或团状浸润。根据细胞分化程度分 3 级：Ⅰ级为高分化鳞癌，大细胞，分化较好，可见角化珠。Ⅱ级为中分化鳞癌，大细胞，癌巢中无明显角化现象。Ⅲ级为低分化鳞癌，多为未分化的小细胞，无角化现象。目前也倾向于分为角化型（相当于Ⅰ级）和非角化型（相当于Ⅱ级和Ⅲ级）。

四、转移途径

主要为直接蔓延和淋巴转移，血行转移少见。

1. 直接蔓延　最常见，癌组织侵犯邻近器官。常向下蔓延到阴道穹窿和壁，但向上累及宫腔较少见。两侧扩散可累及主韧带、子宫颈旁及阴道旁组织，甚至达骨盆壁。癌灶压迫或侵及输尿管可引起输尿管阻塞及肾积水。晚期向前后蔓延浸润膀胱或直肠。

2. 淋巴转移　癌细胞浸入淋巴管形成癌栓，先转移至宫旁、闭孔、髂内、髂外、髂总、骶前淋巴结（一级组淋巴结），然后转移至腹主动脉旁、腹股沟深浅淋巴结（二级组淋巴结）。

3. 血行转移　少见，发生在晚期，可转移到肺、肝或骨骼等。

五、临床分期

目前多采用国际妇产科联盟（FIGO，2018 年）的分期标准（表 17－2）。初治患者手术前后分期可以改变，复发、转移时不再分期。

表 17－2　宫颈癌临床分期（FIGO，2018 年）

期别			肿瘤范围
Ⅰ期			肿瘤局限在宫颈（扩展至宫体应被忽略）
	ⅠA		镜下浸润癌，浸润深度≤5mm①
		ⅠA$_1$	间质浸润深度≤3mm
		ⅠA$_2$	间质浸润深度>3mm，≤5mm
	ⅠB		肿瘤局限于宫颈，镜下最大浸润深度>5mm②
		ⅠB$_1$	癌灶浸润深度>5mm，最大径线≤2cm
		ⅠB$_2$	癌灶最大径线>2cm，≤4cm
		ⅠB$_3$	癌灶最大径线>4cm
Ⅱ期			肿瘤超出子宫，但未达阴道下 1/3 或未达盆壁
	ⅡA		侵犯上 2/3 阴道，无宫旁浸润
		ⅡA$_1$	癌灶最大径线≤4cm
		ⅡA$_2$	癌灶最大径线>4cm
	ⅡB		有宫旁浸润，未达骨盆壁
Ⅲ期			肿瘤累积阴道下 1/3 和（或）扩展到骨盆壁和（或）引起肾盂积水或肾无功能者和（或）累及盆腔淋巴结和（或）主动脉旁淋巴结
	ⅢA		肿瘤累及阴道下 1/3，没有扩展到骨盆壁
	ⅢB		肿瘤扩展到骨盆壁和（或）引起肾盂积水或肾无功能（除非已知有其他原因引起）
	ⅢC		不论肿瘤大小和扩散程度，累及盆腔和（或）主动脉旁淋巴结［注明 r（影像学）或 p（病理学）证据］③
		ⅢC$_1$	仅累及盆腔淋巴结
		ⅢC$_2$	主动脉旁淋巴结转移
Ⅳ期			肿瘤侵犯膀胱或直肠黏膜（活检证实）或超出真骨盆（泡状水肿不分为Ⅳ期）。
	ⅣA		侵犯盆腔邻近器官
	ⅣB		远处转移

说明：当有疑问时，应归入较低的分期。①所有分期均可用影像学和病理学资料来补充临床发现，评估肿瘤大小和扩散程度，形成最终分期。②淋巴脉管间隙浸润不改变分期。浸润宽度不再作为分期标准。③对用于诊断ⅢC 期的证据，需注明所采用的方法是 r（影像学）还是 p（病理学）。例：若影像学显示盆腔淋巴结转移，分期为ⅢC$_1$r；若经病理证实，分期为ⅢC$_1$p。所采用的影像学类型或病理技术需始终注明。

六、临床表现

（一）症状

1. 阴道流血 早期最常见表现为接触性出血，即性生活或妇科检查后少量阴道流血。随着疾病进展，可出现不规则阴道出血，量时多时少。育龄期患者可表现为经期延长、经量增多等症状，老年患者常诉绝经后不规则阴道流血。癌灶若侵蚀较大血管可引起致命大出血。

2. 阴道排液 早期呈白色或血性，稀薄如水样或米泔水样，伴腥臭味。晚期癌组织坏死继发感染时，则出现大量脓样或米汤样恶臭白带。

3. 晚期症状 根据病灶累及部位出现相应的继发症状。如肿瘤压迫或侵及输尿管可导致输尿管扩张、肾盂积水甚至尿毒症；侵犯膀胱或直肠时，出现尿频、尿急、肛门坠胀、里急后重等，最终溃烂可形成尿瘘或粪瘘。盆腔淋巴管受压，可出现下肢水肿；癌灶侵犯骨盆压迫周围神经可引起下腹痛和腰腿痛；终末期患者可见贫血、恶病质等全身衰竭症状。

（二）体征

微小浸润癌可无明显病灶。随着疾病进展，可出现不同体征。外生型宫颈表面可出现息肉样、菜花样、乳头样赘生物，质脆，触之易出血；内生型可表现为宫颈肥大、质硬，子宫颈管膨大等。晚期癌组织坏死脱落，宫颈表面形成溃疡或空洞，并覆盖有坏死组织，伴恶臭。当阴道壁受累时，局部见赘生物或阴道壁变硬。宫旁组织受累时，妇科检查可扪及宫旁组织增厚、质硬、结节状甚至呈冰冻骨盆状。

七、诊断及鉴别诊断

（一）诊断

早期诊断应遵循“三阶梯”诊断，即宫颈细胞学检查和（或）HPV 检测、阴道镜检查及子宫颈活组织检查检查，详见本章“宫颈鳞状上皮内病变”。子宫颈有明显病灶者，可直接在癌灶取材。宫颈活检为 HSIL 但不能排除宫颈癌、可疑微小浸润癌需了解浸润深度需行子宫颈锥切术进一步明确诊断。

病理确诊后，视具体情况进行胸部 X 线，静脉肾盂造影，超声检查和 CT、MRI、PET，膀胱镜及直肠镜等检查评估病情。血浆鳞状细胞癌抗原（squamous cell carcinoma antigen，SCCA）在 70% 以上的宫颈鳞癌患者中表达升高，可用来判断预后和监测病情变化。

（二）鉴别诊断

应与有相似临床症状和体征的多种疾病相鉴别，如慢性宫颈炎、宫颈结核、宫颈子宫内膜异位症、宫颈乳头状瘤、子宫内膜癌等。常规行宫颈细胞学检查、HPV 检测初步鉴别，但主要依据是子宫颈活组织病理检查。

八、治疗

主要根据临床分期、患者年龄、生育要求、全身情况、医疗技术水平等综合考虑。主要采用手术和放疗为主，化疗为辅的治疗方法。

（一）手术治疗

初始子宫颈癌手术指征限于ⅡA_2期及以下的患者，ⅡB 期及以上的患者通常不推荐手术治疗。未绝经、45 岁以下的早期鳞癌患者可保留卵巢。ⅠA_1 期无淋巴管间隙浸润者行筋膜外全子宫切除术，有生育要求者可行宫颈锥切术。ⅠA_1 期有淋巴管间隙、ⅠA_2 期建议行改良根治性子宫切除及盆腔淋巴结切除术。ⅠB_1 期、ⅠB_2 期和ⅡA_1 期首先根治性子宫切除术 + 盆腔淋巴结切除术及（或）腹主动脉旁淋巴结取样。ⅠB_3期和ⅡA_2期首选放疗加含铂同步化疗，部分可行根治性子宫切除术＋盆腔淋巴结切除及（或）腹主动脉旁淋巴结切除术。近年来，对肿瘤直径＜2cm有生育要求的年轻早期患者选择保留患者生育功能的手术也取得不错效果。

（二）放射治疗

根治性放疗适用于ⅡB～Ⅳ期，部分ⅠB_3期和ⅡA_2期及不能耐受手术的ⅠA_1～ⅠB_2期和ⅡA_1期患者；辅助放疗适用于术后病理发现有高危因素和中危险因素的患者；姑息性放疗适用于晚期患者局部减瘤放疗或转移性病症的姑息治疗。放射治疗主要包括体外照射和腔内照射。体外照射多采用直线加速器，放射源为钴-60（^{60}Co）等。腔内照射多采用后装机治疗，放射源为铯-137（^{137}Cs），铱-192（^{192}Ir）等。

（三）全身治疗

全身治疗包括全身化疗和靶向治疗、免疫治疗等。化疗主要用于晚期或复发转移的宫颈癌患者，也作为手术或放疗的辅助治疗。常用药物有顺铂、卡铂、紫杉醇、环磷酰胺、异环磷酰胺、博莱霉素等。多采用静脉化疗，也可动脉局部灌注化疗。靶向药物如血管内皮生长因子抑制剂贝伐珠单抗常和化疗联合应用。免疫制剂如PD－1/PD－L1抑制剂帕姆单抗和纳武单抗、抗体药物偶联物Tisotumab Vedotin－tftv也被推荐用于晚期和复发宫颈癌患者治疗。

九、预后与随访

预后与临床期别、病理类型、宫颈间质浸润深度、淋巴管血管间隙浸润及治疗方案有关，无淋巴结转移者预后好。晚期患者主要死因有尿毒症、出血、感染、恶病质等。

宫颈癌患者应积极随访。随访间隔：治疗后2年内每3个月随访1次，第3～5年每6个月1次，满5年后每年1次。随访内容应包括妇科检查、阴道脱落细胞学检查（保留宫颈者行宫颈细胞学检查）、高危型HPV检查、血常规、SCCA、X线、超声、CT或磁共振等。

十、预防

素质提升

“两癌”检查项目

健康是人类全面发展的基础。没有全民健康，就没有全面小康。为帮助广大妇女增强自我保健意识，提高预防疾病知识，培养健康、文明、科学的生活方式，全国妇联、原卫生部于2009年就启动了全国农村妇女“两癌”检查项目。

2022年1月18日，国家卫健委发布《宫颈癌筛查工作方案》和《乳腺癌筛查工作方案》，指出要坚持预防为主、防治结合、综合施策，以农村妇女、城镇低保妇女为重点，为适龄妇女提供宫颈癌、乳腺癌筛查服务，促进疾病早诊早治，提高妇女健康水平。据方案到2025年底，实现以下目标：①逐步提高宫颈癌筛查覆盖率，适龄妇女宫颈癌筛查率达到50%以上。②普及宫颈癌防治知识，提高妇女宫颈癌防治意识。适龄妇女宫颈癌防治核心知识知晓率达到80%以上。③创新宫颈癌筛查模式，提高筛查质量和效率，宫颈癌筛查早诊率达到90%以上。

宫颈癌病因明确，筛查方法完善，是一个可以预防的肿瘤。WHO《加速消除宫颈癌全球战略》中指出2030年实现下列目标：90%的女孩在15岁前完成HPV疫苗接种，70%的成年女性至少在35和45岁时分别接受一次高准确度的宫颈癌筛查，并为90%确诊宫颈癌前病变或浸润癌的女性提供规范治疗与管理（即90% -70% -90%目标），我国明确支持上述战略。目标主要通过三级预防策略来实现。一级预防：积极推广接种HPV疫苗，阻断相应亚型的HPV感染，预防子宫颈癌的发生；二级预防：普及、规范子宫颈癌筛查，早期发现SIL；三级预防：及时治疗宫颈高级别病变，阻断宫颈浸润癌的发生。

第三节　子宫肌瘤

情境导入

情境描述　李某，48岁，因“经量增多、经期延长2年，乏力1个月”就诊。既往月经正常，3~4天/28~30天，经量中等，无痛经。妇科检查：子宫如孕12周大小，可触及多个质硬结节凸出子宫表面，质硬，无压痛。彩超：子宫可见多个回声增强均质团状图像，最大约60mm×45mm×40mm。实验室检查：Hb 65g/L。

讨论　1. 患者的初步诊断及诊断依据是什么？

2. 合适该患者的治疗方案是什么？

子宫肌瘤（uterine myoma，fibroid）是女性生殖器最常见的良性肿瘤，多发生于30~50岁。发病占育龄妇女的20%~25%，但因患者多无症状或因肌瘤很小不易发现，临床报道的发病率远较真实发病率低。

一、病因

确切病因尚不十分清楚，目前认为是多种因素相互作用的结果。

1. 雌、孕激素　子宫肌瘤好发于育龄期妇女，青春期前少见，绝经后肌瘤停止生长、萎缩甚至消失；与周围正常子宫肌层组织相比，肌瘤转化雌酮的能力低、雌激素水平及雌激素受体水平高，故有研究认为肌瘤组织局部对雌激素的敏感性是肌瘤发生的重要因素之一。孕激素能促进肌瘤的有丝分裂，刺激肌瘤生长。

2. 遗传因素　子宫肌瘤患者常存在细胞遗传学异常和家族遗传倾向，提示子宫肌瘤与遗传因素密切相关。

3. 其他　多种生长因子、肥胖等可能和子宫肌瘤相关。

二、分类

1. 根据肌瘤与子宫肌壁的关系分类　可分为以下三类（图17-5）。

（1）肌壁间肌瘤（intramural myoma）　肌瘤位于子宫肌壁间，周围均被肌层包围。临床上此类型最多见，占60%~70%。

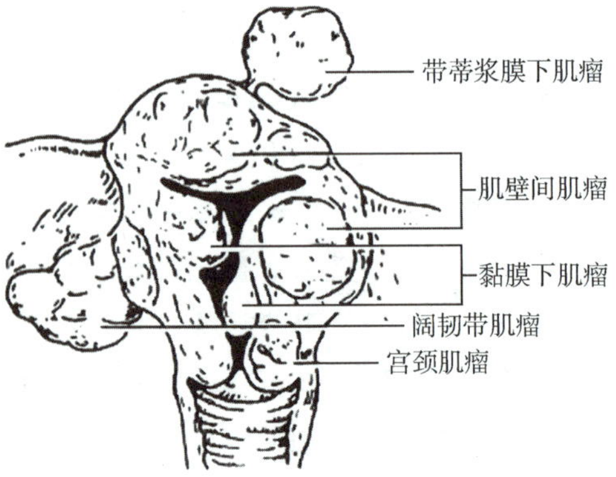

图17-5　各型子宫肌瘤示意图

（2）浆膜下肌瘤（subserous myoma）　肌瘤向子宫浆膜面生长并突出于子宫表面，肌瘤表面仅由浆膜层覆盖，占20%~30%。随瘤体继续生长，肌瘤可脱离子宫体，仅有一蒂与子宫肌壁相连，称为带蒂浆膜下肌瘤。带蒂浆膜下肌瘤营养由蒂部血管供应，若血供不足易发生变性、坏死。若蒂部扭转断裂，肌瘤脱落，形成游离性肌瘤。若肌瘤位于宫体侧壁向宫旁生长，突入阔韧带两叶之间形成阔韧带肌瘤。

（3）黏膜下肌瘤（submucosal myoma）　肌瘤向子宫黏膜面生长并突出宫腔，表面仅由子宫内膜覆盖，占10%～15%。若位于宫腔的肌瘤与子宫仅一蒂相连，称带蒂黏膜下肌瘤，肌瘤犹如异物，刺激子宫收缩，可逐渐被挤出宫颈外口而突入阴道。

2. 按肌瘤所在部位分类　分为宫体肌瘤（约占90%）和宫颈肌瘤（约占10%）。

3. 按子宫肌瘤的数量分类　分为单发性子宫肌瘤和多发性子宫肌瘤。

三、病理

（一）巨检

肌瘤呈实质性、球形结节，表面光滑，质硬。肌瘤压迫周围肌纤维可形成假包膜，肌瘤与假包膜间有一层疏松间隙，手术时易将肌瘤从假包膜内完整挖除。肌瘤切面呈灰白色，可见漩涡状或编织状结构。

（二）镜检

肌瘤由梭形平滑肌细胞和不等量的纤维结缔组织构成。肌细胞大小形态一致，呈卵圆形或杆状，排成栅栏状或漩涡状。胞浆丰富，核染色较深。

四、肌瘤变性

肌瘤失去原有的典型结构称肌瘤变性。主要是局部缺血使肌瘤发生的各种退行性变。

1. 玻璃样变　最常见。肌瘤剖面漩涡状结构消失，融合成玻璃样透明小体，故又称透明变性。镜下见病变区域肌细胞消失，代之以均匀透明无结构区域。

2. 囊性变　继发于玻璃样变之后的组织坏死、液化形成大小不等的囊腔，也可融合成一个大囊腔。囊内含清亮无色液体或胶冻状物质。镜下见囊壁由玻璃样变的肌瘤组织构成，囊壁内层无上皮覆盖。

3. 红色样变　多见于妊娠期或产褥期，为一种特殊类型的坏死，发生机制尚不清楚，可能和肌瘤内小血管退行性变引起血栓及溶血、血红蛋白渗入肌纤维间有关。患者可有剧烈腹痛伴恶心、呕吐、发热，白细胞升高等表现。检查肌瘤迅速增大、压痛。肌瘤剖面呈暗红色，如半熟的烤牛肉，腥臭，质软，漩涡状结构消失。镜下见组织高度水肿，假包膜内大静脉及瘤体内小静脉血栓形成，广泛出血并伴溶血，肌细胞减少，细胞核常溶解消失，并有较多脂肪小球沉积。

4. 肉瘤样变　属恶性变，较少见，发生率为0.4%～0.8%，多见于绝经后妇女。若绝经后肌瘤增大，特别是伴不规则阴道流血者应考虑肉瘤变可能。肉瘤变组织变脆质软，切面灰黄色，似生鱼肉状，与周围组织界限不清。镜下见平滑肌细胞增生，排列紊乱，漩涡状结构消失，细胞有异型性、伴大量核分裂象。

5. 钙化　多见于蒂部细小、血供不足的浆膜下肌瘤以及绝经后妇女的肌瘤。常在脂肪变性后进一步分解成甘油三酯，再与钙盐结合，沉积在肌瘤内。X线摄片可清楚看到钙化阴影。镜下可见钙化区为层状沉积，呈圆形，有深蓝色微细颗粒。

五、临床表现

（一）症状

多无自觉症状，仅妇科检查时偶被发现。是否有症状及轻重主要取决于肌瘤生长部位大小和有无变性等。常见症状如下。

1. 月经改变 为子宫肌瘤最常见症状，主要为经量增多、经期延长及月经周期缩短，也可表现为不规则阴道流血。多见于黏膜下肌瘤和较大的肌壁间肌瘤，浆膜下肌瘤少见。主要原因为子宫肌瘤使宫腔、子宫内膜面积增大并妨碍子宫收缩。此外肌瘤压迫邻近静脉，导致子宫内膜静脉丛淤血和扩张，也可引起经量增多、经期延长。

2. 白带增多 肌瘤使宫腔内膜面积增大、内膜腺体分泌增加致白带增多，白带多为白色黏液样。若黏膜下肌瘤合并感染，可产生大量脓血性恶臭白带。

3. 下腹部包块 肌瘤初发时在腹部摸不到肿块，当肌瘤逐渐增大至子宫超过3个月妊娠大小时腹部可触及包块。较大的带蒂黏膜下肌瘤可脱出阴道口。

4. 压迫症状 子宫下段前壁肌瘤压迫膀胱可引起尿频、排尿困难、尿潴留；子宫后壁肌瘤压迫直肠可引起排便不畅、盆底坠胀；阔韧带肌瘤压迫输尿管导致输尿管扩张甚至肾盂积水。

5. 其他 肌瘤在浆膜下肌瘤蒂扭转、发生红色病变及黏膜下肌瘤挤出宫颈外口时还可引起腹痛。此外子宫肌瘤还可以引起不孕、流产或早产等。月经过多导致继发性贫血，严重者可出现全身乏力、心悸、气短等症状。

（二）体征

体征与肌瘤大小、数目、位置及有无变性有关。较大肌瘤可在下腹部扪及质硬、形态不规则包块。妇科检查子宫增大、质硬、形态不规则，表面可触及一个或多个结节。肌壁间肌瘤使子宫不规则或均匀性增大，质硬；带蒂浆膜下肌瘤可扪及单个实性质硬肿物与子宫相连，活动度好；阔韧带肌瘤可在宫旁触及实质性、活动度欠佳肿块。黏膜下肌瘤突出子宫颈口可见到红色或暗红色瘤体，表面光滑，宫颈外口边缘清楚。

六、诊断及鉴别诊断

根据病史、体征和辅助检查，诊断多无困难。B型超声检查是最常用的辅助检查手段。MRI可准确判断肌瘤的大小、数目和位置。如有需要还可以选择宫腔镜、腹腔镜、子宫输卵管造影等进一步明确诊断。子宫肌瘤应与下列疾病相鉴别。

1. 妊娠子宫 子宫肌瘤囊性变可使子宫变软，应与妊娠子宫相鉴别。妊娠者有停经史、早孕反应，血或尿hCG测定、B型超声检查可鉴别。

2. 卵巢肿瘤 实质性卵巢肿瘤可误认为是带蒂浆膜下肌瘤，肌瘤继发囊性变可被误诊为卵巢囊肿。卵巢肿瘤多无月经改变，肿块多为囊实性，位于子宫一侧。子宫肌瘤与子宫关系密切，推动宫颈肌瘤则随之移动。鉴别困难者可借助B型超声、腹腔镜等检查。

3. 子宫腺肌病 可使子宫增大，经量增多，但子宫腺肌病多有继发性痛经且渐进性加重。子宫多呈均匀性增大、很少超过3个月妊娠子宫大小，有经期增大、经后缩小的特点。超声和血清CA125有助于鉴别。但有时两者可以并存。

4. 子宫内膜癌 子宫内膜癌多见于老年妇女，绝经后阴道出血多见，子宫多均匀性增大或正常，子宫质软。但子宫肌瘤多见于中年妇女，子宫多不规则增大，质地硬。应警惕围绝经期妇女肌瘤合并子宫内膜癌，子宫内膜分段诊刮术和宫腔镜有助于鉴别。

5. 其他 如子宫畸形、卵巢子宫内膜异位囊肿、盆腔炎性包块、子宫肉瘤、宫颈癌等，可根据病史、症状、体征及超声等进行鉴别。

七、治疗

应根据患者的症状、肌瘤部位、大小、年龄、生育要求及全身状况等综合考虑。一般采取下列治疗措施。

（一）期待治疗

症状不明显或无症状患者，尤其是近绝经期妇女可随访观察。每3～6个月复查1次，若随访期间出现症状时，应考虑进一步治疗。

（二）药物治疗

药物治疗适用于症状较轻、近绝经年龄或全身情况不宜手术者。

1. 促性腺激素释放激素类似物（gonadotropin－releasing hormone agonist，GnRH－a） 与GnRH受体结合但不发挥其作用，抑制FSH和LH分泌，从而抑制垂体和卵巢功能，降低雌、孕激素水平，以缓解并抑制肌瘤生长，但停药后肌瘤又逐渐增大。用药后可产生围绝经期综合征，长期用药还可引起骨质疏松等副作用，故不推荐长期使用。目前主要应用于：①缩小瘤体以利于妊娠；②控制症状、纠正贫血；③降低手术难度，使宫腔镜或腹腔镜手术成为可能；④对于近绝经期妇女，提前过渡到自然绝经以避免手术。一般应用长效制剂，在月经周期的1～5天使用，每4周皮下注射一次，疗程为3～6个月。

2. 米非司酮 孕激素拮抗剂，可用于术前和近绝经期患者，但其有拮抗糖皮质激素的作用和增加子宫内膜癌的风险，不宜长期使用。用法为米非司酮12.5mg，口服，每日1次，连服3个月。

3. 其他 月经量过多时也可使用子宫收缩剂和其他止血、补血药物。

（三）手术治疗

手术是治疗子宫肌瘤的主要方法，手术适应证：①月经过多或异常出血导致贫血；②肌瘤压迫膀胱、直肠等引起症状；③严重腹痛、性交痛或带蒂肌瘤扭转引起急性腹痛；④肿瘤生长迅速或绝经后未行激素补充治疗，但肌瘤仍生长；⑤能确定肌瘤是不孕或反复流产的唯一原因；⑥可疑肉瘤变。

手术途径可选择经腹、经阴道、腹腔镜、宫腔镜及联合应用。主要手术方式如下。

1. 肌瘤剔除术 适用于年轻、肌瘤数目较少、需要保留生育功能的患者。肌壁间或浆膜下肌瘤可选择开腹或腹腔镜剔除。部分黏膜下肌瘤可选择宫腔镜下肌瘤切除。

2. 子宫切除术 适用于年龄较大、肌瘤大、数目多、症状明显、不需要保留生育功能或可疑肉瘤变的患者。按切除范围，分为子宫切除术或子宫次全切除术。术前应行宫颈细胞学检查排除宫颈上皮内病变和宫颈癌，发生在围绝经期的子宫肌瘤还要注意排除子宫内膜癌。

此外子宫动脉栓塞术、高能聚焦超声、子宫内膜切除术等其他治疗方法也可作为非常规的治疗方法，用于不能耐受或不愿手术者。

八、子宫肌瘤合并妊娠

肌瘤合并妊娠占肌瘤患者0.5%～1.0%，占妊娠0.3%～0.5%。肌瘤对妊娠及分娩可产生多种影响，与肌瘤类型及大小有关。黏膜下肌瘤可影响受精卵着床，导致早期流产；过大的肌壁间肌瘤合并妊娠时可因机械压迫、宫腔变形或内膜供血不足引起流产；位置较低的子宫肌瘤可妨碍胎先露下降，引起产道梗阻等。胎儿娩出后因胎盘附着面积较大及子宫收缩不良等导致产后出血。妊娠晚期及产褥期肌瘤易发生红色样变，采用保守治疗通常能缓解。妊娠合并子宫肌瘤多能自然分娩，但应预防产后出血。若肌瘤阻碍胎儿下降应行剖宫产术，术中是否同时行肌瘤剔除术需根据肌瘤大小、部位和病人情况而定。

第四节 子宫内膜癌

情境导入

情境描述 李某，62岁，因绝经后阴道流血1个月就诊。患者12年前绝经，近1个月来出现持续阴道流血，量少。同时伴阴道排液增多，有臭味。既往有高血压和糖尿病史。妇科检查：子宫前位、稍增大、质软、轻压痛，双侧附件未及明显异常。超声提示：宫腔有实质不均回声区，并伴有混杂的斑点状或棒状血流信号。

讨论 1. 根据上述资料，该患者的初步诊断及诊断依据是什么？

2. 需与哪些疾病相鉴别？

子宫内膜癌（endometrial carcinoma）又称子宫体癌，是发生于子宫内膜的一组上皮恶性肿瘤，腺癌多见。为女性生殖器三大恶性肿瘤之一，多见于老年妇女。近年来，发病率呈上升趋势，在欧美某些国家已居妇科恶性肿瘤首位。

一、病因

尚未完全阐明，通常将子宫内膜癌分为两种类型。

Ⅰ型为雌激素依赖型，其发生机制可能是雌激素长期刺激而无孕激素拮抗导致子宫内膜增生、不典型增生，进而癌变。患者常伴肥胖、高血压、糖尿病、不孕及不育等，或伴有无排卵性疾病、分泌雌激素的卵巢肿瘤、长期服用雌激素的绝经妇女及长期服用他莫昔芬的妇女。病理类型为内膜样腺癌，分化好，雌、孕激素受体阳性率高，预后好。

Ⅱ型为非雌激素依赖型，发病和雌激素无明显关系。常见于老年妇女。病理类型属少见类型，如浆液性乳头样腺癌、透明细胞癌等，雌、孕激素受体多阴性或低表达，预后不良。

近年来有学者通过基因组序列分析，根据分子特征将子宫内膜癌分为四种亚型：POLE突变型、微卫星不稳定型（MSI）、低拷贝型（CN-low）和高拷贝型（CN-high）。该分子分型对子宫内膜癌的预后有较好的预测价值，其中POLE突变型预后较好，而高拷贝型预后最差。

二、病理

（一）巨检

1. 弥漫型 较多见，肿瘤沿子宫内膜广泛生长，可侵犯大部分甚至整个宫腔内膜，使之不规则增厚或突起，质脆，色灰白，表面常出血坏死。

2. 局限型 病灶多局限于宫底、宫角处。病灶小，易深肌层侵犯。

（二）镜检

镜下病理类型有内膜样腺癌、浆液性腺癌、黏液性腺癌、透明细胞癌、神经内分泌癌、未分化癌和混合细胞癌等。

1. 内膜样腺癌 占80%~90%。内膜腺体异常增生，排列紊乱，腺上皮为复层。癌细胞异型明显，核大、不规则、深染，细胞浆少，核分裂活跃，间质少，伴炎性细胞浸润。按分化程度可分为三级：Ⅰ级（G_1，高分化），Ⅱ级（G_2，中分化），Ⅲ级（G_3，低分化），分级越高，恶性程度越高。

2. 浆液性腺癌　复杂的乳头样结构，明显的细胞复层，核异型性较大，约1/3患者伴有砂粒体。恶性程度高，易有深肌层浸润以及腹膜、淋巴及远处转移，无明显肌层浸润时也可能发生腹膜播散，预后极差。

3. 黏液性腺癌　有大量腺体分泌，腺体密集，间质少。癌细胞异型明显，伴间质浸润，大多数为宫颈黏液细胞分化，预后较好。

4. 透明细胞癌　镜下见多量大小不等的背靠背排列的小管，内衬透明的鞋钉状细胞，恶性程度高，易早期转移。

三、转移途径

多数子宫内膜癌生长缓慢，病变局限于宫腔内时间较长。以直接蔓延及淋巴转移为主，晚期见血行转移。

1. 直接蔓延　癌灶初期沿子宫内膜生长扩散，向上沿子宫角蔓延至输卵管、卵巢，向下蔓延至宫颈管及阴道。癌灶向肌层浸润，可穿透肌层及浆膜层，种植于盆腔腹膜、子宫直肠陷凹、大网膜等部位。

2. 淋巴转移　为子宫内膜癌的主要转移途径。根据癌灶生长部位其转移淋巴组有所不同。宫底部癌灶常沿骨盆漏斗韧带转移至腹主动脉旁淋巴结；宫角部癌灶可沿圆韧带转移至腹股沟淋巴结；子宫下段或累及子宫颈管癌灶的淋巴转移途径同宫颈癌。

3. 血行转移　少见，晚期经血行转移到肺、肝、骨等处。

四、临床分期

子宫内膜癌的分期采用国际妇产科联盟子宫内膜癌手术－病理分期标准（FIGO，2009年）（表17－3）。

表17－3　子宫内膜癌手术－病理分期标准（FIGO，2009）

分期			肿瘤范围
Ⅰ期			癌局限于宫体
	ⅠA期		肌层浸润＜1/2
	ⅠB期		肌层浸润≥1/2
Ⅱ期			肿瘤侵犯宫颈间质，但无宫体外蔓延
Ⅲ期			肿瘤局部和（或）区域扩散
	ⅢA期		肿瘤累及浆膜层和（或）附件
	ⅢB期		肿瘤累及阴道和（或）宫旁组织
	ⅢC期		盆腔和（或）腹主动脉旁淋巴结转移
		ⅢC_1期	盆腔淋巴结转移
		ⅢC_2期	腹主动脉旁淋巴结转移
Ⅳ期			肿瘤侵及膀胱和（或）直肠黏膜，和（或）远处转移
	ⅣA期		肿瘤侵及膀胱和（或）直肠黏膜
	ⅣB期		远处转移，包括腹腔内和（或）腹股沟淋巴结转移

五、临床表现

（一）症状

约90%患者出现阴道流血及阴道排液等症状。

1. 阴道流血 主要表现为绝经后阴道流血，量一般不多。绝经前可表现为经量增多、经期延长或月经紊乱。

2. 阴道排液 早期为浆液性或血性排液。晚期合并感染时出现大量脓性或脓血性排液，伴恶臭。

3. 疼痛 当癌灶侵犯宫颈堵塞颈管，导致宫腔积脓时，出现下腹胀痛及痉挛样疼痛。晚期当癌灶侵犯周围组织或压迫神经可引起下腹及腰骶部疼痛。

4. 全身症状 晚期患者可出现贫血、消瘦及恶病质等症状。

（二）体征

早期妇科检查可无异常发现。晚期子宫略大，合并宫腔积脓时子宫增大明显，压痛。偶可见癌组织自宫颈口脱出，质脆。癌灶浸润周围组织时，子宫固定，宫旁可扪及不规则结节状物。

六、诊断及鉴别诊断

（一）诊断

根据病史、症状和体征可做出初步诊断，但最后确诊必须根据病理检查结果。对于绝经后阴道流血、围绝经期月经紊乱者，需先排除子宫内膜癌或其他恶性肿瘤后再按良性疾病处理。常见的辅助检查方法如下。

1. B 超检查 首选经阴道超声，可了解子宫大小、宫腔形态、宫腔有无赘生物、子宫内膜厚度等。典型的子宫内膜癌超声图像为宫腔内和肌层有实质不均匀回声，宫腔线紊乱、中断或消失。彩色多普勒显示血流信号丰富，表现为混杂的斑点状或棒状血流信号。

2. 子宫内膜分段诊刮 是确诊内膜癌最常用和最有价值的方法。先用小刮匙环刮宫颈管，再进宫腔搔刮内膜，刮出物分别标记送病理检查。诊刮时要小心，以免穿孔，尤其当刮出多量豆腐渣样组织疑为内膜癌时，只要刮出物足够送病理检查时应即停止操作。

3. 宫腔细胞学检查 用特制的宫腔吸管或宫腔刷吸取宫腔分泌物查找癌细胞。此法可用于筛选，但最后确诊仍须根据诊刮病理结果。

4. 宫腔镜检查 可直接观察子宫内膜、有无癌灶及癌灶的大小和部位等，并对可疑病变取样送病理检查。

5. 其他 CT、MRI、血清 CA125、CA199 检测能进一步评估病情。

（二）鉴别诊断

1. 围绝经期子宫出血 主要表现为月经紊乱，如经量增多、经期延长、经间期出血或不规则流血等。妇科检查无异常发现，子宫内膜分段诊刮及活组织检查可以鉴别。

2. 萎缩性阴道炎 主要表现为血性白带，检查见阴道黏膜变薄、充血或有散在出血点。B 超宫腔内无异常情况，抗感染治疗有效。必要时行子宫内膜分段诊刮排除子宫内膜癌。

3. 子宫黏膜下肌瘤或内膜息肉 多表现为月经过多、经期延长及不规则阴道流血。应及时行 B 超、子宫内膜分段诊刮、宫腔镜检查以明确诊断。

4. 原发性输卵管癌 主要表现为阴道排液、阴道流血和下腹疼痛，宫旁可触及腊肠样肿物。B 型超声、MRI 等检查有助于鉴别。

5. 宫颈管癌、子宫肉瘤 均表现为不规则阴道流血及排液增多。分段刮宫、宫颈活检及影像学检查有助于鉴别。

七、治疗

主要治疗方法为手术、放疗及药物（化学药物及激素）治疗。总的治疗原则是早期以手术治疗为主，晚期选择综合治疗。

（一）手术治疗

为早期子宫内膜癌首选的治疗方法。Ⅰ期患者应行筋膜外子宫及双侧附件切除术。有下列情况之一者还应行盆腔及腹主动脉旁淋巴结取样和（或）切除术：①可疑盆腔及腹主动脉旁淋巴结转移；②病理类型为透明细胞癌、浆液性癌等特殊病理类型；③子宫内膜样腺癌分化为 G_3；④肌层浸润≥1/2；⑤癌灶累及宫腔面积超过50%。标本除行常规病理检查外，建议行雌、孕激素受体检测和分子分型检测。Ⅱ期患者行广泛子宫切除术及盆腔、腹主动脉旁淋巴结切除术。Ⅲ期和Ⅳ期患者仍可行肿瘤细胞减灭术，尽可能切除肉眼病灶，术后行放化疗等辅助治疗。

（二）放疗

是治疗子宫内膜癌的有效方法之一，包括近距离照射和体外照射。单纯放疗仅用于有手术禁忌证或无法手术切除的晚期患者。术后放疗是Ⅰ期具有复发高危因素和Ⅱ期子宫内膜癌最主要的术后辅助治疗，可降低局部复发，改善无瘤生存期。对Ⅲ期和Ⅳ期病例，通过放疗、手术及化疗综合治疗，可提高疗效。

（三）化疗

化疗为晚期或复发子宫内膜癌综合治疗措施之一，也可用于术后有复发高危因素患者的治疗以期减少盆腔外的远处转移。常用化疗药物有顺铂、紫杉醇、氟尿嘧啶、多柔比星、环磷酰胺、丝裂霉素等。推荐联合用药，也可与孕激素合并应用。

（四）孕激素治疗

激素治疗主要用于晚期或复发患者，也可用于早期要求保留生育功能的年轻患者。孕激素以高效、大剂量、长期应用为宜，至少应用12周以上方可评定疗效。常用药物：醋酸甲羟孕酮，口服，250～500mg/d；己酸孕酮500mg，肌内注射，每周2次。

八、预后与随访

子宫内膜癌生长缓慢，预后与肿瘤的恶性程度和范围、病人全身状况及治疗方案相关。

子宫内膜癌治疗后应密切随访，75%～95%的复发出现在术后2～3年。术后2～3年每3个月1次，3年后每6个月1次，5年后每年1次。随访检查内容包括：详细病史询问、盆腔检查、阴道细胞学涂片检查、胸片、血清CA125检查，必要时行CT、MRI检查等。

九、预防

预防及早期发现子宫内膜癌的主要措施有：①宣传普及防癌知识，定期体检；②对围绝经期妇女出现月经紊乱、绝经后妇女异常阴道流血应警惕子宫内膜癌可能；③严格掌握雌激素的适应证，并合理使用；④对有高危因素的人群，如肥胖、不育、长期应用雌激素及他莫昔芬等，应进行密切监测。

第五节 卵巢肿瘤

卵巢肿瘤是常见的女性生殖系统肿瘤，任何年龄均可发生。卵巢肿瘤中良性肿瘤约占90%，多为囊性。卵巢恶性肿瘤是妇科常见的三大恶性肿瘤之一，由于缺乏早诊早治的方法，一旦发现多属晚期，其致死率居妇科恶性肿瘤之首，严重威胁妇女健康。

一、组织学分类

卵巢组织成分复杂，故卵巢肿瘤种类繁多，分类方法也较多，目前多采用世界卫生组织 2020 年发布的第 5 版女性生殖器肿瘤分类，其中主要的组织学类型有上皮性肿瘤、生殖细胞肿瘤、性索－间质肿瘤和转移性肿瘤。

二、常见卵巢肿瘤的特点

（一）上皮性肿瘤

最常见，占卵巢原发性肿瘤的 50%～70%，以浆液性肿瘤最多见，其次为黏液性肿瘤。发病年龄 30～60 岁，有良性、交界性和恶性之分。

1. 浆液性肿瘤

（1）浆液性囊腺瘤　约占卵巢良性肿瘤的 25%。肿瘤多为单侧，球形，表面光滑，壁薄，囊内充满淡黄色清亮液体。镜下见囊壁为纤维结缔组织，内为单层立方或柱状上皮，乳头分支较粗，间质内见砂粒体。

（2）交界性浆液性囊腺瘤　多为双侧，中等大小，乳头状生长在囊内较少，多向囊外生长。镜下可见纤细、稠密的乳头状分支。浆液性上皮复层化，核轻、中度异型，核分裂象少见，无间质浸润，一般预后良好。

（3）浆液性囊腺癌　为最常见的卵巢上皮恶性肿瘤，占 70%～80%。肿瘤多双侧，体积较大，可为囊性、囊实性或实性，结节状或分叶状，或有乳头状增生。切面常为多房，腔内充满乳头，质脆，常伴出血、坏死。镜下见囊壁上皮增生明显，一般在 4～5 层以上复层排列。癌细胞为立方形或柱形，细胞异型明显，核分裂象常见，并向间质浸润。

2. 黏液性肿瘤

（1）黏液性囊腺瘤　约占卵巢良性肿瘤的 20%、黏液性肿瘤的 80%。多为单侧，肿瘤体积较大，包膜完整。切面常为多房，囊内充满胶冻样黏液，很少有乳头生长。镜下见囊壁为纤维结缔组织，内衬单层黏液柱状上皮。偶可自行破裂，发生腹膜种植，在腹膜上形成多个转移灶，产生大量黏液，形成腹膜黏液瘤。

（2）交界性黏液性囊腺瘤　一般较大，表面光滑。切面常为多房或海绵状，囊壁较厚，实质区多有乳头生长。镜下见胃肠型细胞复层排列，轻度核异型，有少量核分裂象。

（3）黏液性囊腺癌　绝大多数为转移性癌，卵巢原发的黏液性囊腺癌并不常见。肿瘤体积较大，多单侧，多房。切面多房或实性，可有出血、坏死。镜下见腺体密集，间质较少，细胞异型明显，腺上皮超过 3 层并出现融合性或毁损性间质浸润。

（二）性索－间质肿瘤

性索－间质肿瘤占卵巢恶性肿瘤的 5%～8%。此类肿瘤常有内分泌功能，能分泌性激素，临床上可伴有相应的内分泌症状，称为功能性肿瘤。

1. 颗粒细胞瘤　依据病理学特点分成年型和幼年型。

（1）成年型颗粒细胞瘤　占 95%，为低度恶性肿瘤，好发年龄为 45～55 岁。肿瘤能分泌雌激素，导致青春期前出现性早熟，育龄期出现月经紊乱，绝经后出现不规则阴道流血，常合并子宫内膜增生，甚至子宫内膜癌。肿瘤多为单侧，圆形或类圆形，呈分叶状，表面光滑，实性或部分囊性。切面质脆而软，伴出血坏死灶。镜下可见颗粒细胞围绕圆形囊腔呈菊花样排列，中心含嗜伊红物质及核碎片（Call－Exner 小体）。预后良好，5 年存活率 80% 以上。

（2）幼年型颗粒细胞瘤　占5%，恶性程度极高，主要发生于青少年，98%为单侧。镜下肿瘤呈卵泡样结构、结节或弥散性生长，缺乏核纵沟。胞质丰富，核分裂常见，极少见Call－Exner小体。

2. 卵泡膜细胞瘤　绝大多数为良性肿瘤，能够分泌雌激素，表现为女性化作用。多为单侧，大小不一，表面光滑，质硬。切面实性，灰白色。常和颗粒细胞瘤、纤维瘤同时存在，预后较好。

3. 纤维瘤　占卵巢肿瘤的2%～5%，多见于中年妇女。多为单侧，呈圆形、肾形或分叶结节状，表面光滑，切面灰白，实性，坚硬。纤维瘤伴腹水或胸腔积液，称梅格斯综合征（Meigs syndrome）。肿瘤切除后，胸腹水可自然消失。

（三）生殖细胞肿瘤

生殖细胞肿瘤是来源于胚胎性腺的原始生殖细胞而具有不同组织学特征的一组肿瘤，占卵巢肿瘤的20%～40%，好发于年轻妇女及幼女。除成熟畸胎瘤外，其他类型的卵巢生殖细胞肿瘤均为恶性。

1. 畸胎瘤　为最常见的生殖细胞肿瘤，肿瘤由多胚层组织结构组成，偶见只含一个胚层成分。肿瘤多数成熟、囊性，少数未成熟、实性，其恶性程度均取决于组织分化程度。

（1）成熟畸胎瘤　又称囊性畸胎瘤和皮样囊肿。占卵巢肿瘤的10%～20%，占畸胎瘤的95%以上。可发生于任何年龄，以20～40岁居多。肿瘤多为单侧，圆形或椭圆形，表面光滑，质韧。切面多为单房，腔内充满油脂及毛发，亦可见牙齿、骨、软骨及神经组织，偶见甲状腺组织。恶变率为2%～4%，多发生于绝经后妇女。

（2）未成熟畸胎瘤　属恶性肿瘤，好发于青少年。肿瘤多为实性，可有囊性区域，由分化程度不同的未成熟胚胎组织构成，主要是原始神经组织。该肿瘤复发及转移率均高，但复发后再次手术可见未成熟肿瘤组织向成熟转化，即恶性逆转现象，这是其独有特征。

2. 无性细胞瘤　中度恶性，好发于青春期及生育期妇女。多为单侧，右侧多见，中等大小，实性，触之有橡皮样感。对放疗特别敏感。纯无性细胞瘤患者5年存活率达90%。

3. 内胚窦瘤　又称卵黄囊瘤。罕见，恶性程度高。好发于儿童及青少年。多数为单侧、体积大，呈灰红或灰黄色，质脆，易发生破裂。肿瘤分泌甲胎蛋白（AFP），故血AFP值升高是本病特点，也是诊断及监测病情的重要标志物。内胚窦瘤生长迅速，转移早，预后差，但该肿瘤对化疗敏感，现经手术及联合化疗，生存期明显延长。

（四）转移性肿瘤

其他组织或器官的原发恶性肿瘤均可转移到卵巢，常见的原发部位有乳腺、胃肠道、生殖道、泌尿道等。库肯勃瘤即印戒细胞癌，是一种特殊的卵巢转移性腺癌，原发部位在胃肠道，肿瘤多双侧性，中等大小，肾形，实性，胶质样，多伴腹水，镜下可见印戒细胞，预后极差。

三、卵巢恶性肿瘤的转移途径

直接蔓延、腹腔种植、淋巴转移为主要传播途径。

（一）直接蔓延和腹腔种植

癌细胞直接侵犯包膜，累及邻近器官，并广泛种植于横膈、腹膜及大网膜。即使原发部位外观为局限的肿瘤，也可以发生广泛转移。

（二）淋巴转移

淋巴转移方式有三种：①沿卵巢血管经卵巢淋巴管向上至转移至腹主动脉旁淋巴结；②经卵巢门淋巴管至髂内、外淋巴结，经髂总淋巴结到腹主动脉旁淋巴结；③沿圆韧带转移至髂外及腹股沟淋巴结。

（三）血行转移

血行转移少见，晚期经血行转移到肺、肝、肾、骨骼等处。

四、卵巢恶性肿瘤的临床分期

多采用国际妇产科联盟（FIGO）2013 年修订的手术病理分期系统（表 17 -4）。

表 17 -4　卵巢癌、输卵管癌、腹膜癌的手术 - 病理分期系统（FIGO，2013 年）

分期	肿瘤累及范围
Ⅰ	肿瘤局限在一侧或双侧卵巢/输卵管
ⅠA	肿瘤局限于一侧卵巢/输卵管，包膜完整、卵巢和输卵管表面无肿瘤、腹水或腹腔冲洗液无肿瘤细胞
ⅠB	肿瘤局限在双侧卵巢/输卵管，包膜完整、卵巢和输卵管表面无肿瘤、腹水或腹腔冲洗液无肿瘤细胞
ⅠC	肿瘤局限在一侧或双侧卵巢/输卵管并合并以下特征
ⅠC_1	肿瘤术中破裂
ⅠC_2	肿瘤术前破裂或肿瘤位于卵巢和输卵管表面
ⅠC_3	腹水或腹腔冲洗液有恶性肿瘤细胞
Ⅱ	一侧或双侧卵巢/输卵管癌或原发腹膜癌伴有盆腔内肿瘤侵犯
ⅡA	肿瘤侵犯或种植于子宫/输卵管/卵巢
ⅡB	肿瘤侵犯或种植于其他盆腔脏器
Ⅲ	卵巢/输卵管/原发腹膜癌伴病理证实的盆腔外腹腔转移和/或腹膜后（盆腔和/或腹主动脉旁）淋巴结转移
ⅢA	
ⅢA_1	仅有病理证实的淋巴结转移
ⅢA_1（i）	转移灶最大径≤10mm
ⅢA_1（ii）	转移灶最大径＞10mm
ⅢA_2	显微镜下盆腔外腹膜受累，伴或不伴腹膜后阳性淋巴结
ⅢB	肉眼盆腔外腹膜转移，病灶最大直径≤2cm，伴或不伴腹膜后阳性淋巴结
ⅢC	肉眼盆腔外腹膜转移，病灶最大直径＞2cm，伴或不伴腹膜后阳性淋巴结（包括肿瘤蔓延至肝包膜和脾，无转移到脏器实质）
Ⅳ	
ⅣA	超出腹腔外的远处转移
ⅣB	肝脾实质转移、腹腔外脏器转移（包括腹股沟淋巴结和超出盆腹腔的淋巴结）

五、临床表现

卵巢肿瘤早期无症状，常在妇科检查或体检时偶然发现。随着疾病的进展，可出现以下症状体征：

（一）卵巢良性肿瘤

疾病进展缓慢，随着肿瘤增大，可感腹胀或扪及肿块。一般无明显腹痛和月经紊乱，当出现肿瘤破裂、扭转、出血或感染时，可发生急性腹痛。巨大的卵巢肿瘤可产生压迫症状，如尿频、尿急、心悸、呼吸困难等。检查见腹部膨隆，叩诊实音，无移动性浊音。妇科检查在子宫一侧或双侧触及包块，多为囊性，表面光滑，边界清，活动度好，与子宫无粘连。

（二）卵巢恶性肿瘤

早期多无症状，晚期主要为腹痛、腹胀、腹水等消化道症状，部分患者有消瘦、贫血、发热等恶病质表现；卵巢若被破坏过多或为功能性肿瘤可出现不规则阴道流血；妇科检查可触及实性或囊实性包块，表面凹凸不平，活动差，与子宫分界不清，常伴有腹水。三合诊检查子宫直肠窝可触及质硬结节或肿块。肿瘤转移至腹股沟、腋下或锁骨上淋巴结时可触及肿大的淋巴结。

六、并发症

1. 蒂扭转 为常见的妇科急腹症，约10%的卵巢肿瘤可发生蒂扭转。蒂扭转好发于瘤蒂长、中等大小、活动度好、重心偏向一侧的肿瘤，如成熟畸胎瘤。多发生在体位突然改变、妊娠早期或产褥期，扭转的蒂由骨盆漏斗韧带、卵巢固有韧带和输卵管组成（图17－6）。扭转后肿瘤静脉回流受阻，瘤内极度充血或血管破裂引起瘤内出血，导致瘤体急剧增大。若最后动脉血流受阻，肿瘤可发生坏死变为紫黑色，易破裂和继发感染。其典型症状是突发一侧下腹剧痛，持续性绞痛，严重时可伴恶心、呕吐，甚至休克。有时扭转自行复位，腹痛随之缓解。妇科检查可扪及张力大肿块、压痛，以瘤蒂部最明显。一经确诊后，应尽快手术。术时应先在蒂扭转部近侧钳夹后切断，禁止钳夹前将扭转回复，以防止血栓脱落发生栓塞。如果扭转时间短、卵巢血供良好，可剥除囊肿后观察，卵巢若无明显坏死可考虑保留。

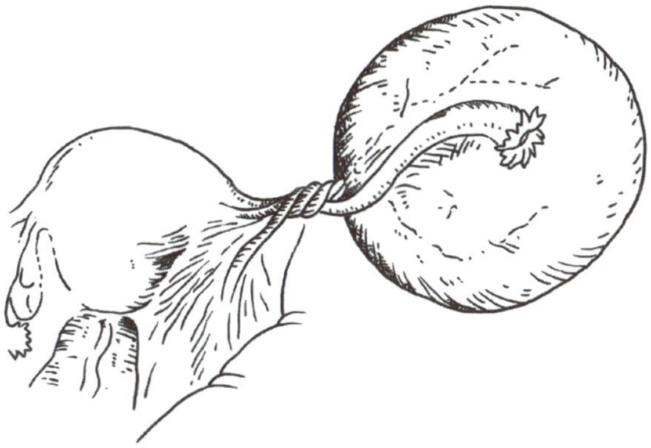

图17－6 卵巢囊肿蒂扭转

2. 破裂 约3%的卵巢肿瘤可发生破裂，有外伤性和自发性破裂两种。前者因腹部撞击、分娩、性交、妇科检查及穿刺引起，后者常因囊壁缺血坏死或肿瘤浸润穿破囊壁导致；破裂后囊液流入腹腔，刺激腹膜，可引起腹痛、恶心、呕吐。有时导致出血、腹膜炎，甚至休克。检查时有腹膜刺激体征，移动性浊音阳性，原肿块缩小，宫颈抬举痛。疑肿瘤破裂应立即手术，术中尽量洗净囊液，行细胞学检查；充分清洗腹腔，切除标本进行病理学检查。

3. 感染 较少见，多继发于肿瘤蒂扭转或破裂等，也可由邻近器官感染（如阑尾脓肿）所致。临床表现为发热、腹痛、不同程度腹膜炎及白细胞升高等。治疗原则是积极控制感染，待感染控制后切除肿瘤。若感染严重，短期内不能控制应尽早手术去除感染灶。

4. 恶变 多数卵巢良性肿瘤可恶变。若发现肿瘤生长迅速应警惕恶变可能，应尽早手术。

七、诊断

如遇盆腔包块，应首先考虑以下几点：①肿块是否来源于卵巢；②卵巢肿块是否为肿瘤；③卵巢肿瘤属于良性还是恶性；④卵巢肿瘤可能的组织学类型；⑤恶性肿瘤的侵犯范围。诊断困难时可行如下辅助检查协助诊断。

1. 影像学检查 超声检查简单、无创，可了解肿瘤的部位、大小、形态及与周围脏器的关系，临床诊断符合率达90%，但不易发现直径小于1cm的肿块。腹部X线平片可显示卵巢成熟畸胎瘤的牙齿、骨质和钙化，可判断有无腹腔积液、肠梗阻等。CT、MRI检查对判断有无卵巢周围组织脏器的浸润、淋巴结及远处转移有参考价值。PET－CT可了解全身整体情况，有助于早期发现病灶和复发卵巢癌的定性和定位诊断。

2. 肿瘤标志物 测定卵巢肿瘤分泌或代谢的产物，包括抗原标志物、激素和酶类等，可用于辅助诊断及病情监测。80%卵巢上皮性癌患者血清CA125水平升高，可用于病情监测及疗效评估；HE4在卵巢癌患者肿瘤组织和血清中均高度表达，与CA125相比其敏感度和特异性更高，是继CA125后又一个被高度认可的卵巢上皮性癌肿标志物，常与CA125联合判定盆腔肿块的良、恶性；血清AFP对内胚窦瘤具有特异性；血清hCG对非妊娠性的原发性卵巢绒癌有特异性；卵巢颗粒细胞瘤、卵泡膜细胞瘤等功能性卵巢肿瘤可产生较高的雌激素。

3. 细胞学检测 腹腔或阴道后穹窿穿刺及术中腹水或腹腔冲洗液细胞学检测，有助于卵巢恶性肿瘤的诊断、鉴别诊断和分期。囊性包块和早期卵巢癌患者不宜行穿刺检查。

4. 腹腔镜检查 可全面探查盆腹腔脏器，并在可疑部位多点活检、吸取腹水行细胞学检测，明确有无肿瘤及肿瘤的大体情况。

八、鉴别诊断

（一）卵巢良性肿瘤与恶性肿瘤的鉴别诊断

卵巢良、恶性肿瘤的鉴别要点见表17－5。

表17－5 卵巢良性肿瘤与恶性肿瘤的鉴别要点

鉴别内容	良性肿瘤	恶性肿瘤
病史	病程长，逐渐增大	病程短，迅速增大
体征	肿瘤多为单侧，囊性，表面光滑，活动度好，多无腹腔积液	肿块多为双侧，实性或囊实性，表面不平，活动度差，常伴腹腔积液，多为血性
一般情况	良好	逐渐出现恶病质
超声	为液性暗区，可有间隔光带，边缘清晰	液性暗区内有杂乱光团、光点，肿块边界不清

（二）卵巢良性肿瘤的鉴别诊断

1. 卵巢瘤样病变 又称卵巢非赘生性囊肿，非真性肿瘤。最常见的有滤泡囊肿、黄体囊肿。多为单侧，直径≤8cm，壁薄，多不必治疗。观察2～3个月若未消失或继续增大应怀疑卵巢肿瘤。

2. 输卵管卵巢囊肿 为炎性积液，常伴盆腔炎性疾病病史。附件区可及囊性包块，呈腊肠样或不规则样、活动受限，抗炎有一定效果。超声检查有助鉴别。

3. 子宫肌瘤 浆膜下肌瘤或肌瘤囊性变，易与卵巢实质性肿瘤或囊肿相混淆。肌瘤常伴月经改变，肿瘤与子宫相连，检查时肿瘤随宫体及宫颈移动。超声检查可协助鉴别。

4. 妊娠子宫 妊娠早期子宫峡部极软，妇科检查宫体与宫颈似不相连，易将柔软的宫体误认为卵巢肿瘤。但妊娠妇女有停经史、早孕反应，hCG测定和超声检查可鉴别。

5. 腹腔积液 腹腔积液应与巨大卵巢囊肿鉴别。腹腔积液常有肝病、心脏病病史，平卧时腹部两侧突出如蛙腹，叩诊腹部中间鼓音，两侧实音，移动性浊音阳性；超声检查可见不规则液性暗区间有肠曲光团浮动，液平面随体位改变而移动；巨大囊肿平卧时腹部中间隆起，叩诊浊音，腹部两侧鼓音，移动性浊音阴性；超声检查可见囊性肿块，边界清楚，液平面不随体位改变而移动。

（三）卵巢恶性肿瘤的鉴别诊断

1. 子宫内膜异位症 异位症形成粘连性肿块及子宫直肠陷凹结节与卵巢恶性肿瘤难鉴别。前者常有痛经并进行性加重、月经过多、不规则阴道流血等。超声、腹腔镜检查是有效的鉴别方法。

2. 盆腔结缔组织炎 因炎症长期存在，盆腔组织广泛粘连形成炎性包块。患者常有盆腔感染和腹痛史，抗生素治疗症状缓解，包块缩小。若治疗后症状无改善，包块反而增大，应考虑为卵巢恶性肿瘤。超声检查有助于鉴别。

3. 结核性腹膜炎 常有腹水和粘连性肿块。多发生于年轻、不孕妇女。多有肺结核史，有消瘦、乏力、低热、盗汗、食欲不振等症状，伴月经稀少或闭经。妇科检查肿块位置较高，形状不规则，界限不清，固定不动。超声检查、胸部X线有助诊断，必要时腹腔镜或剖腹探查活检确诊。

4. 生殖道以外的肿瘤 卵巢癌还应与腹膜后肿瘤、直肠癌、乙状结肠癌等相鉴别。腹膜后肿瘤位置较深、固定不动，位置低者可使子宫、输尿管或直肠移位；肠癌多有消化道症状，超声检查、钡剂灌肠造影、结肠镜检查等有助于鉴别。

5. 转移性卵巢肿瘤 与卵巢原发性恶性肿瘤不易鉴别。对于双侧性、中等大小、肾形、活动的实性肿块，应疑为转移性卵巢肿瘤。应完善相关检查，排除乳腺癌、胃癌、肠癌可能。若未发现原发性肿瘤病灶，应手术探查。

九、治疗

（一）良性肿瘤

一经确诊应立即手术治疗。根据患者年龄、生育要求及对侧卵巢情况决定手术范围。年轻、单侧良性肿瘤应行卵巢肿瘤剔除术或卵巢切除术，尽可能保留正常卵巢和对侧卵巢；即使双侧肿瘤，也应争取行卵巢肿瘤剔除术，以保留部分卵巢组织。围绝经期妇女可行患侧附件切除或全子宫及双侧附件切除术。术中应剖视肿瘤区分良、恶性，必要时作冰冻切片组织学检查以确定手术范围。术中尽可能防止肿瘤破裂，避免肿瘤播散和种植。

（二）交界性肿瘤

交界性肿瘤主要采用手术治疗。有生育要求者可在全面分期手术时仅行单侧附件切除术（保留子宫和健侧卵巢）。无生育要求者手术方法基本参照卵巢癌。术后原则上不选择辅助性化疗，化疗仅用于晚期卵巢外有浸润种植者等。

（三）恶性肿瘤

手术和化疗是卵巢恶性肿瘤治疗的主要手段。极少数患者可经单纯手术而治愈，但绝大部分患者均需手术联合化疗等综合治疗。近年来，随着药物治疗的进展，越来越多的分子靶向药物获批用于卵巢癌的治疗。

1. 上皮性卵巢癌的治疗

（1）手术治疗 是治疗上皮性卵巢癌的主要手段。全面分期手术适用于临床Ⅰ期的卵巢恶性肿瘤患者。目的在于切除肿瘤，全面手术病理分期，并在此基础上评价预后、制定化疗方案。如果患者年轻要求保留生育功能，对于ⅠA或ⅠC期患者可行单侧附件切除+全面分期手术，保留健侧附件和子宫。对于临床判断为ⅠB期的患者，可行双附件切除+全面分期手术，保留子宫。对于Ⅱ~Ⅳ期患者，进行最大程度的肿瘤细胞减灭术。若最大残余灶直径小于1cm，称满意的肿瘤细胞减灭术。如判断难以实现满意肿瘤细胞减灭术或年老体弱难以耐受手术者，在获得明确的细胞学或组织学诊断后可先行最多3个疗程的新辅助化疗，再行中间型肿瘤细胞减灭，术后继续化疗。

（2）化学药物治疗　强有力且持续性化疗十分重要。常用于：①初次手术后辅助化疗，以杀灭残余癌灶、控制复发，以缓解症状、延长生存期；②新辅助化疗使肿瘤缩小，为达到满意手术创造条件；③作为不能耐受手术者主要治疗，但较少应用。

常用药物有顺铂、卡铂、紫杉醇、环磷酰胺、异环磷酰胺、长春新碱等。目前多采用以铂类为主的联合化疗，首选化疗方案为紫杉醇联合卡铂。根据病情可选择静脉化疗或静脉腹腔联合化疗。早期病例推荐给予3~6个疗程化疗，晚期病例（Ⅱ~Ⅳ期）给予6~8个疗程化疗。

（3）靶向治疗

1）多腺苷二磷酸核糖聚合酶抑制剂　人体内DNA损伤修复过程主要有2种，一种是多腺苷二磷酸核糖聚合酶［poly（ADP-ribose）polymerase，PARP］参与的DNA单链断裂后的损伤修复，另一种是BRCA1/2参与的同源重组修复。这两种修复机制保障遗传物质复制、细胞分裂等过程的顺利进行。这两种机制中的一种修复过程障碍时，另一种机制可以代偿。但另一方面，如果细胞的两种DNA损伤修复能力都受到抑制，则可能促进细胞的凋亡。基于上述理论，在BRCA1/2基因突变的肿瘤中存在同源重组修复障碍，应用PARP抑制剂后抑制单链断裂的损伤修复，则促进肿瘤细胞凋亡，发挥更强的抗肿瘤作用。目前已经在我国上市的PARP抑制剂主要有奥拉帕利、尼拉帕利、氟唑帕利和帕米帕利。主要应用于BRCA1/2突变的晚期卵巢癌一线化疗有效后的维持治疗、铂敏感复发卵巢癌化疗有效后的维持治疗。

2）抗血管生成药物　作为辅助性治疗手段，抗血管生成药物如贝伐珠单抗可用于卵巢癌的一线治疗、铂敏感复发、铂耐药复发治疗。贝伐珠单抗还可与奥拉帕利联合用于BRCA1/2突变以及同源重组修复缺陷阳性卵巢癌患者一线化疗+贝伐珠单抗治疗有效后的维持治疗。

（4）免疫治疗　免疫治疗在多种实体肿瘤中显示出了良好的效果，主要涉及免疫检查点抑制剂（PD-1/PD-L1抑制剂）、肿瘤疫苗、过继性细胞免疫治疗等方面。目前免疫治疗药物例如帕博丽珠单抗、阿特珠单抗、阿维鲁单抗等相继用于卵巢癌的治疗并取得了一定的疗效。免疫治疗为卵巢癌的治疗开辟了新的方向，但仍需探索疗效相关生物标志物，进一步确定能够从该类药物中获益的人群。

2. 性索-间质肿瘤的治疗　ⅠA、ⅠC期希望保留生育功能的患者可行单侧附件切除+全面分期手术，保留健侧附件和子宫。其他患者建议行全面分期手术或肿瘤细胞减灭术。此类肿瘤对化疗敏感，Ⅰ期高危患者（肿瘤直径超过10~15cm、肿瘤破裂，G_3）术后可随访，也可选择化疗。Ⅱ期以上患者术后应选择铂类为基础的化疗。

3. 生殖细胞肿瘤的治疗　有生育要求的任何期别的恶性生殖细胞肿瘤，如果子宫和对侧卵巢正常，都可以保留生育功能，完成生育后可行根治性手术。无生育要求患者，初治手术时应参照上皮癌方法行全面分期手术。卵巢生殖细胞肿瘤对化疗敏感，除ⅠA/ⅠB期无性细胞瘤、ⅠA期卵黄囊瘤和ⅠA期G_1的未成熟畸胎瘤外，其余患者术后均需化疗。Ⅰ期患者术后化疗3~4个周期，Ⅱ期及以上晚期患者，应根据肿瘤残存情况治疗4~6个周期。常用化疗方案为BEP（博来霉素+依托泊苷+铂类药物）。无性细胞瘤虽对放疗敏感，但放疗会影响患者的生育功能，故目前多用于治疗后复发的患者。

4. 转移性卵巢肿瘤的治疗　原则上对于转移性卵巢肿瘤不应放弃，应尽可能行肿瘤细胞减灭术，术后配合化疗或其他综合治疗，但预后差。

十、预后和随访

影响卵巢恶性肿瘤患者预后的因素包括：年龄、肿瘤的分期、肿瘤的组织学类型、分化程度、肿瘤细胞减灭术后残留病灶的大小等。Ⅰ期卵巢癌患者5年存活率可达90%，Ⅱ期约在80%，Ⅲ期/Ⅳ期仅为30%~40%。

卵巢癌易复发，应长期随访和监测。随访时间：治疗结束后的第1～2年每3个月复查1次；之后3年每3～6个月复查1次；5年之后每年复查1次。随访内容包括症状、体征、全身及妇科检查。依据组织学类型选择肿瘤标志物CA125、HE4、AFP、hCG及性激素测定。卵巢癌复发于盆腹腔最常见，腹盆腔超声检查可作为首选影像学检查。对于CA125明显升高、有症状但超声未能找到复发灶者，可进一步做CT、MRI或PET－CT检查。保留生育功能的患者建议超声检测病情变化，完成生育后建议行根治性手术。

十一、预防

卵巢恶性肿瘤病因不明，缺乏早诊方法。采用下列办法会有所裨益：①加强防癌知识宣传，定期体检；②盆腔肿块诊断不清或保守治疗无效者，宜尽早行腹腔镜或剖腹探查；③加强不孕不育、高雌激素水平及促排卵治疗患者监测；④乳腺癌、子宫内膜癌、胃肠癌等患者术后随访时应定期接受妇科检查。

目标检测

答案解析

一、选择题

1. 宫颈疾病应遵循“三阶梯”诊断不包括（　）

A. 宫颈细胞学检查　　B. HPV检测　　C. 阴道镜检查
D. 宫腔镜检查　　E. 组织病理学检查

2. 早期宫颈癌最常见的临床表现是（　）

A. 绝经后阴道出血　　B. 阴道异常排液　　C. 接触性阴道出血
D. 经量增多，经期延长　　E. 经间期点滴状出血

3. 子宫肌瘤最常见临床表现是（　）

A. 白带增多　　B. 下腹部包块　　C. 痛经渐进性加重
D. 不孕、流产或早产　　E. 月经改变

4. 子宫肌瘤常见的变性类型不包括（　）

A. 玻璃样变　　B. 囊性变　　C. 红色样变
D. 鳞状上皮内病变　　E. 肉瘤样变

5. 子宫肌瘤的临床表现主要取决于下列哪个因素（　）

A. 肌瘤生长速度　　B. 患者全身状况　　C. 肌瘤是否变性
D. 肌瘤生长部位和大小　　E. 肌瘤数目

6. 确诊子宫内膜癌最常用和最有价值的方法是（　）

A. 子宫内膜分段诊刮
B. 宫腔内冲洗液细胞学检查
C. HPV检测
D. MRI检查
E. 肿瘤标志物检查

7. 子宫内膜癌主要转移途径是（　）

A. 直接蔓延　　B. 腹腔种植　　C. 淋巴转移
D. 血性转移　　E. 宫体浸润

8. 卵巢肿瘤最常见的并发症是（　）

A. 感染　B. 囊肿破裂　C. 蒂扭转　D. 恶性变　E. 钙化

9. 鉴别巨大卵巢囊肿与腹水最有诊断价值的方法是（　）

A. 腹部触诊　B. 腹部叩诊　C. 腹部钡餐透视　D. 腹部立位平片　E. 腹腔彩超

10. 绝经后阴道流血应首先考虑下列哪种疾病（　）

A. 宫颈上皮内病变　B. 子宫颈癌　C. 子宫内膜癌　D. 子宫肌瘤　E. 卵巢癌

二、思考题

1. 简述宫颈鳞状上皮内病变的诊断。

2. 试述卵巢良性肿瘤和恶性肿瘤的鉴别诊断。

3. 患者，女，49 岁，以“体检发现子宫结节 6 个月”就诊，平素月经周期正常，经量少。妇科检查：子宫前位，如孕一个半月大小，表面不平，有结节突起，质硬。B 超示：子宫体多个结节影，大小与半年前比较无明星变化。

（1）该患者可能的诊断是什么？

（2）如果该患者进一步检查未发现明显异常，其治疗的主要方法是什么？

（张清伟）

书网融合……

本章小结　微课　题库

第十八章　妊娠滋养细胞疾病

PPT

学习目标

1. 通过本章学习，掌握葡萄胎、侵蚀性葡萄胎和绒毛膜癌的临床表现、辅助检查、治疗原则及随访指导。熟悉侵蚀性葡萄胎和绒毛膜癌的鉴别。了解滋养细胞疾病的分类、定义、病因和病理。

2. 学会对滋养细胞疾病患者进行诊断、治疗。具有正确指导患者进行随访的能力。具有良好的医患沟通能力，关心、体贴患者，培养学生实事求是、勇于创新的精神。

情境导入

情境描述　李某，女，36 岁，G_1P_0，停经 3 个月。停经后 1 个月出现严重呕吐，今日因阴道流血就诊。查体：T 36.7℃，P 80 次/分，R 20 次/分，BP 130/80mmHg。妇检：子宫底位于脐耻之间，变软。辅助检查：妇科 B 超提示宫腔内见落雪状影像，未见胎动及胎心搏动，双侧卵巢呈多房无回声改变，左侧6cm×4cm×3cm 大小，右侧 6cm×5cm×5cm 大小，胸部 CT 显示双肺无异常。实验室检查：血清 hCG 120000U/L，血常规正常。

讨论　1. 该患者可能的诊断是什么？诊断依据是什么？

2. 还需做哪些检查明确诊断？

3. 应采取哪些治疗措施？

妊娠滋养细胞疾病（gestational trophoblastic disease，GTD）是一组来源于胎盘滋养细胞的疾病。分为葡萄胎、侵蚀性葡萄胎、绒毛膜癌（简称绒癌）、胎盘部位滋养细胞肿瘤及上皮样滋养细胞肿瘤。葡萄胎为良性。目前世界卫生组织（WHO）将侵蚀性葡萄胎归类为葡萄胎，将绒癌、胎盘部位滋养细胞肿瘤及上皮样滋养细胞肿瘤归类为肿瘤。

第一节　葡萄胎

妊娠后胎盘绒毛滋养细胞增生，间质水肿，形成大小不一的水泡，水泡间相连成串形如葡萄，称为葡萄胎，也称水泡状胎块（hydatidiform，HM）。

一、分类

1. 完全性葡萄胎　指宫腔内被水泡样组织充满，没有胎儿及附属物。临床较为多见。

2. 部分性葡萄胎　指宫腔内有胚胎或胎儿，胎盘绒毛水泡样变性，并有滋养细胞增生。

二、病因及流行病学

葡萄胎发生的确切原因，尚未完全清楚。

1. 完全性葡萄胎　①地区因素：流行病学调查表明，亚洲和拉丁美洲国家的发生率较高，我国浙江省最高；②营养状况和社会经济因素：饮食中缺乏维生素 A、其前体胡萝卜素、动物脂肪者，葡萄胎的发生概率显著升高；③年龄：大于 35 岁和小于 20 岁妇女葡萄胎发生率显著升高，可能与该两个年龄段易发生受精异常有关；④葡萄胎史：有 1 次葡萄胎妊娠的妇女再次发病率为 1%，有 2 次葡萄胎妊娠的再次发生率则为 15% ~20%；⑤遗传：细胞遗传学研究表明，完全性葡萄胎的染色体核型为二倍体，均来自父系，但其线粒体 DNA 仍为母系来源；⑥另外，流产和不孕史也可能是高危因素。

2. 部分性葡萄胎 有关部分性葡萄胎高危因素的流行病学调查资料较少，可能与口服避孕药和不规则月经等有关，但与年龄和饮食因素无关。

三、病理

1. 完全性葡萄胎 大体检查水泡状物直径在数毫米至数厘米不等，其间有纤细的纤维素相连，常混有血块及蜕膜碎片。水泡状物占满整个宫腔，未见胎儿及胎盘组织。镜下见：①胚胎及胎儿组织缺失；②绒毛水肿；③弥漫性滋养细胞增生；④种植部位滋养细胞呈弥漫或显著的异型性。

2. 部分性葡萄胎 仅部分绒毛变为水泡，常合并胚胎或胎儿，胎儿多已死亡，合并足月儿极少，且常伴发育迟缓或多发性畸形。镜下见：①胚胎或胎儿组织存在；②局限性滋养细胞增生；③绒毛大小及其水肿程度不等，常呈扇贝形轮廓。

四、临床表现

1. 完全性葡萄胎 因诊断技术的进步，葡萄胎患者常在早期妊娠时诊治，所以症状典型者越来越少见。

（1）停经后阴道流血　最常见。常在停经 8 ~12 周开始出现不规则阴道流血，量多少不定，可反复发作。可造成贫血、大出血、休克，血中可见水泡状物。

（2）子宫异常增大、变软　由于葡萄胎组织迅速增长及宫腔内积血，约半数葡萄胎患者子宫明显大于停经月份，质软。但也有少数患者的子宫大小与停经月份相符或小于停经月份，其原因可能与水泡退行性变有关。

（3）妊娠呕吐　多发生于子宫异常增大和 hCG 水平异常升高者，出现时间一般较正常妊娠早，症状严重且时间长。

（4）子痫前期征象　在妊娠 24 周前出现高血压、蛋白尿和水肿，且症状严重，但子痫罕见。

（5）卵巢黄素化囊肿　大量 hCG 刺激卵巢卵泡内膜细胞发生黄素化而形成囊肿，称为卵巢黄素化囊肿。多为双侧性，大小不等，最小仅在光镜下可见，最大直径达 20cm 以上。黄素化囊肿常在葡萄胎清除后 2 ~4 个月自行消退。

（6）腹痛　不常见，因葡萄胎增长迅速引起子宫过度快速扩张，表现为阵发性下腹痛，常发生于阴道流血之前。若发生卵巢黄素化囊肿扭转或破裂，也可出现急性腹痛。

（7）甲状腺功能亢进征象　约 7% 患者出现轻度甲状腺功能亢进表现，如心动过速、皮肤潮湿和震颤，但突眼少见。

2. 部分性葡萄胎 常表现为停经后阴道流血，子宫大小与停经月份多相符或小于停经月份。部分性葡萄胎常被误诊为流产，仅在对流产组织进行病理检查时才发现。

五、自然转归

正常情况下，葡萄胎排空后，血清 hCG 稳定下降，首次降至阴性的平均时间约为 9 周，最长不超过 14 周。若葡萄胎排空后 hCG 持续异常应考虑妊娠滋养细胞肿瘤。

完全性葡萄胎子宫局部侵犯和远处转移的发生概率约为15%和4%。目前认为与葡萄胎发生局部侵犯和或远处转移有关的高危因素有：①hCG > 100000U/L；②子宫明显大于相应孕周；③卵巢黄素化囊肿直径 >6cm；④年龄 >40 岁和重复葡萄胎者。部分性葡萄胎子宫局部侵犯的发生概率为4%，一般不发生转移。

素质提升

"万婴之母"林巧稚

林巧稚（1901—1983 年），医学家，北京协和医院第一位中国籍妇产科主任及首届中国科学院唯一的女院士。她在胎儿宫内呼吸、女性盆腔疾病、妇科肿瘤等方面做出巨大贡献，是中国妇产科学主要开拓者及奠基人之一。

1948 年 7 月到 1958 年 12 月底，她总结接收住院的 158 例滋养细胞肿瘤患者，恶性葡萄胎病例中 24 例发生远处转移，86 例良性葡萄胎竟有 9 例发生远处转移，这一事实推翻了国外专家自 1947 年以后认为良性葡萄胎不转移的结论。

六、诊断及鉴别诊断

（一）诊断

根据临床症状及体征，结合辅助检查确诊。

1. 超声检查 B 型超声是重要辅助检查方法，最好采用经阴道彩色多普勒超声。完全性葡萄胎的典型超声影像学为子宫明显大于孕周，无妊娠囊或胎心搏动，宫腔内充满不均质密集状或短条状回声，呈"落雪状"，若水泡较大且形成大小不等的回声区，呈"蜂窝状"。彩色多普勒超声检查见子宫动脉血流丰富，但子宫肌层内无血流或仅为稀疏"星点状"血流信号。部分性葡萄胎宫腔内有时可见胎儿或羊膜腔，胎儿常合并畸形。胎盘组织中有局灶性囊性结构和妊娠囊横径增加的改变。

2. 人绒毛膜促性腺激素（hCG）测定 血清 hCG 测定是诊断葡萄胎的另一主要辅助检查。正常妊娠时，随孕周增加，血清 hCG 效价逐渐升高，于妊娠 8～10 周达高峰，血清 hCG 效价持续 1～2 周后逐渐下降。而葡萄胎时，停经 8～10 周以后，仍继续持续上升，利用这种差别可作为辅助诊断。葡萄胎时血 hCG 多在 100000U/L 以上，甚至可达 1000000U/L，且持续不降。

3. 流式细胞仪测定 流式细胞计数是最常用的倍体分析方法。完全性葡萄胎的染色体核型为二倍体，部分性葡萄胎为三倍体。

4. 其他检查 包括 X 线胸片、血常规、出凝血时间及肝肾功能等。

（二）鉴别诊断

1. 流产 葡萄胎病史与先兆流产相似，但先兆流产有停经、阴道流血及腹痛，B 型超声见胎囊及胎心搏动。葡萄胎时子宫大于孕周，hCG 水平持续高值，B 型超声检查显示葡萄胎特点。

2. 双胎妊娠 子宫大于相应孕周的正常单胎妊娠，hCG 水平略高于正常，易与葡萄胎混淆，但双胎妊娠无阴道流血，B 型超声检查可以确诊。

七、处理

1. 清宫 葡萄胎一经确诊应及时清宫。术前进行全身检查，先对症处理，稳定病情。由于葡萄胎清宫时出血较多，易穿孔，应在手术室内进行。在输液、备血准备下，充分扩张宫颈管，用大号吸管吸引，待组织大部分吸出，子宫明显缩小后，改用刮匙轻柔刮宫。将吸刮出物送病理学检查，有条件者可进行葡萄胎组织亲源性检测。为减少出血和预防子宫穿孔，在充分扩张宫颈管后可在术中应用缩宫素静脉滴注。如不能一次刮净，可于一周后行第二次刮宫。

2. 卵巢黄素化囊肿处理 囊肿在葡萄胎清宫后会自行消退，一般不需处理。若发生急性扭转，可在B型超声或腹腔镜下作穿刺吸液，囊肿多能自然复位。如扭转时间较长发生坏死，需作患侧附件切除术。

3. 预防性化疗 一般不作常规推荐。对有高危因素且随访困难的葡萄胎患者给予预防性化疗，不仅可减少远处转移的发生，且能减少子宫局部侵犯。预防性化疗的时机尽可能选择在清宫前或清宫时，一般选用甲氨蝶呤、氟尿嘧啶或放线菌素D等单一药物。部分性葡萄胎不做预防性化疗。

4. 子宫切除术 单纯子宫切除不能预防葡萄胎的子宫外转移，所以不作为常规处理。年龄较大、无生育要求或合并其他手术指征者可行全子宫切除术，应保留两侧卵巢。子宫小于妊娠14周大小者可直接切除子宫。手术后仍需定期随访。

八、随访

术后定期随访有重要意义，可早期发现妊娠滋养细胞肿瘤。随访应包括：①hCG定量测定，葡萄胎清宫后每周一次，连续3次为阴性后，每个月一次持续至少半年。以后每2个月一次，自第一次转阴后共计随访1年；②询问病史，每次随访时除必须测定hCG外，应询问月经、阴道流血、咳嗽、咯血等症状；③妇科检查，必要时进行B超、X线胸片或CT检查等。

葡萄胎随访期间应避孕1年，国外也有推荐hCG成对数下降者阴性后6个月可以妊娠，但对hCG下降缓慢者必须进行更长时间随访。妊娠后应在早孕期间作B型超声和hCG测定，以明确是否正常妊娠。分娩后也需hCG随访直至阴性。避孕方法推荐避孕套或口服避孕药，不选用宫内节育器。

第二节　妊娠滋养细胞肿瘤

妊娠滋养细胞肿瘤（gestational trophoblastic neoplasia，GTN）60%继发于葡萄胎，30%继发于流产，10%继发于足月妊娠或异位妊娠。侵蚀性葡萄胎（invasive mole）只继发于葡萄胎，恶性程度一般不高。绒毛膜癌（choriocarcinoma）可继发于葡萄胎、流产、足月妊娠、异位妊娠，恶性程度极高，易发生早期转移。

一、病理

1. 侵蚀性葡萄胎 大体观可见子宫肌壁内有大小不等的水泡状组织，宫腔内有或无原发病灶。当病灶接近子宫浆膜层时，子宫表面可见紫蓝色结节，严重者可穿透子宫浆膜层或侵入阔韧带。镜下可见：有绒毛结构及滋养细胞增生和异型性。但绒毛结构也可退化，仅见绒毛阴影。

2. 绒毛膜癌 肿瘤常侵犯子宫肌层内，也可突向宫腔或穿破浆膜，单个或多个，无固定形态，与周围组织分界清，质地软而脆，海绵样，暗红色，伴出血坏死。镜下特点：①细胞滋养细胞和合体滋养细胞成片状高度增生，排列紊乱；②无绒毛或水泡状结构。

二、临床表现

1. 无转移妊娠滋养细胞肿瘤

（1）不规则阴道流血　在葡萄胎排空、流产或足月产后，有持续不规则阴道流血，量多少不定。

也可表现为一段时间的正常月经后再停经，然后又出现阴道流血。长期阴道流血者可继发贫血。

（2）子宫复旧不全或不均匀增大　常发生于葡萄胎排空后4～6周，子宫未恢复到正常大小，质地偏软。也可因肌层内病灶部位和大小的影响，引起子宫不均匀增大。

（3）卵巢黄素化囊肿　由于hCG持续作用，在葡萄胎排空、流产或足月产后，两侧或一侧卵巢黄素化囊肿可持续存在。

（4）腹痛　一般无腹痛，当子宫病灶穿破浆膜层时，可引起急性腹痛及腹腔内出血症状。若子宫病灶坏死继发感染，也可引起腹痛及脓性白带。卵巢黄素化囊肿发生扭转或破裂时，可出现急性腹痛。

（5）假孕症状　表现为乳房增大，乳头及乳晕着色，甚至有初乳样分泌，外阴、阴道、宫颈着色，生殖道质地变软。

2. 转移性妊娠滋养细胞肿瘤　多数继发于非葡萄胎妊娠。肿瘤主要经血行播散，转移发生早且广泛。

（1）肺转移　最常见，约占80%。表现为胸痛、咳嗽、咯血及呼吸困难。在少数情况下，可因肺动脉滋养细胞瘤栓形成造成急性肺梗死，出现肺动脉高压和急性肺功能衰竭。

（2）阴道转移　约占30%。转移灶常位于阴道前壁，呈紫蓝色结节，破溃时引起不规则阴道流血，甚至大出血。

（3）肝转移　约占10%。多同时伴有肺转移，表现上腹部或肝区疼痛，若病灶穿破肝包膜可出现腹腔内出血，导致死亡。

（4）脑转移　约占10%。预后凶险，为主要的致死原因。一般同时伴有肺转移和（或）阴道转移。脑转移的形成分为瘤栓期、脑瘤期、脑疝期3个期，最终因脑疝形成，压迫生命中枢导致死亡。

（5）其他转移　包括脾、肾、膀胱、消化道、骨等，其症状视转移部位而异。

三、诊断

1. 临床诊断　根据病史、临床表现，结合hCG测定等检查可确诊。

（1）血hCG测定　血hCG水平异常是主要的诊断依据。

符合下列标准中的任何一项且排除妊娠物残留或妊娠，即可诊断为妊娠滋养细胞肿瘤：①血hCG测定4次，呈平台状态，并持续3周或更长时间，即1、7、14、21日；②血hCG测定3次升高，并至少持续2周或更长时间，即1、7、14日。

非葡萄胎后妊娠滋养细胞肿瘤的诊断标准为：足月产、流产和异位妊娠后4周左右转为阴性，若超过4周以上血hCG仍持续高水平或下降后又上升，已排除妊娠物残留或再次妊娠，可诊断为妊娠滋养细胞肿瘤。

（2）X线胸片　诊断肺转移有价值。肺转移的最初X线征象为肺纹理增粗，以后发展为片状或小结节阴影，典型表现为棉球状或团块状阴影。

（3）CT和MRI检查　对肺部较小病灶和脑等部位的转移，有较高的诊断价值。MRI检查主要用于脑、肝和盆腔病灶的诊断。

（4）超声检查　诊断子宫原发病灶最常用的方法。子宫肌层内可见高回声团块，边界清但无包膜；或肌层内有回声不均区域或团块，边界不清且无包膜；也可表现为整个子宫呈弥漫性增高回声，内部伴不规则低回声或无回声。彩色多普勒超声主要显示丰富的血流信号和低阻力型血流频谱。

2. 组织学诊断　对妊娠滋养细胞肿瘤的诊断不是必需的。在子宫肌层内或子宫外转移灶中，见到绒毛结构或退化的绒毛阴影，诊断为侵蚀性葡萄胎；仅见成片滋养细胞浸润及坏死出血，未见绒毛结构者，诊断为绒癌。

四、临床分期

目前国内外普遍采用妇产科联盟（FIGO）妇科肿瘤委员会颁布的临床分期，该分期包括解剖学分期和预后评分系统两部分（表 19－1，表 19－2），其中规定预后评分总分≤6 分为低危，≥7 分为高危。例如患者为妊娠滋养细胞肿瘤肺转移，预后评分为 6 分，此患者的诊断应为妊娠滋养细胞肿瘤（Ⅲ：6）。FIGO 分期是妊娠滋养细胞肿瘤治疗方案制定和预后评估的重要依据。

表 19－1　滋养细胞肿瘤解剖学分期（FIGO，2000 年）

Ⅰ期	病变局限于子宫
Ⅱ期	病变扩散，但仍局限于生殖器（附件、阴道、阔韧带）
Ⅲ期	病变转移至肺，有或无生殖系统病变
Ⅳ期	所有其他转移

表 19－2　FIGO/WHO 预后评分系统（FIGO，2000 年）

评分	0	1	2	4
年龄（岁）	<40	≥40	—	—
前次妊娠	葡萄胎	流产	足月产	—
距前次妊娠时间（月）	<4	4～<7	7～12	>12
治疗前血 hCG（IU/ml）	$\leqslant 10^3$	$>10^3 \sim 10^4$	$>10^4 \sim 10^5$	$>10^5$
最大肿瘤大小（包括子宫）	—	3～<5cm	≥5cm	—
转移部位	肺	脾、肾	胃肠道	肝、脑
转移病灶数目	—	1～4	5～8	>8
先前失败化疗	—	—	单药	两种或两种以上药物

五、治疗

治疗原则以化疗为主、手术和放疗为辅的综合治疗。制定治疗方案前，应明确临床诊断后，并做出正确的临床分期，根据预后评分将患者评定为低危（通常包括≤6 分的Ⅰ～Ⅲ期）或高危（通常包括≥7 分的Ⅰ～Ⅲ期和Ⅳ期），再结合骨髓功能、肝肾功能及全身情况，制定合适的治疗方案。

1. 化疗　目前常用的一线化疗药物有甲氨蝶呤（MTX）、氟尿嘧啶（5－FU）、放线菌素 D（Act－D）或国产更生霉素（KSM）、环磷酰胺（CTX）、长春新碱（VCR）、依托泊苷（VP－16）等。低危患者首选单一药物化疗，高危患者首选联合化疗。

（1）单一药物化疗　目前常用的单药化疗药物及用法见表 19－3。

表 19－3　推荐常用单药化疗药物及其用法

药物	剂量、给药途径、疗程日数	疗程间隔
MTX	0.4mg/(kg·d)，肌内注射，连续 5 日	2 周
MTX 每周疗法	$50mg/m^2$，肌内注射	1 周
MTX＋四氢叶酸（CF）	1mg/(kg·d)，肌内注射，第 1、3、5、7 日 0.1mg/(kg·d)，肌内注射，第 2、4、6、8 日（24 小时后用）	2 周
MTX	250mg，静脉滴注，维持 12 小时	
Act－D	10～12μg/(kg·d)，静脉滴注，连续 5 日	2 周
5－FU	28～30mg/(kg·d)，静脉滴注，连续 8～10 日	2 周

（2）联合化疗　首选 EMA－CO 方案或以 5－FU 为主的联合化疗方案（表 19－4）。

表 19－4　联合化疗方案及用法

药物	剂量、给药途径、疗程日数	疗程间隔
EMA－CO		2 周
第一部分 EMA		
第 1 天	VP16 100mg/m^2，静脉滴注	
	Act－D 0.5mg，静脉注射	
	MTX 100mg/m^2，静脉注射	
	MTX 200mg/m^2，静脉滴注 12 小时	
第 2 日	VP16 100mg/m^2，静脉滴注	
	Act－D 0.5mg，静脉注射	
	四氢叶酸（CF）15mg，肌内注射	
	（从静脉注射 MTX 开始算起 24 小时给药，每 12 小时 1 次，共 2 次）	
第 3 日	四氢叶酸 15mg，肌内注射，每 12 小时 1 次，共 2 次	
第 4～7 日	休息（无化疗）	
第二部分		
第 8 日	VCR 1.0mg/m^2，静脉注射	
	CTX 600mg/m^2，静脉滴注	
5－FU ＋ KSM		3 周
	5－FU 26～28mg/（kg·d），静脉滴注，连续 8 日	
	KSM 6μg/（kg·d），静脉滴注，连续 8 日	

（3）疗效评估　每一疗程结束后，应每周测血 hCG，结合妇科检查、B 型超声检查、胸部 X 线摄片、CT 等检查。化疗疗程结束至 18 日内，血 hCG 下降至少 1 个对数为有效。

（4）不良反应防治　主要不良反应为骨髓抑制，其次为消化道反应、肝功能损害、肾功能损害及脱发等。化疗前应检查血、尿常规、肝功能、肾功能，了解骨髓及肝肾功能，用药期间严密观察，及时治疗。

（5）停药指征　低危患者血 hCG 每周测定一次，连续 3 次阴性后至少给予 1 个疗程的化疗，而对于化疗过程中 hCG 下降缓慢和病变广泛者通常给予 2～3 个疗程的化疗；高危患者在血 hCG 阴性后继续化疗 3 个疗程，第 1 疗程必须为联合化疗。

2. 手术　为辅助治疗。对控制大出血、切除耐药病灶、减少肿瘤负荷和缩短化疗疗程等方面有一定作用。

（1）子宫切除　无生育要求的无转移患者在初次治疗时首选全子宫切除术，并术中开始单药化疗，直至血 hCG 水平正常。大病灶、耐药病灶或病灶穿孔出血者，应在化疗基础上行全子宫切除术，生育年龄妇女应保留卵巢。有生育要求的年轻妇女，若穿孔病灶大，可作病灶切除加子宫修补术；血 hCG 水平不高，耐药病灶为单个及子宫外转移灶已控制，可考虑行子宫病灶剜除术。

（2）肺叶切除术　多次化疗未能吸收的孤立的肺转移耐药病灶，可行肺叶切除。

3. 放射治疗　目前应用较少，主要用于肝、脑转移和肺部耐药病灶的治疗。

4. 耐药复发病例的治疗　几乎全部无转移和低危转移病例均能治愈，仍有 20% 左右高危转移病例出现耐药或复发，并最终死亡。其策略大致有：①治疗前准确临床分期，给予恰当化疗方案，减少耐药和复发。②采用有效的二线化疗药物组成联合化疗方案，有效药物有异环磷酰胺、顺铂、卡铂、博来霉素、紫杉醇等，化疗方案主要有 EP－MA、PVB、BEP、VIP 等。另有报道应用超大剂量联合化疗及自体造血干细胞移植治疗耐药患者取得一定疗效。③采用综合治疗和探索新的治疗方法，如放射介入技术、超选择性动脉插管局部灌注化疗和栓塞治疗等，对耐药和复发病灶均有显著疗效。

六、随访

治疗结束后应严密随访。第 1 次随访在出院后 3 个月，以后每 6 个月 1 次至 3 年，此后每年 1 次直至 5 年。随访内容同葡萄胎。随访期间应严格避孕，应于化疗停止≥12 个月方可妊娠。

第三节　胎盘部位滋养细胞肿瘤

胎盘部位滋养细胞肿瘤（placental site trophoblastic tumor，PSTT）是指起源于胎盘种植部位的一种特殊类型的妊娠滋养细胞肿瘤。临床罕见，仅少数发生转移，预后良好。

一、病理

1. 大体检查　肿瘤可为突向宫腔的息肉样组织，也可局限于子宫肌层内，还可呈弥漫性浸润，肿瘤切面呈黄褐色或黄色，可伴局灶性出血和坏死。

2. 镜下检查　无绒毛结构。肿瘤细胞呈单一或片状侵入子宫肌纤维之间。仅有局灶性出血和坏死。免疫组化染色见部分肿瘤细胞 hCG 和人胎盘生乳素（HPL）阳性。

二、临床表现

多发生于育龄期，可继发于足月产、流产和葡萄胎，偶合并活胎妊娠。症状多为停经后不规则阴道流血或月经过多。体征为子宫均匀性或不规则增大。仅少数病例发生子宫外转移，受累部位为肺、阴道、脑、肝、肾及盆腔和腹主动脉旁淋巴结。一旦发生转移，预后不良。

三、诊断

症状、体征不典型，容易误诊。可通过刮宫标本组织学检查做出诊断，但大多数需靠手术切除子宫标本做出准确诊断。

四、处理

手术是首选的治疗方法，原则是切除一切病灶，行全子宫切除及双侧附件切除术。年轻妇女若病灶局限于子宫，卵巢外观正常，应保留卵巢。有高危因素的 PSTT 患者，术后应给予辅助性化疗。因 PSTT 对化疗的敏感性不及妊娠滋养细胞肿瘤，首选的化疗方案为 EMA－CO。对于无高危因素的患者一般不主张术后辅助性化疗。

五、随访

治疗后应随访。随访内容同妊娠滋养细胞肿瘤。由于缺乏肿瘤标志物，随访时临床表现和影像学检查更有价值。

答案解析

目标检测

一、选择题

1. 患者，女，35 岁。停经 3 个月，阴道不规则流血 3 天。妇科检查子宫如 4 个月妊娠大小，B 超显示宫腔内落雪征。首先考虑（　）

A. 自然流产　　B. 双胎妊娠
C. 妊娠合并子宫肌瘤　　D. 葡萄胎
E. 羊水过多

2. 关于葡萄胎处理，下列错误的是（　）

A. 一经确诊，应尽快清宫
B. 必要时第 2 次刮宫
C. 宫腔内刮出物病理检查
D. 术后严密随访至妊娠试验阴性为止
E. 嘱患者术后避孕 1 年

3. 患者，女，26 岁。足月分娩后 12 个月出现持续的阴道不规则流血。hCG 持续高水平，CT 示肺部转移灶。最有可能的诊断是（　）

A. 胎盘部位反应　　B. 胎盘残留
C. 绒毛膜癌　　D. 葡萄胎
E. 侵蚀性葡萄胎

4. 患者，女，25 岁，葡萄胎清宫术后 13 个月，阴道流血 2 周。妇科检查：阴道口处见一直径 2cm 紫蓝色结节，子宫稍大，质软，双侧附件正常。胸部 X 线片未见异常。尿妊娠试验（+）。阴道病灶组织病理检查见高度增生滋养细胞，无绒毛结构。最有可能的诊断是（　）

A. 绒毛膜癌　　B. 子宫内膜异位症
C. 葡萄胎　　D. 侵蚀性葡萄胎
E. 阴道癌

5. 绒毛膜癌常见的转移部位依次是（　）

A. 肺，盆腔，肝，脑，阴道
B. 肺，阴道，盆腔，肝，脑
C. 肺，脑，盆腔，肝，阴道
D. 阴道，肺，盆腔，肝，脑
E. 肺，肝，阴道，盆腔，脑

二、思考题

1. 简述葡萄胎患者典型临床表现及治疗方法。

2. 李某，女，35 岁，G_2P_0，4 个月前患葡萄胎并行清宫术。因“停经 2 个月，阴道不规则流血，咳嗽 1 周”来院就诊，曾经抗炎治疗无效。妇检：子宫增大如孕 2 个月、质软，双侧附件触及囊性肿物。辅助检查：血清 hCG 升高，盆腔超声示子宫肌层有 4cm×5cm 不均质回声，血流信号丰富，两侧附件区有囊性低回声包块。肺部 X 线检查有棉球状阴影。

（1）该患者最可能的诊断是什么？

（2）该患者主要治疗原则是什么？

（左欣鹭）

书网融合……

本章小结　　微课 1　　微课 2　　题库

第十九章　子宫内膜异位症及子宫腺肌病

PPT

学习目标

1. 通过本章内容学习，应重点掌握子宫内膜异位症的定义、临床表现、诊断及治疗；子宫腺肌病的临床表现。熟悉子宫内膜异位症的病理及鉴别诊断；子宫腺肌病的诊断及治疗。了解子宫内膜异位症的病因；子宫腺肌病的病理。

2. 具备对子宫内膜异位症及子宫腺肌病进行诊断和治疗的能力。关心患者，具有良好的医患沟通能力，对患者行体格检查时温和细致，语言亲切。

情境导入

情境描述　患者，女，32 岁，已婚育龄期女性，未避孕 4 年未孕，近 5 年出现痛经进行性加重，月经淋漓不尽，窥器检查见阴道后穹窿散在分布米粒大小紫蓝色出血点，双合诊检查子宫后倾固定，子宫直肠陷凹触及数枚触痛性小结节，左侧附件区触及一大小约 5cm × 5cm 囊性包块，表面光滑，活动度差。

讨论　1. 该女性患者可能患有哪种疾病？

2. 需进一步行哪些检查确诊？

第一节　子宫内膜异位症

子宫内膜组织（腺体和间质）出现在子宫体以外的部位时，称子宫内膜异位症（endometriosis，EMT），简称内异症。异位子宫内膜可以侵犯全身任何部位，但绝大多数位于盆腔内，其中以卵巢及宫骶韧带最常见，其次为子宫及其他脏腹膜、阴道直肠隔等部位，故有盆腔子宫内膜异位症之称。因内异症是激素依赖性疾病，在自然绝经和人工绝经后，病灶可逐渐萎缩吸收；妊娠或使用性激素抑制卵巢功能，可暂时阻止疾病发展。内异症虽属良性疾病，但有类似恶性肿瘤种植、侵袭及远处转移能力。

一、病因

内异症的发病机制目前尚未完全阐明，目前的主要学说有：子宫内膜种植学说、淋巴及静脉播散学说、体腔上皮化生学说、免疫学说、内分泌学说、遗传学说、环境学说、在位子宫内膜决定论学说等。

1921 年 Sampson 首先提出经期时子宫内膜腺上皮和间质细胞可随经血逆流，经输卵管进入盆腔，种植于卵巢和邻近的盆腔腹膜，并在该处继续生长、蔓延，形成盆腔内异症。多数临床和实验资料均支持这一学说：①70% ~90% 妇女有经血逆流，在经血中可见到存活的内膜细胞；②先天性阴道闭锁或宫颈狭窄等经血排出受阻者发病率高；③医源性内膜种植，如剖宫产后腹壁瘢痕或分娩后会阴切口出现内异症，可能是术时将子宫内膜带至切口直接种植所致；④动物实验能将经血中的子宫内膜移植于猕猴腹腔内存活生长，形成典型内异症。虽然大多数学者接受这一学说，但不能解释盆腔外内异症的发生，也无法解释多数育龄妇女存在经血逆流，但仅少数发病。

素质提升

郎景和院士的大医大爱精神

郎景和，妇产科专家，中国工程院院士，北京协和医院妇产科主任、教授、博士生导师。1964 年毕业于白求恩医科大学医疗系，2011 年当选为中国工程院院士。2022 年 9 月，入选 2022 年度吴阶平医学奖、吴阶平医药创新奖公示名单。郎景和院士主要从事妇产科医疗、教学、科研工作。郎景和院士对子宫内膜异位症发病机制进行研究，提出“在位内膜决定论”和“源头治疗说”。郎景和院士曾说过：“医生给病人开的第一张处方应该是关爱，医生对病人的同情不是用眼泪，而是用心血”。

二、病理

基本病理变化为异位子宫内膜随卵巢激素变化而发生周期性出血，导致周围纤维组织增生、粘连和囊肿形成，在病变区出现紫褐色斑点或小泡，最终发展为大小不等的紫褐色实质性结节或包块。

（一）大体病理

1. 卵巢型内异症 卵巢的异位病灶分为微小病灶型和典型病变型两种。微小病变型为位于卵巢浅表皮层的红色、蓝色或棕色斑点或数毫米大的小囊，属早期；随着异位内膜侵犯卵巢皮质并在其内生长、反复周期性出血，形成单个或多个囊肿型的典型病变，又称卵巢子宫内膜异位囊肿，囊肿大小不一，直径多在 5cm 左右，大者可达 10 ~ 20cm，内含有暗褐色、似巧克力样糊状陈旧血性液体，故又称卵巢巧克力囊肿（chocolate cyst of ovary），囊肿于经期内出血，压力增大，反复破裂，常使卵巢与子宫、阔韧带、盆侧壁及乙状结肠等邻近组织器官粘连，使之固定，活动度差。此种粘连是卵巢子宫内膜异位囊肿的临床特征之一。

2. 腹膜型内异症 宫骶韧带、直肠子宫陷凹与子宫后壁下段浆膜是腹膜型内异症最常见的部位。在病变早期常于局部出现散在紫褐色点状出血，宫骶韧带增粗或呈结节样改变，随病变发展，子宫后壁与直肠前壁粘连，直肠子宫陷凹变浅甚至消失。输卵管常与周围组织粘连，可因粘连和扭曲而影响其正常蠕动，甚至管腔不通，是内异症导致不孕的原因之一。

腹膜型内异症也可分为两型。①色素沉着型：即典型的蓝紫色或褐色腹膜异位结节，术中较易辨认；②无色素沉着型：为异位内膜的早期病变，较色素沉着型更常见，也更具生长活性。

3. 深部浸润型内异症 指病灶浸润深度≥5mm 的内异症，累及部位包括宫骶韧带、直肠子宫陷凹、阴道穹窿、阴道直肠隔、直肠或者结肠壁等，亦可侵犯至膀胱壁和输尿管。

4. 其他部位的内异症 腹壁切口、会阴切口等部位可形成瘢痕内异症；肺、胸膜等部位可见远处内异症。

（二）镜检

典型的异位内膜组织在显微镜下可见子宫内膜腺体、内膜间质、纤维素及出血等。如异位内膜反复出血可使典型组织结构被破坏，难以出现上述典型病变。镜下找到少量内膜间质细胞即可诊断。结合临床表现和术中所见，即使镜下在卵巢囊壁中仅发现红细胞或含铁血黄素细胞，同样可诊断内异症。

国内外文献报道子宫内膜异位症恶变的发生率在 1% 左右，主要与卵巢型内异症相关。内异症恶变的主要组织类型为透明细胞癌和子宫内膜样癌，其发生机制尚不明确。

三、临床表现

随病变部位不同而多种多样，特征性症状与月经周期密切相关，约25%的患者无任何症状。

（一）症状

1. 下腹痛和痛经　疼痛是内异症的主要症状，典型症状是继发性痛经、进行性加重。疼痛多位于下腹、腰骶及盆腔中部，有时可放射至会阴部、肛门及大腿，常于月经来潮时出现，并持续至整个经期。疼痛严重程度与病灶大小不一定成正比。

2. 不孕　内异症患者的不孕率高达40%。引起不孕的原因较复杂，盆腔微环境改变影响精卵结合及运送、免疫功能异常造成子宫内膜抗体增加使子宫内膜正常代谢及生理功能遭到破坏、卵巢功能异常造成排卵障碍和黄体形成不良等均可导致不孕的发生。

3. 月经异常　表现为经量增多、经期延长或月经淋漓不尽或经前期点滴出血。可能与卵巢实质病变、无排卵、黄体功能不足或合并子宫腺肌病和子宫肌瘤有关。

4. 性交不适　多见于直肠子宫陷凹的内异症病灶或因局部粘连，使子宫后倾固定。一般表现为深部性交痛，以月经来潮前性交痛最明显。

5. 其他特殊症状　盆腔外任何部位有异位内膜种植生长时，均可在局部出现周期性疼痛、出血和肿块，并出现相应症状。

（二）体征

部分患者可无阳性体征。典型体征为双合诊检查发现子宫后倾固定，直肠子宫陷凹、宫骶韧带或子宫后壁下方等部位可触及痛性结节，一侧或双侧附件处触及囊实性包块，活动度差。直肠阴道间隙受累时，阴道后穹窿可触及触痛性结节。

四、诊断及鉴别诊断

（一）诊断

1. 病史及临床表现　育龄期妇女有继发性、进行性加重的痛经及不孕病史或慢性盆腔痛，妇科检查扪及与子宫相连的囊性包块或触痛性结节，即可初步诊断为子宫内膜异位症。

2. 辅助检查

（1）腹腔镜检查　是目前诊断内异症的最佳方法。在腹腔镜下见到典型病灶即可确诊内异症。以下情况应首选腹腔镜检查：疑为内异症的不孕症患者、妇科检查及超声检查无阳性发现的慢性腹痛及痛经进行性加重者、有症状特别是血清CA125水平升高者。

（2）影像学检查　超声检查是诊断卵巢子宫内膜异位囊肿和直肠阴道隔内异症的重要方法，可确定异位囊肿的位置、大小和形状。CT和MRI具有同样诊断价值。

（3）血清CA125和人附睾蛋白4（HE4）测定　内异症患者血清CA125水平可能增高，但变化范围很大，临床上多用于重度内异症和疑有深部异位病灶者。CA125不作为独立的诊断依据。动态监测CA125有助于评估疗效和预测复发。HE4在内异症患者中多处在正常水平，但可用于其与卵巢癌的鉴别。

（二）鉴别诊断

1. 卵巢恶性肿瘤　早期无症状，有症状时多呈持续性腹痛、腹胀，病情发展快，一般情况差。超声检查示盆腔混合性或实性包块。血清CA125和HE4值多显著升高。腹腔镜检查或剖腹探查可鉴别。

2. 盆腔炎性包块 多有急性或反复发作的盆腔感染史，疼痛无周期性，平时亦有下腹部隐痛，可伴发热和白细胞增多等，抗生素治疗有效。

3. 子宫腺肌病 痛经症状与内异症相似，但多位于下腹正中且更剧烈，子宫多呈均匀增大，质硬。经期检查时子宫触痛明显。警惕此病常与内异症并存。

五、治疗

内异症治疗的目的：减缩及去除病灶、减轻及控制疼痛、治疗不孕及促进生育、预防及减少复发。应根据患者年龄、生育要求、症状、病变部位、病变范围、治疗经过而制订个体化方案，治疗分为保守性治疗和根治性治疗。

（一）期待疗法

适用于无明显症状的轻度患者或近绝经患者。对患者定期随访，对症处理病变引起的轻微经期腹痛，可给予前列腺素合成酶抑制剂，如吲哚美辛、萘普生、布洛芬等。有生育意愿者应尽早妊娠，妊娠后异位内膜病灶坏死萎缩，分娩后症状可缓解甚至有望治愈。

（二）药物治疗

适用于有慢性盆腔痛、痛经症状明显、有生育要求及无卵巢子宫内膜异位囊肿形成的患者。

1. 口服避孕药 是最早用于治疗内异症的激素类药物，目的是降低垂体促性腺激素水平，并直接作用于子宫内膜和异位内膜，导致内膜萎缩和经量减少。长期连续服用避孕药造成类似妊娠的人工闭经，称“假孕疗法”。临床上常用低剂量高效孕激素和炔雌醇复合制剂，每日 1 片，连续用 6 ~ 9 个月，适用于轻度内异症患者。副作用主要有恶心、呕吐，需警惕血栓形成。

2. 孕激素 单用人工合成高效孕激素，通过抑制垂体促性腺激素分泌，造成无周期性的低雌激素状态，并与内源性雌激素共同作用，造成高孕激素性闭经和内膜蜕膜化形成假孕。剂量为避孕剂量 3 ~ 4 倍，连续使用 6 个月，如甲羟孕酮 30mg/d。副作用有恶心、轻度抑郁、水钠潴留、体重增加及阴道不规则点滴出血等，停药数月后痛经缓解、月经恢复。

3. 孕激素受体拮抗剂 米非司酮具有强抗孕激素作用，每日口服 25 ~ 100mg，造成闭经使病灶萎缩。

4. 孕三烯酮 有抗孕激素、中度抗雌激素和抗性腺效应，使体内雌激素水平下降，异位内膜萎缩、吸收，是一种假绝经疗法。每周用药两次，每次 2.5mg，于月经第 1 天开始服药，6 个月为 1 个疗程。与达那唑相比，其副作用较小，对肝功能影响较小且可逆，且用药量少、方便。

5. 达那唑 能抑制 FSH、LH 峰，抑制卵巢甾体激素的分泌，并直接与子宫内膜雌、孕激素受体结合，抑制内膜细胞增生，导致子宫内膜萎缩，出现闭经，称为假绝经疗法。适用于轻度及中度内异症痛经明显的患者。用法：月经第一天开始口服 200mg，每日 2 ~ 3 次，持续用药 6 个月。停药后 4 ~ 6 周恢复月经及排卵。不良反应有恶心、头痛、潮热、乳房缩小、体重增加、性欲减退、多毛、痤疮等。不适用于高血压、心力衰竭、肾功能不全。

6. 促性腺激素释放激素激动剂（GnRH－α） 抑制垂体分泌促性腺激素，导致卵巢激素水平明显下降，出现暂时闭经。此疗法又称“药物性卵巢切除”。常用药物：亮丙瑞林 3.75mg，月经第 1 天皮下注射后，每隔 28 天注射一次，共 3 ~ 6 次；戈舍瑞林 3.6mg，用法同前。一般用药后第 2 个月开始闭经，可使痛经缓解，停药后在短期内排卵可恢复。不良反应主要有潮热、阴道干燥、性欲减退和骨质丢失等绝经症状，停药后多可消失。

（三）手术治疗

目的是切除病灶、恢复解剖。适用于：①药物治疗后症状不缓解、局部病变加剧或生育功能未恢复者；②较大的卵巢内膜异位囊肿者。手术方法包括剖腹手术和腹腔镜手术两种。目前认为腹腔镜手术是首选的治疗方法。

以腹腔镜确诊、手术加药物是内异症的金标准治疗。

1. 保留生育功能手术　适用于药物治疗无效、年轻和有生育要求的患者。手术切净、去除所有可见的异位内膜病灶，分离粘连，剥除囊肿，保留子宫、卵巢。

2. 保留卵巢功能手术　适用于无生育要求的45岁以下中、重度内异症患者。切除盆腔内病灶及子宫，保留至少一侧或部分卵巢。

3. 根治性手术　适用于45岁以上重症患者。手术将子宫、双侧附件及盆腔所有内异症病灶切除。术后不进行雌激素补充治疗，几乎不复发。

（四）药物与手术联合治疗

术前给予3~6个月药物治疗后有利于手术清除病灶；术后给予6个月药物治疗推迟复发。

第二节　子宫腺肌病

子宫内膜腺体及间质侵入子宫肌层时，称为子宫腺肌病（adenomyosis）。多发生于30~50岁经产妇，约15%同时合并内异症，约半数合并子宫肌瘤。

一、病因

目前认为子宫腺肌病是由子宫内膜基底层向子宫肌层内生长或内陷所致，多次妊娠及分娩、人工流产、慢性子宫内膜炎等造成子宫内膜基底层损伤，与本病的发病密切相关。

二、病理

异位内膜在子宫肌层多呈弥漫性生长，故子宫多均匀性增大，呈球形，一般不超过12周妊娠子宫大小。少数腺肌病病灶呈局限性生长形成结节或团块，似肌壁间肌瘤，称为子宫腺肌瘤。弥漫增大的子宫和腺肌瘤的剖面可见明显增厚且质硬，肌壁间见粗厚肌纤维带和微囊腔，腔内有陈旧性血液。腺肌瘤与周围正常子宫肌层无明显界限，手术时难以剥除。镜检子宫肌层内有岛状分布的异位内膜腺体和间质为其特征。

三、临床表现

1. 症状　主要症状是经量过多、经期延长及逐渐加重的进行性痛经，疼痛位于下腹正中，常于经前1周开始，直至月经结束。约1/3的患者无典型症状。月经过多的原因为：子宫内膜面积增加、子宫肌层纤维增生使子宫肌层收缩不良、子宫内膜增生等。

2. 体征　妇科检查子宫呈均匀性增大或局限性隆起，质硬并有压痛。经期压痛更加明显。

四、诊断

根据病史和临床表现可做出初步诊断。影像学检查有一定的帮助，可酌情选择，确诊需依赖术后病理。

五、治疗

根据患者年龄、症状和生育要求而定。

1. 药物治疗 目前尚无根治本病的有效药物。对症状较轻、有生育要求及近绝经期患者可试用达那唑、孕三烯酮或 GnRH－α 或左炔诺孕酮宫内缓释系统（LNG－IUS）治疗。

2. 手术治疗 症状严重、无生育要求或药物治疗无效者可行全子宫切除术，是否保留卵巢取决于卵巢有无病变和患者年龄。

答案解析

目标检测

一、选择题

1. 子宫内膜异位症最主要的临床特征是（　）
   A. 经期第 1～2 日出现腹痛
   B. 两侧下腹剧烈疼痛
   C. 经期腹痛伴发热
   D. 经期腹痛伴肛门坠胀感
   E. 继发性痛经、进行性加重

2. 诊断子宫内膜异位症的最佳方法是（　）
   A. B 型超声检查　　B. CA125 测定　　C. 腹腔镜检查
   D. 盆腔检查　　E. 以上都不是

3. 子宫内膜异位症最常发生的部位是（　）
   A. 卵巢　　B. 输卵管　　C. 子宫直肠陷凹
   D. 子宫骶骨韧带　　E. 盆腔腹膜

4. 关于子宫内膜异位症，以下说法错误的是（　）
   A. 常发生在生育年龄的妇女
   B. 妊娠后症状可缓解甚至消失
   C. 最常发生的部位是卵巢
   D. 容易恶变
   E. 常发生痛经

5. 下列不属于子宫腺肌病的临床表现的是（　）
   A. 痛经　　B. 接触性出血　　C. 经量增多
   D. 子宫增大　　E. 经期延长

6. 子宫内膜异位症最主要的临床特点是（　）
   A. 月经失调
   B. 不孕症发生率高达 40%
   C. 痛经和持续性下腹痛
   D. 咯血
   E. 腹痛、腹泻或便秘

7. 子宫内膜异位症痛经的特点是（　）
   A. 痛经发生于月经前期
   B. 痛经发生于月经前，经期加重，经后缓解
   C. 痛经与月经周期无关

D. 痛经经期轻微，经后加重

E. 痛经多为原发性痛经

8. 关于子宫内膜异位症的预防，禁忌的是（　）

A. 防止经血倒流

B. 月经期应避免不必要的盆腔检查

C. 避免手术操作时引起的内膜种植

D. 人工流产时，不要突然降低负压

E. 输卵管通液术，应在月经前期进行

9. 关于卵巢巧克力囊肿，下列说法正确的是（　）

A. 其内是渗出液

B. 卵巢子宫内膜异位囊肿

C. 卵巢黄素囊肿

D. 卵巢宫外孕

E. 出血性卵巢囊肿

10. 患者，女，48 岁，子宫内膜异位症患者，症状和盆腔病变均较严重，影响工作和生活，且肝功轻度异常，应选择的治疗方法为（　）

A. 激素治疗

B. 切除子宫手术

C. 切除子宫、双侧附件及盆腔内所有异位内膜病灶

D. 切除盆腔病灶

E. 随访观察

11. 患者，女，40 岁，已婚，经产妇。月经期延长，量多，痛经明显，子宫如 50 天妊娠大小，有压痛，附件正常。最可能的诊断为（　）

A. 子宫肌瘤　　B. 子宫腺肌病　　C. 子宫肥大

D. 子宫内膜异位症　　E. 早孕

12. 某妇女，38 岁，子宫下段剖宫产术后 10 年，近 4 年痛经，且逐年加剧。妇科检查：子宫活动欠佳，后穹窿可触及多个小结节，其诊断首先考虑为（　）

A. 慢性盆腔炎　　B. 卵巢癌　　C. 子宫内膜异位症

D. 子宫腺肌病　　E. 多发性浆膜下肌瘤

13. 33 岁妇女。婚后 7 年未孕，痛经逐年加重，妇查：宫底韧带处可触及黄豆大小结节 2 个，触痛明显，右侧附件可及一 5cm×6cm 大小包块，活动差，半囊半实。最有效的确诊方法是（　）

A. B 超　　B. 诊断性刮宫　　C. 宫腔镜检查

D. 腹腔镜＋组织病检　　E. CA125

14. 有关子宫内膜异位症的治疗，下列错误的是（　）

A. 症状较轻，可行期待疗法，绝经后异位内膜可萎缩，疼痛可减轻

B. 镇痛药对症治疗

C. 药物治疗效果不好，可腹腔镜下手术疗法

D. 先天性生殖道畸形结婚后好转，不用治疗

E. 用药物抑制排卵，可缓解疼痛

15. 29 岁妇女，痛经 3 年，婚后 2 年未孕。妇科检查：子宫鸭卵大，常硬，后位，活动受限，后穹窿可触及多个小结节，未经治疗，应首选哪种治疗方法（　）

A. 甲基睾丸素长期应用

B. 高效孕激素类药物

C. 保留生育功能手术

D. 克罗米酚

E. hCG 诱发排卵

二、思考题

简述子宫内膜异位症的治疗。

（李硕熙）

书网融合……

本章小结　　微课　　题库

第二十章　女性生殖内分泌疾病

学习目标

1. 通过本章内容学习，应重点掌握异常子宫出血的概念、临床表现、诊断和治疗；多囊卵巢综合征及闭经的概念。熟悉异常子宫出血的分类、病因及病理变化；闭经的病因、分类、诊断及处理；绝经综合征的临床表现、治疗原则。了解痛经、多囊卵巢综合征的临床表现及治疗原则。

2. 学会女性内分泌系统发生异常时的诊断及处理，正确指导患者应用激素调整月经周期。能与患者及家属有效沟通，排除患者使用激素的顾虑，关心患者。培养实事求是、勇于创新的科研精神。

情境导入

情境描述　张某，女，17岁。月经不规律2年，经量过多1月余就诊。患者13岁初潮，2年前月经始紊乱，月经周期及经期均无规律，周期1~3个月不等，经期7~10日。1个月前月经来潮，持续至今，量多伴暗红色血块，无腹痛，服用中药止血效果不佳，阴道出血仍时多时少。近10日来自觉头晕、乏力、心悸，无畏寒、发热。查体：发育正常，营养中等，全身皮肤、黏膜苍白。外阴发育正常，直肠腹部诊：前位子宫，正常大小，中等质地，无压痛，双侧附件区未扪及异常。辅助检查：血常规：血红蛋白75g/L。性激素测定：孕酮2.5ng/ml。子宫正常大小，双侧附件区未见异常。

讨论　1. 该患者的初步诊断是什么？

2. 主要治疗原则及措施是什么？

女性生殖内分泌疾病是妇科常见病，通常是由于下丘脑－垂体－卵巢轴功能异常或其对应的靶器官异常所致，部分疾病还涉及遗传、生殖器官发育异常等。

第一节　异常子宫出血

异常子宫出血（abnormal uterine bleeding，AUB）是常见的妇科症状和体征，指与正常月经的周期频率、规律性、经期长度、经期出血量中的任何一项不符，源于子宫腔的异常出血。本节内容不包括妊娠期、产褥期、青春期前及绝经后出血。

国际妇产科联盟（FIGO）2011年提出了育龄期非妊娠妇女AUB病因分类PALM－COEIN系统，2014年中华妇产科学会的《异常子宫出血诊断与治疗指南》接受了该分类系统。AUB按病因分为两大类9个类型，按英语首字母缩写为“PALM－COEIN”，“PALM”存在结构性改变，可采用影像学技术和（或）组织病理学方法明确诊断；而“COEIN”无子宫结构性改变。具体为：子宫内膜息肉所致AUB（AUB－P）、子宫腺肌病所致AUB（AUB－A）、子宫平滑肌瘤所致AUB（AUB－L）、子宫内膜恶变和不典型增生所致AUB（AUB－M）；全身凝血相关疾病所致AUB（AUB－C）、排卵障碍相关AUB（AUB－O）、子宫内膜局部异常所致AUB（AUB－E）、医源性所致AUB（AUB－I）、未分类的AUB

（AUB－N）（表 20－1）。

表 20－1　FIGO 的 AUB 病因分类 PALM－COEIN 系统

分类	致 AUB 疾病名称	致 AUB 疾病英文名称及简称
PALM（存在结构性改变）	子宫内膜息肉	polyp（AUB－P）
	子宫腺肌病	adenomyosis（AUB－A）
	子宫肌瘤	leiomyoma（AUB－L）
	子宫内膜恶变和不典型增生	malignancy and hyperplasia（AUB－M）
COEIN（无子宫结构性改变）	全身凝血相关疾病	coagulopathy（AUB－C）
	排卵障碍	ovulatory dysfunction（AUB－O）
	子宫内膜局部异常	endometrial（AUB－E）
	医源性	iatrogenic（AUB－I）
	未分类	not yet classified（AUB－N）

我国《异常子宫出血诊断与治疗指南》规定的月经临床评价指标的相关术语见表 20－2，其他还有经期有无不适，如痛经、腰酸、下坠等。

表 20－2　AUB 术语范围

月经临床评价指标	术语	范围
周期频率	月经频发	<21 日
	月经稀发	>35 日
周期规律性（近 1 年）	规律月经	<7 日
	不规律月经	≥7 日
	闭经	≥6 个月无月经
经期长度	经期延长	>7 日
	经期过短	<3 日
经期出血量	月经过多	>80ml
	月经过少	<5ml

本节主要讲解 PALM－COEIN 系统中的排卵障碍性异常子宫出血（ovulatory dysfunction AUB，AUB－O），指由于无排卵、稀发排卵及黄体功能不足引起的月经周期、经期与出血量异常的子宫出血，全身检查未发现明显的器质性疾病。

一、无排卵性异常子宫出血

（一）病因及发病机制

无排卵性 AUB 的常见原因有：全身或内分泌系统疾病、营养不良、精神紧张、环境改变、气候改变、过度劳累、饮食紊乱、酗酒以及其他药物等，通过大脑皮质和中枢神经系统影响下丘脑－垂体－卵巢轴的功能调节，使卵巢功能失调，性激素分泌紊乱，子宫内膜的周期性变化发生改变，导致月经紊乱，出现子宫不规则出血。

各种原因导致子宫内膜受单一雌激素作用而无孕酮对抗，从而引起雌激素突破性出血（breakthrough bleeding）或雌激素撤退性出血（withdrawal bleeding）。雌激素突破性出血有两种类型：①雌激素缓慢累积维持在阈值水平，可发生间断性少量出血，子宫内膜修复慢，出血时间长；②雌激素累积维持在较高水平，子宫内膜持续增厚，但因无孕激素作用，内膜脆弱脱落而导致局部修复困难，临床表现为少量出血淋漓不断或一段时间闭经后的大量出血。雌激素撤退性出血，即在单一雌激素的刺激下，子宫内膜出现不同程度增生，多数卵泡闭锁，或由于大量雌激素对 FSH 的负反馈作用，而导致雌激素水平突然急剧下降，内膜失去支持而出现撤退性出血。无排卵性 AUB 常见于青春期、绝经过渡期，育龄期也可发生。

1. 青春期　下丘脑－垂体－卵巢轴的调节功能尚未成熟，大脑中枢对雌激素的正反馈调节存在缺陷，此时垂体分泌的 FSH 呈持续性低水平，不能刺激卵泡发育为成熟卵泡，亦无排卵前 LH 峰值出现，因此虽有卵泡生长，卵泡发育到一定程度即发生退行性变，形成闭锁卵泡，无排卵发生。

2. 绝经过渡期　卵巢功能不断衰退，卵泡对垂体促性腺激素的反应性低下，雌激素分泌量锐减，对垂体的负反馈变弱，以致体内促性腺激素水平升高，FSH 常比 LH 更高，不形成排卵期前 LH 峰值，故不排卵。

3. 育龄期　可因内外环境的变化如手术、应激、劳累或疾病等引起短暂的无排卵。亦可因肥胖、多囊卵巢综合征、高催乳素血症等长期存在的因素引起持续无排卵。

（二）病理

根据体内雌激素水平的高低和作用时间长短，以及子宫内膜对雌激素反应的敏感性，子宫内膜可表现出不同程度的增生性变化，少数可出现萎缩性改变。

1. 子宫内膜增生　根据 2014 年世界卫生组织（WHO）女性生殖系统肿瘤学分为 2 类。

（1）不伴有不典型的增生（hyperplasia without atypia）　指子宫内膜腺体过度增生，大小和形态不规则，腺体和间质比例增高，但无明显的细胞不典型。因长期雌激素作用而无孕激素拮抗所致，发生子宫内膜癌的风险极低，为 1%～3%。包括既往所称的单纯型增生和复杂型增生。

（2）不典型增生（atypical hyperplasia，AH）/子宫内膜上皮内瘤变（endometrioid intraepithelial neoplasia，EIN）　指子宫内膜增生伴有细胞不典型，发生子宫内膜癌的风险较高，属于癌前病变，此类型不属于异常子宫出血的范畴。镜下表现为管状或分支腺体排列拥挤，并伴有细胞不典型（包括细胞核增大、圆形、多形性、极性丧失和核仁明显），病变区域内腺体拥挤，比例超过间质，仅有少量间质分隔。

2. 增殖期子宫内膜　子宫内膜与正常月经周期中的增殖期内膜并无区别，只是在月经周期的后半期甚至月经期，均无分泌期改变，仍表现为增殖期形态。

3. 萎缩型子宫内膜　子宫内膜菲薄，腺体少而小，腺腔狭而直。腺上皮细胞呈单层立方形或低柱状，间质少而致密，胶原纤维相对增多。

（三）临床表现

最常见的症状是不规则子宫出血，临床特点为月经周期紊乱，经期长短不一，出血量时多时少，出血少时呈点滴状，多时则大量出血。部分患者先有数周或数月停经，然后出血，血量往往较多，持续 2～3 周或更长时间，不易自行停止，常导致贫血或休克。出血期间多无下腹痛或其他不适。出血的类型取决于血清雌激素的水平及其下降速度、雌激素对子宫内膜持续作用的时间及子宫内膜厚度。

（四）诊断

本病诊断主要依据病史、体格检查及其他辅助检查。诊断前必须除外生殖道或全身器质性病变。

1. 病史　详细询问患者的年龄、月经史、婚育史及避孕情况等。注意询问子宫异常出血持续时间、出血量、性质及伴随症状，疾病经过和诊疗情况，是否有引起子宫异常出血的全身性疾病如血液病、肝病、内分泌疾病以及代谢性疾病等，近期有无服用干扰排卵的药物，有无服用抗凝药，有无精神紧张、环境改变、情绪变动等影响正常月经周期的因素。

2. 全面体格检查　包括妇科检查及全身检查，有无贫血、甲状腺疾病、多囊卵巢综合征及其他生殖器官的器质性病变。

3. 辅助检查 目的是鉴别诊断，确定病情严重程度及有无合并症。

（1）血常规及凝血功能检查 了解贫血情况、血小板计数、凝血功能情况。

（2）妊娠试验 有性生活史者应行妊娠试验检查，除外妊娠及妊娠相关疾病。

（3）盆腔超声检查 了解子宫大小、形态、子宫内膜厚度、宫腔有无占位病变及其他生殖器官器质性病变等。

（4）基础体温测定（basal body temperature，BBT） 基础体温呈单相型，提示无排卵（图 20－1）。

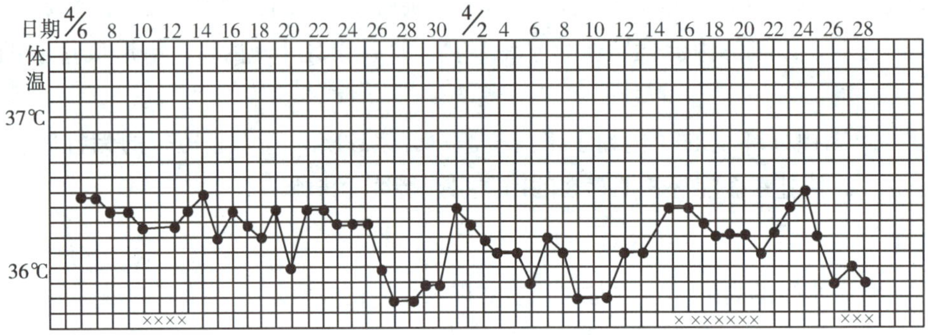

图 20－1 基础体温单相型（无排卵性异常子宫出血）

（5）激素测定 测定血清中雌激素、孕激素及促性腺激素水平，以了解垂体和卵巢功能。通过测定下次月经前 5～9 日（相当于黄体中期）血孕酮水平可以确定有无排卵，孕酮浓度 <3ng/ml 提示无排卵。

（6）诊断性刮宫或子宫内膜活检 目的是止血和明确子宫内膜病理诊断。对年龄大于 35 岁，药物治疗无效或有子宫内膜癌高危因素的患者均应行诊刮术。应全面搔刮整个宫腔，必要时行分段诊刮。刮出的组织送病理检查以确定出血的性质。为了确定是否排卵或判断黄体功能，应在经前 1～2 日或月经来潮 6 小时内刮宫；不规则阴道流血、大出血、除外器质性疾病，可随时刮宫。亦可行负压吸引术获取子宫内膜组织。

（7）宫腔镜检查 可直视子宫内膜是否增厚、充血，表面是否平滑、有无突起等。在宫腔镜直视下选择病变区活检可提高诊断的准确性。

（五）鉴别诊断

在诊断异常子宫出血前，必须排除生殖道局部或全身性疾病所致的生殖道出血，应注意鉴别以下疾病。

1. 异常妊娠或妊娠并发症 如流产、异位妊娠、葡萄胎、胎盘残留等。

2. 生殖道感染及肿瘤 如急性或慢性子宫颈炎、子宫内膜炎、子宫颈癌、子宫肌瘤、子宫内膜癌、滋养细胞肿瘤及卵巢肿瘤等。

3. 生殖道损伤 如阴道或宫颈裂伤出血、阴道异物等。

4. 全身性疾病 如血液病、肝病、甲状腺功能亢进或减退等。

5. 其他 性激素类药物使用不当、宫内节育器或异物所致的子宫异常出血。

（六）治疗

治疗原则：青春期患者以止血、调整周期为治疗原则，对有生育要求者可同时行促排卵治疗；绝经过渡期患者以止血、调整周期、减少经量、防止子宫内膜病变为治疗原则。常用性激素药物止血和调整月经周期。出血期可辅以促凝血和抗纤溶药物，促进止血。必要时手术治疗。注意加强营养，改善全身情况。贫血者补充铁剂治疗，贫血严重者需输血治疗。出血时间长者给予抗生素预防感染。

具体治疗措施如下。

1. 止血　性激素为首选药物。对大量出血患者，应该在性激素治疗6小时内见效，24～48小时内出血基本停止，若96小时以上仍不止血，应考虑有器质性病变存在。

（1）雌激素（子宫内膜修复法）　大量雌激素促进子宫内膜增生、快速修复出血创面和增强凝血功能而止血。适用于血红蛋白低于80g/L的青春期患者。首选口服法止血，病人不耐受时可改为肌内注射法。

1）口服法　戊酸雌二醇：2mg/次，每6～8小时一次，止血后每3日减少1/3剂量，而后改为最小雌激素剂量1～2mg/d，维持治疗20日以上。所有雌激素疗法患者在血红蛋白升至80～90g/L以上后须加用孕激素，使子宫内膜转化，雌孕激素同时停药后出现撤退性出血。

2）肌内注射法　苯甲酸雌二醇每次2mg，每6～8小时一次，止血3日后开始减量，用法同戊酸雌二醇，维持量为2mg/d。

（2）孕激素（子宫内膜脱落法）　孕激素可以使处于增殖期或异常增生的子宫内膜转化为分泌期，停药后内膜脱落出现撤药性出血，此时内膜脱落较彻底，也可达到止血效果，又称“药物刮宫”。适用于体内已有一定水平雌激素，血红蛋白＞80g/L、生命体征平稳的患者。常用的方法是：地屈孕酮10mg，口服，每日2次，共10日。肌内注射黄体酮20～40mg/d，共5日。停药后3～7日出现撤退性出血。

（3）口服复方短效避孕药　适用于长期而严重的无排卵患者。药物为第三代短效口服避孕药，如妈富隆、达英－35或优思明等。治疗方法是：1～2片/次，每6～8小时一次，止血后每3日减少1/3剂量至1片/日，维持至血止后的21日停药。严重持续无规律出血建议连续服用3个月等待贫血纠正。

（4）孕激素（子宫内膜萎缩法）　高效合成孕激素可使内膜萎缩，达到止血目的，此法不适用于青春期患者。炔诺酮：首剂量5mg，口服，每8小时1次，血止后每隔3日递减1/3量，直至维持量每日2.5～5mg，血止后的21日停药，停药后3～7日发生撤退性出血。

（5）雄激素　雄激素能拮抗雌激素、具有增强子宫平滑肌及子宫血管张力的作用，可减轻盆腔充血，减少出血量。雄激素不能立即改变内膜脱落过程，也不能使内膜迅速修复，单独使用止血效果不佳。常用丙酸睾酮25～50mg肌内注射，每日一次，连用1～3日，出血明显减少时停止使用。每月总量不超过300mg。

（6）刮宫术　刮宫术止血迅速，并可将子宫内膜送病理检查，有诊断价值。对绝经过渡期患者应首先考虑行刮宫术。

2. 调整月经周期　是治疗异常子宫出血的根本，可巩固疗效和避免复发。其一方面可使患者恢复自身正常的下丘脑－垂体－卵巢轴的内分泌调节；另一方面使子宫内膜发生周期性变化，内膜脱落出血，且出血量不多。

（1）孕激素　适用于体内有一定雌激素水平的各年龄段患者。于月经周期后半期（撤药性出血的第16～25日）口服地屈孕酮10～20mg/d，或肌内注射黄体酮10mg/d，连用10日，3个周期为一个疗程。

（2）口服避孕药　可很好控制周期，尤其适用于有避孕要求的患者。有避孕药禁忌证者不宜应用。雌激素使子宫内膜增生修复，孕激素可限制雌激素引起的内膜增生程度。连用3个周期。

（3）雌、孕激素序贯疗法　即人工周期，适用于青春期患者。模拟自然月经周期中卵巢的内分泌变化，将雌、孕激素序贯应用，使子宫内膜发生周期性脱落。于月经周期（或撤退性出血）的第6日开始服用结合雌激素1.25mg/d或戊酸雌二醇1～2mg/d，连服20日，后10日肌内注射黄体酮针10mg/d或加服地屈孕酮10mg/d。停药3～7日出现撤退性出血，于出血第6日重复用药，连用3个周期，此后多能自发排卵（图 20－2）。

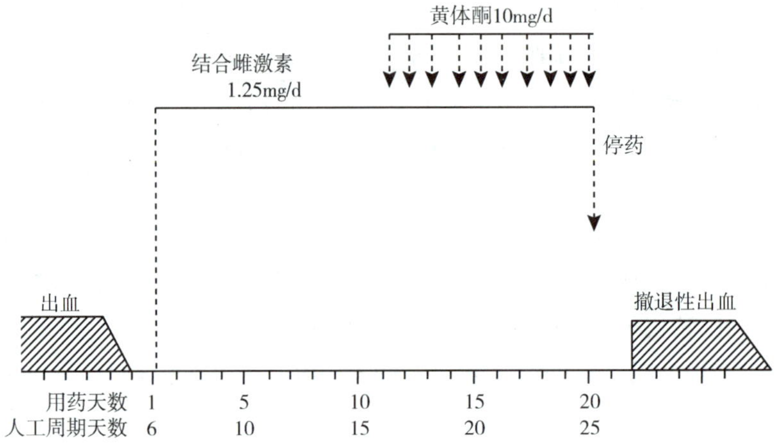

图 20－2 雌孕激素序贯疗法示意图

（4）左炔诺孕酮宫内缓释系统（levonorgestrel－releasing intrauterine，LNG－IUS） 适用于无生育需求的生育期或围绝经期患者。多种药物治疗无效后可选择。其原理是在宫腔内局部释放左炔诺孕酮，抑制子宫内膜生长，能有效减少经量。

素质提升

葛秦生教授生平事迹

葛秦生（1917—2021 年），女，1936 年起就读于上海医科大学（原国立上海第一医学院）与北京协和医学院。1942 年毕业后从事妇产科医疗、教学与研究工作，培养了博士生 7 名与硕士生 24 名。1956 年起专攻妇科生殖内分泌学，70 年代当时国内无诱导排卵药物，她采用了中药活血补肾诱导排卵，首次报道采用中药诱导排卵成功，并在国内推广。

3. 促排卵 适用于育龄期无排卵、不孕症患者。

（1）氯米芬 适用于体内有一定雌激素水平的患者。月经期第 5 日起，每晚服 50mg，连服 5 日。可于停药 7～9 日排卵，若排卵失败，可于下个月经周期重复用药，一般连用 3 个月。

（2）人绒毛膜促性腺激素（hCG） 适用于体内 FSH 有一定水平、雌激素中等水平者。超声监测卵泡发育接近成熟时，可大剂量肌内注射 hCG 5000～10000U 诱发排卵。

（3）尿促性素（human menopausal，hMG） 有诱发卵巢过度刺激综合征的可能，故仅适用于氯米芬促排卵效果不佳、要求生育的不孕患者。每支含 FSH 及 LH 各 75U。常用 hMG 和 hCG 联合用药促排卵。月经周期第 5 日起每日肌内注射 hMG 1～2 支，直至卵泡成熟，停用 hMG，加用 hCG 5000～10000U 肌内注射，以提高排卵率。此法称为 hMG－hCG 促排卵法。

4. 手术治疗 刮宫术最常用，既能止血，又能明确诊断并排除子宫内膜器质性病变。子宫内膜去除术是利用宫腔镜电切割或激光切除子宫内膜，电凝、热疗等方法使子宫内膜凝固坏死，适用于绝经过渡期患者和无生育要求的生育年龄患者。术前必须排除癌或癌前病变，以避免误诊和误切。患者经各种治疗效果不佳，并了解所有可行的药物治疗方法后，由患者和家属知情选择后接受子宫切除。

二、排卵性异常子宫出血

排卵性异常子宫出血多发生于育龄期妇女，较无排卵性异常子宫出血少见。常见类型为黄体功能不足及子宫内膜不规则脱落。

（一）黄体功能不足

在月经周期中有卵泡发育和排卵，但黄体期孕激素分泌不足或黄体过早萎缩，导致子宫内膜分泌反应不良，黄体期缩短。

【发病机制】

正常足量分泌的 FSH 和 LH 使卵巢发生周期性排卵，卵巢对 LH 良好的反应，是黄体健全发育的必要前提。各种因素如神经内分泌调节紊乱可导致卵泡期 FSH 分泌不足，卵泡发育差，雌激素分泌少，对下丘脑及垂体的正反馈作用不足；LH 脉冲峰值不高及排卵峰后 LH 低脉冲缺陷，使排卵后黄体发育不良，孕激素分泌减少；卵巢本身发育不良，造成卵泡发育不良，排卵后颗粒细胞黄素化不良，孕激素分泌减少，从而使子宫内膜分泌反应不足。生理性因素如初潮、分娩后及绝经过渡期等也可导致黄体功能不足。

【病理】

子宫内膜的病理形态往往表现为分泌期内膜，腺体分泌不良，间质水肿不明显，腺体和间质发育不同步，或在内膜各个部位显示分泌反应不均。活检显示分泌反应落后 2 日。

【临床表现及诊断】

月经周期缩短，月经频发。有时月经周期虽在正常范围，但卵泡期延长，黄体期缩短，易致不孕或妊娠早期流产。妇科检查无引起异常子宫出血的生殖器官器质性病变。基础体温呈双相型，但排卵后体温上升缓慢，上升幅度低，高温相小于 11 日（图 20－3）。子宫内膜活检显示子宫内膜分泌反应不良，至少落后 2 日。

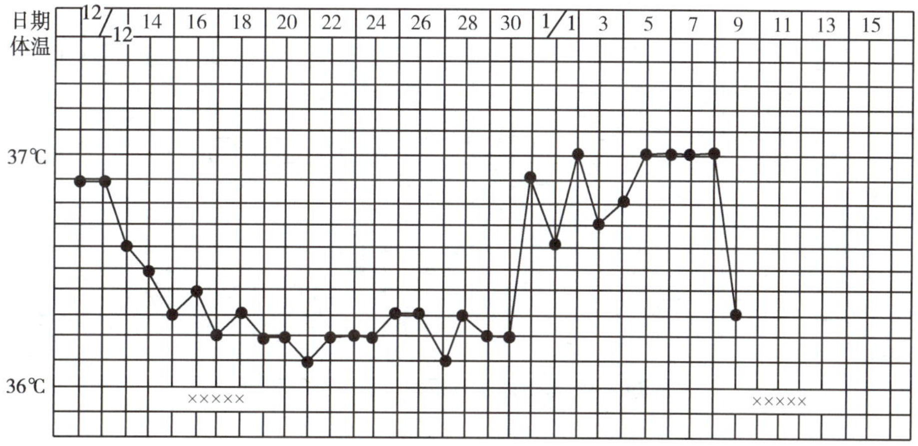

图 20－3　基础体温双相型，黄体期短

【治疗】

1. 促卵泡发育　针对发病原因，促使卵泡发育和排卵。

（1）卵泡期使用低剂量雌激素　月经第 5 日起口服戊酸雌二醇 1mg/d，连用 5～7 日。

（2）氯米芬　月经第 3～5 日起口服氯米芬 50mg/d，连用 5 日。

2. 促进月经中期 LH 峰值形成　卵泡成熟后，应用 hCG 5000～10000U，1 次或分 2 次肌内注射。

3. 黄体功能刺激疗法　应用 hCG 促进并支持黄体功能。基础体温上升后开始，隔日肌内注射 hCG 1000～2000U，共 5 次。

4. 黄体功能替代疗法 自排卵后开始，每日肌内注射黄体酮10mg，共10～14日，用以补充黄体分泌孕酮的不足。用药后可使月经周期正常，出血量减少。

5. 口服避孕药 适于有避孕需求的患者。一般使用口服避孕药3个周期，病情反复者可酌情延至6个周期。

（二）子宫内膜不规则脱落

月经周期有排卵，黄体发育良好但黄体萎缩过程延长，导致子宫内膜不规则脱落。

【发病机制】

由于下丘脑－垂体－卵巢轴调节功能紊乱，或溶黄体机制失常，引起黄体萎缩不全，子宫内膜持续受孕激素的影响，导致不能如期完整脱落。

【病理】

正常月经期第3～4日时，分泌期内膜已全部脱落，代之以再生的增殖期内膜。在黄体萎缩不全时，月经期第5～6日仍能见到呈分泌反应的内膜，子宫内膜表现为混合型，即残留的分泌期内膜与出血坏死组织及新增生的内膜混合共存。

【临床表现及诊断】

月经周期正常但经期延长，长达9～10日，甚至更长，出血量较多。基础体温呈双相型，但高温相下降缓慢（图20－4）。在月经期第5～6日行诊断性刮宫，病理检查作为确诊依据。

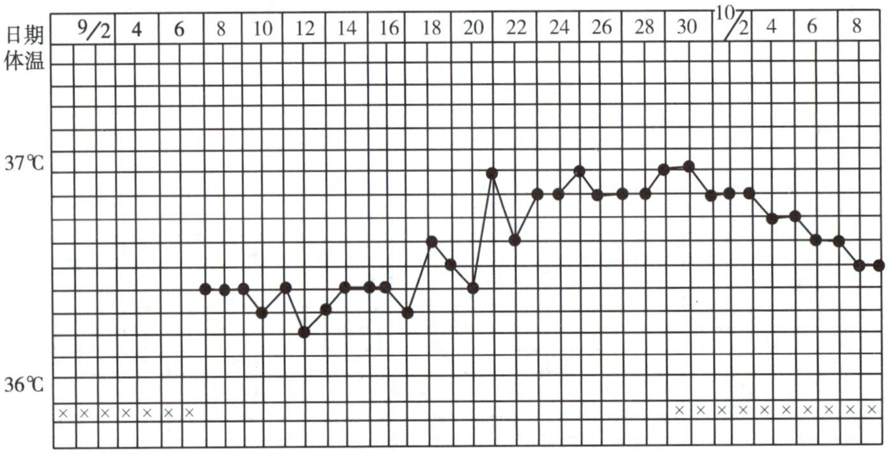

图20－4 基础体温双相型，黄体萎缩不全

【治疗】

1. 孕激素后半周期疗法 自排卵后第1～2日或下次月经前10～14日起，口服甲羟孕酮10mg/d，连用10天。有生育要求者肌内注射黄体酮，可使黄体及时萎缩，内膜完整脱落。

2. 人绒毛膜促性腺激素（hCG） 用法同黄体功能不足，hCG有促进黄体功能的作用。

3. 口服避孕药 抑制排卵，控制周期。无生育要求者可服用复方短效口服避孕药，自月经周期第5日起，每日1片，连服21日。

第二节　痛　经

痛经为妇科最常见症状之一。凡在月经前后或月经期出现下腹疼痛、坠胀，伴腰酸或其他不适，严重影响生活和工作者称痛经（dysmenorrhea）。痛经分原发性和继发性两类，原发性痛经是指生殖器官无器质性病变的痛经，占痛经90%以上；继发性痛经则是指由于盆腔器质性疾病如子宫内膜异位症或宫颈狭窄等所致的痛经。本节仅讲述原发性痛经。

一、病因

原发性痛经的病因不清，可能与下列因素有关。

1. 全身因素　研究表明有痛经的患者对疼痛过分敏感或痛阈较低。原发性痛经还受精神因素影响，如精神过度紧张、抑郁、恐惧及情绪不稳定等。

2. 内分泌因素　研究发现，患者子宫内膜和经血中 $PGF_{2\alpha}$ 和 PGE_2 含量均较正常妇女明显升高，内膜中PG浓度越高，痛经症状越严重。

二、临床表现及诊断

原发性痛经在青少年期常见，多在初潮后1~2年内发病。疼痛多于月经来潮后开始，最早出现于经前12小时，月经第1日疼痛最剧烈，持续时间长短不一，2~3日后缓解。主要表现为下腹疼痛，呈痉挛性，剧烈，可放射至腰骶部和大腿内侧。严重者可伴有面色苍白、出冷汗、恶心、呕吐、腹泻、头痛、头晕、乏力甚至晕厥等。妇科检查无异常发现。

三、治疗

原发性痛经的治疗，主要是对症治疗。

1. 一般治疗　向患者阐明月经期轻度不适是生理反应，消除患者的紧张和顾虑。增强体质，注意经期卫生，不食生冷及刺激性食物，避免剧烈运动。

2. 前列腺素合成酶抑制剂　通过抑制前列腺素合成酶的活性从而减少前列腺素产生，达到止痛效果。常用药物如布洛芬200~400mg，口服，每日3次。

3. 口服避孕药　适用于有避孕需求的痛经妇女。

第三节　多囊卵巢综合征

多囊卵巢综合征（polycystic ovarian syndrom，PCOS）是较常见的妇科内分泌疾病。因Stein和Leventhal于1935年首先报道，故又称Stein－Leventhal综合征。多在青春期前后发病，临床主要特征为雄激素过高、月经紊乱、持续无排卵、卵巢多囊样改变，如闭经、不孕、多毛、肥胖、双侧卵巢多囊性增大等。发病可能与遗传基因及环境因素有关。

一、内分泌特征与发病机制

内分泌特征有：雄激素过多；雌酮过多；黄体生成素/卵泡刺激素（LH/FSH）比值增大；胰岛素过多。

由于垂体对促性腺激素释放激素（GnRH）敏感性增加，分泌过量LH，刺激卵巢间质、卵泡膜细胞产生过量雄激素。高浓度雄激素抑制卵泡成熟，导致卵泡闭锁，不能形成优势卵泡，使雌激素的分泌受阻，但卵巢中的小卵泡仍能分泌雌激素；体内雄烯二酮和游离睾酮增加，经肝和周围脂肪组织转化为雌酮，故形成 PCOS 患者的高雄激素和高雌激素状态。过多的雌激素作用于下丘脑及垂体，使 LH 分泌呈正反馈，使 LH 分泌幅度及频率增加，呈持续高水平，但无周期性，不形成月经中期 LH 峰，故无排卵发生。雌激素又使 FSH 分泌呈负反馈，使 FSH 水平相对降低，LH/FSH 比例呈增高水平。LH 又促进卵巢分泌雄激素；低水平 FSH 持续刺激，使卵巢内小卵泡发育停止，无优势卵泡形成，从而形成雄激素过多持续无排卵的恶性循环，导致卵巢多囊样改变。

PCOS 的病因还可能与高胰岛素血症、胰岛素抵抗以及肾上腺内分泌功能异常有关。

二、病理

1. 卵巢的变化 大体检查：双侧卵巢增大，相当于正常卵巢的 2～5 倍，表面光滑，灰白色，白膜增厚质韧，白膜下可见大小不等、直径 2～9mm、个数≥12 的囊性卵泡，呈串珠样。镜下见白膜增厚、硬化，皮质表层纤维化，细胞少；白膜下含有多个不成熟阶段呈囊性扩张的卵泡及闭锁卵泡，无成熟卵泡及排卵迹象。

2. 子宫内膜的变化 主要表现为无排卵性子宫内膜。长期持续无排卵，可导致不典型增生，甚至发生子宫内膜癌。

三、临床表现

PCOS 多起病于青春期，主要临床表现为月经失调、雄激素过量和肥胖。

1. 月经失调 为最主要的症状。常表现为月经稀发（周期 35 天至 6 个月）、闭经，大多为继发性闭经，闭经前常有经量少或月经稀发。也可表现为不规则子宫出血。

2. 不孕 患者常因不孕就诊，主要由于月经失调和无排卵所致。

3. 多毛、痤疮 为高雄激素血症最常见的表现。出现不同程度多毛，体毛和阴毛呈男性分布，浓而密。油脂性皮肤及痤疮常见，与体内雄激素积聚刺激皮脂腺分泌旺盛有关。

4. 肥胖 较常见，50% 以上患者伴有肥胖（体重指数≥25），呈腹部肥胖型（腰围/臀围≥0.80）。肥胖与胰岛素抵抗、雄激素过多、游离睾酮比例增加及瘦素抵抗有关。

5. 黑棘皮症 常出现在阴唇、颈背部、腋下、乳房下以及腹股沟等处皮肤皱褶，呈灰褐色色素沉着，呈对称性，皮肤增厚，质地柔软。

四、辅助检查

1. 基础体温测定 排卵障碍的患者表现为单相型基础体温。

2. B 型超声检查 呈多囊卵巢（polycystic ovarian，PCO）的状态，卵巢均匀性增大，体积≥10ml，一侧或两侧卵巢边缘可见 12 个及以上 2～9mm 无回声区，呈车轮状排列，亦称“项链征”，连续监测未发现主导卵泡发育和排卵迹象。PCO 并非 PCOS 所特有，正常育龄妇女中 20%～30% 也可有 PCO。

3. 诊断性刮宫 在月经前数日或月经来潮 6 小时内行诊断性刮宫，子宫内膜呈增殖期或各种增生表现，无分泌期改变。目前临床较少使用。

4. 腹腔镜检查 腹腔镜下可见双侧卵巢增大，白膜增厚，表面光滑，呈灰白色，有新生血管。包膜下显露多个卵泡，无排卵征象（无排卵孔、无血体或无黄体）。镜下取卵巢活组织检查可确诊。

5. 内分泌测定

（1）睾酮浓度增高，不超过正常范围上限 2 倍，雄烯二酮浓度常增高，脱氢表雄酮、硫酸脱氢表雄酮多正常或轻度增高。

（2）血清雌二醇水平恒定不变，无周期性变化。雌酮（E_1）升高，雌二醇（E_2）正常或轻度升高，$E_1/E_2>1$。

（3）血清 FSH 值正常或偏低，LH 值升高，但不出现排卵前 LH 峰值，LH/FSH≥2～3。

（4）尿 17－酮皮质类固醇值正常或轻度升高，正常时提示雄激素来源于卵巢，升高时提示肾上腺功能亢进。

（5）20%～35%的患者可伴有血清催乳素（PRL）轻度增高。

（6）血清抗米勒管激素（anti－Mullerian hormone，AMH）多为正常人的 2～4 倍。

（7）其他检查　腹部肥胖型的患者应测定空腹血糖及口服葡萄糖耐量试验（OGTT），必要时应测定空腹胰岛素及葡萄糖负荷后血清胰岛素水平。肥胖型患者可有甘油三酯增高。

五、诊断及鉴别诊断

（一）诊断

PCOS 的诊断为排除性诊断。因临床表现的异质性，诊断标准存在争议。目前采用的是鹿特丹标准。①稀发排卵或无排卵：临床表现为闭经，月经稀发，初潮 2～3 年不能建立规律的月经周期及基础体温呈单相型；②高雄激素的临床表现和（或）高雄激素血症：临床表现为多毛、痤疮等；③卵巢多囊样改变：超声声像图显示一侧或双侧卵巢直径 2～9mm、个数≥12 个囊性卵泡和（或）卵巢体积增大≥10ml。符合上述 3 项中任何 2 项者即可诊断 PCOS。我国原卫生部颁布了《多囊卵巢综合征诊断》（WS330－2011）：月经稀发或闭经或不规则子宫出血是诊断的必需条件；同时符合下列两项中的一项，并排除其他可能引起高雄激素的疾病和引起排卵异常的疾病即可诊断为 PCOS：①高雄激素的临床表现或高雄激素血症；②超声表现为 PCO。

（二）鉴别诊断

1. 卵泡膜细胞增殖症　临床表现及内分泌检查与 PCOS 相仿但更严重，本症患者一般比 PCOS 患者更肥胖，男性化更明显。血睾酮高值，血硫酸脱氢表雄酮正常，LH/FSH 比值可正常。卵巢活组织检查，卵巢皮质有一群卵泡膜细胞增生。

2. 分泌雄激素的卵巢肿瘤　如卵巢支持细胞－间质细胞肿瘤、卵巢门细胞瘤等均可产生大量雄激素。多为单侧性、实性肿瘤，进行性增大，B 超、CT 或 MRI 可协助诊断。

3. 肾上腺皮质增生或肿瘤　当血清 DHE（硫酸脱氢表雄酮）值超过正常范围上限 2 倍时应鉴别。肾上腺皮质增生患者的血 17α－羟孕酮明显增高，对 ACTH 兴奋试验反应亢进，地塞米松抑制试验抑制率≤0.70。肾上腺皮质肿瘤患者对这两项试验均无反应。

4. 其他　血清催乳素水平升高明显，应排除垂体催乳素腺瘤。

六、治疗

（一）一般治疗

建议肥胖型 PCOS 患者加强锻炼和限制高糖、高脂饮食以减轻体重和缩小腰围，每日 30 分钟中等至剧烈运动可增加胰岛素敏感性，降低胰岛素、睾酮水平，有效抑制糖尿病以及代谢异常，从而恢复自然排卵。

（二）药物治疗

1. 调节月经周期

（1）口服避孕药　是一种简单而安全的雌孕激素联合周期疗法。孕激素通过负反馈抑制垂体 LH 异常高分泌，减少卵巢产生雄激素，并可直接作用于子宫内膜，抑制子宫内膜过度增生并调节月经周期；雌激素可促进肝脏产生性激素结合球蛋白，减少游离睾酮。周期性服用口服短效避孕药，3~6个月为一个疗程，还能有效抑制毛发生长和治疗痤疮。

（2）孕激素后半周期疗法　可调节月经、恢复排卵并保护子宫内膜。对LH过高分泌同样有抑制作用。

2. 抗雄激素治疗

（1）口服避孕药　口服短效避孕药可使卵巢和肾上腺皮质产生的雄激素浓度降低。

（2）糖皮质类固醇　常用药物为地塞米松，每晚0.25mg口服，能有效抑制脱氢表雄酮硫酸盐浓度。适用于多囊卵巢综合征的雄激素过多为肾上腺来源或肾上腺和卵巢混合来源者。

（3）环丙孕酮　是合成17-羟孕酮衍生物，对抗雄激素作用较强，对降低高雄激素血症和治疗高雄激素体征有效。与炔雌醇组成口服避孕药使用。

（4）螺内酯　具有抑制卵巢和肾上腺合成雄激素的作用，并在毛囊竞争雄激素受体。常用剂量40~200mg/d，月经不规则者可与口服避孕药联合应用，多毛者治疗需用药6~9个月。

3. 改善胰岛素抵抗　适用于胰岛素抵抗和肥胖患者。二甲双胍每次口服500mg，每日2~3次。

4. 促排卵　对有生育要求者在生活方式调整、抗雄激素和改善胰岛素抵抗等基础治疗后，进行促排卵治疗。

（三）手术治疗

1. 腹腔镜下卵巢打孔术（laparoscopic ovarian drilling，LOD）　适用于严重的PCOS促排卵药物治疗无效者，对LH和游离睾酮升高者效果较好。LOD的促排卵机制为破坏产生雄激素的卵巢间质，在腹腔镜下用电凝或激光对多囊卵巢穿刺打孔，可获得90%排卵率和70%妊娠率。

2. 卵巢楔形切除术　剖腹探查时首先确定诊断，术中将双侧卵巢楔形切除1/3，可降低雄激素水平，减少多毛症状，提高妊娠率。现临床已不常用。

第四节　闭　经

闭经（amenorrhea）是妇科的常见症状，可由多种原因引起。根据既往月经来潮史，将闭经分为原发性和继发性两类。原发性闭经是指年龄超过14岁，第二性征尚未发育；或年龄超过16岁尚无月经来潮；或第二性征发育已过两年，尚无月经来潮者。继发性闭经则是指正常月经建立后月经停止6个月以上，或按自身原来月经周期计算停经3个周期以上者。青春期前、妊娠期、哺乳期及绝经期后月经不来潮均属生理现象，不在本节讨论。

一、病因及分类

正常月经周期的建立和维持有赖于下丘脑-垂体-卵巢轴的神经内分泌调节以及子宫内膜对性激素的周期性反应和下生殖道的通畅，其中任何一个环节发生异常均可出现闭经。

（一）原发性闭经

原发性闭经较为少见，多由遗传因素或先天发育缺陷引起。约30%的患者伴有生殖道异常。

1. 米勒管发育不全综合征（Mullerian agenesis syndrome）　约占青春期原发性闭经的20%，也叫MRKH综合征（Mayer-Rokitansky-Kuster-Hauser syndrome）。由于副中肾管发育障碍引起的先天畸形，表现为始基子宫或无子宫、无阴道，外生殖器、输卵管、卵巢及女性第二性征正常，促性腺激素正常，有排卵。染色体核型正常，为46,XX。

2. 雄激素不敏感综合征（androgen insensitivity syndrome）　又称睾丸女性化完全型。为男性假两性畸形，性腺为睾丸，位于腹腔或腹股沟，睾酮在正常男性水平，不发挥生物学效应，睾酮能通过芳香化酶转化为雌激素，故表型为女型，如乳房丰满，阴道为盲端较短浅，子宫及附件缺如。染色体核型为46,XY，X染色体上的雄激素受体基因缺陷。

3. 低促性腺素性腺功能减退　多因下丘脑分泌GnRH不足或垂体分泌促性腺激素不足导致。如常见的Kallmann's综合征，即嗅觉缺失综合征，为先天性下丘脑GnRH分泌不足与嗅觉神经发育不全。临床表现为原发性闭经、无性征发育，常伴嗅觉障碍，但女性内生殖器分化正常。

4. 性腺发育不全的特纳综合征（Tuner syndrome）　属于性腺先天发育不全，因缺少一个X染色体或分化不完全引起，核型为45,XO或嵌合体（45,XO/46,XX或45,XO/47,XXX）。表现为身形矮小、第二性征发育不良、卵巢不发育及原发性闭经。

（二）继发性闭经

继发性闭经发生率明显高于原发性闭经，根据病变部位可分为下列几种类型。

1. 下丘脑性闭经　是最常见的一类闭经。指中枢神经系统及下丘脑各种功能和器质性疾病引起的闭经，以功能性原因为主。

（1）精神、神经因素　由于精神创伤、过度紧张、忧虑、恐惧以及环境改变等，扰乱了中枢神经系统对下丘脑的调控，进而影响促性腺素释放激素（GnRH）的释放，通过下丘脑－垂体－卵巢轴，影响卵泡的发育及成熟，使排卵功能发生障碍而导致闭经。

（2）体重下降和神经性厌食　无论单纯体重下降还是真正的神经性厌食，由于长期营养缺乏，使GnRH浓度降至青春期前水平，以致促性腺激素和雌激素水平低下而闭经。中枢神经对体重急剧下降极为敏感，1年内体重下降10%左右，即使仍在正常范围也可引发闭经。

（3）运动性闭经　运动剧增后，GnRH释放受抑制使LH释放受抑制，也可引起闭经。长期剧烈运动或舞蹈训练导致闭经，与患者的心理背景、应激反应程度及体脂下降有关。目前认为体内脂肪减少和营养不良引起瘦素水平下降，是生殖轴功能受抑制的机制之一。

（4）药物性闭经　长期应用避孕药，通过反馈抑制下丘脑和垂体的功能引起闭经。长期服用抗精神失常类药及抗高血压类药，如氯丙嗪、阿片类、利血平、多巴胺等，可抑制下丘脑分泌的催乳素抑制因子（PIF），引起高催乳素血症，从而使GnRH分泌不足或FSH、LH对GnRH反应性差，而引起闭经溢乳综合征。此种闭经是可逆的，多在停药后3～6个月恢复月经。

（5）颅咽管瘤　是罕见的闭经原因。增大的瘤体可压迫下丘脑和垂体柄引起闭经，还有生殖器萎缩、肥胖、颅内压增高等症状，也称肥胖生殖无能营养不良症。

2. 垂体性闭经　腺垂体器质性病变或功能失调，均可影响促性腺激素的分泌，进而影响卵巢功能而闭经。

（1）垂体梗死　常见的为希恩综合征（Sheehan syndrome）。由于产后大出血伴休克，使腺垂体局部的血液供应发生障碍，导致血栓形成，形成缺血性梗死，不仅使促性腺激素分泌细胞发生坏死，也可累及促甲状腺素及促肾上腺素的分泌细胞，出现一系列临床症状：闭经、无乳、性欲减退、脱毛、第二性征衰退、生殖器官萎缩等，还可伴有畏寒、嗜睡等代谢率降低的表现。

（2）垂体肿瘤　位于蝶鞍内的腺垂体各种腺细胞均可发生肿瘤，肿瘤压迫垂体分泌细胞，致使促性腺激素分泌减少导致闭经。最常见的垂体催乳素瘤，可引起高催乳素血症，出现闭经、溢乳、头痛等症状，即闭经溢乳综合征。

（3）空蝶鞍综合征（empty sella syndrome）　因蝶鞍隔先天发育不全或某种病变（如肿瘤、手术破坏等），使脑脊液流入蝶鞍的垂体窝，使蝶鞍扩大，垂体受压缩小，称空蝶鞍。脑脊液如压迫垂体柄而使下丘脑与垂体间的门脉循环受阻时，出现闭经和高催乳素血症。

3. 卵巢性闭经　卵巢分泌的性激素水平低下，子宫内膜不发生周期性变化而闭经。

（1）卵巢早衰（premature ovarian failure，POF） 40岁前绝经者称卵巢早衰，因卵泡耗竭或医源性损伤而引发的卵巢功能衰竭，伴围绝经期症状，具备低雌激素及高促性腺激素的特征。

（2）卵巢功能性肿瘤 颗粒细胞瘤、卵泡膜细胞瘤因能分泌过量的雌激素，抑制排卵并使子宫内膜增生过长而致闭经；睾丸母细胞瘤，过量的雄激素抑制卵巢功能而闭经。

（3）多囊卵巢综合征 主要特征是持续无排卵和高雄激素血症。临床表现为闭经、不孕、多毛和肥胖，且双侧卵巢增大，持续无排卵。详见本章第三节。

4. 子宫性闭经 指子宫内膜失去对卵巢激素的正常反应而导致闭经。此时月经调节功能及第二性征发育均正常。常见的如Asherman综合征：因流产或产后刮宫过度，引起宫腔粘连或闭锁而导致闭经。结核性子宫内膜炎、宫腔放射治疗后子宫内膜遭受破坏也可导致闭经。

5. 其他 内分泌功能异常如甲状腺功能亢进或低下、肾上腺皮质功能亢进、肾上腺皮质肿瘤等也会引起闭经。

二、诊断

闭经是一种症状，诊断目的是寻找闭经原因和确定准确的病变部位，应按检查步骤进行系统检查。

（一）询问病史

了解有无先天性缺陷或其他疾病以及家族史；详细询问月经史，包括初潮年龄、月经周期、经期、经量、第二性征发育情况等；发病前有无导致闭经的诱因，如精神因素、环境改变、体重变化、剧烈运动、各种疾病及用药影响等；已婚妇女则需询问生育史及产后并发症史；还应询问闭经的伴随症状，如同时伴有头痛、视物障碍、恶心、呕吐等提示垂体或蝶鞍肿瘤可能，如伴有周期性腹痛则提示有子宫腔粘连综合征的可能，应做进一步检查。

（二）体格检查

体格检查包括全身发育情况、营养状况、第二性征发育情况，如毛发分布、乳房发育是否正常，是否泌乳等。有无发育异常及畸形，身高、体重，四肢与躯干的比例，五官生长特征，有无精神智力障碍，营养和健康情况。妇科检查应注意内、外生殖器官的发育，有无先天性缺陷、畸形，腹股沟区有无肿块等。

（三）辅助检查

闭经发生在已婚育龄期妇女应先排除与妊娠有关的疾病，通过病史询问及体格检查，对闭经的病因及病变部位要有初步了解，再按闭经的诊断步骤进行相关辅助检查以明确诊断。

1. 药物撤退性试验 用于评估体内雌激素水平，确定闭经程度。

（1）孕激素试验 是一种快速简单的方法。黄体酮20mg肌内注射，每日一次，连用5日；或口服醋酸甲羟孕酮，每日10mg，连用5日。停药3～7日出现撤退性出血（阳性反应），说明子宫内膜已受一定水平雌激素的影响，对孕激素的反应功能正常；若无撤退性出血（阴性反应），说明体内雌激素水平低下，以致对孕激素无反应，需进一步做雌、孕激素序贯试验。

（2）雌、孕激素序贯试验 适用于孕激素试验阴性的患者。每晚睡前服结合雌激素1.25mg，共20日，最后10日加用甲羟孕酮，每日口服10mg。停药后3～7日发生撤退性出血（阳性反应），提示子宫内膜功能正常，可排除子宫性闭经，病变部位在卵巢、垂体或下丘脑；若无撤退性出血（阴性反应），应重复一次试验，若仍无出血，提示子宫内膜有缺陷或被破坏，可诊断为子宫性闭经。

2. 激素测定 适用于雌、孕激素序贯试验阳性者。为确定病因在卵巢、垂体还是下丘脑，需测定血清卵泡刺激素（FSH）、黄体生成素（LH）、催乳素（PRL）水平。正常月经周期中FSH值为5～20U/L，LH为5～25U/L。卵巢功能障碍时，PRL正常，但FSH＞40U/L；垂体功能减退时，FSH、LH值均＜5U/L，提示病变可能在垂体或下丘脑；PRL＞25μg/L时为高催乳激素血症，应进一步做影像学检查，排除垂体肿瘤。血甾体激素测定：血清孕酮≥ 15.9nmol/L 为排卵的标志。若雌、孕激素浓度低，提示卵巢功能不正常或衰竭；若睾酮值高，提示有多囊卵巢综合征、卵巢支持 - 间质细胞瘤等可能。

3. 垂体兴奋试验　又称下丘脑促性腺激素释放激素（GnRH）刺激试验。方法：将黄体生成素释放激素（LHRH）100μg 溶于生理盐水 5ml 中，30 秒静脉注射完成。于注射前及注射后 15 分钟、30 分钟、60 分钟及 90 分钟分别采静脉血 2ml，测定 LH 含量。若注射后 15 ~ 60 分钟 LH 峰值较注射前升高 2 ~ 4 倍以上，提示垂体功能正常，可明确病变在下丘脑。如 LH 不升高或升高不显著，可明确病变在垂体，如希恩综合征。

4. 影像学检查

（1）盆腔超声检查　可确定子宫、卵巢有无缺失，了解子宫大小、形态及内膜厚度，卵巢大小、形态、卵泡数目等。

（2）子宫输卵管造影　排除有无宫腔病变和宫腔粘连。

（3）CT 或 MRI　用于盆腔及头部蝶鞍区检查，以了解中枢神经系统和盆腔肿块的病变性质，诊断卵巢肿瘤、下丘脑病变、垂体微腺瘤、空蝶鞍等。

（4）静脉肾盂造影　适用于米勒管发育不全综合征时，确定有无肾脏畸形。

5. 内镜检查　宫腔镜可观察子宫腔及其内膜情况，并直视下取内膜组织做病理检查。腹腔镜可直接观察子宫与卵巢的大小和形态，盆腔、腹腔病灶，并可取活组织检查，有助于诊断卵巢早衰、子宫发育不良、肿瘤及多囊卵巢综合征等。

6. 染色体检查　对原发性闭经病因诊断及鉴别性腺发育不全病因，有一定的临床指导意义。

7. 其他检查　靶器官反应检查如基础体温测定、子宫内膜取样等。怀疑结核或血吸虫病，可行内膜培养。

（四）闭经的诊断步骤

首先应明确是原发性闭经或继发性闭经，若为原发性闭经，首先应检查第二性征、乳房及子宫的发育情况，然后按图 20 - 5 的诊断步骤进行；若为继发性闭经，则按图 20 - 6 的诊断步骤进行。

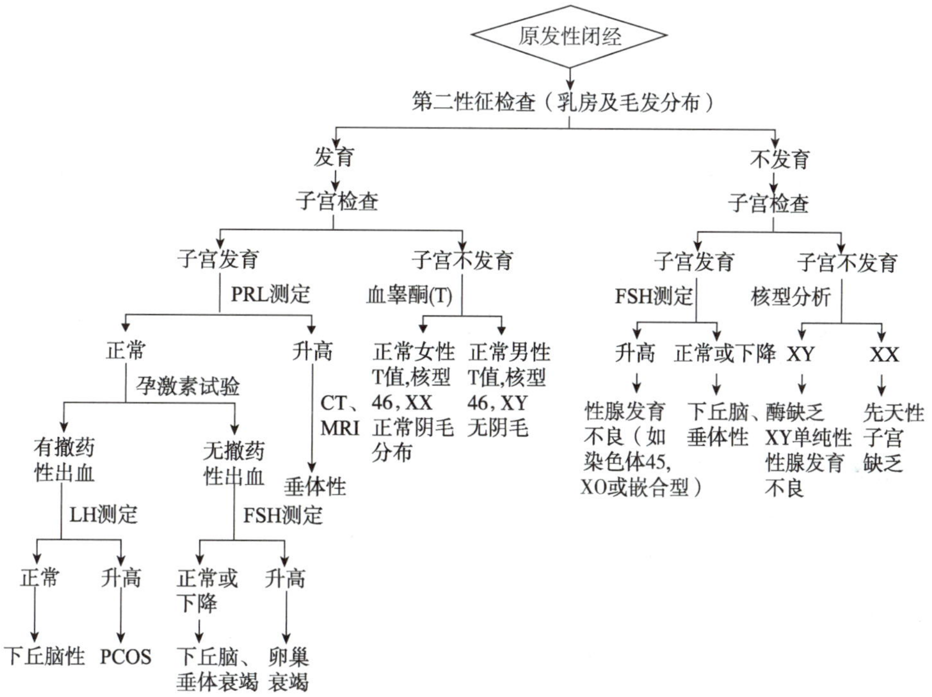

图 20 - 5　原发性闭经诊断步骤

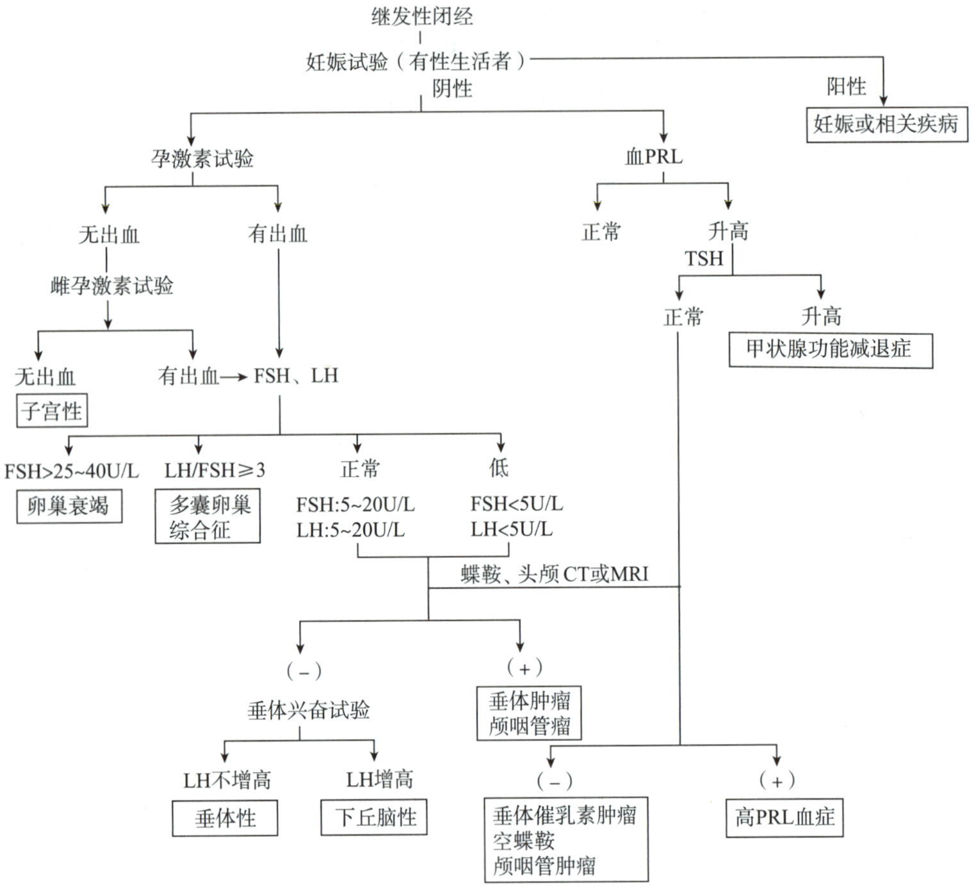

图 20-6　继发性闭经诊断步骤

三、治疗

（一）全身治疗

闭经的发生与神经内分泌的调控有关，全身治疗在闭经中占重要地位。若闭经是由于潜在的疾病或营养缺乏引起，应积极治疗全身性疾病，给予足够的营养供给，提高机体免疫力。若闭经是受应激或精神因素影响，则应进行耐心的心理疏导。

（二）病因治疗

治疗造成闭经的器质性病变。如先天性畸形如处女膜闭锁、阴道横隔等可手术切开或成形术；宫腔粘连者行宫颈、宫腔粘连分离术；卵巢或垂体肿瘤可行手术或放射治疗；结核性子宫内膜炎应积极抗结核治疗；口服避孕药引起的闭经应停药，月经多在半年内恢复。

（三）激素治疗

在激素治疗前应明确病因及病变的环节。对性腺发育不全患者进行必要的手术后，终生用雌激素替代治疗，维持女性第二性征。

1. 性激素的补充治疗

（1）雌激素　适用于无子宫者。妊马雌酮 0.625mg/d，戊酸雌二醇 1mg/d 或微粒化 17β－雌二醇 1mg/d，连用 21 日，停药 1 周后重复给药。

（2）人工周期　适用于有子宫者。上述雌激素连服 21 日，最后 10 日同时给予地屈孕酮 10～20mg/d

或醋酸甲羟孕酮6～10mg/d。

（3）孕激素　适用于体内有一定内源性雌激素水平者，可于月经周期后半期（或撤退性出血第16～25日）口服地屈孕酮10～20mg/d或醋酸甲羟孕酮6～10mg/d。

2. 促排卵　适用于有生育要求者。

3. 溴隐亭　适用于高催乳素血症及垂体微腺瘤患者。为多巴胺受体激动剂，通过和垂体多巴胺受体结合抑制垂体PRL分泌。根据血PRL水平，每日口服溴隐亭2.5～7.5mg，从小剂量开始，可酌情逐步增加剂量。

4. 其他激素　先天性肾上腺皮质功能亢进引起的闭经，一般用泼尼松或地塞米松治疗。甲状腺功能低下引起的闭经，用甲状腺素30～40mg，每日1～3次口服，连续服用，根据症状及基础代谢率调整剂量。

（四）辅助生殖技术

对于有生育要求，诱发排卵后未能成功妊娠，或合并输卵管问题的闭经患者，或因男方疾病不孕者可采用辅助生殖技术。

第五节　绝经综合征

绝经综合征（menopause syndrome）指女性绝经前后出现性激素波动或减少而引起的一系列躯体和精神心理症状，如潮热、出汗、情绪不稳定、烦躁失眠等。女性一生中的最后一次月经称为绝经，绝经分为自然绝经和人工绝经。自然绝经指卵巢内卵泡生理性耗尽，或剩余的卵泡对促性腺激素丧失了反应所导致的绝经；人工绝经指两侧卵巢经手术切除、放射或化学治疗而导致绝经。

一、内分泌变化

女性在绝经前后最明显的变化是卵巢功能衰退，随后出现下丘脑－垂体功能退化。内分泌的改变可能与卵巢激素、中枢神经传递以及自主神经系统的失调等综合因素有关。

绝经前最早出现的变化是卵巢功能衰退，排卵次数减少，雌激素分泌减少，对垂体和下丘脑的反馈调节作用减弱，促性腺激素分泌增多，绝经过渡期卵泡刺激素（FSH）水平升高，促黄体生成素（LH）仍在正常范围。雌激素的浓度水平在绝经过渡早期波动很大，绝经后雌激素水平降低，诱导下丘脑释放促性腺激素释放激素（GnRH）增加，刺激垂体释放FSH和LH增加，其中FSH升高较LH显著；此时卵巢几乎已不能分泌雌激素，但仍分泌雄激素。绝经后妇女循环中仍有低水平雌激素，主要来自肾上腺皮质和来自卵巢的雄烯二酮经转化的雌酮。绝经后妇女循环中雌酮（E_1）高于雌二醇（E_2）。绝经过渡期时卵巢仍有排卵功能，故可分泌孕酮，但期间因卵泡期延长、黄体功能不足使孕酮分泌量减少，绝经后无孕酮分泌。绝经后抗米勒管激素（AMH）水平下降，比FSH升高及E_2下降早，是反映卵巢功能衰退最为敏感的指标。

二、临床表现

（一）近期症状

1. 月经紊乱　月经紊乱是绝经过渡期的常见症状，如月经周期不规则、经期持续时间长、月经量增多或减少，均由无排卵或稀发排卵所引起。可致生育能力低下，但仍有意外妊娠的可能。

2. 血管舒缩症状　主要为潮热，是雌激素下降的特征性症状。其特点是面部和颈部及胸部皮肤反复出现短暂的阵阵发红伴烘热，继而出汗，一般持续 1～3 分钟。症状轻者每日发作数次，重者十余次或更多，多在夜间或应激状态下发作。潮热症状可持续 1～2 年，有时长达 5 年或更长，严重时可影响妇女的工作、生活及睡眠，是绝经后期妇女需要性激素治疗的主要原因。

3. 自主神经失调症状 常出现心悸、失眠、头昏、头痛、耳鸣、眩晕等自主神经失调症状。

4. 精神神经症状 绝经过渡期女性往往激动易怒、焦虑不安或情绪低落、抑郁，注意力不能集中，记忆力减退等，使生活质量和工作效率降低。

（二）远期症状

1. 骨质疏松症 由于绝经后女性雌激素缺乏使骨质吸收增加，导致骨量快速丢失，继而出现骨质疏松。50 岁以上的妇女约 50% 患有骨质疏松症，骨质疏松引起骨骼压缩使体格变小，严重者导致骨折，多发生在桡骨远端、股骨颈、椎体等部位。

2. 泌尿生殖器绝经后综合征（genitourinary syndrome of menopause，GSM） 主要为泌尿生殖道萎缩。尿道短缩，黏膜变薄，尿道括约肌松弛；阴道黏膜变薄，阴道分泌物减少。临床上反复发生排尿困难、尿痛、尿急等尿路感染，以及阴道干涩、性交困难及反复阴道感染。

3. 心血管病变 绝经后女性雌激素低下致糖脂代谢异常增加，动脉粥样硬化、冠心病的发病风险明显增加。

4. 阿尔茨海默病（Alzheimer disease） 近年研究发现，雌激素水平低下对阿尔茨海默病的发生可能有潜在危险。

三、诊断

根据病史及典型临床表现，结合实验室检查，排除相关临床症状的器质性病变和精神疾病后可诊断。

1. 血清 FSH 及 E_2 测定 检查血清 FSH 值及 E_2 值了解卵巢功能。如 FSH＞10U/L，提示卵巢储备功能下降。如闭经、FSH＞40U/L 且 E_2＜10～20pg/ml，提示卵巢功能衰竭。

2. AMH 测定 AMH 低至 1.1ng/ml 提示卵巢储备功能下降；低于 0.2ng/ml 提示即将绝经；绝经后 AMH一般测不出。

四、治疗

治疗目标：缓解近期症状，早期发现远期症状，并有效预防骨质疏松症、动脉硬化等老年性疾病。

（一）一般治疗

加强绝经过渡期知识宣传，提高女性对绝经过渡期的认识，精神神经症状可因精神状态不健全或神经类型不稳定而加剧，通过心理疏导，解除思想顾虑，以乐观的心态去适应。保证充足的睡眠，可适当应用镇静剂改善睡眠，如睡前口服艾司唑仑 2.5mg。鼓励建立健康生活方式，增加日晒时间，摄入足量蛋白质及含钙丰富的食物，适当补充钙剂预防骨质疏松。谷维素 20mg，每日 3 次，有利于调节自主神经功能。

（二）激素替代治疗（hormone replacement therapy，HRT）

1. HRT 适应证

（1）绝经相关临床症状 如月经紊乱、潮热、盗汗、睡眠障碍、疲倦、情绪障碍如易激动、烦躁、焦虑、紧张或情绪低落等。

（2）泌尿生殖道萎缩相关问题 阴道干涩、疼痛、性交痛、反复发作的阴道炎、排尿困难、反复泌尿系统感染、尿频、尿急及夜尿多。

（3）低骨量及骨质疏松症 有骨质疏松症的危险因素及绝经后期骨质疏松症。

2. HRT 禁忌证

（1）已知或可疑妊娠。

（2）原因不明的阴道出血。

（3）已知或可疑患有乳腺癌。

（4）已知或可疑患有性激素依赖性恶性肿瘤。

（5）近 6 个月内患有活动性静脉或动脉血栓栓塞性疾病。

（6）严重肝、肾功能不全。

（7）血卟啉症、耳硬化症、脑膜瘤（禁用孕激素）等。

3. 慎用情况 慎用情况并非禁忌证，在 HRT 应用前和应用过程中，应该咨询相关专业的医师，共同确定应用的时机和方式，严密监测病情的进展。如子宫肌瘤、子宫内膜异位症、子宫内膜增生史、高催乳素血症、有血栓形成倾向、胆囊疾病、癫痫、偏头痛、哮喘、尚未控制的糖尿病及严重高血压、系统性红斑狼疮、乳腺良性疾病、乳腺癌家族史、已完全缓解的部分性激素依赖性妇科恶性肿瘤，如子宫内膜癌、卵巢上皮性癌等。

4. 常用药物

（1）雌激素 原则上应选择天然制剂。常用的药物有：如结合雌激素 0.3 ~ 0.625mg/d，连续应用。

（2）组织选择性雌激素活性调节剂 根据靶组织不同，其在体内可与雌激素、孕激素、雄激素受体结合，在体内的 3 种代谢物分别表现出雌激素、孕激素及弱雄激素活性。替勃龙 1.25 ~ 2.5mg/d。

（3）孕激素 适用于绝经过渡期调整月经。近年来倾向于选用天然孕激素制剂，具体用药：如微粒化孕酮 100 ~ 300mg/d。

5. 用药途径及方案

（1）口服 常规给药途径，主要优点是血药浓度稳定，缺点是对肝脏有一定损害，还可刺激产生肾素底物及凝血因子。用药方案有：①单纯雌激素，适用于子宫切除的女性；②雌、孕激素联合或序贯疗法，适用于有完整子宫的女性。两种用药又分连续性和周期性：连续性用药，可以避免周期性出血，适用于年龄较长或不愿意有月经样出血的绝经后期妇女；周期性用药，每个周期停用激素 5 ~ 7 日，有周期性出血，又称为预期计划性出血，适用于年龄较轻、绝经早期或愿意有月经样定期出血的妇女。

（2）胃肠道外途径 包括阴道、皮肤及皮下给药，可避免口服雌激素的肝脏首过效应，对血脂影响小，能缓解潮热，防止骨质疏松。①经阴道给药：有 E_3 栓、E_2 阴道环及结合雌激素霜。雌激素易被黏膜吸收进入全身循环，主要用于治疗下泌尿生殖道局部低雌激素症状；②经皮肤给药：制剂包括皮肤贴膜及涂胶。

6. 其他药物

（1）钙剂 氨基酸螯合钙胶囊，每日口服 1 粒，可有效减缓骨质丢失。

（2）维生素 D 适用于绝经过渡期且缺少户外活动的女性，口服 400 ~ 500U/d，与钙剂联合服用，有利于钙的吸收。

（3）选择性 5 - 羟色胺再摄取抑制剂 盐酸帕罗西汀 20mg，每日 1 次，早晨口服，能有效改善精神神经症状及血管舒缩症状。

7. HRT 的注意事项

（1）HRT 开始的时间窗非常重要，在卵巢功能开始衰退并出现绝经相关症状时即可应用，用药期间需定期评估，明确受益大于风险方可继续应用。

（2）用药过程遵循：选择最小剂量和与治疗目的相一致的最短时期，症状缓解后即应减量以至停药。需长期应用雌激素的患者，应采用雌、孕激素联合或序贯疗法，以防长期应用雌激素使子宫内膜过度增生甚至癌变。

（3）在40岁以前出现自然或医源性绝经的女性患骨质疏松症及心血管疾病的风险更高，她们可以从HRT中更多获益，治疗应该至少持续到正常的绝经年龄。

（4）不推荐在没有明确适应证的情况下使用HRT。

（5）HRT必须个体化，根据患者的期望、症状、体征、个人史、家族史、相关检查的结果等制定治疗方案。

（6）接受HRT的女性至少每年就诊一次，复诊内容包括病史的更新、体格检查、相关实验室检查（血糖、血脂、肝肾功能、防癌检查）、影像学检查（骨密度检查、盆腔超声、乳腺超声或钼靶检查）以及对生活方式的探讨，从而判断HRT是否达到目的、有无不良反应、个体受益率是否发生改变，并决定是否需要继续或调整治疗方案。

目标检测

答案解析

一、选择题

1. 患者，女，43岁。近3年月经不调，表现为周期延长，经量增多且淋漓不净。此次停经3个月。阴道流血10余天，量多，予诊刮止血，刮出物病理学检查为子宫内膜不伴有不典型的增生。最可能的诊断是（　）
   A. 黄体功能不足　　B. 子宫内膜不规则脱落
   C. 子宫内膜癌前病变　　D. 子宫内膜炎
   E. 无排卵性异常子宫出血
2. 不孕患者，检测排卵功能，以下辅助检查方法对诊断关系不大的是（　）
   A. B超检测卵巢排卵　　B. 月经周期后半期宫颈黏液检查
   C. 肾上腺功能检测　　D. 基础体温测定
   E. 月经周期前半期子宫内膜活检
3. 患者，女，17岁，在校高中生，月经周期紊乱，25～60日。查体：体型偏胖，面部痤疮、多毛。辅助检查：雄激素升高，LH/FSH＞2，血脂代谢未见异常。初步诊断为多囊卵巢综合征。以下哪种治疗措施最为合适（　）
   A. 口服二甲双胍
   B. 氯米芬促排卵
   C. 口服抗雄激素药物螺内酯
   D. 孕激素后半周期疗法调整月经周期
   E. 腹腔镜下卵巢打孔术
4. 患者，女，26岁，结婚2年未孕，继发性闭经6个月就诊。妇查：子宫稍小。给予黄体酮治疗5日，停药后未见阴道流血。经雌、孕激素序贯试验后出现阴道流血。放射免疫法测定FSH正常。本例的闭经诊断为（　）
   A. 下丘脑性闭经　　B. 垂体性闭经　　C. 卵巢性闭经
   D. 子宫性闭经　　E. 肾上腺性闭经

5. 患者，女，50岁。月经稀发1年，停经6个月。近9个月来有潮热，汗多，入睡困难。B超发现左卵巢囊肿，直径2cm。子宫内膜活检显示子宫内膜息肉。引起患者不适的原因是（　）

A. 月经不调　　B. 绝经综合征　　C. 神经症

D. 子宫内膜息肉　　E. 左卵巢囊肿

二、思考题

1. 简述诊断性刮宫的目的、适应证及刮取时间。
2. 简述雌、孕激素止血的原理，常用药物及方法。
3. 简述激素替代治疗的注意事项。

（陈　霞）

书网融合……

本章小结　　微课　　题库

第二十一章　女性盆底损伤性疾病

PPT

学习目标

1. 通过本章学习，应重点掌握子宫脱垂的概念、临床分度、临床表现及主要治疗方法，熟悉子宫脱垂诊断要点及子宫托使用，了解阴道前后壁膨出临床表现、诊断、治疗。

2. 学会女性盆底损伤时的诊断及处理，能熟练指导患者进行功能锻炼，指导患者正确使用子宫托。能对患者及家属进行健康教育，树立战胜疾病的信心。

情境导入

情境描述　李某，女，60岁，孕3产3，均足月顺产。自诉阴道有团状物脱出2年，休息时能回纳。近半个月来症状加重，休息亦不能回纳。检查：陈旧性会阴Ⅱ度裂伤，阴道前壁完全脱出于阴道口外，部分阴道后壁脱出阴道口外，宫颈及部分宫体已脱出于阴道口外。

讨论　1. 患者的初步诊断是什么？

2. 此类疾病的病因是什么？

第一节　阴道前壁、后壁膨出

阴道前壁膨出常合并膀胱膨出和尿道膨出，以膀胱膨出多见；阴道后壁膨出常合并直肠膨出。两者可单独发生，但一般情况下是阴道前、后壁膨出和子宫脱垂联合发生，只是程度不同。

一、病因

阴道前壁主要由耻骨宫颈韧带、膀胱宫颈筋膜和泌尿生殖膈的深筋膜支持。分娩时，上述韧带、筋膜和肌肉过度扩张甚至撕裂，特别是膀胱宫颈筋膜、耻骨宫颈韧带等损伤；产褥期过早参加体力劳动，使组织结构不能恢复，继而导致膀胱及其紧邻的阴道前壁上2/3段失去支持向下膨出，在阴道口或阴道口外可见，形成膀胱膨出。若支持尿道的膀胱宫颈筋膜受损严重，尿道紧邻的阴道前壁下1/3段失去支持向下3～4cm膨出，形成尿道膨出。

阴道后壁和直肠前壁的主要支持组织有直肠阴道间筋膜、泌尿生殖膈及耻骨尾骨肌，阴道分娩时该处组织受损未能修复，可导致直肠前壁凸向阴道后壁中段，形成阴道后壁膨出伴直肠膨出，在阴道口能见到膨出的阴道后壁黏膜，称直肠膨出。年老体弱盆底肌肉及肛门括约肌肌力减弱、长期便秘均可加重膨出程度，阴道穹窿处支持组织薄弱可形成直肠子宫陷凹疝，阴道后穹窿向阴道内脱出，甚至脱出阴道外，内有小肠，称肠膨出。

二、临床表现

1. 症状　轻症患者一般无症状，重度脱垂盆腔充血，韧带筋膜有牵拉，患者感腰骶部酸痛或下坠感，阴道脱出物在休息时小，长久站立、剧烈活动后增大，症状明显。若仅有阴道前壁合并膀胱膨出时，尿道膀胱后角变锐可导致尿潴留，甚至继发尿路感染如膀胱炎，可有尿频、尿急、尿痛等症状。若膀胱膨出合并尿道膨出，因尿道膀胱后角消失可出现压力性尿失禁。如膀胱膨出加重，可导致排尿困难，需用手将阴道前壁上抬方能排尿。

阴道后壁黏膜明显凸出于阴道口外者，有外阴摩擦异物感，部分患者有下坠感、腰酸痛；当阴道后壁膨出严重者，出现排便困难，有时需用手指推压膨出的阴道后壁方能排便。

2. 体征 阴道松弛，常伴陈旧性会阴裂伤。脱垂的阴道前后壁呈半球形隆起，该处黏膜变薄，皱襞消失，如反复摩擦，可出现溃疡和出血。阴道后壁膨出者行肛门检查，手指向前方可触及向阴道凸出的直肠壁，呈盲袋状；如无盲袋的感觉，可能仅为阴道后壁黏膜膨出。阴道后壁有两个球状凸出时，位于阴道中段的是直肠膨出，位于后穹窿的是肠膨出，指诊可触及疝囊内的小肠。

三、临床分度

根据患者屏气时膨出程度，国内临床上传统分为3度。

Ⅰ度：阴道前壁或后壁膨出部分已达处女膜缘，尚未脱出阴道口外。

Ⅱ度：部分阴道前壁或后壁膨出已达阴道口外。

Ⅲ度：阴道前壁或后壁全部膨出于阴道口外。

四、诊断

妇科检查根据膨出的阴道前、后壁不难诊断和分度。若用力屏气时，膨出阴道壁明显同时伴尿液流出，提示合并膀胱膨出及尿道膨出。肛门指诊时注意肛门括约肌功能，还应注意盆底肌肉组织的检查，主要了解肛提肌的肌力和生殖裂隙宽度。

五、治疗

无症状Ⅰ度和Ⅱ度患者无需治疗，可做缩肛运动。

有症状但不宜手术者可放置子宫托。

有症状的阴道前、后壁膨出伴会阴陈旧性裂伤者，应行阴道前、后壁及会阴修补术，加用医用合成网片或生物补片能达到加强局部修复，减少复发的作用。合并压力性尿失禁者应同时行膀胱颈悬吊术或经阴道无张力尿道中段悬吊术。修补阴道后壁时应将肛提肌裂隙及直肠筋膜缝合于直肠前，以缩紧肛提肌裂隙。

六、预防

提高产科质量，避免困难阴道助娩；产后避免过早参加重体力劳动；产后行盆底筛查，做产后保健操；积极预防和治疗导致腹压增加的疾病。

素质提升

幸福生活，从盆底开始

众所周知，女性的妊娠和分娩过程会对盆底肌造成不可避免的损伤，如果受损的盆底肌肉不能及时恢复，随着身体生理功能的下降，容易产生产后阴道松弛、生理性尿失禁等情况，严重影响女性身体健康和家庭和谐。坚持以人民健康为中心的发展思想，遵循新时代卫生健康工作方针，建立完整的妇幼健康保健工作体系，逐步开展更年期卫生保健和产后康复等工作，在以孕产妇和儿童为重点服务对象的基础上，不断扩展妇幼保健服务内容，将妇幼保健服务延伸至更广年龄人群，认真做好妇幼健康服务，让更多的妇幼保健惠民政策惠及千家万户，不断提升妇女儿童的健康水平。

第二节 子宫脱垂

子宫从正常位置沿阴道下降，宫颈外口达坐骨棘水平以下，甚至子宫全部脱出阴道口以外，称子宫脱垂。子宫脱垂常合并阴道前后壁膨出。

一、病因

1. 妊娠、分娩 妊娠期激素可改变盆底结构的弹力和支持力，不断增大的子宫重力可导致盆底支撑结构薄弱；分娩，特别是困难的阴道助产分娩，如产钳或胎吸，使盆腔筋膜、子宫主、骶韧带和盆底肌肉受到过度牵拉，甚至撕裂，削弱其支撑力量。若产妇过早参加体力劳动，使支撑组织张力不能恢复，导致未复旧的子宫有不同程度的下移。

2. 腹腔压力增加 慢性咳嗽、腹腔积液、便秘、肥胖、频繁负重等使腹腔内压力增加，导致子宫脱垂。肥胖尤其是腹型肥胖，也可因腹压增加导致子宫脱垂。

3. 衰老 特别是绝经后妇女，盆底支持结构萎缩，容易发生子宫脱垂或使脱垂程度加重。

4. 盆底组织先天发育不良或退行性变 子宫脱垂偶见于未产妇，甚至处女。

二、临床分度

根据我国1981年“两病”科研协作组的意见，检查时以患者平卧屏气向下用力时子宫下降程度，国内临床上将其分为3度（图21－1）。

Ⅰ度轻型：宫颈外口距处女膜缘＜4cm，未达处女膜缘；重型：宫颈外口已达但未超过处女膜缘，阴道口可见宫颈。

Ⅱ度轻型：宫颈已脱出于阴道口外，宫体仍在阴道内；重型：宫颈及部分宫体脱出于阴道口外。

Ⅲ度：宫颈与宫体全部脱出阴道口外。

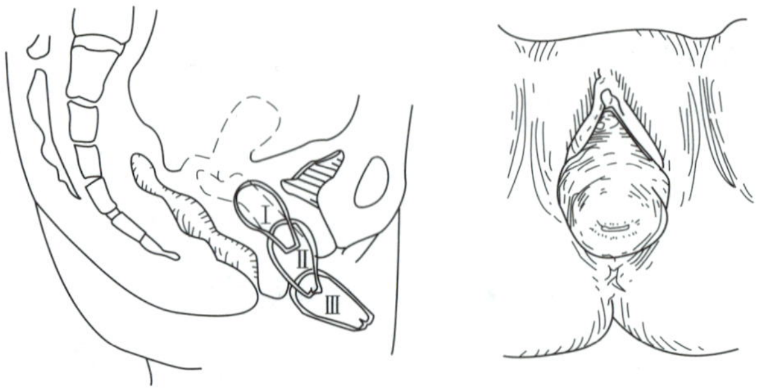

图21－1 子宫脱垂的分度

三、临床表现

（一）症状

1. 腰骶疼痛、下坠感　轻者多无自觉症状。重度子宫脱垂对子宫韧带有牵拉，导致盆腔充血，使患者常有不同程度腰骶部疼痛或下坠感，久站或劳累后症状加重，卧床休息后症状减轻。子宫脱垂不管程度多严重，不影响月经，轻症不影响受孕、妊娠和分娩。

2. 外阴肿物　起初在行走、下蹲或排便等腹压增加时出现，休息后有的能自行回缩，有的可用手还纳，严重的经手也不能还纳。暴露在外的宫颈和阴道黏膜长期与衣物摩擦，可导致溃疡而出血，若继发感染则有脓性分泌物。

3. 尿失禁、尿潴留　较重的子宫脱垂患者多伴有重度阴道前壁膨出，出现尿失禁、尿潴留、残余尿量增加。部分患者的压力性尿失禁，随着膨出的加重，症状缓解或消失，进而出现排尿困难，甚至需要手压阴道前壁帮助排尿。

4. 排便困难　合并阴道后壁膨出可发生便秘、排便困难。

（二）体征

子宫、阴道壁自阴道口脱出，阴道黏膜增厚角化，宫颈肥大并延长。暴露在外的宫颈和阴道黏膜长期摩擦增厚角化、溃疡、出血，继发感染时可见脓血性分泌物。

四、诊断及鉴别诊断

（一）诊断

根据病史及检查所见子宫脱垂不难诊断。妇科检查前，应嘱患者向下屏气或加腹压（咳嗽）判断子宫脱垂的最重程度并分度。同时注意有无宫颈溃疡及其部位、大小、深浅、感染等。嘱患者在膀胱充盈时咳嗽，观察有无溢尿，即压力性尿失禁情况。注意宫颈的长短并做宫颈细胞学检查。如为重度子宫脱垂，可触摸子宫大小，将脱出的子宫还纳。应用单叶窥器进行阴道检查。当压住阴道后壁时，嘱患者向下用力，可显示出阴道前壁膨出的程度，以及伴随的膀胱膨出和尿道走行的改变。同样，压住阴道前壁时嘱患者向下用力，可显示肠疝和直肠膨出。直肠检查是区别直肠膨出和肠疝的有效方法。

（二）鉴别诊断

子宫脱垂应与下列疾病相鉴别。

1. 阴道壁肿物　肿物在阴道壁内，呈囊性，边界清楚，位置固定。

2. 子宫黏膜下肌瘤　患者多有月经改变，肌瘤为红色、质硬肿块，表面找不到宫颈外口，在其周围或一侧可扪及被扩张变薄的宫颈边缘。

3. 宫颈延长　宫体位置多无明显下移。用宫腔探针探测宫颈外口至内口的距离即可鉴别。

五、治疗

无症状者不须治疗。有症状者应加强或恢复盆底组织及子宫韧带的支持作用。治疗应个体化，以安全、简单和有效为原则。

（一）盆底肌肉锻炼

适用于所有子宫脱垂患者，也可作为手术前后的辅助治疗方法。嘱患者行收缩肛门运动，用力收缩盆底肌肉 3 秒以上后放松，每次 10～15 分钟，每日 2～3 次，可增加盆底肌肉群的张力。盆底肌肉（肛提肌）锻炼，也称为凯格尔（Kegel）锻炼。辅助生物反馈治疗效果优于自身锻炼。

（二）放置子宫托

子宫托是一种支持子宫和阴道壁并使其维持在阴道内而不脱出的工具。适用于全身状况不能耐受手术、妊娠期和产后、术前放置促进膨出溃疡面愈合的患者。常用的子宫托有喇叭形、环形和球形3种，现介绍喇叭形子宫托的使用方法。

1. 放托 洗净双手，下蹲，分开两腿，手握托柄，使托盘呈倾斜位进入阴道口内，然后边旋转托柄边向内推，直至托盘达宫颈。转动托柄使其弯度朝前，对正耻骨弓后面。

2. 取托 手指捏住托柄，上、下、左、右轻轻摇动，待负压消除后向后外方向牵拉取出。

3. 注意事项 ①子宫托的大小应以放置后不脱出又无不适感为宜。②晨起放入，睡前取出，洗净备用。③局部应用雌激素能提高佩戴成功率。④放托后应每3～6个月复查一次。⑤宫颈或阴道壁有炎症、重度子宫脱垂伴盆底肌明显萎缩者不宜使用。⑥经期和妊娠期停用。

（三）手术治疗

根据患者不同年龄、生育要求及全身健康状况，制定个性化的手术方式。主要目的是缓解症状，恢复正常的解剖位置和脏器功能，有满意的性功能并能够持续效果。常选择以下手术方法。

1. 阴道前后壁修补术 主要针对筋膜修补，适用于年轻、有生育要求，轻度子宫脱垂伴阴道前、后壁膨出患者。如合并压力性尿失禁应同时手术处理。

2. 曼氏手术（Manchester 手术） 包括阴道前后壁修补、主韧带缩短及宫颈部分切除术，适用于年轻并宫颈延长的患者。

3. 经阴道全子宫切除及阴道前后壁修补术 适用于年龄较大、无生育要求、伴阴道前后壁膨出的患者。重度脱垂手术复发率高，目前主张应用生物网片加强局部组织。

4. 阴道封闭术 术后失去性交功能，仅适用于年老体弱不能耐受较大手术者。

5. 盆底重建术 通过吊带、网片等将阴道穹窿或宫骶韧带悬吊固定于骶骨前或骶棘韧带等部位，可剖腹、经阴道或经腹腔镜完成。加用网片的骶前固定术、经阴道骶棘韧带固定术和高位骶韧带悬吊术是国际上公认的非宫颈延长的重度子宫脱垂的有效术式。

六、预防

主要是提高产科工作质量，积极治疗慢性腹压增加的疾病，避免肥胖和重体力劳动。

第三节　压力性尿失禁

压力性尿失禁指腹压突然增加导致的尿液不自主流出，不是由逼尿肌收缩压或膀胱壁对尿液的张力压所引起。其特点是正常状态下无遗尿，而腹压突然增高时尿液自动流出，也称真性压力性尿失禁、张力性尿失禁、应力性尿失禁。压力性尿失禁在成年女性的发生率为18.9%，是一个重要的卫生和社会问题。

一、病因

压力性尿失禁90%以上为解剖型压力性尿失禁，盆底组织松弛引起。盆底组织松弛的原因主要有妊娠与阴道分娩损伤、绝经后雌激素水平降低、咳嗽时腹压增加等。压力传导理论认为压力性尿失禁的病因在于盆底支持结构缺损而使膀胱颈/近端尿道脱出于盆底外。因此，咳嗽时腹腔内压力不能被平均地传递到膀胱和近端的尿道，导致增加的膀胱内压力大于尿道内压力而出现漏尿。

不足 10% 的患者为先天发育异常所致，称为尿道内括约肌障碍型。

二、临床表现

腹压增加下不自主溢尿是最典型的症状，而尿急、尿频，急迫性尿失禁和排尿后膀胱区胀满感亦是常见的症状。80% 的压力性尿失禁患者伴有阴道膨出。

三、分度

有主观分度和客观分度。客观分度主要基于尿垫试验，临床常用简单的主观分度。

Ⅰ级尿失禁：只有发生在剧烈压力下，如咳嗽、打喷嚏或慢跑。

Ⅱ级尿失禁：发生在中度压力下，如快速运动或上下楼梯。

Ⅲ级尿失禁：发生在轻度压力下，如站立时，但患者在仰卧位时可控制尿液。

四、诊断及鉴别诊断

压力性尿失禁的诊断以患者的症状为主要依据，除常规体格检查、妇科检查及相关的神经系统检查外，还需相关压力试验、指压试验、棉签试验和尿动力学检查等辅助检查，排除急迫性尿失禁、充盈性尿失禁及感染等情况。尿道膀胱镜检查和超声检查可辅助诊断。急迫性尿失禁在症状和体征上最易与压力性尿失禁混淆，可通过尿动力学检查来鉴别诊断。

压力试验：患者膀胱充盈时，取截石位检查。嘱患者咳嗽的同时，医师观察尿道口。如果每次咳嗽时均伴随着尿液的不自主溢出，则可提示压力性尿失禁。延迟溢尿，或有大量的尿液溢出提示非抑制性的膀胱收缩。如果截石位状态下没有尿液溢出，应让患者取站立位，重复压力试验。

指压试验：检查者把中、食指放入阴道前壁的尿道两侧，指尖位于膀胱与尿道交接处，向前上抬高膀胱颈，再行诱发压力试验，如压力性尿失禁现象消失，则为阳性。

尿动力学检查：包括膀胱内压测定和尿流率测定，膀胱内压测定主要观察逼尿肌的反射以及患者控制或抑制这种反射的能力，膀胱内压力的测定可以区别患者是因为非抑制性逼尿肌收缩还是压力性尿失禁引起的。尿流率测定可以了解膀胱排尿速度和排空能力。

尿道膀胱镜检查和超声检查可辅助诊断。

五、治疗

1. 非手术治疗　用于轻、中度压力性尿失禁治疗和手术治疗前后的辅助治疗。非手术治疗包括盆底肌肉锻炼、盆底电刺激、膀胱训练、α 肾上腺素能激动剂和阴道局部雌激素治疗。产后进行 Kegel 锻炼对产后尿失禁的妇女有所帮助。30% ~60% 的患者经非手术治疗能改善症状，并治愈轻度的压力性尿失禁。

2. 手术治疗　压力性尿失禁的手术方法很多，有 100 余种。目前公认的“金标准”术式为耻骨后膀胱尿道悬吊术和阴道无张力尿道中段悬吊带术。压力性尿失禁的手术治疗一般在患者完成生育后进行。因阴道无张力尿道中段悬吊带术是微创，现已成为一线手术治疗方法。

（1）耻骨后膀胱尿道悬吊术　适用于解剖型压力性尿失禁。手术后 1 年治愈率为 85% ~90%，随着时间推移会稍有下降。手术操作在腹膜外进行，缝合膀胱颈和近端尿道两侧的筋膜至耻骨联合或 Cooper 韧带而提高膀胱尿道连接处的角度。

（2）阴道无张力尿道中段悬吊带术　适应于除解剖型压力性尿失禁外，尿道内括约肌障碍型压力性尿失禁和合并有急迫性尿失禁的混合性尿失禁的患者，术后 1 年治愈率在 90% 左右，最长术后 11 年随诊的治愈率在70%以上。悬吊带术可用自身筋膜或合成材料。合成材料的悬吊带术现已成为一线治疗压力性尿失禁的方法。

六、预防

同阴道前后壁膨出。

目标检测

答案解析

一、选择题

1. 子宫脱垂是指子宫颈外口达（　）
   A. 处女膜缘水平以下　　B. 坐骨结节水平以下　　C. 坐骨棘水平以上
   D. 坐骨棘水平以下　　E. 骶尾骨水平以下
2. 下列不是子宫脱垂的病因的是（　）
   A. 分娩损伤和产褥早期体力劳动
   B. 长期腹压增加
   C. 产褥期过早性生活
   D. 盆底组织先天发育不良
   E. 盆底组织退行性变
3. 子宫脱垂Ⅲ度是指（　）
   A. 宫颈外口距处女膜缘 <4cm
   B. 宫颈外口已达但未超过处女膜缘，在阴道口可见宫颈
   C. 宫颈已脱出于阴道口外，但宫体仍在阴道内
   D. 宫颈及部分宫体已脱出于阴道口外
   E. 宫颈及宫体全部脱出至阴道口外
4. 子宫脱垂的防治不正确的是（　）
   A. 提高产科质量，避免困难阴道助娩
   B. 避免参加重体力劳动
   C. 积极预防和治疗导致腹腔内压增加的疾病
   D. 脱垂轻者可放置子宫托
   E. 行产后盆底肌筛查，做产后保健操
5. 患者，女，63岁，孕5产3，诉阴道外口脱出物2年。妇科检查：宫颈外口及部分子宫脱出阴道口外，阴道前壁膨出和轻度阴道后壁膨出。该患者诊断为（　）
   A. 子宫脱垂Ⅰ度重伴阴道前后壁膨出
   B. 子宫脱垂Ⅱ度轻伴阴道前后壁膨出
   C. 子宫脱垂Ⅱ度重伴阴道前后壁膨出
   D. 子宫脱垂Ⅲ度伴阴道前后壁膨出
   E. 宫颈延长伴阴道前后壁膨出
6. 患者，女，37岁，因阴道口有块状物脱出就诊。妇科检查见宫颈延长，宫颈及部分宫体已脱出于阴道外口。患者首选手术方式应是（　）

A. 阴道前后壁修补术

B. 子宫次全切除手术

C. 阴道前后壁修补、主韧带缩短及宫颈部分切除术

D. 阴道封闭术

E. 盆底重建术

二、思考题

1. 子宫脱垂的病因是什么？
2. 子宫脱垂怎样进行预防和治疗？

（兰晓明）

书网融合……

本章小结　　微课　　题库

第二十二章　不孕症与辅助生殖技术

PPT

学习目标

1. 通过本章内容学习，应重点掌握不孕症的定义、女性不孕的常见原因及检查方法。熟悉女性不孕症的治疗方式。了解辅助生殖技术的应用。

2. 学会对不孕症进行诊断和治疗的技能。询问病史亲切耐心，体格检查温和细致，关心患者，有良好的医患沟通能力。

情境导入

情境描述　王某，女，29岁，已婚，生育史0-0-1-0，2年前于当地某诊所行无痛人流1次，术后无避孕至今未孕，月经周期正常，经期2~3天，经量偏少。妇科检查子宫正常大小，表面光滑，无压痛，活动度差，双侧附件区未及包块，无压痛，活动度欠佳。

讨论　1. 该女性患者考虑哪种疾病？

2. 需进一步行哪些检查？

第一节　不孕症

不孕症是指女性无避孕性生活至少12个月而未孕。临床分为原发性不孕和继发性不孕。原发性不孕指既往无妊娠史，未避孕而从未妊娠者；继发性不孕指既往有妊娠史，而后未避孕连续12个月未孕者。

一、病因

据调查，我国不孕症发病率为7%~10%，其中女性因素约占40%，男性因素占30%~40%，男女双方因素占10%~20%。女性卵细胞、男性精子、男女生殖系统解剖和功能，任何环节异常都有可能导致不孕症的发生。

（一）女性因素

1. 生殖器官疾病　以输卵管因素和排卵障碍常见。

（1）排卵障碍　占女性不孕因素的25%~35%。主要见于：①卵巢病变，如先天性性腺发育不全、多囊卵巢综合征、卵巢早衰等；②下丘脑-垂体-卵巢轴功能紊乱，如下丘脑、垂体器质性病变或功能障碍；③全身性疾病，如肾上腺及甲状腺功能异常等。

（2）输卵管因素　占女性不孕因素的50%，是我国女性继发性不孕最主要的原因。慢性输卵管炎（淋病奈瑟菌、沙眼衣原体、结核分枝杆菌等感染）引起输卵管伞端闭锁或输卵管黏膜破坏，可使输卵管完全阻塞或积水而导致不孕。此外还有输卵管发育异常、子宫内膜异位症、继发于盆腹腔手术后的炎症粘连等也可导致输卵管性不孕。

（3）子宫体因素　子宫畸形、子宫黏膜下肌瘤、体积较大影响宫腔形态的肌壁间肌瘤、子宫内膜结核、子宫腺肌症、子宫内膜炎、宫腔粘连等均能影响受精卵着床，导致不孕。

（4）子宫颈因素　宫颈畸形、宫颈炎症、宫颈黏液分泌异常及宫颈黏液免疫环境异常等，均影响精子通过造成不孕。

（5）外阴与阴道因素　先天性发育异常、创伤和手术导致阴道瘢痕性狭窄以及严重阴道炎症等。

2. 全身性疾病　严重慢性病及内分泌失调等。

（二）男性因素

主要是精液异常与输精障碍。

1. 精液异常　表现为无精、少精、弱精、畸精症等。常见原因有遗传、环境、吸烟、酗酒、内分泌失调、先天发育异常、睾丸损伤等。

2. 输精障碍　附睾及输精管发育异常、附睾结核等。如外生殖器发育不良或勃起障碍、早泄、不射精、逆行射精等使精子不能正常射入阴道内，均可造成男性不育。

3. 免疫因素　在男性生殖道免疫屏障被破坏的条件下，精子、精浆在体内产生抗精子抗体，使射出的精子产生凝集而不能穿过宫颈黏液。

（三）男女双方因素

1. 知识缺乏　缺乏性生活的基本知识。

2. 免疫因素　①同种免疫：精子、精浆或受精卵作为抗原，被阴道及子宫内膜吸收后，通过免疫反应产生抗体物质，使精子与卵子不能结合或受精卵不能着床。②自身免疫：不孕妇女血清中存在透明带自身抗体，可阻止精子穿透卵子与卵子结合，因而影响受精。

二、检查与诊断

通过男女双方全面检查明确不孕原因，是诊断不孕症的关键。

（一）男方诊断

1. 病史　了解生育史以及性生活史，包括不育时间、性交频率和时间，有无勃起和（或）射精障碍、近期不育相关检查及治疗经过；询问既往病史，如发育史，疾病史及相关治疗史，手术史，个人职业和环境暴露史，吸烟、酗酒、吸毒史，药物治疗史及家族史。

2. 体格检查　包括全身检查和局部生殖器官检查。

3. 精液分析　是不孕症夫妇首选的检查项目。需进行 2～3 次精液检查，以明确精液质量。

（二）女方检查

1. 病史采集　①现病史：不孕年限，是否存在低热、盗汗、多毛、痤疮、泌乳，有无下腹包块、进行性加重的痛经，是否有白带异常、下腹腰骶部疼痛等，针对异常做过何种检查及治疗；②月经史：初潮年龄、经期、月经周期、末次月经、经量、颜色、是否痛经及严重程度等；③婚育史：性生活情况、避孕方法、孕产史；④既往史：是否存在重大疾病、慢性疾病、手术及服药史，是否有结核等传染病史、性传播病史及检查治疗情况；⑤个人史：吸烟、酗酒、吸毒史，职业及环境接触史；⑥家族史：家族中是否有出生缺陷史等。

2. 体格检查　包括身高、体重、体脂分布特征，有无高雄激素体征，包括多毛、痤疮、黑棘皮症，乳房及甲状腺情况；妇科检查：外阴发育、阴毛分布、阴道及阴道内分泌物，子宫大小、位置、形状、活动度、双侧附件区有无压痛、是否存在包块，盆腔内有无触痛结节、包块等。

3. 女性不孕相关辅助检查

（1）卵巢功能检查　包括排卵监测和黄体功能检查。常用方法有：①阴道 B 型超声检查；②阴道脱落细胞检查；③宫颈黏液检查；④子宫内膜活检；⑤基础体温测定，周期性连续的基础体温测定可以大致反映排卵和黄体功能，但不能作为独立的诊断依据；⑥女性激素测定等。

（2）输卵管通畅检查　子宫输卵管造影，能明确输卵管异常的部位，是目前应用最广、诊断价值最高的方法。应在月经干净后3～7日无任何禁忌证时进行。

（3）宫腔镜、腹腔镜检查　适用于宫腔或盆腔存在异常的患者，可明确病变的位置和程度，并经行相应的治疗。

（4）免疫学检查　测定女方抗精子抗体、抗子宫内膜抗体等，以排除免疫性不孕。

三、治疗

治疗原则是针对病因治疗。

（一）一般治疗

一般治疗包括增强体质、增进健康，纠正营养不良和贫血；改变不良生活方式，戒烟、戒毒、不酗酒；掌握性知识，学会预测排卵期，性交频率适中，以增加受孕机会。

（二）生殖器官器质性病变的治疗

若发现妇科肿瘤、生殖器炎症、生殖道畸形、宫腔病变等器质性疾病，应积极治疗。

1. 输卵管因素不孕的治疗

（1）输卵管通液注药术　适用于输卵管轻度粘连或闭塞，能减轻输卵管局部充血水肿，溶解或软化粘连。应予月经干净后3～7日进行，注意无菌操作预防感染。

（2）输卵管成形术　对输卵管不同部位阻塞或粘连可行造口术、吻合术、整形术以及输卵管子宫移植术，应用显微外科技术达到输卵管再通目的。

2. 卵巢肿瘤　有内分泌功能的卵巢肿瘤可影响卵巢排卵，应予切除；性质不明的卵巢肿块，应尽量于不孕症治疗前得到诊断，必要时手术探查，根据快速病理诊断考虑是否进行保留生育能力的手术。

3. 子宫病变　子宫肌瘤、内膜息肉、子宫中隔、宫腔粘连等如果影响宫腔环境，干扰受精卵着床和胚胎发育，可行宫腔镜下切除、粘连分离或矫形手术。

4. 子宫内膜异位症　首诊应进行腹腔镜诊断和治疗，对中重度病例术后辅以抗雌激素药物治疗，重症和复发者应考虑辅助生殖技术妊娠。

5. 生殖系统结核　活动期应抗结核治疗，用药期间应严格避孕，因盆腔结核多累及输卵管和子宫内膜，多数患者需借助辅助生殖技术妊娠。

（三）内分泌治疗

1. 诱发排卵　适用于无排卵患者。

（1）氯米芬（CC）为首选促排卵药，适用于体内有一定雌激素水平者。宜从小剂量开始。月经周期自第5日开始，每日口服50mg（最大剂量150mg/日），连用5日，3个周期为一疗程。排卵率达80%，妊娠率为30%～40%。

（2）绒促性素（hCG）具有类似LH作用，常在促排卵周期卵泡成熟后一次肌内注射5000～10000U，模拟内源性LH峰值作用，诱导排卵。

（3）尿促性素（hMG）75U制剂中含有FSH、LH各75U，促使卵泡生长发育成熟。于周期第2～3日起，每日或隔日肌内注射75～150U，直至卵泡成熟。

（4）其他促排卵药物还有纯化FSH、GnRH激动剂、GnRH拮抗剂、溴隐亭（适用于高泌乳素血症）等。

2. 黄体功能不足的治疗

（1）补充性治疗　于月经周期第 20 日开始，每日肌内注射黄体酮 10～20mg，连用 5 日。

（2）刺激黄体功能　目前多用 hCG 增强黄体功能，于排卵后 4、6、8、10 日给予 hCG 2000U 肌内注射，用药后血孕酮水平明显升高。

（四）免疫性不孕的治疗

因抗精子抗体阳性与不孕关系尚不确定，目前缺乏肯定有效的治疗方法和治疗指标。如患者抗精子抗体阳性，在性生活时应采用避孕套 6～12 个月，使患者体内抗精子抗体水平降低；如抗磷脂抗体阳性的自身免疫性不孕的患者，应在明确诊断后，采用波尼松 10mg，每日 3 次，加阿司匹林 80mg/d，孕前和孕中期长期口服，防止反复流产和死胎发生。

第二节　辅助生殖技术

辅助生殖技术是指在体外对配子和胚胎采用显微操作技术，帮助不孕夫妇受孕的一组方法，包括人工授精（AI）、体外受精 - 胚胎移植（IVF - ET）及其衍生技术等。

一、人工授精

人工授精是将精子通过非性交方式注入女性生殖道内使其受孕的一种技术。包括使用丈夫精液人工授精（AIH）和使用供精者精液人工授精（AID）。按国家法规：目前供精者精液人工授精精子来源一律由国家卫生健康部门认定的人类精子库提供和管理。

具备正常发育的卵泡、正常范围的活动精子数目，健全的女性生殖道结构，至少一条通畅输卵管的不孕症夫妇，均可以实施人工授精治疗。将精液洗涤处理后，去除精浆，取 0.3～0.5ml 精子悬浮液，在女方排卵期间，通过导管经宫颈管注入宫腔内授精。人工授精可在自然周期和促排卵周期进行。在促排卵周期中应控制卵泡数目，但多于 2 个以上卵母细胞排出时，可能增加多胎妊娠发生率，应予取消本周期受孕计划。

二、体外受精 - 胚胎移植

体外受精 - 胚胎移植技术指从妇女卵巢内取出卵子，在体外与精子受精并培养 3～5 日，再将发育到卵裂期或胚囊期阶段的胚胎移植到宫腔内，使其着床发育成胎儿的全过程，通常被称为“试管婴儿”。1978 年英国学者 Steptoe 和 Edwards 采用该技术诞生世界第一例“试管婴儿”。1988 年我国大陆第一例“试管婴儿”在北京诞生。临床上输卵管性不孕症、原因不明的不孕症、子宫内膜异位症、男性因素不孕症、排卵异常、宫颈因素等在通过其他常规治疗无法妊娠，均为体外受精 - 胚胎移植的适应证。

体外受精 - 胚胎移植的主要步骤为：药物刺激卵巢、监测卵泡至发育成熟，经阴道超声介导下取卵，将卵母细胞和精子在模拟输卵管环境的培养液中受精，受精卵在体外培养 2～5 日，形成卵裂期或囊胚期胚胎，继而进行子宫腔内胚胎移植，并同时使用黄体酮行黄体支持。胚胎移植 2 周后测血或尿 hCG 水平确定妊娠，移植 4～5 周后阴道超声检查确定宫内临床妊娠。

常见并发症有卵巢过度刺激综合征及多胎妊娠。

1. 卵巢过度刺激综合征　指诱导排卵药物刺激卵巢后，导致多个卵泡发育、雌激素水平过高及颗粒细胞的黄素化，引起全身血流动力学改变的病理情况。在接受促排卵药物的患者中，约 20% 发生不同程度卵巢过度刺激综合征，重症者占1%～4%。主要的病理改变为全身血管通透性增加，血液中水分进入体腔，血液成分浓缩，hCG会加重发病。轻度仅表现为腹部胀满、卵巢增大；重度表现为腹部膨胀，大量腹腔积液、胸腔积液，导致血液浓缩、重要脏器血栓形成和功能损害、电解质紊乱等严重并发症，严重者可引起死亡。治疗原则以增加胶体渗透压扩容为主，防止血栓形成，改善症状为辅。近年来逐渐得到重视的卵巢温和刺激和自然周期的方案，可以大大减少该并发症的发生。

2. 多胎妊娠 诱导排卵药物导致的多卵泡发育，及多个胚胎移植，致使多胎妊娠发生率达30%以上。多胎妊娠增加了母婴并发症、流产和早产的可能性，围产儿患病率和死亡率的风险也相应增加。目前国内规范限制移植的胚胎数目在2～3个以内，有些国家已经采用了单胚胎移植的概念和技术，减少双胎妊娠，杜绝三胎（含三胎）以上妊娠。对多胎妊娠可在孕早期施行选择性胚胎减灭术。

素质提升

“神州试管婴儿之母”张丽珠

张丽珠，女，1946年9月赴美留学，1951年夏从伦敦回国，随即全身心地投入祖国的医学事业中。1988年3月10日上午8点56分，中国大陆首例试管婴儿在北京诞生。这例试管婴儿的科研项目就是北京医科大学生殖工程组负责人、中国妇产科专家张丽珠教授完成的，表明中国大陆现代医学技术完成了一次重大突破。随后张丽珠又相继培育了我国首例赠卵试管婴儿、首例冷冻胚胎试管婴儿、首例代孕母亲试管婴儿等；各个环节的技术也得到迅速的发展，并跻身于世界的前列。因为张丽珠教授是这些攻关项目中国大陆的第一个完成者，她被誉为“神州试管婴儿之母”。

三、卵细胞质内单精子注射

1992年Palermo等将精子直接注射到卵细胞质内，获得正常卵子受精和卵裂过程，诞生人类首例单精子卵胞质内注射技术的“试管婴儿”。此项技术主要用于治疗重度少、弱、畸形精子症的男性不育患者。体外受精－胚胎移植周期治疗受精失败，也是卵细胞质内单精子注射的适应证。主要步骤是刺激排卵和卵泡监测同体外受精－胚胎移植过程相同，经阴道超声介导下取卵，去除卵丘颗粒细胞，在高倍倒置显微镜下行卵母细胞质内单精子显微注射授精，继后胚胎体外培养、胚胎移植及黄体支持治疗同体外受精－胚胎移植技术。

四、胚胎植入前遗传学诊断

1990年该技术首先应用于X－性连锁疾病的胚胎性别选择。主要解决有严重遗传性疾病风险和染色体异常夫妇的生育问题，可以使得产前诊断提早到胚胎期，避免了常规中孕期产前诊断可能导致引产对母亲的伤害。目前因细胞和分子生物学技术发展，微阵列高通量的芯片检测技术已经用于临床，许多类型单基因疾病和染色体异常核型均能在胚胎期得到诊断。技术步骤是从体外受精第3日的胚胎或第5日的囊胚取1～2个卵裂球或部分滋养细胞，进行细胞和分子遗传学检测，检出带致病基因和异常核型的胚胎，将正常基因和核型的胚胎移植，得到健康后代。

辅助生殖技术因涉及伦理、法规和法律问题，需要严格管理和规范。同时新技术蓬勃发展，例如卵浆置换、核移植、治疗性克隆和胚胎干细胞体外分化等胚胎工程技术的进步，必将面临伦理和法律问题新的约束和挑战。

目标检测

答案解析

一、选择题

1. 患者，女，31岁，结婚5年不孕，月经周期无规则，子宫内膜出现下列哪种组织学表现时为有排卵（　）

A. 子宫内膜分泌期　　B. 子宫内膜萎缩期

C. 子宫内膜增生过长　　D. 子宫内膜增生期中期

E. 子宫内膜增生期晚期

2. 较理想的检查输卵管通畅性的方法是（　）

A. 输卵管通气　　B. 输卵管通液　　C. 子宫输卵管造影

D. 宫腔镜　　E. 型超声检查

3. 在我国引起输卵管阻塞，导致女性不孕的常见重要因素是（　）

A. 输卵管炎症　　B. 输卵管畸形　　C. 生殖器结核

D. 子宫内膜异位症　　E. 子宫肌瘤的压迫

4. 患者，女，30岁，结婚5年未孕，经量减少2年，伴下腹坠胀，既往肺结核史，妇科检查：子宫后倾屈，活动受限，形状不规则。双附件区可触及形状不规则包块，质硬，表面不平，下列无助于诊断的是（　）

A. 诊断性刮宫　　B. 腹部X线摄片

C. 子宫输卵管碘油造影　　D. 宫腔分泌物结核菌素培养

E. 基础体温测定

5. 患者，女，28岁，结婚3年不孕。基础体温曲线呈单相型，经前5天取宫颈黏液，其特征应是（　）

A. 量少黏稠　　B. 量少稀薄　　C. 量多黏稠

D. 量多稀薄　　E. 量极少，不易取出

二、思考题

1. 不孕症的定义是什么？
2. 女性不孕的原因是什么？
3. 女性不孕的检查方法有哪些？

（兰晓明）

书网融合……

本章小结　　微课　　题库

第二十三章　计划生育

PPT

学习目标

1. 通过本章内容学习，应重点掌握宫内节育器和药物避孕的避孕机制、适应证及禁忌证。熟悉人工流产的方法、适应证、禁忌证、并发症及处理；不同育龄期女性的避孕方法。了解输卵管结扎术的方法、适应证及禁忌证。

2. 能开展计划生育的健康教育，指导妇女选择合适的避孕方法，具有宫腔内操作的基本技能。能关爱女性健康，普及生育健康知识，提高优生优育服务水平。

情境导入

情境描述　李某，女，25岁，已婚，因停经6周就诊于我门诊，行B超检查，提示宫内早孕。李某要求终止妊娠。完善相关检查，拟行人工流产术。做好术前准备后，行负压吸引术，术前探宫腔11cm，术中未感到底，一般情况好，阴道流血不多，无腹痛、压痛及反跳痛，查体：血压100/80mmHg，心率76次/分。

讨论　1. 该女性的初步诊断是什么？

2. 应如何处理？

计划生育（family planning）是妇女生殖健康的重要内容。实践证明，我国必须坚持计划生育基本国策不动摇。最大限度地发挥人口对经济社会发展的能动作用，是我国实行计划生育国策的根本。

第一节　避　孕

避孕是计划生育非常重要的组成部分，是采用科学手段使妇女暂时不受孕。理想的避孕方法，应符合安全、有效、简便、实用、经济的原则，对性生活及性生理无不良影响，男女双方均能接受并乐意持久使用。目前常用的避孕方法有宫内节育器、药物避孕及外用避孕等。

一、宫内节育器

宫内节育器（intrauterine device，IUD）是一种安全、有效、经济、可逆的女性避孕工具，是我国生育期妇女的主要避孕措施。

（一）种类

1. 惰性宫内节育器（第一代IUD）　我国既往常用的金属圆环。由于其并发症发生率高，现已停止生产。

2. 活性宫内节育器（第二代IUD）　主要有含铜宫内节育器和含药宫内节育器两大类。内含有活性物质，可提高避孕效果，减少副作用。

（1）含铜宫内节育器　含有活性物质铜离子（Cu^{2+}），是目前我国使用最广泛的宫内节育器。可在宫内持续释放有较强抗生育能力的铜离子。根据不同形态和含铜表面积，可分为不同的类别。如：

TCu－380（带铜T形宫内节育器，表面积为380mm^2）、TCu－220、VCu－IUD等。避孕效果与含铜表面积呈正比。正确使用避孕有效率均在90%以上。临床副作用主要表现为点滴出血。以下是临床常见的几种含铜节育器。

1）T形含铜宫内节育器（TCu－IUD） 是目前临床常用的宫内节育器。节育器整体呈T字形。根据铜表面积分为TCu－200、TCu－220C、TCu－380A等。以聚乙烯为支架，在纵臂或横臂上绕有铜丝或铜套。铜丝易断裂放置年限较短，一般放置5～7年。含铜套的宫内节育器放置时间可达10～15年。带有尾丝，方便检查及取出。

2）V形含铜宫内节育器（VCu－IUD） 呈V形，横臂及斜臂绕有铜丝，由不锈钢作V形支架，两臂中间相套为中心扣，外有硅橡胶管，有尾丝，可放置5～7年。

3）母体乐（MICu） 以聚乙烯为支架，呈伞状，两弧形臂上各有5个小齿，具有可塑性。由国外引入我国生产。规格型号有MLCu375、MLCu375SL、MLCu250等，一般可放置5～8年。

4）宫形含铜宫内节育器 形态接近宫腔形状，不锈钢丝呈螺旋状内置钢丝，铜表面积300mm^2，分大、中、小号，无尾丝，可放置20年左右。

5）含铜无支架宫内节育器 又称吉妮环。此节育器由6个铜套串在一根尼龙线上，顶端有一个结可固定于子宫肌层，使其悬挂在宫腔中，不易脱落，因此，对宫腔深度没有要求，尤其适合宫腔深度<5.5cm或>9.0cm者。铜表面积330mm^2，有尾丝，可放置10年。

6）爱母功能型宫内节育器 呈V形，镍钛合金支架（有记忆的功能），V字末端压有铜粒，其表面积15mm^2，是根据子宫活动力学原理设计的，有良好的依从性。具有脱落率低、带器妊娠率低、因其有抗排斥功能而副反应轻等特点。

（2）含药宫内节育器 将药物（主要是孕激素和吲哚美辛）储存于节育器内的缓释系统，通过每天微量释放来提高避孕效果，并降低副作用。

1）左炔诺孕酮宫内节育器（LNG－IUD） 又称左炔诺孕酮宫内缓释系统（levonorgestrel－releasing intrauterine system，LNG－IUS），商品名曼月乐，以聚乙烯作为T形支架，纵管内储存左炔诺孕酮，纵管外包有含聚二甲基硅氧烷的膜控制药物释放。左炔诺孕酮宫内节育器分两种剂型，一种支架尺寸32mm×32mm，内含左炔诺孕酮52mg，每日释放20pg。放置时间为5年。另一种支架尺寸为28mm×30mm，内含左炔诺孕酮13.5mg，每日释放8～12μg，放置时间3年，此型宫内节育器尺寸较小比较适合未育的妇女应用。避孕有效率可达99%以上。可用于药物治疗失败无生育要求的无排卵性异常子宫出血者。主要副作用为月经变化，表现为点滴出血，经量减少甚至闭经。取器后可恢复正常。

2）活性γ形宫内节育器 以镍钛记忆合金或不锈钢丝为支架，绕有200mm^2的钢丝，吲哚美辛的硅胶珠咬合在γ形横臂的两末端，内含吲哚美辛25mg。可缓慢释放吲哚美辛，减少出血副作用，可改善经量过多。

3）宫形和元宫形药铜宫内节育器 指内含吲哚美辛的含铜宫内节育器，如宫药Cu200、元宫药铜220和元宫药铜365。既有含铜节育器的优势，又可以通过缓释吲哚美辛减少节育器所致的出血副作用。

（二）避孕机制

宫内节育器的避孕机制尚未完全明了。现有以下几种解释。

1. 对精子和胚胎的毒性作用 由于受到宫内节育器压迫，内膜发生炎症反应，产生大量巨噬细胞覆盖于子宫内膜，影响受精卵着床，并能吞噬精子及影响胚胎发育。铜离子使精子头尾分离，不能获能。

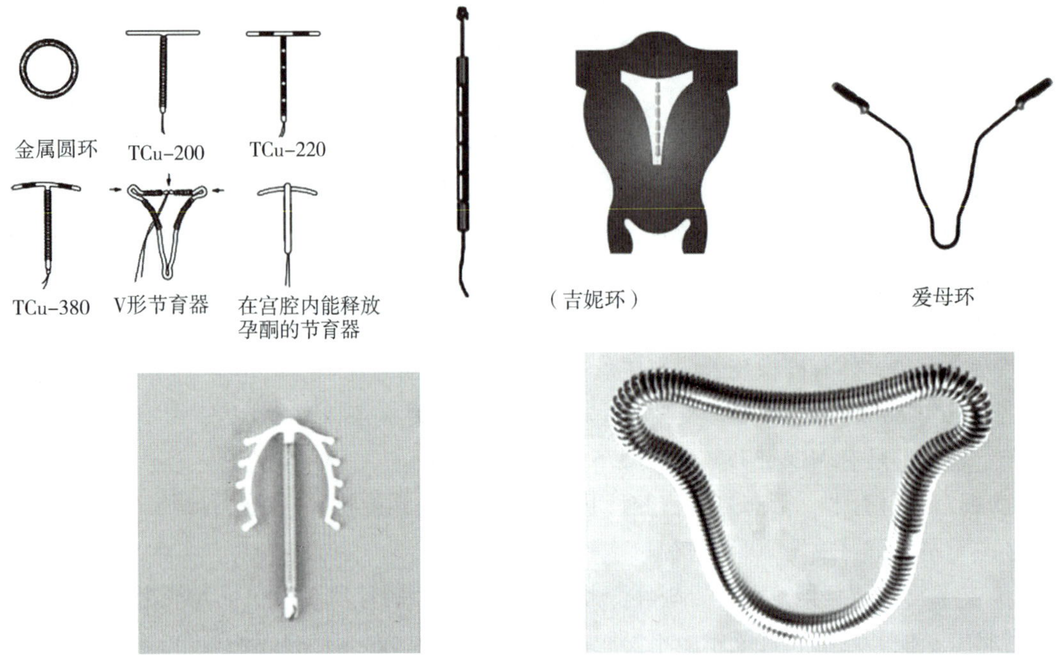

图 23－1　节育器种类

2. 干扰受精卵着床　长期压迫导致子宫内膜损伤及慢性炎症反应，产生前列腺素。前列腺素使输卵管蠕动加快，受精卵过早进入宫腔而此时子宫内膜尚未发育成熟，受精卵着床受阻。子宫内膜受压缺血及吞噬细胞激活纤溶酶原，使局部纤溶酶活性增强，致使囊胚溶解吸收。铜离子进入细胞，影响锌酶系统，阻碍受精卵着床及胚胎发育，并影响糖原代谢、雌激素摄入及 DNA 合成，干扰受精卵着床及囊胚发育。

3. 含孕激素宫内节育器的避孕作用　可使部分妇女抑制排卵。主要是孕激素使子宫内膜腺体萎缩，间质蜕膜化，间质炎性细胞浸润，不利于受精卵着床；同时使宫颈黏液稠厚，不利于精子穿透。

4. 含吲哚美辛宫内节育器的避孕作用　吲哚美辛通过抑制前列腺素合成，减少前列腺素对子宫的收缩作用，从而减少放置宫内节育器后出现的出血副作用。

（三）宫内节育器放置术

1. 适应证和禁忌证　适用于生育期妇女无禁忌证且自愿放置者。禁忌证主要有：①妊娠或可疑妊娠。②生殖器官急性炎症。③人工流产出血多，怀疑有妊娠组织物残留或感染可能；中期妊娠引产、分娩或剖宫产胎盘娩出后，子宫收缩不良有出血或潜在感染可能。④生殖器官肿瘤。⑤生殖器畸形如纵隔子宫、双子宫等。⑥宫颈内口过松、重度陈旧性宫颈裂伤或子宫脱垂。⑦严重的全身性疾病。⑧宫腔深度 <5.5cm 或 >9.0cm（除外足月分娩后、大月份引产后或放置含铜无支撑宫内节育器）。⑨近 3 个月内有月经失调、阴道不规则流血。⑩有铜过敏史。

2. 放置时间　①月经干净 3～7 日无性交。②人工流产后立即放置。③阴道分娩后 42 日天恶露已净，会阴伤口愈合，子宫恢复正常；剖宫产后 6 个月。④含孕激素宫内节育器在月经第 4～7 日放置。⑤自然流产于转经后放置；药物流产 2 次正常月经后放置。⑥哺乳期闭经应先排除早孕。⑦无避孕措施性交后 5 日内放置为紧急避孕方法。

3. 放置方法

（1）受术者排空膀胱后取膀胱截石位仰卧于手术床。

（2）通过双合诊检查明确子宫情况和双侧附件情况。

（3）外阴阴道常规消毒后铺巾。

（4）放置阴道扩张器充分暴露宫颈，再次消毒宫颈及宫颈管。

（5）用宫颈钳固定宫颈，探针探查宫腔深度。根据放置节育器种类判断是否需要扩张宫颈管及扩张程度，节育器大小需与宫腔深度匹配。

（6）节育器通过放置器逐渐送至宫腔达宫底部。若有尾丝，需在宫颈口外保留2cm，剪去剩余的部分，观察无出血后，取出宫颈钳和阴道扩张器（图23-2）。

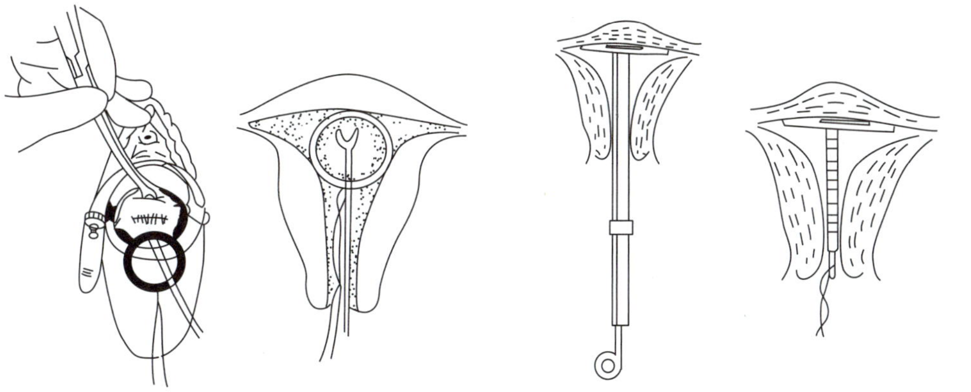

图23-2 放置宫内节育器

4. 术中及术后注意事项

（1）严格遵守无菌操作，将环送入宫腔的过程中，不能停顿，放置于宫底部，否则容易导致节育器从上环叉上脱落。

（2）放环叉在放置的过程中，不能转变方向，否则会导致节育器偏移位置或扭成“8”字形。

（3）节育器放置术时应动作轻柔，避免出现子宫穿孔。

（4）术后休息3日，2周内禁止盆浴及性生活。3个月内注意观察节育器是否脱落。

（5）定期随访。术后1个月、3个月、6个月以及1年分别复查1次，以后每年复查1次。复查内容包括节育器在宫内的情况（位置、形态等）、有无不良反应，若有问题可及时给予处理。

（四）宫内节育器取出术

1. 适应证 计划再生育者或放置年限已满需要更换者；绝经后一年；绝育或采取其他避孕方法者；出现并发症及副作用，经治疗无效者；带器妊娠。

2. 禁忌证 生殖道炎症，治愈后再取；疾病的急性期或全身情况不良者，待情况好转后再取。

3. 取出时间 最适宜是在月经干净3~7日。若出现不规则出血等情况可随时取出。带器妊娠者可在行人工流产同时取出。

4. 取出方法 常规消毒后有尾丝者可用止血钳夹住尾丝后向外牵拉取出。无尾丝者，需按照宫腔操作程序进行，用取环钩或取环钳取出，取器困难者，可在超声指导下操作，必要时可在宫腔镜下取出。

（五）宫内节育器不良反应和并发症

1. 不良反应

（1）不规则阴道流血 主要表现为经期延长、经量过多或月经周期中点滴出血，是放置宫内节育器常见的不良反应。若症状轻，一般不需处理，3～6个月后逐渐恢复。若出血多，可给予口服止血药治疗，若经治疗无明显效果，需考虑将宫内节育器取出或更换。

（2）腰酸、腹坠　节育器位置不对或节育器大小与宫腔不符可引起频繁宫缩，出现腰酸和腹坠，明确原因后处理。

2. 并发症

（1）节育器嵌顿或断裂　节育器部分嵌入子宫肌壁或发生断裂，主要原因有：①节育器过大；②带器时间过长；③放置时损伤子宫壁。一旦发现应及时将其取出。

（2）节育器异位　可异位于直肠子宫陷凹、腹腔、阔韧带等处，主要与以下因素有关：子宫穿孔而将节育器置于子宫腔以外；哺乳期子宫肌壁薄而软或者节育器过硬、过大等，节育器可在子宫收缩时移位到子宫腔以外。一经确诊，应立即取出。

（3）感染　未严格遵守无菌操作、生殖道感染等可致上行性感染，应将节育器取出，同时给予抗生素治疗。

（4）节育器下移或脱落　常发生于放置宫内节育器1年内。主要原因有：术者操作不规范；节育器选择不当，与宫腔形态大小不符；宫颈内口过松等。

（5）带器妊娠　包括宫内和宫外妊娠。常见于节育器异位、节育器下移。确诊为宫内孕者，应予人工流产同时将宫内节育器取出。宫外孕者，根据不同的异位位置决定合适的取环时机。

二、激素避孕

激素避孕是一种高效避孕方法，其成分为雌激素和孕激素。我国目前使用的避孕药物主要为雌孕激素复方制剂。

（一）作用机制

1. 抑制排卵　避孕药中的雌孕激素对下丘脑－垂体－卵巢轴进行抑制，无法形成排卵前LH高峰，从而抑制卵巢排卵。

2. 宫颈黏液性状发生改变　通过孕激素改变宫颈黏液性状，使其黏稠度增加、量变少、拉丝度降低，从而不利于精子通过。

3. 子宫内膜的改变　避孕药物抑制子宫内膜增殖变化，使内膜与胚胎发育不能同步，而不适合孕卵着床。

4. 影响输卵管的功能　在雌孕激素作用下，输卵管的运输功能受到影响，改变了受精卵在输卵管的正常运动，干扰受精卵着床。

（二）适应证和禁忌证

1. 适应证　凡健康育龄期妇女无禁忌证，月经正常者均可服用。

2. 禁忌证　①严重心血管疾病、血栓性疾病不宜应用，如高血压病、冠心病、静脉栓塞等；②急、慢性肝炎或肾炎；③部分恶性肿瘤、癌前病变；④内分泌疾病，如糖尿病、甲状腺功能亢进症；⑤哺乳期不宜使用复方口服避孕药；⑥年龄>35岁的吸烟妇女服用避孕药，不宜长期服用；⑦精神病患者；⑧有严重偏头痛，反复发作者。

（三）药物的不良反应及处理

1. 类早孕反应　主要为雌激素刺激胃黏膜所引起的胃肠道症状。服药初期约10%妇女出现食欲缺乏、恶心、呕吐、乏力、头晕等类似妊娠早期的反应。轻者不需特殊处理，坚持服药数个周期后症状自然消失。症状严重需考虑更换制剂或停药改用其他避孕措施。

2. 突破性出血 多数发生在漏服避孕药后，少数未漏服避孕药也会发生。轻者点滴出血，不用处理，随着服药时间延长而逐渐减少直至停止。流血偏多者，每晚在服用避孕药同时加服雌激素直至停药。流血似月经量或流血时间已近月经期，则停止服药，作为一次月经来潮于下一周期再开始服用药物，或更换避孕药。

3. 闭经 1% ~2% 妇女服用避孕药后发生闭经，常发生于月经不规则妇女。对原有月经不规则妇女，应谨慎使用避孕药。停药后月经不来潮，排除妊娠后，停药 7 日后可继续服药，若连续停经 3 个月，需停药观察。

4. 体重及皮肤变化 少数妇女口服避孕药后会出现体重增加，可由以下因素导致：①雌激素具有使水钠潴留的作用；②避孕药中的孕激素可通过影响合成代谢促进组织生长。近年来，随着口服避孕药不断发展，雄激素活性降低，孕激素活性增强，用药量小，副作用也明显减少，而且能改善痤疮等。新一代口服避孕药屈螺酮炔雌醇片有抗盐皮质激素的作用，可减少雌激素引起的水钠潴留。

5. 其他 个别妇女服药后出现头痛、复视、乳房胀痛等，可对症处理，必要时停药做进一步检查。

（四）激素避孕药物种类

根据激素药物作用时间分为短效、长效、速效和缓释类。由于长效避孕制剂中激素含量高，现已渐趋淘汰。按照给药途径可分为口服、注射、经皮肤、经阴道及宫腔（宫内节育系统）。正确使用复方短效口服避孕药，其避孕有效率可达 100%。常见类型和用法见表 23 -1 和表 23 -2。

表 23 -1 复方短效口服避孕药

药物名称	成分	含量（mg）	使用方法
复方炔诺酮（口服避孕片 1 号）	炔雌醇	0.035	月经周期第 5 天口服第 1 片，以后每晚 1 片连服 22 天，停药 7 天后开始服第 2 个周期
	炔诺酮	0.6	
复方甲地孕酮（口服避孕片 2 号）	炔雌醇	0.035	月经周期第 5 天口服第 1 片，以后每晚 1 片连服 22 天，停药 7 天后开始服第 2 个周期
	甲地孕酮	1.0	
炔雌醇环丙孕酮	炔雌醇	0.035	月经周期第 1 天口服第 1 片，以后每晚 1 片连服 21 天，停药 7 天后开始服第 2 个周期
	环丙孕酮	2.0	
复方去氧孕烯	炔雌醇	0.03	月经周期第 1 天口服第 1 片，以后每晚 1 片连服 21 天，停药 7 天后开始服第 2 个周期
	去氧孕烯	0.15	
左炔诺孕酮/炔雌醇三相口服片			月经第 1 天服第 1 片，以后每晚 服 1 片，按照顺序服用连续服药 21 天，从停药第 8 天起服第 2 个周期
第一相（6 片）	左炔诺孕酮	0.05	
	炔雌醇	0.03	
第二相（5 片）	左炔诺孕酮	0.075	
	炔雌醇	0.04	
第三相（10 片）	左炔诺孕酮	0.0125	
	炔雌醇	0.03	

表 23 -2 其他女性避孕药

种类	药物名称	成分	含量（mg）	用药途径
探亲药	甲地孕酮探亲片探亲避孕片 1 号	甲地孕酮	2.0	口服
	炔诺孕酮探亲片	炔诺孕酮	3.0	口服
	炔诺酮探亲片	炔诺酮	5.0	口服
皮下埋植剂	左炔诺孕酮硅胶棒 Ⅰ 型	左炔诺孕酮	36（1 根）	皮下埋植
	依托孕烯植入剂	依托孕烯	68（1 根）	皮下埋植

续表

种类	药物名称	成分	含量（mg）	用药途径
阴道避孕环	左炔诺孕酮避孕环	左炔诺孕酮	5.0	阴道放置
	甲地孕酮硅胶环	甲地孕酮	250 或 200	阴道放置

三、其他避孕方法

其他避孕方法包括紧急避孕、外用避孕和自然避孕。

（一）紧急避孕

紧急避孕是避孕失败、无防护性生活后几小时或几天，为避免出现非意愿妊娠而采取的补救避孕措施。主要包括口服紧急避孕药和放置含铜宫内节育器。

1. 紧急避孕药 通常在无防护性生活 3 天（72 小时）内口服。主要有抗孕激素制剂、雌孕激素复方制剂、单孕激素制剂及 3 大类。紧急避孕药激素剂量大，副作用亦大，不能替代常规避孕。服药后可能出现恶心、呕吐、不规则阴道流血及月经紊乱的副作用，一般不需处理。若月经延迟 1 周以上，需排除避孕失败所致妊娠。

（1）孕激素受体拮抗剂 米非司酮可在无防护性生活后 5 天（120 小时）之内口服 100mg，妊娠率 2%。米非司酮出现不规则阴道流血等副作用少而轻。

（2）雌孕激素复方制剂 复方左炔诺孕酮片在无防护性生活后 3 天（72 小时）之内口服 4 片，12 小时之后再服 4 片。正确使用的妊娠率为 4%。

（3）单纯孕激素制剂 左炔诺孕酮片在无防护性生活 3 天（72 小时）之内口服 1 片，12 小时后再服用 1 片。

2. 含铜宫内节育器 可用于紧急避孕，特别适合符合放置条件及对激素应用有禁忌证者。在无保护性生活后 5 天（120 小时）之内放入，有效率达 95% 以上。

（二）外用避孕

1. 避孕套 又称阴茎套，为男性避孕工具。为筒状优质薄型乳胶制品，能阻止精子进入阴道。使用时应选择合适的型号，不宜过大或过小。每次性交时均应全程使用，不能反复使用。正确使用避孕率可达 93% ~95%。避孕套还具有防止性传播性疾病的作用。

2. 阴道套 放置于女性阴道，也称女用避孕套。既能避孕，又能防止性传播疾病。我国市场未普及。

（三）杀精剂

杀精剂由活性成分壬苯醇醚与基质制成，常用剂型有避孕栓剂、片剂、胶冻剂、凝胶剂和避孕薄膜等。性交前置入阴道，具有很强的杀精的作用。使用时应注意：①每次性交前均需使用。②片剂、栓剂和薄膜放入阴道后等待 5 ~10 分钟，溶解起效后才能性生活。若置入 30 分钟未性交，必须再次放置。③围绝经期妇女最好选用胶冻剂或凝胶剂，因为阴道分泌物少，片剂、栓剂和薄膜不易溶解。正确使用外用杀精剂，有效率达 95% 以上。使用失误，失败率高达 20% 以上，不作为避孕首选药。

（四）安全期避孕

安全期避孕是根据推测排卵日期来判断周期中的易受孕期禁止性生活而达到避孕目的。排卵前后 4 ~5 日为易受孕期。可以通过日历表法、基础体温法、宫颈黏液观察法来推测排卵日期。基础体温法和宫颈黏液观察法是根据基础体温和宫颈黏液判断排卵日期。日历表法适用于周期规则妇女，基础体温的曲线变化与排卵时间的关系并不恒定，宫颈黏液观察需经过培训才能掌握。因此，安全期避孕法并不十分可靠，不宜推广。

第二节　避孕方法的知情选择

计划生育优质服务的一项重要内容为避孕方法知情选择。医务工作者应指导育龄期妇女结合自己的自身情况选择最适宜的避孕方法。

一、新婚期

新婚夫妇尚未生育，原则上应选择使用方便、不影响生育的避孕方法。首选复方短效口服避孕药，使用方便，避孕效果好，不影响性生活。性生活适应后可选用避孕套。此外还可选用外用避孕栓、药膜等。一般不选用宫内节育器。

二、哺乳期

原则上选用的避孕方法不能影响乳汁质量及婴儿健康。最佳避孕方式是避孕套。也可选用皮下埋植剂。宫内节育器也是较理想的一种避孕方法，但是操作要轻柔，防止子宫损伤。由于哺乳期阴道较干燥，不适用避孕药膜。哺乳期不宜使用雌、孕激素复合避孕药或避孕针以及安全期避孕。

三、生育后期

此期应选择安全可靠、长效、可逆的避孕方法，减少非意愿妊娠的发生。各种避孕方法（宫内节育器、皮下埋植剂、复方口服避孕药、避孕针、避孕套等）均适用，应根据个人身体状况进行选择。没有生育意愿的也可采用绝育术。

四、绝经过渡期

此期仍有排卵可能，应坚持避孕，一般以外用避孕方法为主。可采用阴茎套。若现已放置宫内节育器无不良反应，可继续使用，至绝经后半年内取出。围绝经期可选用避孕栓、凝胶剂，不宜选用避孕药膜、复方避孕药物及安全期避孕。

第三节　避孕失败的补救措施

人工流产是避孕失败的补救措施，指因意外妊娠、疾病等原因而采用人工方法终止妊娠，包括手术流产和药物流产。人工流产对妇女的生殖健康有一定的影响。

一、药物流产

药物流产是用药物终止早孕的一种避孕失败的补救措施。目前临床应用的药物为米非司酮和米索前列醇，两者配伍应用终止早孕完全流产率达 90% 以上。米非司酮是一种类固醇类的抗孕激素制剂，具有抗孕激素及抗糖皮质激素作用。米索前列醇是前列腺素类似物，具有子宫兴奋和宫颈软化作用。

（一）适应证

主要有以下几种情况。

1. 早期妊娠≤49 天可在门诊行药物流产；>49 天应酌情考虑，必要时住院流产。
2. 血或尿 hCG 阳性，超声确诊为宫内妊娠，本人自愿流产。

3. 人工流产术高危因素者，如瘢痕子宫、哺乳期、宫颈发育不良或严重骨盆畸形。

4. 多次手术流产史，对流产手术有恐惧和顾虑心理者。

（二）禁忌证

主要有以下几种情况。

1. 有使用米非司酮禁忌证，如肾上腺及其他内分泌疾病、妊娠期皮肤瘙痒史、血液病、血管栓塞等病史。

2. 有使用前列腺素药物禁忌证，如心血管疾病、青光眼、哮喘、癫痫、结肠炎等。

3. 带器妊娠、异位妊娠。

4. 其他，如过敏体质、妊娠剧吐、长期服用抗结核、抗癫痫、抗抑郁、抗前列腺素药等。

（三）使用方法

主要有以下两种用法。

1. 顿服法 总量米非司酮 200mg，米索前列醇 0.6mg。于用药第 1 天顿服米非司酮 200mg，在用药第 3 天晨口服米索前列醇 0.6mg。

2. 分次服法 总量米非司酮 150mg，米索前列醇 0.6mg。于用药第 1 天晨口服米非司酮 50mg，以后每 12 小时再服米非司酮 25mg，第 3 天清晨口服米非司酮 25mg 后 1 小时加用米索前列醇 0.6mg。

每次服药前后至少空腹 1 小时，服药后可出现恶心、呕吐、腹痛、腹泻等胃肠道症状。出血时间长、出血量多是药物流产的主要副作用。

（四）注意事项

药物流产必须医护人员监护下在有抢救条件的正规医疗机构进行，严密观察出血及副作用的发生情况，极少数人可大量出血而需急诊刮宫，药流后需指导落实避孕措施。

二、手术流产

手术流产指应用手术方法来终止妊娠。有两种方式：负压吸引术和钳刮术。

（一）负压吸引术

利用负压吸引的原理，将妊娠物从子宫体腔内吸出，称为负压吸引术。

1. 适应证 妊娠 10 周内要求终止妊娠而无禁忌证，患有某种严重疾病不宜继续妊娠。

2. 禁忌证 生殖道炎症，如：阴道炎、宫颈炎等；各种疾病的急性期；全身情况不能耐受手术；术前两次体温在 37.5℃以上。

3. 术前准备 术前准备要严谨、充分，包括以下内容：①详细询问病史，既往疾病史、此次妊娠情况、剖宫产史、避孕史等；②进行全身检查和妇科检查；③超声检查确诊为宫内妊娠；④实验室检查，包括血常规及凝血方面检测、尿或血 hCG 检查、阴道分泌物等；⑤术前测量体温、脉搏、血压；⑥解除患者思想顾虑；⑦排空膀胱。

4. 手术步骤 受术者排空膀胱后取膀胱截石位卧于手术床上，常规消毒外阴和阴道，铺无菌巾，术者行双合诊检查复查子宫位置、大小及附件等情况。阴道窥器扩张阴道后，消毒阴道及宫颈管。根据子宫位置用宫颈钳夹持宫颈前唇或后唇固定宫颈。用探针顺子宫位置的方向探测宫腔方向及深度，根据宫腔大小选择吸管，用宫颈扩张器由小号到大号、循序渐进扩张宫颈管，扩张到比选用吸头大半号至 1 号。将吸管连接到负压吸引器上，沿宫腔方向缓慢送入宫底部，遇到阻力略向后退，打开负压，控制在 400～500mmHg，按一个方向吸刮宫腔，当有组织进入吸管时可感到轻微震动感。当胚胎组织吸干净时，可感到宫壁粗糙，吸管口紧贴宫壁，此时将橡皮管折叠，取出吸管。用小号刮匙轻轻搔刮宫底及两侧宫角，检查宫腔是否吸净，并再次探查宫腔深度。必要时可重复操作，此时负压不宜过高。取下宫颈钳，用棉球拭净宫颈及阴道血迹，术毕。将吸出物过滤，测量出血量及刮出物容量，检查有无绒毛。未见绒毛需送病理检查。

5. 注意事项　①正确判断子宫大小及方向，动作轻柔，减少损伤；②扩宫颈管时用力均匀，以防宫颈内口撕裂；③严格遵守无菌操作常规；④术后禁盆浴2周，禁性生活1个月，并指导避孕。

（二）钳刮术

钳刮术适用于妊娠10～14周终止者。因胎儿较大需做钳刮，为保证钳刮术顺利进行，应先做扩张宫颈准备。

1. 适应证　妊娠在10～14周以内要求终止妊娠而无禁忌证者；因某些疾病或遗传性疾病不宜继续妊娠者。

2. 禁忌证　同人工流产负压吸引术。

3. 术前准备　除与负压吸引术相同以外，还需做到以下几点。

（1）需住院治疗。

（2）有出血体质、贫血或身体虚弱者，应做血常规、血型、出凝血时间和血小板等检查。

（3）术前要做好宫颈准备，包括机械扩张法和药物扩张法。

1）机械扩张法　术前专用无菌导尿管置入宫颈管，在术前取出。也可以用无菌宫颈扩张棒或亲水棒扩张宫颈。

2）药物扩张法　常用的是米索前列醇，于术前2～3小时口服或在术前1～2小时卡孕栓置入阴道后穹窿处。

4. 手术步骤

（1）与负压吸引术手术步骤相同。

（2）宫颈扩张器扩张宫颈管，从小号到大号，循序渐进，卵圆钳进入宫腔，破羊膜，流尽羊水后可酌情使用缩宫素。

（3）取胎盘　用卵圆钳沿子宫前壁或后壁逐渐滑入达宫底，用卵圆钳尽量钳夹胎盘组织。取胎体时，持胎儿纵位为宜，避免胎儿骨骼伤及宫壁。应在手术结束时核对是否完整。用中号刮匙或吸管清理宫腔组织，测量术后宫腔深度。

（4）观察宫腔有无活动性出血，以及子宫收缩情况。

（5）取下宫颈钳，用棉球擦净宫颈及阴道血迹，取出窥器，术毕。

5. 术中注意事项

（1）进宫腔器械严禁接触阴道壁，以免污染。

（2）手术操作要稳、准、轻、巧，避免使用暴力，以防子宫穿孔和宫颈损伤。

（三）人工流产并发症及处理

1. 人工流产综合反应　指人工流产时受术者受到疼痛或局部刺激，在术中或术毕出现恶心、呕吐、心动过缓、心律不齐、面色苍白、头晕、胸闷、大汗淋漓，严重者甚至出现血压下降、晕厥等迷走神经兴奋症状。这与受术者的情绪、身体状况及手术操作有关。一旦发现应立即停止手术，给予吸氧，一般能自行恢复。严重者可加用阿托品0.5～1mg静脉注射。术前重视精神安慰，术中动作轻柔，吸宫时掌握适当负压，减少不必要的反复吸刮，均能降低人工流产综合反应的发生率。

2. 出血　常见于妊娠月份较大时行人工流产者，因子宫收缩欠佳，出血量多。可在扩张宫颈后，宫颈注射缩宫素，并尽快取出绒毛组织。吸管过细、胶管过软或负压不足引起出血，应及时更换吸管和胶管。特别要警惕瘢痕部位的妊娠，一旦漏诊，术中出血可危及生命。

3. 子宫穿孔 是人工流产术的严重并发症。当手术时突然感到无宫底感觉，或手术器械进入深度超过术前测得宫腔深度或自宫腔吸出异常组织，提示子宫穿孔，应立即停止手术。穿孔小，无脏器损伤或内出血，手术已完成者，可注射子宫收缩剂保守治疗，并给予抗生素预防感染。同时密切观察血压、脉搏等生命体征。若宫内组织未吸净，应由有经验医师避开穿孔部位，也可在超声引导下或腹腔镜下完成手术。破口大、有出血或怀疑脏器损伤时，应剖腹探查或腹腔镜检查。

4. 漏吸 手术未吸出胚胎及绒毛而导致继续妊娠或胚胎停止发育，称为漏吸。常见于子宫畸形、位置异常或操作不熟练引起。一旦发现漏吸，应再次行负压吸引术。

5. 吸宫不全 指术后部分妊娠组织物的残留，是人工流产术常见的并发症。通常与操作者技术不熟练或子宫过度屈曲有关。手术后阴道流血时间长，血量多或流血停止后再现多量流血，应考虑为吸宫不全，血或尿 hCG 检测和超声检查有助于诊断。无明显感染征象，即行刮宫术，刮出物送病理检查，术后给予抗生素预防感染。若同时伴有感染，应控制感染后再行刮宫术。

6. 感染 可发生急性子宫内膜炎、盆腔炎等，表现为发热、腹痛、阴道流血等，予抗生素治疗，口服或静脉给药。需严格遵守无菌操作原则和手术禁忌证。

7. 羊水栓塞 少见，指羊水通过宫颈损伤、胎盘剥离的开放血窦进入血液循环。孕早期羊水内含细胞等成分较少，即使出现羊水栓塞，其症状及严重性不如晚期妊娠发病凶猛。治疗包括抗过敏、抗休克等。

8. 远期并发症 宫颈粘连、宫腔粘连、慢性盆腔炎、月经失调、继发性不孕等。

第四节 输卵管绝育术

输卵管绝育术是通过输卵管结扎手术阻断精子与卵子相遇而达到绝育，是一种安全、永久性节育措施。可经腹、经腹腔镜或经阴道操作。目前常用方法为经腹输卵管结扎或腹腔镜下输卵管绝育。

一、经腹输卵管结扎术

经腹输卵管结扎术是我国应用最广的绝育方法，优点是切口小、组织损伤小、操作简易、安全、方便。

1. 适应证 自愿要求绝育手术且无禁忌证者；患严重全身疾病不宜生育者。

2. 禁忌证 ①24 小时内两次体温达 37.5℃或以上；②全身状况不佳，不耐受手术者，如心力衰竭、血液病等；③患严重的神经官能症；④各种疾病急性期；⑤腹部皮肤有感染灶或患有急、慢性盆腔炎。

3. 术前准备

（1）手术时间选择 非孕妇女在月经干净后 3～4 天。人工流产或分娩后宜在 48 小时内施术。闭经或哺乳期应排除早孕。

（2）详细询问病史，并做全身检查与妇科检查，实验室检测阴道分泌物常规、血尿常规、凝血功能、肝功能等检查。

（3）按妇科腹部手术前常规准备。

（4）解除受术者思想顾虑，做好解释和咨询。

4. 麻醉 采用局部浸润麻醉或硬膜外麻醉。

5. 手术步骤

（1）排空膀胱，取仰卧位。

（2）手术野按常规消毒、铺巾。手术切口：下腹正中耻骨联合上两横指（3～4cm）做 2cm 长纵切口，产后在宫底下 2 ~ 3cm 做纵切口。

（3）提取输卵管，是手术的主要环节。可采用卵圆钳取管法、指板取管法或吊钩取管法。提取输卵管后需追溯到输卵管伞端才能证实为输卵管，术中须同时检查卵巢有无异常。

（4）结扎输卵管，方法有抽芯包埋法、输卵管银夹法和输卵管折叠结扎切除法。通常选择抽芯包埋法，优点有血管损伤少、并发症少、成功率高等。用两把鼠齿钳夹持输卵管，于输卵管峡部浆膜下注入利多卡因使浆膜膨胀，切开膨胀的浆膜层，用弯蚊钳游离输卵管，剪除输卵管约 1cm 长，结扎输卵管两侧断端，然后缝合浆膜层，将近端包埋于输卵管系膜内，远端留于系膜外。同法结扎对侧输卵管（图 23 - 3）。

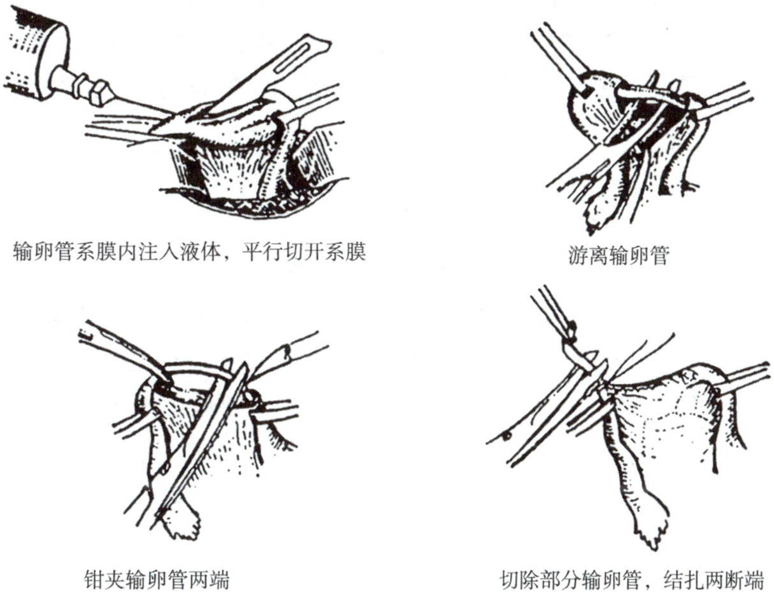

图 23 - 3　输卵管抽芯包埋法

6. 术后处理　若为局部浸润麻醉，则不需禁食，及早下床活动。注意观察生命体征。术后 2 周内禁止性生活。若为流产或产后绝育，应按流产后或产后注意事项处理。

7. 术后并发症　①出血或血肿：过度牵拉损伤输卵管或输卵管系膜血管；②感染：包括局部感染和全身感染；③损伤：解剖关系辨认不清或操作粗暴可致膀胱、肠管损伤；④输卵管再通：绝育有 1% ~ 2% 再通率，系操作失误所致。

二、经腹腔镜输卵管绝育术

相对于传统经腹输卵管绝育术，腹腔镜作为微创手术，具有切口小、手术时间短、恢复快、伤口感染和粘连等并发症少的优势，但器械设备昂贵，操作技术要求高。

1. 禁忌证　除了经腹输卵管结扎术禁忌证外，腹腔粘连、心肺功能不全、膈疝等也不能经腹腔镜行输卵管绝育术。

2. 术前准备　同经腹输卵管结扎术。

3. 麻醉　局麻、硬膜外麻醉或全身麻醉。

4. 手术步骤　受术者应取头低臀高仰卧位，脐孔下缘做 1cm 小切口，插入气腹针，充 CO_2 2 ~ 3L，然后插入套管针放置腹腔镜。在腹腔镜直视下将弹簧夹或硅胶环置于输卵管峡部，以阻断输卵管通道。也可采用双极电凝法烧灼输卵管峡部 1 ~ 2cm，组织毁损不可逆。电凝术再通率最低 1.9‰，硅胶环

3.3‰，弹簧夹高达27.1‰。机械性绝育术与电凝术相比，毁损组织少，输卵管复通术成功率高。

5. 术后处理 ①静卧4～6小时后可下床活动；②观察生命体征有无改变。

三、术后并发症

1. 出血或血肿 过度牵拉损伤输卵管或输卵管系膜血管，引起腹腔内积血或血肿。

2. 感染 包括局部感染和全身感染，感染原因为体内原有感染尚未控制，消毒不严或手术操作无菌观念不强。

3. 损伤 解剖关系辨认不清或操作粗暴可致邻近器官损伤，如膀胱、肠管损伤。

4. 输卵管再通 约有1%的再通率。操作时应追溯到输卵管伞端，严防误扎、漏扎输卵管。

5. 腹腔镜绝育术并发症 术中并发症：穿刺损伤肠管、损伤血管；输卵管断裂，系膜出血；子宫穿孔，宫颈撕裂；环或夹脱落于盆腔内；误扎。术后并发症：月经失调，盆腔疼痛，急性盆腔炎，手术失败而妊娠。

素质提升

“避孕药之父”张民觉

张民觉（1908—1991年），于1933年毕业于清华大学心理系。1938年赴英国，在剑桥大学主攻动物育种和人工授精；于1941年获博士学位。其发现精子获能机制，完成“体外受精”研究，参与开发“口服避孕药”，被称为“避孕药之父”“试管婴儿之父”和生殖生物学领域的“巨人”。

目标检测

答案解析

一、选择题

1. 下列不是负压吸引术并发症的是（ ）

A. 组织残留　　B. 漏吸　　C. 宫颈裂伤
D. 子宫穿孔　　E. 子宫卒中

2. 人工流产综合征的临床表现不包括（ ）

A. 心率过快　　B. 头晕　　C. 出汗
D. 胸闷　　E. 心律失常

3. 关于宫内节育器取出的适应证，错误的是（ ）

A. 带器妊娠者
B. 计划再生育者
C. 绝经过渡期停经1年者
D. 放置期限已满要求更换者
E. 放置初期有少量阴道出血

4. 人工流产负压吸宫术适用于（ ）

A. 妊娠10周以内者　　B. 妊娠12周以内者　　C. 妊娠14周以内者
D. 妊娠16周以内者　　E. 妊娠18周以内者

5. 用于皮下埋置的避孕剂是（ ）

A. 雌二醇
B. 左炔诺孕酮
C. 孕三烯酮
D. 米非司酮
E. 甲羟孕酮

6. 下列不是取出宫内节育器的适应证的是（ ）

A. 绝经者
B. 带器妊娠
C. 不良反应经治疗无效者
D. 有血栓患病风险者
E. 改用其他避孕措施

二、思考题

1. 简述新婚夫妇、哺乳期最适合的避孕方法。

2. 患者，女，28岁。月经不规律，停经60天，B超检查证实宫内妊娠，妊娠囊2.3cm。既往有哮喘病史。现要求终止妊娠，最合适的方法是什么？说明理由。

3. 患者，女，24岁。月经规律，现停经52天，B超证实宫内妊娠。在接受人工流产术过程中出现心动过缓、血压下降、面色苍白、出汗、胸闷等症状。该患者可能的诊断是什么？应如何处理？

（吴　寒）

书网融合……

本章小结　　微课　　题库

第二十四章　妇女保健

PPT

学习目标

1. 通过本章内容学习，应重点掌握妇女各期保健的内容及方法；熟悉妇女保健的意义及目的；了解妇女各期的心理保健。

2. 具有妇女保健的基本技能，能正确进行妇女各期保健，能与妇女亲切的沟通，能给各期妇女做出合理的指导。

第一节　妇女保健工作的意义

妇女保健是以维护和促进妇女健康为目的，以“保健为中心，临床为基础，保健和临床相结合，以生殖健康为核心，面向基层，面向群体”为工作方针，以基层为重点，通过积极的预防、普查、监护和保健措施，做好妇女各期保健以降低患病率，消灭和控制某些疾病及遗传病的发生，控制性传播疾病的传播，降低孕产妇和围产儿死亡率，促进妇女身心健康，为妇女儿童造福，有利于控制人口数量和提高人口素质，是富国强民的基础工程。

第二节　妇女保健工作的任务

妇女保健工作的任务包括妇女各期保健，妇女常见病和恶性肿瘤的普查普治，计划生育技术指导，妇女劳动保护，女性心理保健，社区妇女保健，健康教育与健康促进等。

一、妇女各期保健

（一）青春期保健

青春期保健应重视健康和行为方面的问题，以加强一级预防为重点，包括自我保健、营养指导、体育锻炼、卫生指导、性知识教育等5个方面；二级预防包括小儿、妇科常见病的筛查和防治。通过学校保健等普及青少年的体格检查，及早筛查出健康和行为问题；三级预防包括对青年女性疾病的治疗与康复。

（二）生育期保健

生育期保健主要维护生殖功能的正常，保证母婴安全，降低孕产妇死亡率和围产儿死亡率。

我国提供孕前保健的检查措施有结婚前和受孕两个时间窗。婚前检查是为即将婚配的男女双方在结婚登记前所提供的保健服务，包括婚前医学检查、婚前卫生指导和婚前卫生咨询。婚前医学检查是通过医学检查手段发现有影响结婚和生育的疾病，给予及时治疗，并提出有利于健康和出生子代素质的医学意见。一是“暂缓结婚”，如精神病在发病期间，指定传染病在传染期间，重要脏器疾病伴功能不全，患有生殖器官障碍或畸形；二是“不宜结婚”，双方为直系血亲或三代以内旁系血亲；三是“不宜生育”，严重遗传性疾病患者。

（三）围产期保健

围产期保健是指一次妊娠从妊娠前、妊娠期、分娩期、产褥期、哺乳期为孕产妇和胎儿及新生儿的健康所进行的一系列保健措施，从而保障母婴安全、降低孕产妇死亡率和围产儿死亡率。

（四）围绝经期保健

妇女在40岁左右开始进入围绝经期，随着生活条件的改善，绝经相关的生理变化可以延缓到50岁。保健内容有：①合理安排生活，保持心情舒畅，注意锻炼身体；②保持外阴部清洁，预防萎缩的生殖器发生感染，防治围绝经期月经失调，重视绝经后阴道流血；③行肛提肌锻炼，加强盆底组织的支持力；④此期是妇科肿瘤的好发年龄，应每年定期体检；⑤在医生指导下，采用激素替代治疗、补充钙剂等方法防治围绝经期综合征；⑥虽然此期生育能力下降，仍应避孕至月经停止12个月以后。

（五）老年期保健

国际老年学会规定65岁以上为老年期。老年期是一生中生理和心理上一个重大转折点。处于老年期的妇女较易患各种身心疾病，应定期体格检查，加强身体锻炼，合理应用激素类药物，以利于健康长寿。

二、妇女常见疾病和恶性肿瘤的普查普治

建立健全妇女疾病及防癌保健网，定期进行妇女常见疾病及恶性肿瘤的普查普治工作。普查内容包括妇科检查、阴道分泌物检查、宫颈细胞学检查和（或）HPV检测、超声检查，筛查妇科恶性肿瘤和乳腺癌。倡导接种HPV疫苗，预防宫颈癌。当普查发现异常时，应进一步检查确诊，以做到早发现、早诊断、早治疗，降低发病率，提高治愈率。

素质提升

“宫颈癌疫苗之父”周健

2016年7月18日，中国首个用于预防宫颈癌的HPV（人乳头状瘤病毒）疫苗获批，这种疫苗的共同发明者之一为周健博士，一个用生命换来世界上第一支宫颈癌疫苗的创始人。周健博士穷其一生，心系妇女生命安全，为了早日将研发的宫颈癌疫苗用于女性，日夜操劳，最终却因过度劳累再也没有站起来。

三、做好计划生育技术指导

开展计划生育技术咨询，普及节育科学知识，以妇女为中心，大力推广以避孕为主的综合节育措施。人工流产只能作为避孕失败后的最后补救手段，不应作为常规的避孕措施。指导育龄夫妇选择安全有效的节育方法，降低非意愿妊娠，预防性病的传播。

四、做好妇女劳动保护

采用法律手段，贯彻预防为主的方针，确保女职工在劳动工作中的安全与健康。目前我国已建立较为完善的妇女劳动保护和保健的法律，相关规定如下。

（一）妊娠7个月以上的女职工

用人单位不得延长劳动时间或者安排夜班劳动，并应当在劳动时间内安排一定的休息时间。妊娠女

职工在劳动时间内进行产前筛查，所需时间计入劳动时间。不得在女职工妊娠期、分娩期、哺乳期降低其基本工资或解除劳动合同；对有两次以上自然流产史，现又无子女的女职工，应暂时调离有可能导致流产的工作岗位。

（二）围产期女职工

《女职工劳动保护特别规定》第七条规定：顺产假为98日，其中产前休息15日，难产假增加产假15日。生育多胞胎的，每多生育1个婴儿，增加产假15日。女职工妊娠未满4个月流产的，享受15日产假；妊娠满4个月流产的，享受42日产假。

（三）哺乳期

调近不调远，哺乳时间为1年，不得安排夜班和加班。用人单位应当在每日的劳动时间内为哺乳期女职工安排1小时哺乳时间；女职工生育多胞胎的，每多哺乳1个婴儿每日多增加1小时哺乳时间。

五、女性心理

妇女一生中有几个特殊时期，如月经期、妊娠期和分娩期、产褥期、经历辅助生殖技术时期、围绝经期和老年期、经历妇科手术时期等。因妇女的认识不足、雌激素水平改变等原因，导致妇女情绪消极、焦虑、抑郁、孤独等。因而，健康的心理对妇女的身心健康尤其在以上特定的时间内有着不可忽视的意义。

第三节　妇女保健常用指标

妇女保健统计可以客观地反映妇幼保健工作的水平，评价工作的质量和效果，并为制订妇幼保健工作计划、指导妇幼保健工作的开展和科研提供科学依据。

一、妇女保健统计指标

（一）妇女病普查普治的常用统计指标

（1）妇女常见病筛查率＝该年该地区妇女常见病实查人数/某年某地区妇女常见病应查人数×100%。

（2）妇女常见病患病率＝该年该地区妇女常见病患病总人数/某年某地区妇女常见病实查人数×10万/10万。

（3）妇女病治愈率＝治愈例数/患妇女病总例数×100%。

（二）孕产期保健指标

1. 孕产期保健工作统计指标

（1）早孕建卡率＝辖区内孕13周之前建册并进行第一次产前检查的产妇人数/该地该时间段内活产数总数×100%。

（2）产前检查率＝期内产前检查总人次数/期内活产总数×100%。

（3）产后访视率＝期内接受产后访视的产妇数/期内活产总数×100%。

（4）住院分娩数＝期内住院分娩活产数/期内活产总数×100%。

2. 孕产期保健质量指标

（1）高危孕产妇比例＝期内高危孕产妇数/期内孕产妇总数×100%。

（2）剖宫产率＝期内剖宫产活产数/期内活产总数×100%。

（3）产后出血率＝期内发生产后出血的产妇人数/期内产妇总数×100%。

（4）产褥感染率＝期内产褥感染产妇人数/期内产妇总数×100%。

（5）会阴侧切率＝期内会阴侧切产妇人数/期内阴道分娩产妇总数×100%。

3. 孕产期保健效果指标

（1）围生儿死亡率＝（孕28足周以上死胎死产数＋生后7日内新生儿死亡数）/（孕28足周以上死胎死产数＋活产数）×1000‰。

（2）孕产妇死亡率＝年内孕产妇死亡数/年内活产总数×10万/10万。

（3）新生儿死亡率＝期内生后28日内新生儿死亡数/期内活产数×1000‰。

（4）早期新生儿死亡率＝生后7日内新生儿死亡数/期内活产数×1000‰。

（三）人口和计划生育统计指标

（1）人口出生率＝某年出生人数/该年平均人口数×1000‰。

（2）人口死亡率＝某年死亡人数/该年平均人口数×1000‰。

（3）人口自然增长率＝年内人口自然增长数/同年平均人口数×1000‰。

（4）出生人口性别比＝出生男婴数/出生女婴数×100%。

（5）出生人流比＝期内人工流产总例数/同期活产总数。

（6）计划生育手术并发症发生率＝期内该项计划生育手术并发症发生例数/同期某项计划生育手术总例数×100%。

二、孕产妇死亡评审制度及孕产妇危重症评审制度

孕产妇死亡指在妊娠期或妊娠终止后42日之内妇女的死亡，但不包括意外或偶然因素所致的死亡。我国孕产妇死亡评审制度是各级妇幼保健机构在相应卫生健康行政部门领导下成立各级孕产妇死亡评审专家组，通过对病例进行系统回顾和分析，及时发现在孕产妇死亡过程中各个环节存在的问题，有针对性地提出干预措施，以提高孕产妇系统管理和产科质量、降低孕产妇死亡率。

孕产妇危重症是指妊娠至产后42日以内孕产妇因患疾病濒临死亡经抢救后存活下来者。国际资料显示鉴别孕产妇危重症的标准主要有3种：①基于某种特殊的严重疾病的临床标准，如子痫、重度子痫前期、肺水肿等；②基于干预措施应用的标准，如进入ICU治疗、需要立即切除子宫、需要输血等；③基于器官功能障碍或衰竭的标准，如心功能不全、肾衰竭等。

孕产妇死亡评审制度及孕产妇危重症评审制度本着“保密、少数服从多数、相关科室参与、回避”等原则，及时发现死亡孕产妇或幸存者诊治过程中保健、医疗、管理等环节中存在的问题，提出改进意见或干预措施，以达到持续改进产科服务质量，有效减少孕产妇死亡病例和孕产妇危急重症的发生。

目标检测

答案解析

一、选择题

1. 产后访视时间有（　）

A. 产后3、14、28日　B. 产后3、7、14日　C. 产后3、14、28日

D. 产后7、14、28日　E. 产后7、28、42日

2. 婚前医学检查建议不宜结婚的情况包括（　）

A. 严重遗传性疾病　B. 指定传染病　C. 精神病在发病期

D. 严重的肝病　　　　E. 双方为三代以内旁系血亲关系

3. 关于与妇科手术有关的心理问题，下列选项正确的是（　）

A. 手术切除卵巢或子宫，对受术妇女的健康无影响

B. 手术切除卵巢，不影响正常月经

C. 手术切除子宫，会失去女性特征

D. 手术切除卵巢或子宫，对有较长时间性生活的受术妇女的性欲无明显影响

E. 子宫半切术会增加残端癌的发生率

4. 老年妇女进行肛提肌锻炼的目的是（　）

A. 防止大便干燥　　　　B. 促进食物的消化　　　　C. 加强盆底组织的支持力

D. 缩紧阴道　　　　E. 以上均正确

5. 国际老年学会规定的老年期是指（　）

A. 50 岁以上　　　　B. 55 岁以上　　　　C. 60 岁以上

D. 65 岁以上　　　　E. 70 岁以上

二、思考题

简述妇女保健工作的意义。

（江超珍）

书网融合……

本章小结　　微课　　题库

第二十五章　妇产科常用检查及诊疗手术

PPT

学习目标

1. 通过本章内容的学习，应重点掌握会阴切开缝合术、会阴裂伤缝合术、手取胎盘术、胎头吸引术、产钳术、阴道镜、宫腔镜、腹腔镜等妇产科常用检查及诊疗手术的术后处理措施；熟悉妇产科常用检查及诊疗手术的适应证、禁忌证、术前准备及注意事项；了解各种检查及诊疗手术的操作步骤。

2. 学会根据患者情况，运用所学知识选择合适的检查及手术方式，并能进行常见的诊疗及手术操作；能关心、体贴患者，具有同理心及人文关怀，能与患者及家属进行良好的沟通。

情境导入

情境描述　王某，女，38 岁，G_3P_1，因“阴道分泌物增多 7 个月”入院。患者既往无宫颈细胞学检查史，近 7 个月来出现阴道黏液性分泌物增多，有时为黄色水样白带，有异味。无明显性交后出血。妇科查体见宫颈肥大，轻度糜烂样改变，无赘生物，子宫及双侧附件未见异常。宫颈细胞学检查（TBS）发现“非典型腺上皮细胞”。

讨论　1. 为明确诊断，该患者需进行哪些进一步检查？

2. 如果做阴道镜检查，通常可发现哪些异常？

第一节　会阴切开缝合术及会阴裂伤缝合术

一、会阴切开缝合术

会阴切开缝合术是一种常用的产科手术，多用于初产妇。通过会阴切开，减少会阴阻力，缩短第二产程，可保护胎儿免受产伤，产妇免于会阴撕裂。主要有两种术式：会阴正中切开术和侧斜切开术，临床上以后者多用。

（一）适应证

1. 多数阴道助产术，如臀位助产术、胎头吸引术、产钳术等，尤其是初产妇。

2. 估计会阴裂伤不可避免者，如会阴水肿、坚韧或瘢痕形成。

3. 需缩短第二产程，如出现胎儿窘迫、宫缩乏力、第一产程延长、产妇合并心脏病或严重妊娠期高血压疾病等。

4. 保护胎头，预防早产儿、巨大儿出血、新生儿颅内出血。

（二）禁忌证

1. 不能经阴道分娩时（如梗阻性难产）及不宜经阴道分娩（如急性生殖器官炎症、生殖器尖锐湿疣）。

2. 有难以控制的出血倾向者。

3. 胎儿较小或会阴条件好，前次分娩会阴完整或会阴切口愈合好的经产妇。

4. 拒绝接受手术干预者。

5. 死胎。

（三）麻醉

通常有局部浸润麻醉和阴部神经阻滞麻醉两种方式（图 25－1）。

（四）手术步骤

1. 会阴侧切缝合术 临床上最常用的一种术式。优点为不易损伤肛门括约肌，缺点为出血较多，缝合时不易对合。

（1）切开 产妇取膀胱截石位，术者在宫缩开始前将左手示、中指伸入阴道壁与胎先露之间，撑起左侧阴道壁，右手持会阴侧切剪自会阴后联合中线左侧 45°方向剪开会阴（图 25－2），切口通常 4～5cm。当会阴高度膨隆时，为避免直肠损伤，应采用 60°～70°角切开。一般采用纱布压迫止血，若小动脉出血，则需结扎止血。

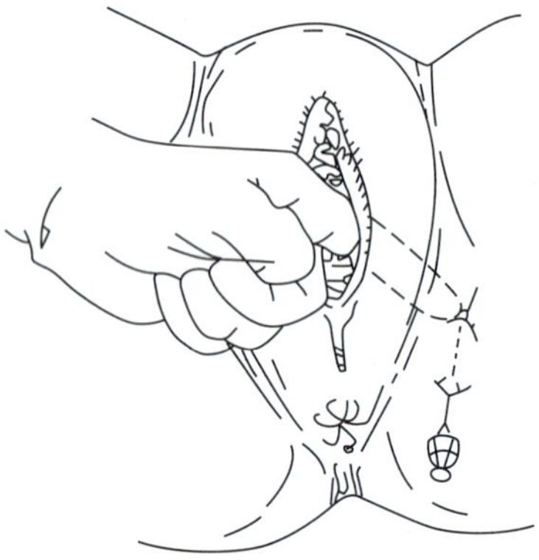

图 25－1 阴部神经阻滞麻醉

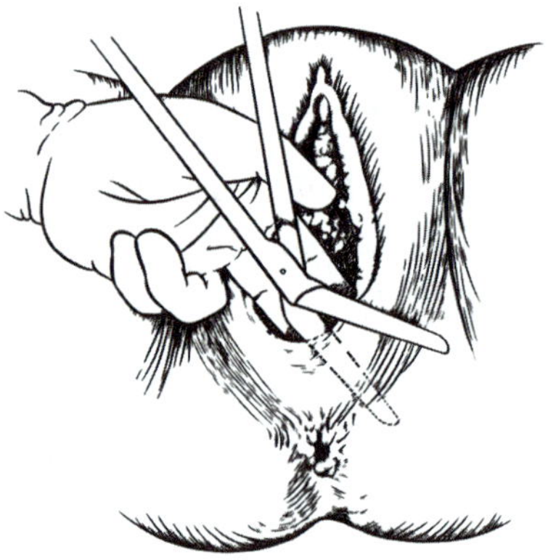

图 25－2 会阴左侧切开

（2）缝合 胎盘娩出后，仔细检查切口有无延伸，按解剖层次依次缝合阴道黏膜及黏膜下层、肛提肌、皮下组织以及皮肤。可将一带尾纱布卷填入阴道内，防止宫腔内血液流出，以免影响视野。用 1－0 或 2－0 可吸收缝线缝合阴道黏膜和黏膜下组织，至处女膜外缘处打结，通常采用间断缝合或连续缝合，且第一针要超过阴道黏膜切口顶端 0.5～1cm。会阴部肌层可用 0 号或 1 号肠线间断缝合，最后用 3－0 可吸收线皮内缝合皮肤。缝合时解剖组织要对合好，缝合结束后，取出阴道内纱布卷，进行阴道检查，处女膜环口是否可容纳两横指。最后做肛诊检查，检查肠壁有无肠线穿过，若有，则应拆除缝线，重新缝合。

2. 会阴正中切开缝合术 此术式的优点为会阴组织损伤小，出血少，阴道切口相对小，容易缝合，最大的缺点是有可能损伤肛门括约肌和肛管，甚至直肠受累。此术式与会阴侧切缝合术区别在于，沿会阴后联合中部垂直切开，长 2～3cm，切开时注意避免损伤肛门括约肌。其余步骤与会阴侧切缝合术相同。

（五）术后处理

1. 保持外阴干燥、清洁 鼓励患者向健侧卧位，术后常规外阴擦洗，每天 2 次。

2. 切口观察 每天注意观察伤口有无红肿、硬结、脓性分泌物、渗血等。若无异常，可于术后 3～

5天拆线。若有感染征象，应提前拆除伤口缝线，并行引流术，按时伤口换药。

3. 预防性使用抗生素　会阴切开术为Ⅱ类手术切口，易污染，术后应预防性使用抗生素。

4. 会阴伤口处理　会阴伤口肿胀疼痛者，可用50%硫酸镁局部湿热敷或红外线灯局部照射。

二、会阴裂伤缝合术

（一）适应证

1. 各种原因导致的会阴裂伤。
2. 产妇一般情况好，能耐受手术。

（二）禁忌证

严重局部感染。

（三）会阴裂伤的分度

按会阴裂伤的轻重程度，分为四度。

Ⅰ度裂伤：指会阴部皮肤及阴道入口黏膜撕裂，出血不多。

Ⅱ度裂伤：指裂伤已达会阴体筋膜及肌层，累及阴道后壁黏膜，出血较多。

Ⅲ度裂伤：指裂伤向会阴深部扩展，肛门外括约肌已断裂，直肠黏膜尚完整。

Ⅳ度裂伤：指肛门、直肠和阴道完全贯通，直肠肠腔外露，组织损伤严重，出血量可不多。

（四）麻醉

Ⅰ、Ⅱ度会阴裂伤多采取局部浸润麻醉，Ⅲ、Ⅳ度裂伤多采用阴部神经阻滞麻醉。具体方法同会阴切开缝合术。

（五）手术步骤

1. 会阴Ⅰ、Ⅱ度裂伤缝合术　如裂伤表浅，能自然对合，出血极少，则可不缝合；若出血多或深达黏膜下或皮下组织，则应立即缝合。可用带尾纱布卷填塞阴道上部，阻止阴道出血。术者用手指充分暴露伤口，弄清裂伤程度及解剖关系，依次缝合黏膜层、肌层、皮肤，恢复原来的解剖层次，勿留无效腔，避免缝线穿透直肠黏膜。具体方法同会阴切开缝合术。

2. 会阴Ⅲ度裂伤缝合术　用无菌生理盐水彻底清洗伤口、直肠及肛门内粪便，消毒后换无菌巾，术者更换手套，换消毒器械。如有直肠前壁裂伤，用小圆针细肠线间断褥式缝合直肠前壁，缝合时注意不要穿透直肠黏膜；然后，用两把鼠齿钳将两侧肛门括约肌断端夹住，用7号丝线“8”字缝合2针，以2－0号肠线间断缝合肛提肌，再用0号肠线连续缝合阴道黏膜，最后用丝线间断缝合皮肤，取出纱布卷，肛诊检查缝合是否正确，注意直肠壁是否有缝线穿过，如有，则应拆除缝线，重新缝合，同时检查肛门括约肌收缩力。

3. 会阴Ⅳ度裂伤缝合术　用无菌生理盐水彻底清洗伤口、消毒麻醉后（具体方法同会阴Ⅲ度裂伤缝合术），认真检查裂伤范围及解剖关系，严格按照解剖结构予以缝合，用3－0号薇乔线间断缝合直肠黏膜，3－0 PDS线端端褥式缝合肛门内括约肌，3－0 PDS线全层重叠缝合肛门外括约肌，并间断加固缝合2～3针，其余步骤同会阴Ⅲ度裂伤缝合术。

（六）术后处理

1. 保持外阴清洁，冲洗外阴每日2次，每次大小便后清洁外阴。
2. 留置导尿管。
3. 预防性应用抗生素。

4. 丝线缝合 3～5 天拆线，也可用薇荞线缝合，无需拆线，但在加固肛门括约肌时应用丝线，一般术后 7 天拆线。

第二节 手取胎盘术

因胎盘粘连等原因，用手使胎盘从子宫壁剥离的操作，称为徒手剥离胎盘术或人工剥离胎盘术。

一、适应证

1. 胎儿娩出后 30 分钟胎盘未娩出者。

2. 胎儿娩出后，胎盘部分剥离导致子宫出血，经按摩子宫、给予子宫收缩药物，胎盘仍未完全剥离者。

二、禁忌证

胎盘剥离困难，考虑胎盘植入可能者，不可暴力剥离，应改行子宫切除术。

三、手术步骤

1. 消毒 重新消毒外阴，铺消毒巾，更换手套。

2. 剥离胎盘 宫颈内口较紧时，肌内注射哌替啶 50～100mg 及阿托品 0.5mg。一手在腹部向下按压子宫底，另一手手指并拢成圆锥形，沿脐带伸入宫腔，到达胎盘边缘，手掌面朝胎盘母体面，手指合并，轻轻将胎盘从子宫壁剥离。待胎盘全部剥离后，手托住胎盘慢慢取出。

3. 检查胎盘 胎盘取出后，仔细检查是否完整。

4. 应用宫缩药 手取胎盘术后，立即肌内注射缩宫素 10IU 或麦角新碱 0.2～0.4mg。

四、并发症及处理

1. 宫腔感染 无菌操作不严格、剥离胎盘时反复进入宫腔、术后出血时间较长等，均可增加感染风险。手术时应重新消毒外阴，铺消毒巾，更换手套，严格无菌操作，徒手剥离胎盘应一次完成，不可反复进入宫腔，术后应用广谱抗生素抗感染。

2. 产后出血 胎盘残留、子宫损伤均可导致产后出血。徒手剥离胎盘时应注意手法和力度，产后仔细检查胎盘完整性，避免胎盘残留。

3. 子宫破裂 剥离胎盘时不易分离，尤其是子宫角部子宫壁较薄，剥离时用力不当，或者有胎盘残留时，经宫颈卵圆钳钳夹或刮匙刮取胎盘时用力过猛，均可能造成子宫破裂。因此徒手剥离胎盘时，切不可使用暴力，剥离确实有困难者，应考虑到胎盘植入的可能。如发生子宫穿孔，应立即修补。

第三节 胎头吸引术

胎头吸引术是一种常用的阴道助产术，是将特制的吸引器置于胎儿头上，通过形成一定负压将胎头吸住，再通过牵引协助胎头娩出。

一、适应证

1. 产妇患有某些疾病如妊娠合并心脏病、妊娠期高血压疾病、严重贫血、肺结核等，需将第二产程缩短者。

2. 持续性枕后位、持续性枕横位时，徒手旋转未成功。

3. 宫缩乏力，第二产程延长者。

4. 瘢痕子宫，在分娩时避免用力者。

5. 胎儿可能宫内窘迫者。

二、禁忌证

1. 骨盆狭窄或严重头盆不称。

2. 胎位异常，如横位、高直位等。

3. 胎头未衔接、胎膜未破或宫口未开全。

三、用物准备

胎头吸引器（图 25－3）1 个、止血钳 1 把、50ml 注射器 1 个、消毒液状石蜡、抢救药品、新生儿急救物品等。

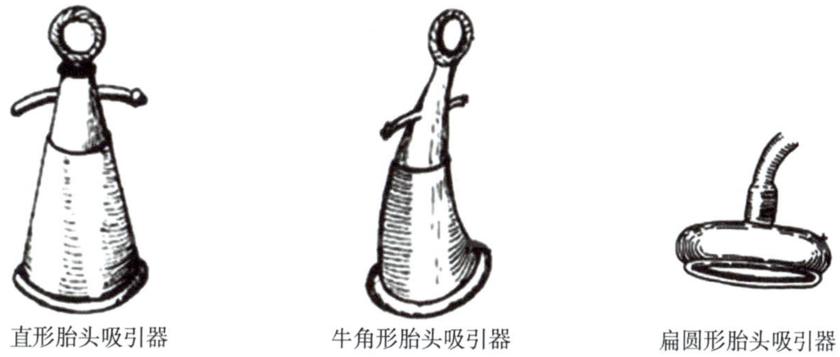

图 25－3　胎头吸引器种类

四、产妇准备

产妇取膀胱截石位，常规消毒外阴，导尿排空膀胱，行阴道检查，会阴较紧的经产妇或者初产妇于术前需行会阴侧斜切开术。

五、操作步骤

1. 放置并调整胎头吸引器　检查胎头吸引器是否漏气并在吸引器头端涂以润滑剂，术者左手示、中指伸入阴道并撑开阴道后壁，右手持胎头吸引器沿阴道后壁进入，再以左手示、中指依次挑开阴道右侧壁、阴道前壁、阴道左侧壁，使吸引器胎头端完全滑入阴道内，并与胎头贴紧（图 25－4），注意避开囟门。一手扶持胎头吸引器，另一手示、中指沿吸引器和胎头衔接处检查一周，了解连接是否紧密、有无阴道壁等组织夹在两者之间。若有，需将组织推开。确认无误后，需调整吸引器牵引柄的方向，使其与胎头矢状缝相一致，作为旋转胎头的标志。

2. 形成负压　术者稍用力将吸引器紧贴胎头，助手将 50ml 或 100ml 注射器连接在吸引器橡皮管上，逐渐缓慢抽出 150～180ml 空气，使吸引器内形成负压（图 25－5），用止血钳将橡皮连接管夹住，取下注射器。

3. 牵引　牵引前先缓慢用力试牵引，确保吸引器与胎头正确衔接，不漏气。子宫收缩时按正常胎头分娩机制沿骨盆轴牵引（图 25－6），宫缩间歇时停止牵引，宫缩时再行牵引，并注意保护会阴。

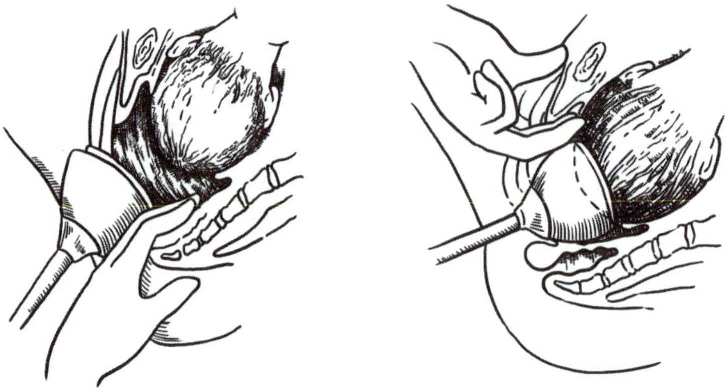

放置吸引器后缘侧面观　　　　放置吸引器上缘

图 25－4　放置胎头吸引器

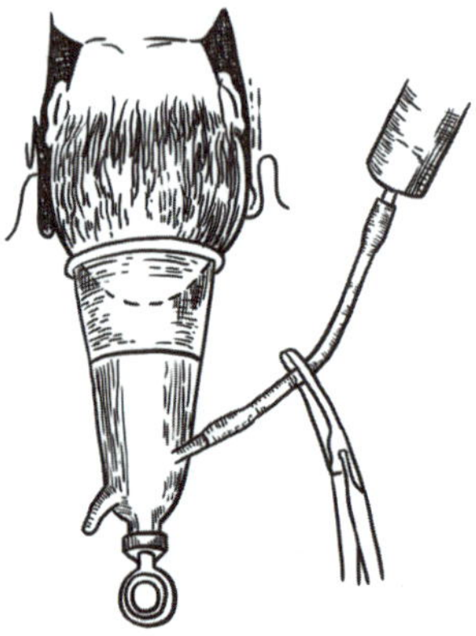

图 25－5　抽吸空气形成负压

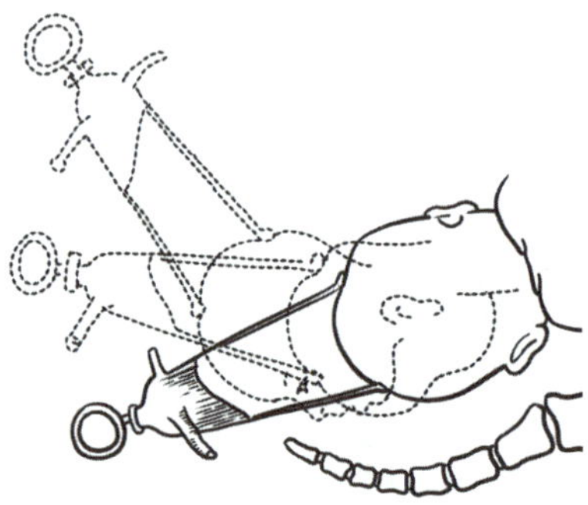

图 25－6　胎头牵引

4. 取下吸引器　胎头娩出后，将橡皮管上的止血钳松开，消除负压，取下吸引器，再按正常分娩机制协助胎肩胎体娩出。

5. 缝合　胎盘娩出后，检查软产道，按解剖层次逐层缝合伤口。

六、术后处理及注意事项

1. 负压应缓慢形成，压力要适当，负压过大容易造成胎头损伤，负压不足容易出现滑脱。
2. 吸引器滑脱超过 2 次以上，应改用其他方法助产。
3. 牵引时间不宜过长，最佳时间为 10 分钟之内，最长不超过 20 分钟。
4. 密切观察新生儿有无头皮损伤、头颅血肿等，有异常者应及时处理。

第四节　产钳术

产钳术是用产钳牵拉胎头，协助胎儿娩出的手术，多在胎头吸引术未成功时考虑使用。产钳分为左叶和右叶，每叶产钳由钳匙、钳胫、钳锁及钳柄四部分组成（图 25－7）。产钳术包括出口产钳、低位产钳、中位产钳、高位产钳等。

一、适应证

1. 同胎头吸引术。

2. 胎头吸引术失败者。
3. 臀位产道分娩，后出头困难者。

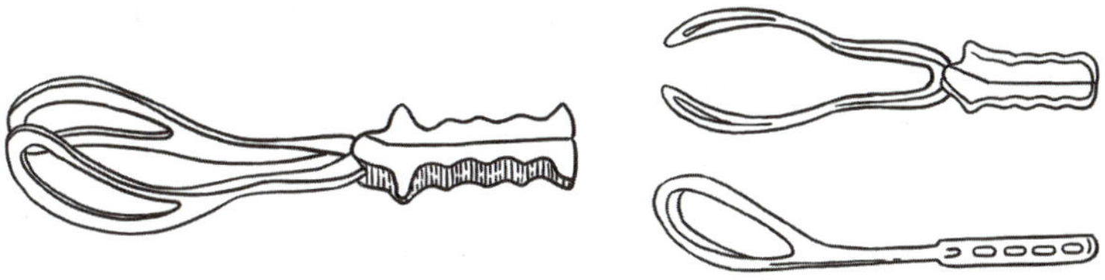

图 25－7　产钳的结构

二、禁忌证

1. 骨盆狭窄，头盆不称，胎头未衔接。
2. 胎方位异常，如颏后位、额先露、高直位或其他异常胎位。
3. 宫口未开全。
4. 严重胎儿宫内窘迫，估计短时间内不能结束分娩者。
5. 胎儿畸形或死胎。

三、手术条件

1. 胎儿存活。
2. 宫口开全，胎膜已破，胎膜未破者先行人工破膜。
3. 无明显头盆不称。
4. 适用于胎头先露为顶先露或颏前位，臀位分娩只用于牵拉后出头。

四、术前准备

1. 术前谈话　向家属交代病情、可能出现的并发症、预后等，签署手术同意书。

2. 术前评估　通过阴道检查，明确胎方位，可根据矢状缝、前后囟及胎耳确定胎方位；了解胎头双顶径、胎先露骨质最低点与坐骨棘的关系；评估产妇子宫收缩力和产道；评估胎儿宫内缺氧情况，产瘤大小，胎头变形程度，宫口是否开全，是否已经破膜。

3. 物品准备　产钳，消毒液体石蜡，导尿包，会阴切开缝合术用物，新生儿急救用物等。

五、手术步骤

以低位产钳术为例。

1. 体位　产妇取膀胱截石位，消毒外阴，铺消毒巾。

2. 导尿　若胎头位置较低，压迫尿道，插入导尿管困难时，可用手向上推开胎头，以利于插入导尿管，注意观察尿液的颜色。

3. 麻醉　行双侧会阴神经阻滞麻醉，便于松弛会阴及阴道，减少损伤。

4. 阴道检查　进一步确定宫颈口是否开全，有无头盆不称，胎头位置高低。确定胎方位，可用手触摸胎头大小、矢状缝及囟门的位置。囟门比较容易触及，但当临产时间较长，颅骨重叠、头皮水肿往往影响准确性。也可通过触摸胎儿耳廓确定胎方位，耳廓边缘所指方向，即为枕骨所在部位。

5. 放置产钳　术者以右手掌面四指伸入阴道左侧壁与胎头之间，左手以执笔式持左叶钳柄，使钳匙端下垂，钳上凹面朝前，以垂直方向落下，紧贴右手掌与胎头之间缓缓插入，使钳匙置于胎头左侧，由助手将钳匙固定（图 25－8）。其后，放置右叶，术者左手三指或四指伸入阴道右侧壁与胎头之间，右手以执笔式持右叶钳柄，引导钳匙至胎头右侧，达产钳左叶对应位置（图 25－9）。

钳匙两叶分别放于胎儿两耳前方，两钳匙内侧间最宽部分与胎头两颞骨间最宽距离相适应，胎头矢状缝在两钳叶正中，两钳匙骨盆弯与母体骨盆的弯曲相适应。

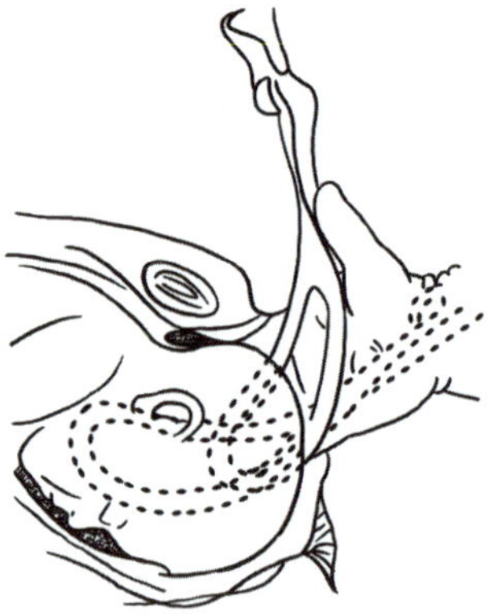

图 25－8　放置左叶产钳

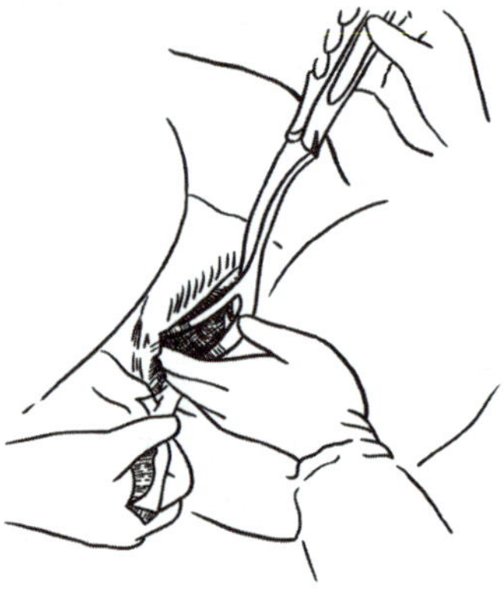

图 25－9　放置右叶产钳

6. 扣锁　当两叶产钳位置放置正确时，左右产钳锁扣刚好吻合，两钳自然合拢。如产钳放置不正确，扣合困难或不能扣合，应做调整或取出重新放置。

7. 试牵　正式牵引前，应先试牵，证实产钳在牵引时是否会滑脱。先核查胎头矢状缝是否在正中，胎头有无偏斜，术者一手握住钳柄，示指和中指钩住钳锁和钳柄之间的横突，另一手掌固定在其手背上，并将示指或中指尖抵于胎先露，轻轻牵拉 2～3 次，如产钳未从胎头上滑脱，则可正式牵引。

8. 牵引　术者可取坐位或立位，在宫缩时握住钳柄，按分娩机转缓慢牵拉，如为枕前位，且是低位产钳，牵拉时先向外下或水平，禁止左右摇晃或随意扭动产钳，枕骨粗隆露出于耻骨弓下，再逐渐将钳柄向上提，使胎头缓慢、稳妥地仰伸娩出（图 25－10），此时助手应注意保护会阴。牵出速度不宜过快，以免造成会阴撕裂。

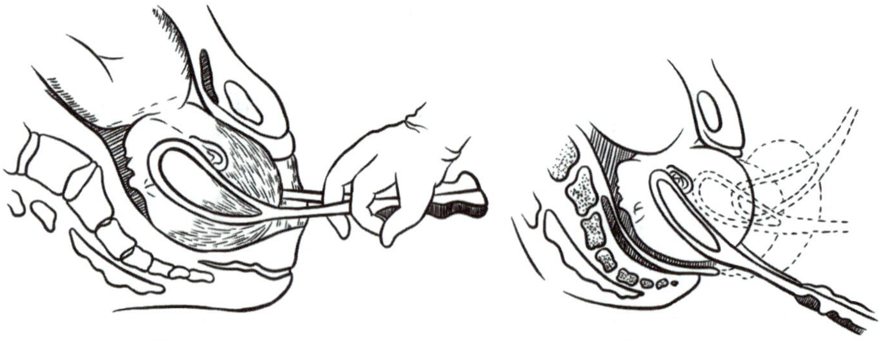

开始牵引　　牵拉方向示意图

图 25－10　产钳牵引

9. 取下产钳　为减少产钳对产道的损伤，不必等胎头完全娩出再取下产钳，当胎头着冠后即可开始松解钳锁，取下产钳。取钳顺序与上钳顺序相反，先取右钳叶，再取左钳叶，使胎儿按分娩机转娩出。

10. 检查　胎盘娩出后，仔细检查软产道有无裂伤，有裂伤及时给予缝合。

第五节 阴道镜

阴道镜是双目体外放大镜式的光学窥镜。阴道镜检查是利用阴道镜在强光源照射下将充分暴露的阴道和子宫颈放大 10～40 倍，直接观察血管形态及上皮结构，能观察肉眼看不见的微小病变，在可疑部位定点活检，提高确诊率。

一、适应证

1. 有接触性出血，肉眼观察未发现宫颈明显病变者。
2. 宫颈刮片细胞学检查 LSIL 及以上，或 ASCUS 伴高危型 HPV 阳性者。
3. HPV 16、18 型阳性，或其他高危型 HPV 阳性持续 1 年以上者。
4. 肉眼观察可疑病变，行指导性活检。
5. 慢性宫颈炎长期治疗无效，为排除恶性肿瘤者。
6. 外阴、阴道、宫颈病变治疗后复查、评估。

二、检查方法

阴道镜检查前应除外阴道毛滴虫、假丝酵母菌、淋菌等感染，若有急性、亚急性炎症应先治疗再行检查。检查前 24 小时避免阴道冲洗和上药、性生活及双合诊。

1. 患者取膀胱截石位，全面检查外阴和肛周区域上皮，必要时 3%～5% 醋酸染色 1 分钟后观察是否存在醋白反应阳性病灶和表面血管改变。

2. 用大小合适的阴道窥器暴露宫颈阴道部，观察阴道和宫颈的外观及分泌物有无异常。用 0.9% 生理盐水棉球轻轻擦净分泌物，肉眼观察宫颈形态。

3. 打开照明开关，移动物镜到与被检部位同一水平，距离阴道口 15～20cm 处，调整焦距至物像清晰为止。先在 10 倍低倍镜下用白光观察宫颈形态、颜色、血管等。

4. 用 3%～5% 醋酸棉球涂擦宫颈阴道部，原始鳞状上皮、成熟鳞状上皮化生部位保留其正常的粉红色，原始柱状上皮、未成熟鳞状上皮化生、低级别或高级别上皮内病变及癌组织等，呈现白色改变（即醋白反应阳性）。一般来说，病变程度越高的细胞，醋白反应出现的速度越快，持续时间越长。如需长时间观察，可每 3～5 分钟重复涂擦一次 3%～5% 的醋酸。

5. 需精密观察表面血管时，为使图像更加清晰，应加用绿色或蓝色滤镜并放大 20 倍。

6. 必要时可辅助复方碘试验（碘过敏史者禁用）。用复方碘溶液（Lugol's solution，卢戈液）棉球涂擦宫颈，上皮内糖原与碘相互作用会呈现棕褐色改变。原始鳞状上皮、成熟鳞状上皮化生区域富含糖原，复方碘溶液染色后呈棕褐色，为阳性，而柱状上皮、未成熟鳞状上皮化生区域、子宫颈鳞状上皮内病变、炎性病变、癌等，复方碘溶液染色后不着色，为阴性。

7. 在碘试验及醋酸试验异常区域或可疑病变区域取活检送病理检查。

8. 必要时行子宫颈管搔刮术、外阴及肛周部位活检取材。

三、阴道镜术语

目前国际上普遍采用 2011 年子宫颈病理与阴道镜国际联盟（IFCPC）子宫颈阴道镜术语。

1. 一般评估 对子宫颈的可见性评估，采用“充分”或“不充分”，对鳞柱交界的可见性评估，采用“完全可见”“部分可见”或“不可见”，转化区（TZ）推荐使用 1、2、3 型分类。

2. 异常阴道镜 对病变进行一般描述，即病变部位与转化区（TZ）的关系、病变累及的子宫颈象限数、病变范围占子宫颈表面积的百分比等。同时，国际宫颈病理与阴道镜联盟（IFCPC）术语使用“1 级”（轻度病变）和“2 级”（较重病变），这是阴道镜下上皮形态学改变的描述，其实质性病变程度需依赖组织病理学证据。术语“病变”不仅包括醋白反应阳性区域，还包括其他例如外生性病灶、溃疡等非醋白改变的异常区域。

3. 注意 在阴道镜评估中，“1 级”病变与“2 级”病变更容易区分，而“1 级”病变与正常阴道镜征象较难区分。

第六节 宫腔镜检查与治疗

宫腔镜是一种纤维光源内镜。宫腔镜检查是使用膨宫介质扩张宫腔，通过光导纤维和冷光源直视观察宫颈管、宫颈内口、子宫内膜、输卵管开口，可针对病变组织准确取材并送病理检查，也可在直视下进行手术治疗。

一、适应证

（一）宫腔镜检查适应证

1. 异常子宫出血诊断。
2. 可疑宫腔内异物：①宫内节育器（IUD）的定位和取出；②残留的妊娠物；③纱布。
3. 超声检查提示的异常宫腔回声及占位病变的评估。
4. 探查原因不明的不孕症和（或）反复自然流产的宫内因素。
5. 子宫畸形、宫腔粘连。
6. 宫颈癌、子宫内膜癌的早期诊断。
7. 宫腔手术后随访。

（二）宫腔镜治疗适应证

1. 子宫黏膜下肌瘤。
2. 子宫内膜息肉。
3. 分离宫腔粘连。
4. 切除子宫纵隔。
5. 取出子宫内异物。
6. 子宫内膜切除。
7. 宫腔镜引导下输卵管通液、注药及绝育术。

二、禁忌证

1. 体温 >37.5℃者，暂缓手术。
2. 急性、亚急性生殖系统感染。
3. 近期有子宫手术史或子宫穿孔史。
4. 宫颈瘢痕、过硬或过于狭窄，难以充分扩张者。
5. 已确诊为浸润性宫颈癌者。
6. 有严重的内科疾病，或心、肝、肾功能衰竭急性期，难以耐受手术者。

三、术前准备

1. 检查时间 除特殊情况外，以月经干净后一周内为宜，此时子宫内膜为增生早期，暴露良好，不易出血。异常子宫出血者可选择任意时间检查，需酌情应用抗生素预防感染。

2. 术前检查 询问病史，查体，除外心、肝、肾等重要脏器疾病。常规妇科检查，排除生殖道炎症。血、尿、白带常规检查。

3. 术前禁食 术前禁食6～8小时。

4. 麻醉 宫腔镜检查一般可不用麻醉，必要时局部麻醉；宫腔镜手术可采用静脉麻醉或硬膜外麻醉。

四、操作步骤

1. 患者取膀胱截石位，常规冲洗、消毒外阴和阴道，臀部铺无菌巾，行妇科检查后用窥阴器暴露宫颈，消毒阴道及宫颈，持宫颈钳夹持宫颈，探针探明宫腔方向及深度，根据宫腔镜体的粗细扩张宫颈，以便镜体能顺利进出。

2. 接通液体膨宫泵，调整压力，排空空气，顺着宫腔方向将宫腔镜缓慢插入宫腔，待膨宫液充盈宫腔后，调整焦距使视野清晰。

3. 转动镜头，依次仔细观察宫腔全貌、宫底、宫腔前后左右壁、子宫角及输卵管开口，宫颈内口及宫颈管。

4. 简单、快速的手术操作（如内膜活检、易摘除的内膜息肉等）可在确诊后立刻进行。较复杂的、耗时较长的手术操作，需根据病情选择在手术室进行。

五、并发症

1. 子宫穿孔 在所有的宫腔镜手术中，子宫穿孔并发症的发生率最高（0.76%～2%）。子宫穿孔的危险因素包括宫颈狭窄，宫颈手术史（冷冻、锥切、LEEP术后），子宫显著后倾后屈，宫腔小（绝经后），扩宫力量过强，缺乏超声监护等。子宫穿孔有两种类型，即“冷”器械（如电切镜，扩张器，冷电极）造成的穿孔和“热”器械或热电极造成的穿孔，两者均可能导致盆腔脏器的损伤。一旦发生子宫穿孔，立即停止灌流液注入，仔细查找穿孔部位，确定邻近脏器有无损伤，决定处理方案。若穿孔范围小，无活动性出血及脏器损伤，患者生命体征平稳，可用缩宫素及抗生素，进行保守治疗，严密监测，流入腹腔的灌流液可经阴道后穹窿穿刺抽出；若穿孔范围大、可能伤及血管或脏器时，应立即手术处理。

2. 出血 出血也是发生率较高的宫腔镜手术并发症。子宫是一个多血的器官，子宫肌壁富含血管，血管层位于黏膜下5～6mm处，有较多的血管穿行其间，当切割较深，切及此处时，易导致出血。宫腔镜手术中子宫出血的高危因素包括子宫穿孔、动静脉瘘、胎盘植入、宫颈妊娠、剖宫产瘢痕部位妊娠及凝血功能障碍等。减少和预防出血的措施包括术前药物预处理，术中严格控制切割深度，使用缩宫素、止血剂、预防性子宫动脉栓塞等。手术结束前应仔细检查宫腔内有无动脉出血并止血。

3. 过度水化综合征 宫腔镜手术中由于灌流液大量吸收引起体液超负荷和（或）稀释性低钠血症，从而引起一系列临床症状，如诊治不及时可导致患者死亡，发生率为0.1%～0.2%，是宫腔镜手术中严重并发症之一。过度水化综合征的危险因素包括膨宫压力过高、手术时间过长、切断小动脉等。密切关注灌流液的进出量，使其达到最佳手术视野和最低液体吸收量之间的平衡，有助于预防过度水化综合征。出现过度水化综合征时，应立即停止手术，对症处理。相应的处理措施包括吸氧、利尿、纠正电解质及酸碱平衡紊乱，以及针对急性左心功能衰竭、脑水肿、肺水肿等进行处理。

4. 其他 如静脉气体栓塞、宫腔粘连、感染等。

第七节 腹腔镜检查与治疗

腹腔镜属于内镜的一种。腹腔镜手术是通过注入CO_2气体使盆腹腔形成操作空间，将接有冷光源照明的腹腔镜经腹壁置入腹腔，通过摄像将手术野放大暴露于监视屏幕上，医师直视监视屏幕进行的手术操作。腹腔镜手术具有损伤小、恢复快、住院时间短等优点，明显减少了患者的术后不适与疼痛。

素质提升

腹腔镜的百年发展

腹腔镜的概念是由德国学者 Georg Kelling 于 1902 年在一篇论文“食管镜、胃镜及腹腔镜的使用”中提出来的，这被视为现代腹腔镜技术的开端。20 世纪 50 年代初，腹腔镜在我国开始应用于内科诊断。改革开放后，妇科腹腔镜技术在中国逐步开展，先被用于诊断，后来发展为腹腔镜手术。张爱荣教授于 1992 年在我国开展了第一例电视腹腔镜妇科手术。近年来，新型的电视腹腔镜妇科手术在我国不断开展，可谓是妇科手术史上的一次革命。

一、适应证

1. 怀疑子宫内膜异位症。
2. 了解盆腔包块的性质或取活检。
3. 各种不明原因的急、慢性腹痛、盆腔疼痛的原因探查。
4. 原发或继发不孕患者检查，可了解输卵管通畅程度，判断有无输卵管阻塞、生殖器畸形、盆腔疾病等。
5. 输卵管异位妊娠的手术、卵巢良性肿瘤手术、多囊卵巢打孔手术等。

二、禁忌证

1. 严重的心肺功能不全，严重的心血管疾病。
2. 严重的凝血功能障碍。
3. 腹腔内大出血。
4. 弥漫性腹膜炎。
5. 腹腔内广泛粘连。
6. 盆腔肿块过大，超过脐水平。
7. 晚期或广泛转移的恶性肿瘤。
8. 绞窄性肠梗阻。
9. 大的腹壁疝或膈疝。
10. 妊娠 >16 周。

三、术前准备

1. 详细询问病史 明确诊断性或手术性腹腔镜的指征。

2. 术前检查　行血常规、尿常规、粪常规、血小板、出凝血时间、血型、肝功能、肾功能、白带常规、宫颈细胞学检查等检查。

3. 皮肤准备　同腹部及外阴手术，尤其要注意清洁脐部。

4. 阴道准备　术前一天进行一次阴道冲洗。

5. 肠道准备　术前禁食 6 小时，术晨灌肠一次。

6. 体位选择　手术准备阶段使患者处于水平体位，建立人工气腹后将患者转为头低臀高位（倾斜 15°~25°），该体位可使肠管自行移到上腹部，有利于盆腔手术视野的暴露。

7. 麻醉　可选择全身麻醉、硬膜外麻醉等。

四、操作步骤

1. 术前准备　常规消毒腹部，尤其注意脐部及穿刺部位消毒，消毒外阴、阴道，插导尿管。已婚者可放置举宫器，无性生活史则不用举宫器。

2. 人工气腹　患者先取平卧位，根据穿刺器外鞘的直径，于脐孔下缘切开皮肤及皮下组织，尽量避开血管。提起腹壁，气腹针与腹部皮肤呈 90°从切口处穿刺进入腹腔，连接 CO_2气腹机，以 1~2L/min 的流速充入 CO_2，当快建立人工气腹时（约充气 1L）将患者转为头低臀高位（倾斜 15°~25°），继续充气至腹腔压力达 12~15mmHg，拔掉气腹针。

3. 放置腹腔镜　用巾钳提起腹壁，套管针从皮肤切口处进入腹腔，通过腹壁筋膜层和腹膜层有落空感。去掉套管针针芯，连接 CO_2气腹机，打开冷光源和摄像系统，将腹腔镜沿套管置入腹腔，进行检查或手术操作。

4. 腹腔镜探查　按照顺序依次检查盆腔、腹腔。

5. 腹腔镜手术　如需行腹腔镜手术，在腹腔镜指导下，根据具体的手术类型在下腹部选择第 2、3 或 4 穿刺点，注意避开血管，插入相应的器械进行操作。

6. 术后　手术结束后，用生理盐水冲洗盆、腹腔，仔细检查，确定无内脏损伤，无出血，停止充 CO_2，缓慢排出腹腔内 CO_2气体，取出腹腔镜及套管，缝合穿刺口。

五、并发症及处理

1. 穿刺针或套管针造成血管损伤　如为大血管损伤，是腹腔镜手术中严重的损伤，多由于气腹针或套管针刺入过深所致，可危及患者生命。若发生主要血管损伤，应立即镜下或开腹止血，先压迫止血，查找损伤部位，对损伤血管进行缝合及修补。

2. 脏器损伤　腹腔镜手术可能损伤肠管、膀胱及输尿管等邻近脏器，组织粘连、操作不当等均可导致，若出现损伤应及时修补。

3. 气肿与气栓　皮下气肿一般能自行吸收，无需特殊处理。气栓是大量气体进入血管所致，患者感胸闷、胸痛、呼吸困难，出现发绀，严重者可立刻死亡。一旦发生气栓，立刻停止充气，放出腹腔内气体，对症处理。

4. 其他　如皮肤灼烧伤、切口疝、术后盆腔粘连、术后感染等。

目标检测

答案解析

一、选择题

1. 会阴侧切通常从会阴后联合中线向左侧多少度剪开（　）

A. 30°　　B. 50°　　C. 40°
D. 45°　　E. 20°

2. 会阴切开缝合术的产妇，术后宜采取的体位是（　）
A. 平卧位　　B. 半卧位　　C. 健侧卧位
D. 患侧卧位　　E. 俯卧位

3. 关于产钳术的描述，下列正确的是（　）
A. 外阴见少许胎儿头皮，说明无头盆不称，可行产钳术
B. 适用于所有头先露
C. 胎儿窘迫，因情况紧急，固定好产钳后不需做阴道检查
D. 禁用于胎头未衔接，明显头盆不称
E. 禁用于颏前位或臀位后出头困难者

4. 行胎头吸引术时，如出现滑脱，重新放置最多不应超过（　）
A. 5 次　　B. 4 次　　C. 3 次
D. 2 次　　E. 1 次

5. 胎头吸引术的适应证不包括（　）
A. 产程达 1 小时
B. 持续性枕横位，无法徒手旋转胎位
C. 有剖宫产史
D. 产妇有心脏病
E. 临产后宫缩乏力

6. 宫腔镜手术的并发症不包括（　）
A. 子宫穿孔　　B. 泌尿系统及肠管损伤　　C. 出血
D. 盆腔感染　　E. 复发性流产

7. 胎头吸引术牵引最长不超过（　）
A. 10 分钟　　B. 30 分钟　　C. 35 分钟
D. 20 分钟　　E. 25 分钟

二、思考题

1. 简述会阴切开缝合术的适应证。
2. 简述腹腔镜手术的并发症。

（邵如月）

书网融合……

本章小结　　微课　　题库

参考文献

［1］张兴平，张爱荣．妇产科学［M］．北京：中国医药科技出版社，2018.

［2］谢幸，孔北华，段涛．妇产科学［M］．9 版．北京：人民卫生出版社，2018.

［3］徐丛剑，华克勤．实用妇产科学［M］．4 版．北京：人民卫生出版社，2018.

［4］盛红．中医妇科学［M］．4 版．北京：人民卫生出版社，2018.

［5］王泽华，王艳丽．妇产科学［M］．8 版．北京：人民卫生出版社，2019.

［6］冯玲，黄会霞．西医妇产科学［M］．4 版．北京：人民卫生出版社，2018.

［7］熊立新，赵萍．妇产科学［M］．5 版．北京：北京大学医学出版社，2019.

［8］2022 年第 1 版 NCCN 子宫颈癌临床实践指南．

［9］卵巢癌诊疗指南（2022 年版）编写审定专家组．卵巢癌诊疗指南（2022 年版）［S］．国家卫生健康委员会，2022.

［10］夏恩兰．宫腔镜手术并发症诊治现状及展望［J］．中国实用妇科与产科杂志，2015（6 期）：11.

［11］孔东丽，李双．规范化阴道镜检查及其注意事项［J］．中国实用妇科与产科杂志，2020，36（7）：5.

［12］温灏．PARP 抑制剂不良反应管理的中国专家共识（2021 年版）［J］．中国实用妇科与产科杂志，2021，37（11）：1119－1130.

［13］曹京红，翟建军，彭燕梅等．宫腔镜手术并发症的诊治和预防［J］．中国医刊，2022，57（2）：126－129.